La nueva farmacia natural

La nueva farmacia natural

Alimentos curativos para prevenir y tratar más de 75 males comunes

James A. Duke, PhD

Autor del bestséller *La farmacia natural*

RODALE

© 2009 por James A. Duke

Se reservan todos los derechos. Ninguna parte de esta publicación deberá reproducirse ni transmitirse por ningún medio o forma, ya sea electrónico o mecánico, lo cual incluye el fotocopiado, la grabación o cualquier otro sistema de almacenaje y recuperación de información, sin la autorización por escrito de la casa editorial.

Impreso en los Estados Unidos de América
Rodale Inc. hace lo posible por utilizar papel libre de ácidos a y reciclado e.

Diseño de Christina Gaugler

Library of Congress Cataloging-in-Publication Data

Duke, James A.
   [The green pharmacy. Spanish]
   La nueva farmacia natural : alimentos curativos para prevenir y tratar más de 75 males comunes / James A. Duke.
      p.   cm.
   Includes index.
   ISBN-13 978–1–60529–700–2 hardcover
   ISBN-10 1–60529–700–3 hardcover
   1. Herbs—Therapeutic use. I. Title.
   RM666.H33DB4718 2009
   615'.321—dc22   2009009742

2 4 6 8 10 9 7 5 3 1 tapa dura

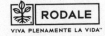

Inspiramos a las personas y les damos la posibilidad de mejorar tanto sus vidas como el mundo a su alrededor

Para conseguir más de nuestros productos visite **rodalestore.com** o llame al 800-424-5152

A quienes se dedican a curar con pasión en todo el mundo, sobre todo a los que no perjudican a sus pacientes y a los que recurren a los alimentos como medicina cuando resulta lo más adecuado;

A los autores de investigaciones originales en el mundo, quienes de manera concienzuda llevan a cabo los estudios tan necesarios que los escritores asimilamos y citamos ansiosamente;

Al equipo editorial de Rodale Books, que me presentó muchas ideas nuevas como parte de nuestro esfuerzo por seleccionar los "fármacos" alimenticios más prometedores;

A mi familia, amigos, compañeros de trabajo y estudiantes, quienes muchas veces sufrieron mis enojos conforme los plazos se estrechaban como sogas alrededor de mi cuello;

Y a ustedes, mis lectores, a quienes espero que este libro les revele opciones nuevas de curación que les permitan evitar fármacos más caros y azarosos.

Índice

Introducción

Alimente sus pensamientos. . . sobre los alimentos

HACE MÁS DE 10 AÑOS que escribí el libro *La farmacia natural*. Muchas cosas han cambiado desde entonces, sobre todo en lo que se refiere a los puntos de vista comunes sobre las plantas medicinales. En aquel entonces este tema era una novedad, hasta cierto punto, ubicado en los márgenes de la medicina y la ciencia legítimas. Hoy en día está a punto de entrar a formar parte del conjunto de conocimientos generalmente aceptados. Los compuestos terapéuticos de las plantas medicinales se encuentran en todo tipo de productos, desde las pastillas para la tos hasta las bebidas energéticas.

Una de las razones por las que ha aumentado la popularidad de las plantas medicinales seguramente ha sido por el número cada vez mayor de investigaciones bien fundadas que respaldan su uso. En términos generales, una de las quejas más comunes contra las plantas medicinales ha sido que "no han sido comprobadas" por la ciencia, a pesar de que muchas de ellas se toman desde hace cientos, si no es que miles de años. Tanto el gobierno de los Estados Unidos como instituciones privadas han patrocinado investigaciones en torno a las plantas y sus propiedades curativas, con resultados encontrados para algunas de ellas y muy positivos en el caso de otras, incluso en comparación con fármacos vendidos con o sin receta médica.

En lo personal siempre he preferido recurrir a una planta que a una pastilla. De hecho, cultivo docenas de estos remedios naturales atrás de mi casa, en mi huerto, al cual le he puesto el nombrete "La Farmacia Natural". Las tengo dispuestas en cuadros según las afecciones que tratan. Desde la primavera hasta el verano y los comienzos del otoño puedo recoger las plantas conforme me hagan falta, ya sea para tratar una picadura de insecto o para evitar que se agudice el cuadro de mi gota, lo cual llega a suceder si me descuido.

Por lo tanto, no debería de sorprender a nadie que también en mi nuevo libro, *La nueva farmacia natural*, se manifieste mi preferencia por las plantas medicinales como tratamiento para molestias menores, así como afecciones crónicas más graves, en cuyo caso los tratamientos convencionales muchas veces pueden ser apropiados o necesarios. En este último caso, las plantas medicinales a veces favorecen el proceso de curación o incluso reducen la necesidad de tomar medicamentos. (Aunque subrayaré siempre que nadie debe modificar nunca un plan de tratamiento recetado por su médico sin antes haber consultado a este).

En este libro amplío mi definición acostumbrada de "planta medicinal" como "hierba curativa" para abarcar también todos los alimentos *derivados* de las plantas, o sea, las frutas, las verduras, los frijoles (habichuelas), los cereales, los frutos secos y las semillas. En su mayoría se trata de remedios que se encuentran fácilmente en el supermercado o el mercado de agricultores o que suelen tenerse en la cocina por otras razones que por sus cualidades curativas. Admito que de vez en cuando he agregado algún producto exótico, como el camu-camu, una fruta que me encontré en una de mis numerosas excursiones de exploración al Amazonas, pues no tiene igual como fuente de vitamina C. En los Estados Unidos por lo pronto sólo se consigue en polvo. Considero que la fruta misma es una opción mucho mejor debido a los demás compuestos terapéuticos que ofrece.

Este detalle me conduce a un punto importante. Si bien se acostumbra hablar de las propiedades curativas de algún nutriente en particular de cada alimento, este enfoque no me convence del todo. Es cierto que nuestro cuerpo requiere cantidades suficientes de ciertas vitaminas y minerales —los llamados "nutrientes esenciales"— para llevar a cabo sus funciones bioquímicas básicas. Y las insuficiencias alimenticias a veces contribuyen a que se contraigan ciertas enfermedades. Una vez dicho esto, estoy convencido de que ningún nutriente funciona de manera aislada. El potencial curativo de los alimentos resulta de los efectos sinérgicos de los nutrientes y otros compuestos que contienen, particularmente de los fitoquímicos. Por eso casi siempre es mejor consumir el alimento mismo en lugar de un suplemento y los alimentos frescos en su estado natural aportan más beneficios que los procesados.

Al leer este libro encontrará referencias ocasionales a los llamados "menús de efectos múltiples" (o MAM por sus siglas en inglés). Se trata de un producto del banco de datos fitoquímicos mantenido por el Departamento de Agricultura de los Estados Unidos, que yo mismo desarrollé mientras trabajé en esa institución. El MAM simplemente identifica los fitoquímicos de cada planta medicinal, así como sus efectos terapéuticos. A partir de esta información se genera un "marcador sinérgico", el cual indica cómo una planta puede ayudar a prevenir o a tratar cierta afección, en comparación con otras plantas. Los MAM en sí mismos no representan investigaciones científicas de primer nivel, pero pueden servir para conducirnos a plantas y a alimentos derivados de plantas que tal vez no hubiéramos tomado en cuenta normalmente porque no contienen cantidades significativas de las vitaminas y los minerales esenciales.

Si bien este libro se concentra en los remedios alimenticios derivados de plantas, también menciona algunos productos de origen animal, en su mayoría pescados y productos lácteos. Los alimentos derivados de plantas siempre serán mi opción preferida, principalmente porque sólo ellos contienen los fitoquímicos más importantes. Ningún producto de origen animal los ofrece. Sin embargo, el editor y los investigadores que colaboraron conmigo en la redacción de este libro me convencieron de incluir algunos productos de origen animal por tratarse de las mejores fuentes de las que disponemos para ciertos nutrientes. El calcio es un buen ejemplo. Se encuentra en cantidades decentes en las verduras de hojas color verde oscuro, entre otros alimentos derivados de plantas, pero rara vez en proporciones semejantes a las que nos brindan los productos lácteos. Por lo general trato de proporcionar algunas alternativas derivadas de plantas a los remedios basados en productos de origen animal, para que usted mismo decida qué le conviene más.

Me imagino que tendrá muchas ganas de pasar directamente a la Segunda Parte de este libro, donde encontrará los remedios correspondientes a cada afección. Con muchísimo gusto lo puede hacer, pero le recomiendo que en algún momento también lea la Primera Parte. En ella presento información útil acerca de las bases científicas que respaldan el principio de fomentar la buena salud a través de la alimentación, además de algunas indicaciones para incrementar al máximo la potencia alimenticia de su dieta. Asimismo encontrará "Una docena de las buenas", las 12 comidas que en mi opinión ofrecen los mayores beneficios en el combate contra las enfermedades debido a los nutrientes y los fitoquímicos que contienen.

En los capítulos relacionados con las afecciones se dará cuenta de que cada remedio se califica con 1 a 3 estrellas. Estas calificaciones combinan los resultados de las investigaciones científicas, las pruebas anecdóticas y mis experiencias con remedios específicos. Se trata de indicaciones completamente subjetivas, pero espero que le ayuden a establecer prioridades entre las opciones diversas, ya que es posible elegir entre varios alimentos curativos para tratar la mayoría de las afecciones.

Unas cuantas advertencias para tener presente siempre:

1. Cuando vaya a probar un alimento por primera vez manténgase alerta, sobre todo si ya padece alergias o sensibilidades a alimentos específicos. Sin lugar a dudas se trata de productos naturales y, en términos generales, estos deben de ser seguros para la salud. Sin embargo, incluso ellos pueden causarles molestias a algunas personas. Si nota cualquier indicio de una reacción adversa, deje de consumir el alimento y consulte a su médico lo antes posible.
2. Ya lo mencioné antes, pero este punto es tan importante que lo repetiré aquí: por favor no modifique ningún plan de tratamiento recetado por su médico sin antes haberlo consultado. Puede tener efectos graves reducir la dosis de un medicamento sin haber recibido las indicaciones adecuadas. Más vale prevenir que lamentar, según dice el refrán.

3. Independientemente del remedio que elija, tiene que darle tiempo suficiente para que surta efecto. En algunos casos los resultados se manifestarán rápidamente, mientras que en otros tal vez tarde semanas en notarlos. Además, todo mundo responde de manera diferente a cada remedio. Si alguno de ellos no le sirve —ni siquiera, digamos, al cabo de unas 6 semanas, más o menos— pruebe otro. Quizá necesite experimentar un poco para encontrar el indicado para usted.

Muy bien, ¿está listo para comenzar? Pues perfecto: exploremos juntos el maravilloso tesoro curativo que la naturaleza nos ofrece.

PRIMERA PARTE

Los alimentos como remedio

CAPÍTULO 1

Cómo curan las comidas

Los "alimentos curativos" a través de los siglos: desde la antigüedad hasta el sol de hoy

Sɪ usted conoce mi libro anterior titulado *Lᴀ ꜰᴀʀᴍᴀᴄɪᴀ ɴᴀᴛᴜʀᴀʟ*, tal vez piense que este nuevo libro también se trata de remedios herbarios. Y hasta cierto punto usted tiene razón. Después de todo, las hierbas medicinales siempre han sido muy importantes para mí, y lo siguen siendo. Sin embargo, las investigaciones científicas realizadas durante las últimas décadas han forjado un camino nuevo e interesante para el concepto de la "farmacia natural", impulsándolo fuera de las tiendas naturistas para luego colocarlo en un entorno muy común: el supermercado (colmado).

Un número cada vez mayor de publicaciones confirma que una gran cantidad de comidas derivadas de plantas —entre ellas frutas, verduras, especias e incluso bebidas— ofrecen los mismos poderes curativos que muchos remedios herbarios. Además, los alimentos brindan una ventaja muy grande por encima de sus primas las hierbas: ¡en lugar de tomar cápsulas, tinturas y tés, uno los puede transformar en muchísimas comidas deliciosas de sabor muy variado que satisfacen el paladar a la vez que curan!

Todo el mundo sabe, desde luego, que las frutas y las verduras son saludables. Por eso las autoridades encargadas de la salud a nivel nacional hace poco hicieron la recomendación de consumir nueve raciones de frutas y verduras al día, en lugar de cinco, la cantidad que habían recomendado anteriormente. Sin embargo, no sabíamos qué tan saludables son; de eso apenas nos estamos enterando ahora. Para empezar, contienen mucha fibra, pocas calorías y nada —o casi nada— de grasas malas para la salud. Pero eso no lo es todo. La mayoría contiene cientos (a veces incluso miles) de sustancias curativas y cada una de ellas afecta la salud y el bienestar de manera específica. Por lo tanto, es posible agregar ciertas plantas a la alimentación para tratar diversas enfermedades o males. Yo como apio casi todos los días, por ejemplo, para prevenir el dolor ocasionado por la gota. Asimismo incluyo el ajo en mi alimentación porque sé que beneficia mi corazón y tal vez incluso ayude a controlar mi enfermedad de Lyme crónica.

En este capítulo explicaré un poco cómo se produce el efecto curativo de las comidas derivadas de las plantas, para que usted comprenda mejor el papel que desempeñan en el cuidado de su salud. Luego, en los capítulos siguientes, le ayudaré a diseñar su propio régimen para tratar determinadas afecciones al utilizar comidas específicas.

Los alimentos curativos a través de la historia

La idea de utilizar los alimentos como remedio no es nueva en absoluto. De hecho, tiene sentido que el ser humano obtuviera sus remedios directamente de la naturaleza, si se toma en cuenta que en la antigüedad no disponía de los recursos tecnológicos manejados por los químicos hoy en día.

En efecto hay pruebas de que desde hace miles de años las comidas se utilizan para curar. Un ejemplo perfecto es el ayurveda, el arte curativo tradicional de la India. Esta disciplina deriva muchos de sus conceptos del hinduismo y se compone de diversas terapias, entre ellas los tratamientos herbarios, los masajes y la meditación. Los médicos ayurvédicos hasta llegan a probar una dieta nueva para prevenir o tratar afecciones específicas. Tal vez usted conozca uno de los alimentos medicinales del Ayurveda, la cúrcuma (azafrán de las Indias), que hace acto de presencia como condimento en muchos platillos asiáticos. Además de aportar un sabor único, es posible que la cúrcuma también sirva para tratar la artritis, el mal de Alzheimer y algunos tipos de cáncer. Si bien las investigaciones científicas aún no producen resultados concluyentes al respecto, sus hallazgos son muy interesantes y yo mismo he tenido experiencias sumamente positivas con la cúrcuma como remedio antiinflamatorio. (Encontrará más información sobre la cúrcuma en la página 32).

El ayurveda, al que también se le conoce como Medicina Tradicional de la India o Medicina Ayurvédica Tradicional (MAT), comparte esta base alimenticia con otra disciplina médica antigua, la Medicina Tradicional China (MTC). La MTC funciona a partir de los conceptos del *yin* y el *yang*, las dos fuerzas fundamentales del universo según la filosofía china de la antigüedad: la fuerza agresiva, acalorada y ambiciosa (*yang*) y la fuerza pasiva, tranquila y relajada (*yin*). Nos enfermamos cuando se produce un desequilibrio entre las dos fuerzas en el cuerpo.

Seguramente se estará preguntando qué tiene que ver todo esto con la comida. La MTC considera que los alimentos tienen propiedades *yin* (refrescantes y húmedas) o *yang* (que calientan y secan). Según el mal que se padezca, el médico ayuda a seleccionar las comidas correctas para restablecer el equilibrio entre las dos fuerzas. Por ejemplo, si se sufre una tos con flemas a causa de un resfriado (catarro) existe un desequilibrio dominado por el *yin* y habrá que tratar la afección con alimentos que calienten y sequen, como el té de jengibre y las sopas calientes de verduras. Como usted observará, algunas de nuestras ideas para tratar las enfermedades coinciden con las chinas, ¡sepámoslo o no!

¿Una vida mejor gracias a la química?

La MAT y la MTC tienen poco que ver con la medicina occidental, la cual considera los alimentos como una fuente de nutrición, pero pasa por alto casi por completo sus propiedades curativas. No pretendo decir que el enfoque estadounidense en cuanto a la alimentación —con su esfuerzo por establecer un equilibrio entre las proteínas, los carbohidratos y la grasa— no tenga sentido, porque lo tiene. Sin embargo, es un punto de vista limitado. . . *muy* limitado.

Los métodos chino e indio afirman, básicamente, que el cuerpo reacciona de una manera determinada a alimentos específicos. Al fin y al cabo hemos seguido una evolución paralela a la de las plantas en nuestro entorno y las hemos aprovechado a lo largo de toda la historia de nuestra especie, así que resulta lógico que hayamos desarrollado relaciones especiales con algunas de ellas, al igual que con algunos miembros del reino animal.

Comparemos esta idea con el concepto fundamental de la medicina moderna, al que me gusta definir como "una vida mejor gracias a la química". Apenas llevamos unas cuantas décadas —en lugar de varios milenios— tomando la mayoría de los medicamentos sintéticos, así que el cuerpo humano simplemente no está tan acostumbrado a asimilarlos como a los alimentos.

Es más, la mayoría de los alimentos contienen miles de compuestos bioactivos y cada uno de ellos desempeña un papel único en el cuerpo. Por contraste, la medicina moderna pretende que busquemos una "bala de plata" única, el llamado "ingrediente activo" de cada planta, desechando y olvidando los demás compuestos útiles que también ofrece.

No digo que todos los medicamentos sean malos. De hecho, sucede lo contrario: les han salvado la vida a muchas personas. Sin embargo, las cifras hablan muy claro: en el año 2005, por lo menos 140.000 personas —que nosotros sepamos— murieron por culpa de productos farmacéuticos. Es posible que hayan sido aún más. Ya desde el año de 2002, la respetada revista médica *Journal of the American Medical Association* reconoció el problema y señaló las reacciones adversas a los medicamentos como "una de las causas principales de muerte en los Estados Unidos".

Compare este hecho con las hierbas y los complementos alimenticios, que causaron aproximadamente 29 muertes en total en el 2005. Las cifras lo dicen todo.

El propósito de este libro no es espantar a mis lectores ni convencerlos de dejar de tomar sus medicamentos. Al fin y al cabo, yo también necesito recurrir a productos farmacéuticos de vez en cuando. En cambio, espero que usted acabe por considerar opciones que van más allá de su botiquín y se dé cuenta de que, al enfocar la comida desde otro punto de vista, es posible evitar por completo muchas afecciones. . . y los medicamentos que hacen falta para tratarlas.

El caso de los complementos alimenticios

Tal como lo acabamos de notar, se ha comprobado que los complementos alimenticios son más seguros que los productos farmacéuticos. Sin embargo, esta circunstancia no necesariamente los salva de toda crítica. En años recientes se ha puesto en duda su eficacia, particularmente la de los "tres grandes": los antioxidantes conocidos como vitamina A, C y E.

Para el estudio reciente Evaluación del Tratamiento Preventivo del Corazón, más de 10.000 enfermos del corazón tomaron 400 U.I. (unidades internacionales) de vitamina E o bien un placebo todos los días durante seis años. Al finalizar el estudio, los investigadores llegaron a la conclusión de que los resultados producidos por la vitamina E en realidad no son mucho mejores que los del placebo, es decir, no evitan muchas más muertes ni otras consecuencias negativas de las enfermedades cardíacas.

En términos generales se considera que la vitamina C es segura, incluso cuando se toma en dosis altas (si bien una cantidad mayor a 1.200 miligramos les provoca diarrea a algunas personas). No obstante, hace poco se externaron dudas con respecto a la efectividad de tratar enfermedades como los resfriados o la gripe con "megadosis" de vitamina C. Según lo señalan los Institutos Nacionales para la Salud, más de 30 estudios clínicos con un total de más de 10 mil participantes han analizado la eficacia de la vitamina C para prevenir los resfriados y no se ha notado un efecto positivo importante. Por otro lado, es posible que los suplementos de vitamina C sirvan para reducir la duración de los resfriados.

Los suplementos de vitamina A (la cual se da en los alimentos tanto en forma de la previtamina A como en los carotenoides, como por ejemplo el betacaroteno) también se han estudiado y resultan eficaces, hasta cierto grado, para tratar algunas afecciones. No obstante, las pruebas indican que quienes fuman o toman alcohol deberán evitar mejor los suplementos de betacaroteno puro, ya que estos de hecho podrían aumentar el riesgo de que sufran daños a los pulmones, incluso de padecer cáncer pulmonar.

Lo diré una vez más: nada de lo que he presentado hasta aquí pretende disuadirlo de tomar complementos alimenticios. Al contrario: yo tomo varios y los suplementos multivitamínicos me parecen una forma excelente de complementar la alimentación de manera económica con una dotación completa de nutrientes saludables. Sólo me parece interesante que al aislarse un solo compuesto bioactivo específico, ya sea en forma de un producto farmacéutico o de un suplemento, los resultados nunca son tan impresionantes como la gente lo espera. Eso se debe a que en el entorno natural el compuesto se combina con muchos más para aportar beneficios saludables al cuerpo. Tales combinaciones sólo existen en un lugar: ¡los alimentos integrales, o sea, en su estado natural!

El renacimiento alimenticio

Es posible que en años recientes le haya llamado la atención que las noticias relacionadas con la nutrición hablan menos de nutrientes conocidos, como las vitaminas A, C y E, y más de compuestos de nombres exóticos como el licopeno, la quercetina y el resveratrol, para nombrar a unos cuantos. La razón es sencilla: los investigadores han comenzado a indagar más allá de los macronutrientes y han descubierto los micronutrientes y fitoquímicos que los alimentos también contienen.

Algunos de los beneficios brindados por estos compuestos se deben a su potencial antioxidante. En términos sencillos, los antioxidantes le ayudan al cuerpo al neutralizar los radicales libres, unas moléculas inestables de oxígeno que el cuerpo produce en exceso cuando se ve expuesto a toxinas como el humo del cigarrillo, la contaminación ambiental e incluso los alimentos poco saludables. Además de su potencial antioxidante, muchos compuestos también participan en preservar la salud de partes específicas del cuerpo. El betacaroteno, la luteína y la criptoxantina son buenos para los ojos. Los fitoestrógenos combaten el cáncer. La capsaicina ataca el dolor causado por la artritis. La lista prácticamente no tiene fin.

Estos nuevos descubrimientos realizados a través de estudios han dado un resul-

Alimentos frente a fármacos

Si usted piensa que los fármacos siempre son más eficaces que los nutrientes de los alimentos para tratar cualquier afección médica, le tengo reservada una gran sorpresa. Los resultados de varios estudios científicos han demostrado, por ejemplo, que el jengibre es superior al fármaco *Dramamine* como tratamiento contra los mareos causados por movimiento. La granada contiene tantos fitoestrógenos que tan sólo la mitad de una llega a proporcionar una dosis equivalente a la dosis diaria de la terapia de reemplazo hormonal con la que se tratan los síntomas de la menopausia (aunque aún no la recomendaría para sustituir esta terapia). Cuando se trata de bajar el nivel del colesterol, un compuesto flavonoide del arándano, el pterostilbeno, ha mostrado ser igual de eficaz, en varios estudios clínicos, que el producto farmacéutico comercial ciprofibrato (*Lipanor*). Y conozco a personas a quienes la cúrcuma (azafrán de las Indias), la raíz de la que se obtiene el *curry*, les resulta más eficaz que el celecoxib (*Celebrex*) a la hora de tratar el dolor de la artritis, debido a la gran cantidad de inhibidores COX-2 que esta especia contiene. De la misma forma la capsaicina, el ingrediente picante del chile, es un inhibidor COX-2 mucho más potente que el medicamento *Vioxx* (ya prohibido, por cierto).

tado práctico: otra vez se ha empezado a hacer hincapié en que consumamos una gran cantidad de alimentos enteros saludables, particularmente frutas y verduras. Incluso el Departamento de Agricultura de los Estados Unidos ha seguido la corriente (al aumentar la cantidad recomendada de frutas y verduras a nueve raciones diarias, como lo hizo en el 2005), así que obviamente estamos avanzando.

Tal como lo indiqué antes, opino que es posible diseñar una dieta especial para prevenir o incluso para reducir los síntomas de muchas afecciones médicas específicas, desde las benignas, como la caspa, hasta las más graves, como el infarto.

En los próximos capítulos tendremos mucha oportunidad de conocer todos estos alimentos benéficos y las afecciones que tratan. Así que echemos antes un vistazo a algunos de las estrellas del mundo de la nutrición y a los remedios de avanzada de cuya existencia apenas nos enteramos hace muy poco.

El estrellato alimenticio

Es curioso cómo la popularidad de ciertas estrellas de la nutrición aumenta y luego vuelve a bajar una y otra vez. Por un tiempo, las vitaminas A, C y E eran las más comentadas. Actualmente quienes acaparan la atención son los ácidos grasos omega-3, el licopeno y la vitamina D. Es posible que el mes próximo sea otra cosa.

Sin embargo, el solo hecho de que un nutriente no constituya el centro de atención no significa que ya no sea importante para la salud. Hagamos una revisión rápida de algunos de los más importantes, desde los viejos favoritos hasta las estrellas de más reciente aparición.

Los "clásicos" muy conocidos

A pesar de que su reputación ha menguado un poco, es importante iniciar cualquier disertación sobre los alimentos curativos con tres nutrientes muy famosos: los antioxidantes conocidos como vitamina A, C y E.

Es posible que el más famoso de los tres sea la vitamina C, la cual se encuentra en abundancia en alimentos como el pimiento (ají, pimiento morrón) rojo, la papaya (fruta bomba, lechosa), la fresa y la naranja (china), entre otros cítricos. Es posible que algunas frutas exóticas —como la acerola, el camu-camu y el mirobálano (avellana de la India), las cuales rara vez se consiguen en los supermercados estadounidenses— contengan aún más vitamina C. Varios estudios han observado que la vitamina C previene diversas enfermedades, principalmente los males cardíacos pero también algunos tipos de cáncer. De hecho, el banco de datos que el Departamento de Agricultura de los Estados Unidos mantiene sobre los fitoquímicos enumera por lo menos 100 efectos positivos de la vitamina C, y no dudo que una búsqueda en internet bastaría para duplicar este número en unos cuantos minutos.

De acuerdo con algunas investigaciones, es posible que la vitamina C surta efecto más rápido que otros antioxidantes y detenga a los radicales libres antes de que otros remedios siquiera lleguen al lugar de los hechos.

Otra sustancia que brinda beneficios importantes al corazón es la vitamina E; varios estudios demuestran que reduce el riesgo de sufrir enfermedades cardíacas. Además, hay pruebas de que este nutriente —el cual se encuentra en el aceite vegetal, la semilla de girasol, los frutos secos y la batata dulce (camote)— ayuda a combatir el cáncer de pulmón y de próstata. De acuerdo con algunas investigaciones, la eficacia de la vitamina E aumenta cuando se consume junto con vitamina C, lo cual subraya la idea de que los mayores beneficios se derivan de comer múltiples frutas y verduras.

Por último no podemos pasar por alto la vitamina A. Se le ha criticado bastante en años recientes; de acuerdo con algunos estudios incluso incrementa el riesgo de sufrir enfermedades cardíacas y cáncer. Sin embargo, hay que tener presente que estos estudios analizaron los efectos de tomar dosis altas en forma de suplementos. La principal fuente alimenticia de este antioxidante es el betacaroteno, el cual el cuerpo convierte en vitamina A. Se considera que este antioxidante es muy saludable si uno se limita a las cantidades que se encuentran en los alimentos anaranjados o amarillos como la zanahoria, el *squash*, el cantaloup (melón chino) y la batata dulce (camote).

Naturalmente estos nutrientes no son los únicos importantes ni los únicos que incluyo en mi régimen personal. Un antioxidante menos conocido pero igualmente valioso, por ejemplo, es el selenio (tan sólo tres coquitos del Brasil contienen la cantidad impresionante de 200 microgramos). Por su parte es posible que la gama completa de vitaminas del complejo B participe en prevenir los síntomas de la neuropatía, un trastorno común de los nervios, y algunos estudios indican que sirven para tratar o para evitar la enfermedad de Alzheimer. Asimismo me encargo de consumir mucho magnesio para que no me den calambres en las piernas en la noche.

¡Una vez más lo más conveniente es consumir alimentos variados para asegurarse una cantidad equilibrada de todos los nutrientes importantes! Es posible consultar el banco de datos sobre fitoquímicos que mantiene el Departamento de Agricultura de los Estados Unidos (www.pl.barc.usda.gov/usda_chem/achem_home. cfm) para indagar sobre las fuentes alimenticias más ricas de miles de nutrientes y fitoquímicos.

Las grasas correctas

Además de brindar cantidades abundantes de nutrientes antioxidantes, otra gran ventaja de los alimentos derivados de las plantas es que prácticamente no contienen nada de las grasas propias de la carne roja y los productos lácteos, las cuales pueden dañar al corazón. Es más, algunos de los alimentos de origen vegetal ofrecen grasas que hacen bien a la salud. Ciertos frutos secos, el aceite de oliva y el aguacate (palta), por ejemplo, brindan grasas monoinsaturadas, las cuales al parecer aumentan el nivel de colesterol LAD "bueno" en el cuerpo a la vez que dejan iguales los niveles de colesterol LBD "malo" y total.

(*Nota*: el colesterol como tal es transportado por el torrente sanguíneo por dos sustancias: las lipoproteínas de baja densidad y las lipoproteínas de alta densidad. Comúnmente se conocen las lipoproteínas de baja densidad por el nombre de "colesterol LBD"; también se le dice "colesterol malo", porque puede obstruir las arterias e incrementar el riesgo de sufrir un ataque al corazón. Por su parte, las lipoproteínas de alta densidad o colesterol LAD se conocen como "colesterol bueno", porque niveles elevados de estos se relacionan con menores posibilidades de sufrir un ataque al corazón o un derrame cerebral).

Otro tipo de grasas benéficas al que actualmente se le está haciendo mucho caso son los ácidos grasos omega-3. Si bien por lo común se señala a los pescados grasos como el salmón y el atún como las mejores fuentes de estas grasas, de hecho los pescados las obtienen al comer plantas primitivas como las algas, que las fabrican.

Unas cuantas fuentes vegetales ofrecen una cantidad abundante de un ácido graso omega-3 llamado ácido alfa-linolénico (AAL), el cual ofrece algunos —aunque no todos— los beneficios de los ácidos grasos omega-3 del pescado. La semilla de lino (linaza) y la semilla de cáñamo, por ejemplo, son muy ricas en ácidos grasos omega-3, particularmente AAL, pero una fuente vegetal más sabrosa de los mismos es la nuez. (Encontrará más información sobre la nuez en la página 34).

Hace poco me enteré de que la chía, conocida por los famosos *Chia Pets*, contiene aún más AAL. Asimismo he mandado a analizar el contenido de AAL del sacha inchi (sacha maní, inca inchi, maní del inca), una planta cuyo nombre científico es *Plukenetia volubilis* y que no tiene ninguna relación con el cacahuate (maní) auténtico, *Arachis hypogaea*. Por último, mi huerto de plantas medicinales contiene una mala hierba que muchos asiáticos comen con el *sushi*. Se llama "hojas de perilla" y brinda más AAL que la semilla de lino (linaza), que es más conocida.

Las estrellas nuevas

Para muchos de mis lectores, toda esta información sobre la vitamina C, la vitamina E y los ácidos grasos omega-3 será de sobra conocida. ¿Pero qué tal la luteína, la quercetina o el resveratrol? Si usted los conoce merece una felicitación, pues se ve que se mantiene al tanto de las investigaciones científicas más recientes sobre los alimentos. Y no se trata de las únicas estrellas nuevas en el firmamento de la nutrición. Entre las que están causando más revuelo se encuentran los flavonoides.

Los flavonoides son un grupo de compuestos bioactivos presentes en los alimentos de origen vegetal. Hasta la fecha se han identificado más de 4.000 flavonoides distintos, y es posible que sólo se trate de la punta del témpano (no me refiero, por cierto, a la lechuga repollada conocida en inglés como *iceberg lettuce*, la cual contiene muchos menos flavonoides que otras lechugas más rústicas). Se ha demostrado que muchos de los flavonoides poseen propiedades antioxidantes y antiinflamatorios.

En vista de la cantidad de flavonoides potentes que existen sería imposible mencionarlos a todos. Sin embargo, tal vez haya oído nombrar en los medios el resveratrol, una sustancia química propia de la piel y las hojas de la uva, el cacahuate, la mora y algunas malas hierbas menos sabrosas. Es posible que el resveratrol impida la coagulación de la sangre. Algunos investigadores incluso han sugerido que retarda el proceso de envejecimiento a nivel celular.

Otro flavonoide, la quercetina, se encuentra en la cebolla y los tés verde y negro. Es posible que prevenga el cáncer de manera importante.

Si bien el betacaroteno es la estrella de la familia de los carotenoides, algunos de sus primos, como el licopeno, la luteína y la zeaxantina, han empezado a llamar la atención también. El licopeno, que se obtiene a través de los productos del tomate (jitomate) —por cierto, es interesante que las salsas y los jugos de tomate contengan una concentración más grande de licopeno que el tomate entero—, se ha mencionado más por su capacidad de prevenir el cáncer de próstata, si bien investigaciones recientes han puesto en duda estos efectos protectores. Por su parte, la luteína y la zeaxantina se encuentran en los vegetales de hoja y parecen ser las superestrellas cuando se trata de proteger los ojos contra la degeneración macular, un mal que afecta a muchísimos adultos mayores.

Y bien, ahora que ha tenido una probadita de las maravillas que se esconden en la sección de frutas y verduras de su supermercado, ¿le interesa saber más? ¡Siga leyendo!

(*Nota:* si encuentra en este capítulo términos que no entiende o que jamás ha visto, favor de remitirse al glosario en la página 455).

CAPÍTULO 2

El menú de la buena salud

Cómo corregir sus defectos dietéticos

CONVENCER A LAS PERSONAS DE AGREGAR ALIMENTOS curativos a sus dietas puede ser un reto difícil. Y la cantidad de alimentos de baja calidad que por lo común se ofrecen en los supermercados estadounidenses no facilitan la tarea en nada.

Me he devanado los sesos tratando de encontrar una forma sutil de decir lo siguiente, pero no hay manera, así que ahí va: hoy en día, la alimentación típica estadounidense es pésima. Me parece justo señalar que nuestra selección de alimentos tiene la culpa, en gran medida, de que las dos terceras partes de los habitantes del país padezcan sobrepeso, es más, de que la mitad de las personas con sobrepeso sean obesas. Resulta aún más terrible que los niños tengan que sufrir las consecuencias de nuestros malos hábitos para comer. De acuerdo con los Centros para el Control y la Prevención de las Enfermedades, casi el 20 por ciento de los niños están excedidos de peso en los Estados Unidos y existe la probabilidad de que uno de cada tres niños nacidos a partir del 2000 se enferme de diabetes del tipo II en algún momento de su vida.

Estos datos son un indicio fuerte de que nuestra forma actual de comer realmente causa enfermedades. A continuación se enterará del porqué y de lo que usted puede hacer para cambiar este hecho.

El problema con la alimentación estadounidense

Considere lo siguiente: casi todos los productos comestibles que compramos traen una etiqueta. El problema está, desde luego, en que la etiqueta suele indicar algún tipo de procesamiento, y muchas veces entre más procesado sea un alimento, menos saludable resulta. De ahí se puede sacar en conclusión que vivimos rodeados de alimentos poco saludables, los cuales de hecho dominan la oferta del supermercado a tal grado que son difíciles de evitar, a menos que se viva en una granja como yo.

En primer lugar, el problema de los alimentos procesados consiste en la contraposición entre carbohidratos simples y complejos. La mayoría de los panes y las meriendas que forman parte de la alimentación estadounidense están compuestos intencionalmente por carbohidratos simples. Muchas veces se les puede identificar por su color, el blanco: pan blanco, arroz blanco, galletitas y pasteles de harina blanca. Esto significa que son fáciles de comer y de digerir y que su impacto sobre el nivel de glucosa en la sangre es inmediato. Por el contrario, muchas veces se tarda más en masticar y en pasar los carbohidratos complejos que se encuentran en las frutas, las verduras y los cereales integrales, por lo que se suele comer una cantidad menor de estos alimentos. Además, una vez que están dentro del cuerpo se digieren y el metabolismo los asimila de manera más lenta y menos eficiente, por lo que su efecto sobre el nivel de glucosa en la sangre es más gradual y no hacen que este se dispare.

Una herramienta relativamente nueva, el índice glucémico, facilita mucho la elección de los carbohidratos correctos al clasificar los alimentos de acuerdo con el efecto que tienen sobre el nivel de glucosa en la sangre. Los alimentos con valores más bajos en el índice glucémico suelen representar una mejor opción, mientras que los alimentos que ocupan un lugar más alto son malas opciones. Los estadounidenses al parecer nos guiamos menos por el índice glucémico que los europeos, aunque estoy seguro de que resulta útil. (Para mayor información consulte www.glycemicindex.com).

Desde luego los carbohidratos no son el único problema de los alimentos procesados, los cuales con frecuencia también están llenos de grasas poco saludables. Es cierto que algunos alimentos enteros, como la carne roja y los productos lácteos, contienen grasas saturadas, las cuales incrementan el nivel de colesterol. Sin embargo, muchos alimentos procesados contienen ácidos transgrasos, unas grasas sintéticas que se producen al agregar hidrógeno al aceite vegetal por medio de un proceso llamado hidrogenación, por lo que muchas veces las etiquetas de la comida indican que estas grasas son "parcialmente hidrogenadas" (en inglés, *partially hydrogenated*).

Al igual que las grasas saturadas, los ácidos transgrasos hacen que se eleve el nivel del colesterol LBD (el colesterol "malo") e incrementan el riesgo de sufrir enfermedades cardíacas. De acuerdo con algunos estudios, incluso es posible que los ácidos transgrasos reduzcan el nivel del colesterol LAD (el colesterol "bueno"), además de ayudar a reducir el tamaño de las partículas de LBD, lo cual aumenta aún más el riesgo para la salud.

Al ir más allá de las explicaciones científicas, desde luego hay una razón muy sencilla por la que todos estos alimentos procesados son malos para la salud y el bienestar: el espacio que ocupan en su plato lo deberían de llenar alimentos saludables con muchos nutrientes que hagan bien a su salud.

La opción es clara y sencilla: si come los alimentos indicados, evitará enfermedades. Si come los equivocados, podrá enfermarse.

Advertencias alimenticias

Está claro que el exceso de alimentos poco saludables ha contribuido a los problemas de obesidad que padecemos en los Estados Unidos. Por lo tanto, no sorprende que por todas partes surjan dietas que nos prometen otro cuerpo más delgado de la noche a la mañana, a una velocidad impresionante. Si bien muchos de estos planes alimenticios poseen sus méritos, los más populares tienen sus defectos.

Las dietas bajas en carbohidratos, como la de Atkins, se hicieron populares por ayudar a las personas a deshacerse de muchas libras, pero sus críticos afirman que contienen demasiadas grasas saturadas poco saludables. También es importante señalar que los carbohidratos no son malos por naturaleza sino que forman un elemento esencial de cualquier alimentación saludable. La clave no radica, por supuesto, en eliminarlos por completo sino en elegir los correctos: frutas y verduras en su estado natural, así como granos integrales en lugar de carbohidratos procesados y refinados.

Al contrario de la dieta baja en carbohidratos, un método más antiguo para bajar de peso es la dieta baja en grasa. Las grasas contienen muchísimas calorías. Por lo tanto, tiene sentido que reducir su consumo nos ayude a bajar de peso. No obstante, una vez más hay que tomar en cuenta un punto que no salta a la vista. Al igual que en el caso de los carbohidratos, las grasas afectan la salud de maneras muy distintas entre sí. Por este motivo, la Asociación de Cardiólogos Estadounidenses recomienda limitar el consumo total de grasa a aproximadamente el 30 por ciento del total diario de calorías consumidas a diario, mientras que las grasas monoinsaturadas (presentes en los frutos secos, las semillas, las aceitunas y el aguacate) deben integrar el 15 por ciento del total; y las grasas saturadas (presentes en las carnes rojas y los productos lácteos), entre el 7 y el 10 por ciento del total de calorías.

Además, cuídese de los alimentos señalados como *"low fat"* (bajos en grasa) en el supermercado. Si bien es posible que sean mejores para la salud que las versiones con grasa entera, la mayoría de las veces podrá encontrar opciones mucho más saludables entre las frutas, las verduras, los frutos secos y los granos integrales. Y con frecuencia los artículos señalados como "bajos en grasa" están llenos de azúcar.

En vista de mis antecedentes en el campo de las investigaciones botánicas, sería lógico pensar que en cuestiones alimenticias me inclinara por el vegetarianismo. Sin embargo, la verdad es que no soy un vegetariano estricto, aunque definitivamente los productos derivados de plantas dominen mi alimentación.

Diversos estudios han demostrado que la alimentación vegetariana, cuando se sigue de manera exacta, ofrece beneficios increíbles a la salud, como reducir de manera importante los índices de cáncer y de enfermedades cardíacas. Sin embargo, dichos estudios no toman en cuenta lo difícil que le resulta a la persona común adherirse a un régimen vegetariano o vegano estricto. Si una persona sabe seleccionar los alimentos correctos, el vegetarianismo sin dudas puede ser una de las dietas más saludables. Pero muchos vegetarianos no toman las decisiones indicadas, por lo que con frecuencia padecen insuficiencias peligrosas de vitamina B_{12} y de proteínas.

A pesar de lo dicho no promuevo el consumo indiscriminado de carne, sino que más bien enfoco el vegetarianismo de manera un poco diferente. Lo explicaré con mayor detalle más abajo.

Cómo comer hoy en día

Todo, pero con moderación. Tal vez sea una recomendación común, pero realmente no hay mejor manera de describir cómo deberíamos adaptar nuestra dieta para disfrutar una vida sana y libre de enfermedades.

En las páginas siguientes encontrará muchísima información sobre comidas específicas que sirven para prevenir e incluso tratar múltiples enfermedades. Sin embargo, antes que nada sería bueno repasar unas cuantas técnicas que le servirán para incorporar una mayor cantidad de estos alimentos saludables a su rutina diaria. Ahí le va.

Aliméntese como lo hicieron sus antepasados. Entre todas las dietas de moda que han surgido y desaparecido a lo largo de los años, resulta interesante que la más

Acérquese a la alternativa amazónica

Muchas dietas populares (South Beach, Sonoma, la del Mediterráneo) ponen énfasis en la cocina o los alimentos típicos de ciertas regiones del mundo. Quizá haya llegado la hora, por lo tanto, de probar una dieta amazónica. Ninguna otra parte del mundo cuenta con tantas especies naturales diferentes, muchas de ellas aún desconocidas para la ciencia, ni con una mayor cantidad de alimentos nativos repletos de gran potencial curativo, como el aguacate (palta), el maíz (elote, choclo) azul, el coquito del Brasil (castaña de Pará), la semilla de cacao, el chile (ají o pimiento picante), el cacahuate (maní), la batata dulce (camote). . . y la lista sigue. Por si fuera poco, muchas de las plantas originarias del Amazonas actualmente se cultivan sin ningún problema fuera del trópico.

Si los habitantes de los Estados Unidos nos dedicáramos a consumir más de estos alimentos amazónicos saludables y menos carnes y comidas procesadas —que tanto daño nos hacen—, estoy convencido de que tal dieta nos haría por lo menos el mismo bien a la salud como la dieta del Mediterráneo u otros regímenes regionales. Y no resultaría tan exótica como tal vez suene. Muchos de los productos amazónicos que acabo de mencionar pueden cultivarse actualmente más cerca de casa; dependiendo de dónde viva usted, es posible que algunas hasta las consiga de cultivos locales.

criticada probablemente haya sido la dieta basada en los tipos de sangre que diseñó el Dr. Peter J. D'Adamo. El Dr. D'Adamo sostiene la teoría de que los tipos de sangre diferentes se desarrollaron a lo largo del tiempo según si nuestros antepasados directos eran cazadores, recolectores o campesinos o bien desempeñaban algún otro papel en la sociedad primitiva.

Si bien no puedo dar fe de la teoría de los tipos de sangre, creo que debe de tener algún mérito la idea de alimentarse como lo hicieron nuestros antepasados, de seguir una "dieta paleolítica", por decirlo de alguna manera. En África, los zulús llevan una vida saludable alimentándose de manera casi exclusiva de productos derivados de animales. Incluso cuando toman hierbas muchas veces lo hacen en forma de una tintura láctea. Otras tribus se alimentan de manera casi exclusiva de plantas y lo han hecho así desde hace mucho tiempo.

Estas circunstancias parecen sugerir que cada persona en efecto puede tener necesidades alimenticias distintas. Si fuera cierto, el mejor consejero alimenticio probablemente sería el propio cuerpo. Para la persona común esto significaría no restringir el consumo de carne si esto fuera lo que más se le antojara. En cambio, tendría que incorporarla dentro de una alimentación equilibrada que ofreciera una buena combinación de frutas, verduras y cereales integrales saludables.

Sea un vegetariano jeffersoniano. Tal como lo mencioné arriba, no soy un vegetariano estricto, pero la carne tampoco representa una parte importante de mi rutina alimenticia. Más bien me considero un "vegetariano jeffersoniano". Permítame explicar el término.

Si bien el tercer presidente de los Estados Unidos, Thomas Jefferson, no era un vegetariano estricto, está bien documentado que prefería las verduras por encima de la carne. Según lo indicó él mismo en 1819: "He llevado una vida de moderación comiendo pocos alimentos de origen animal, y estos no tanto como alimentos sino como condimento para las verduras, que constituyen mi dieta principal".

Trato de diseñar mi alimentación de la misma manera al incorporar la carne más para dar sabor a un plato basado en verduras que como atracción principal. Si a usted le gustaría restringir su consumo de carne y comer más verduras, creo que este método probado a lo largo de muchos siglos sería una manera excelente de hacerlo.

Mis platos preferidos. A raíz de mi experiencia con la "dieta jeffersoniana" puedo hacerle la siguiente recomendación: aliméntese de preferencia con sopas, guisos (estofados) y ensaladas. Los tres sirven muy bien para incorporar la mayor cantidad posible de frutas, verduras y hierbas saludables en una comida deliciosa que lo dejará bien satisfecho. Si a usted le encanta la carne, estos platos le permiten ejecutar el método jeffersoniano fácilmente, pues puede incluirla en menor cantidad para darle sabor al plato, no como elemento principal del mismo.

Póngase a "pastar", en ambos sentidos de la palabra. Mi última sugerencia para comer de manera saludable ha empezado a gozar cada vez de mayor aceptación entre los especialistas en nutrición: "pastar". Dicho de otra manera, es posible que sea mejor consumir cinco o seis comidas pequeñas a lo largo del día que limitarse a las tres comidas tradicionales. Y diversos estudios al parecer indican que tal práctica de hecho ayuda a consumir menos comida en total.

La anterior es una definición de "pastar", y la recomiendo ampliamente. Pero también hay otra: para muchos entusiastas de los alimentos silvestres, "pastar" significa comer una gran cantidad de verduras y frutas silvestres. Muchos de mis lectores carecerán de experiencia suficiente para distinguir cuáles alimentos silvestres son seguros y cuáles ofrecen peligro, pero sí creo que en este sentido más restringido "pastar" aumenta la probabilidad de que el ser humano —al igual que los animales de granja que pastan libremente— disfrute una dieta dotada de la proporción correcta de grasas saludables.

Yo "pasto" en ambos sentidos de la palabra. Incorporo frutas, verduras y frutos secos saludables a mi alimentación consumiéndolos en diferentes momentos a lo largo del día. Hago lo mismo con tés herbarios saludables, no sólo de menta y de jengibre sino docenas de tés diferentes a lo largo del tiempo. Desde luego la señora Duke me ayuda mucho al mantener la casa siempre bien surtida de frutos secos y de fruta seca en lugar de galletitas y galletas. De esta forma, cuando nos da hambre las únicas opciones para pastar son saludables. Es un método que puede servirle a cualquiera.

Y también, al pasear por el huerto y el bosque de mi propiedad, practico la segunda forma de pastar al consumir muchos alimentos silvestres raros que mis antepasados comían, pero no mis padres: hojas y zarcillos de agrazón (uva silvestre), zarcillos verdes de zarza, docenas de malas hierbas comestibles (algunas ricas, otras de sabor bastante desagradable) y varias frutas silvestres.

Las bondades del bufé

La vida moderna se caracteriza por un ritmo acelerado y muchas presiones, y tomarse el tiempo para preparar y consumir comidas saludables puede parecer una meta loable pero poco realista. Aparte de que vivimos rodeados por alimentos procesados, salimos con frecuencia a comer fuera de casa, donde no controlamos en absoluto la oferta. Bueno, yo estoy aquí para asegurarle que sí la controla. Si uno es ingenioso y está resuelto, es posible disfrutar una comida saludable prácticamente en cualquier parte.

Cuando la señora Duke y yo andamos fuera de casa y comemos en restaurantes, normalmente opto por el bufé a la hora de desayunar, donde pruebo la mayoría de las frutas, los cereales y los yogures y sólo agrego un poquito de carne y de huevo. A la hora de cenar, a mi esposa le gusta ir a lugares donde uno se sienta a pedir de la carta. En estos casos suelo optar por una sopa y una ensalada. De hecho, prefiero frecuentar los bufés de bajo costo donde se ofrecen varios platos de carne y una maravillosa y muy amplia selección de ensaladas, frutas y verduras, dos o tres sopas y —lamentablemente para quienes no pueden resistirse— docenas de postres. Esto me permite "pastar" muy a gusto. Me sirvo porciones muy pequeñas de la mayoría de los ingredientes para ensalada, incluso mezclando los aliños (aderezos), y raciones jeffersonianas muy reducidas de carne, además de porciones mínimas de la mayoría de las verduras. Esta es la primera ronda, para conocer los sabores. Luego regreso para servirme una mayor cantidad de los alimentos de sabor más agradable, si aún se me antojan. En muchas ocasiones incluso quedo tan satisfecho con las probaditas que ya no necesito regresar al bufé. Al "pastar" de este modo probablemente termino por consumir porciones pequeñas de docenas de frutas y verduras.

Ahora piense en lo siguiente: cada una de las 50 ó 60 plantas que pruebo en tal ocasión llega a contener hasta 5.000 sustancias químicas identificables, todas biológicamente activas. En vista de que mis genes han evolucionado a la par de muchas, si no es que de la mayoría de estas sustancias químicas, yo sostengo que mi cuerpo sabe extraer lo que necesita de esas miles de sustancias, así como yo escogí lo que quería del bufé. Al "pastar" en el bufé le ofrezco a mi cuerpo una selección de miles de compuestos naturales que puede asimilar fácilmente, y muchos de ellos lo normalizan de manera homeostática. A veces a esta forma de alimentarse la he llamado la "Dieta Duke de la Diversidad".

Por lo tanto, si las circunstancias lo obligan a comer en un restaurante o si tiene la oportunidad y el deseo de hacerlo, trate de ubicar los que ofrezcan barras de ensaladas o bufés excelentes. ¡Se trata de una oportunidad espléndida para comer de manera saludable!

(*Nota*: si encuentra en este capítulo términos que no entiende o que jamás ha visto, favor de remitirse al glosario en la página 455).

CAPÍTULO 3

Una docena de las buenas

Mis 12 comidas más curativas

EN VISTA DE LA GRAN CANTIDAD DE COMIDAS CURATIVAS que se encuentran a nuestra disposición, no me resultó nada fácil reducir la lista completa a las 12 que considero mejores (y menos que eso hubiera sido imposible). No obstante, después de un cuidadoso análisis opino que esta docena nos ofrece los mayores beneficios de nutrición al menor costo.

Entre las 12 opciones usted encontrará una plétora de sustancias curativas para males comunes como el de Alzheimer, la artritis, el cáncer, los resfriados (catarros) y la gripe, la gota, las enfermedades cardíacas, los síntomas de la menopausia, los mareos causados por movimiento y muchas más. Y es relativamente fácil incorporar la docena completa de comidas a la dieta diaria.

No obstante, antes de presentarle mis 12 comidas más curativas quiero señalar algo. Se dará cuenta de que en varios casos incluyo una familia completa de alimentos (como por ejemplo la de los frijoles/habichuelas en lugar de nada más poner habas blancas). Lo hice así porque muchos de las comidas que pertenecen a estas familias comparten las mismas características de nutrición. No tendría sentido preferir uno por encima de los demás, sobre todo si toda la familia proporciona una carga completa de beneficios.

¡Basta de palabras de introducción, pues tenemos mucho de qué hablar! He aquí mi lista de los 12 comidas más curativas de todos los tiempos.

Comida Nº1: frijoles

Hay pocas comidas que ofrecen la combinación única de nutrientes saludables y preparación y consumo fáciles que caracteriza a los frijoles (habichuelas). Comerlos más brinda muchos beneficios.

Los datos nutricionales básicos: a los frijoles se les alaba mucho porque contienen poca grasa y muchas proteínas, lo cual los convierte en una alternativa excelente a fuentes proteínicas de origen animal como la carne roja. Asimismo están repletos de fibra soluble. Esto significa que son muy buenos para eliminar del cuerpo el colesterol a través de los intestinos, beneficiando así el corazón.

Un beneficio menos conocido de los frijoles es que contienen una gran cantidad de isoflavonas, unos compuestos de estructura semejante al estrógeno producidas por el cuerpo (por lo que también se les llama "fitoestrógenos"). Es posible que las isoflavonas reduzcan los síntomas de la menopausia, prevengan varios tipos de cáncer, disminuyan el riesgo de sufrir una enfermedad cardíaca y mejoren la salud de los huesos y la próstata, entre otras ventajas.

Cómo comer más: lo agradable de los frijoles es que se agregan fácilmente a cualquier comida. Mézclelos con sus sopas y ensaladas o aprovéchelos en los platos picantes de la cocina mexicana. Otra posibilidad muy buena es el *hummus*, una mezcla de garbanzos, jugo de limón y ajo que con frecuencia se sirve con pan árabe (pan de *pita*) o galletas. O puede sustituir la carne por *tofu* en algunos de sus platos.

Aprovéchelos al máximo: es posible que el valor nutricional de los frijoles crudos cocinados en casa sea un poco más alto que el de los frijoles de lata, pero la diferencia no es muy grande. Por lo tanto, si no tiene tiempo para remojar y preparar frijoles crudos, no se preocupe. Obtendrá muchos beneficios de los frijoles de lata. Sí debe tener en cuenta, sin embargo, que los frijoles de lata contienen una gran cantidad de sodio en muchos casos, así que le recomiendo escurrirlos y enjuagarlos.

Otras sugerencias para comerlos: comer muchos frijoles tiene una desventaja que todos conocemos. No es por nada que les llegan a decir "la planta musical". No obstante, usted puede reducir el problema si pone los frijoles crudos a remojar toda la noche y desecha el agua del remojo antes de prepararlos. Por cierto, estoy convencido de que la hierba mexicana llamada epazote (santónico) sirve para disminuir la flatulencia. Algunos estudios sugieren que agregar jengibre o ajedrea a un plato de frijoles también disminuye los gases. ¿Por qué no utiliza los tres?

Comida N°2: bulbos

Normalmente no tengo preferencias, pero cuando se trata de alimentos el ajo encabeza mi lista de opciones curativas. Si bien un estudio reciente muy notorio puso en duda su capacidad para reducir el nivel de colesterol, aún le quedan suficientes cualidades cardioprotectoras para poder ocupar un lugar muy alto en mi lista de favoritos. Asimismo ofrece otras propiedades benéficas, entre ellas sus características antisépticas y el hecho que refuerza el sistema inmunitario. La cebolla comparte muchas de las propiedades y los beneficios saludables del ajo, así que también merece que se le mencione aquí. Además, cultivo en mi huerto de plantas medicinales una buena cantidad de puerros (poros) salvajes, un miembro de la familia del ajo y la cebolla que no se encuentra en muchos supermercados (excepto durante la temporada de las ferias del puerro salvaje en la Virginia Occidental y Ohio). Todas estas plantas contienen aliína, un compuesto muy importante que se convierte en la sustancia supermedicinal alicina.

Los datos nutricionales básicos: el corazón agradece muchos de los compuestos de azufre del ajo, como por ejemplo el disulfuro dialílico, los cuales evitan la formación de coágulos en la sangre y promueven la buena circulación de la misma. Desde luego el ajo también contiene más de una docena de compuestos que refuerzan el sistema inmunitario y sirven para combatir los resfriados y otras infecciones, quizá de manera aún más eficaz que ciertas hierbas populares como la equinacia (equiseto). De acuerdo con investigaciones recientes, varios compuestos del ajo pueden impedir algunos cambios celulares que conducen al cáncer.

Las cebollas ofrecen muchos de los mismos compuestos de azufre que el ajo, pero su aportación a la mesa es aún mayor gracias a la gran cantidad de flavonoides que contienen, particularmente de quercetina. Diversos estudios han demostrado que este flavonoide reduce la tendencia de las plaquetas a pegarse entre sí e incluso previene algunos tipos de cáncer. Hasta la fecha no se ha encontrado una mejor fuente alimenticia de la quercetina que la piel de la cebolla.

Cómo comer más: la otra ventaja del ajo y la cebolla es que resulta superfácil incorporarlos a la comida. Los agrego a casi todas mis sopas y guisos (estofados). Y prácticamente el único aliño (aderezo) que sirvo es uno de vinagre y aceite mezclados con ajo y cebolla picados en crudo, muchas veces con una salsa picante o chile picado. Esta combinación de ingredientes por sí sola brinda cientos de compuestos saludables. A veces incluso aso el ajo y se lo pongo a un pan tostado a la hora del desayuno.

Aprovéchelos al máximo: ya sé lo que usted está pensando: "Pero Dr. Duke, ¿y el olor?" Bueno, lamento tener que decírselo, pero los estudios han demostrado una y otra vez que entre más apeste el ajo, mejor resulta para la salud. Por eso con frecuencia se lo pongo crudo a la ensalada o incluso me como los dientes de ajo enteros si no tengo ningún compromiso social ese día.

Esto no significa que el ajo cocido no brinde beneficios también, porque sí los tiene. Sin embargo, basta con 10 minutos de cocinado para que pierda el 40 por ciento de su potencia nutricional; tras 20 minutos pierde aún más, aunque nunca toda. Por lo tanto, si va a preparar una sopa o un guiso, quizá sea buena idea esperar casi hasta el final del tiempo de cocción para agregar el ajo. El té verde, el perejil y el cilantro poseen la capacidad especial de eliminar el olor en parte, así que tal vez quiera prepararse un té verde cuando vaya a comer ajo o agregar perejil a una ensalada con ajo. O bien, si un familiar, un cliente nuevo o su pareja viene de visita, ¡coma rápido algo de perejil o cilantro y tome té verde!

Otras sugerencias para comerlos: si desea aprovechar al máximo el efecto curativo del ajo y por lo tanto piensa consumir los dientes enteros, es importante hacer unos cortes en la superficie del diente primero, es decir, no pasárselo intacto. Yo también pensé que era mejor tomarlo intacto hasta que mi "ajólogo", Larry Lawson, PhD, me explicó que para obtener sus beneficios hay que abrirle la piel antes de que llegue al tracto gastrointestinal. De esta manera se asegura que el bulbo libere sus compuestos medicinales y empiece a surtir efecto más pronto.

Volvamos a la cebolla por un momento. Gracias a uno de esos extraños caprichos de la naturaleza, la mayoría de los flavonoides saludables, como la quercetina, se encuentran en la piel de la cebolla. Por eso siempre la pongo en una bolsa de malla para cocinarla junto con la sopa o el guiso. Simplemente hay que sacar la bolsa antes de servir el plato.

Comida N°3: "cafeináceos"

Hace unos cuantos años hubiera sido muy controvertido recomendar las comidas y las bebidas con cafeína que gozan de tanta popularidad en nuestra dieta típica: el chocolate, el café y el té no herbario. Incluso en la actualidad muchas personas vacilan en calificar el café y el chocolate de saludables debido al riesgo de que se consuman en exceso. No obstante, la enorme cantidad de compuestos útiles —los llamados "polifenoles"— que este trío de productos nos brindan los convierten en un punto obligado dentro de mi docena de las buenas. Al fin y al cabo tiene una razón de ser el que se consuman 120.000 toneladas anuales de cafeína en todo el mundo.

Dicho trío combate las enfermedades de manera tan poderosa que se ha desatado una batalla entre los expertos en nutrición para decidir cuál es el más importante y para cuál enfermedad. No pretendo responder a esta pregunta, ni podrán hacerlo la mayoría de las personas. Por eso me pareció mejor juntar los tres en un mismo grupo, el de los "cafeináceos".

Los datos nutricionales básicos: los compuestos activos del chocolate, el café y el té no herbario se conocen como polifenoles. Algunos de ellos, como la teobromina y la teofilina, se encuentran en los tres productos. Y otros más, como la teanina del té y la anandamida y la feniletilamina del chocolate, se encuentran de manera exclusiva en plantas determinadas. Como quiera que sea, todos los polifenoles en esencia son superantioxidantes. De hecho, en lo que a combatir radicales libres se refiere este trío le gana a cualquier otra comida, entre ellas las bayas, las cuales tienen fama de brindar muchos antioxidantes. Su poder antioxidante bastaría por sí mismo para convencernos de que deben ser unas superestrellas de la protección contra las enfermedades cardíacas y el cáncer, idea que ha sido confirmada por diversos estudios.

No obstante, es posible que estos polifenoles brinden aún más beneficios. Algunos parecen mejorar el estado de ánimo y ponernos más alertas. En el caso del café, el contenido cafeínico tal vez baste para explicar tal efecto. El chocolate, en cambio, contiene unos polifenoles únicos que elevan los niveles de dopamina en el cuerpo.

Los valores de la familia

No fue fácil reducir esta lista a sólo 12 comidas. Por eso hice trampa e incluí varias familias alimenticias. También tuve otra buena razón para hacerlo así: la variedad es un factor crucial de cualquier dieta saludable. Y si bien los alimentos emparentados entre sí comparten muchos compuestos curativos, cada uno de ellos posee nutrientes propios que nos ayudan de una manera específica y única.

Veamos el ejemplo del ajo y la cebolla. Si tuviera que escoger entre ellos optaría por el ajo, a causa de su alto contenido en compuestos de azufre, los cuales refuerzan el sistema inmunitario y benefician al corazón. Pero la cebolla aporta algo importante a la mesa que el ajo no tiene: el flavonoide quercetina.

Podría mencionar casos semejantes extraídos de otras muchas familias de alimentos. La pacana, por ejemplo, nos brinda serotonina y ácidos grasos omega-3, pero no en la misma cantidad que la nuez, así que esta última fue la que entró a la lista. Como sea es muy importante —en esto pondré énfasis siempre— incorporar una gran variedad de alimentos a la alimentación diaria, y por eso el día de hoy, por ejemplo, comí de las dos: nueces y también pacanas.

La dopamina es una sustancia química del cerebro que mejora el estado anímico y permite experimentar placer.

Cómo comer más: a la mayoría de las comidas curativas de esta lista se aplica la regla de que entre más, mejor. No obstante, el exceso de cafeína causado por ingerir demasiado café o té no herbario puede afectar el cuerpo de manera negativa. Por eso la mayoría de los expertos recomiendan restringir el consumo de estas bebidas a 2 tazas diarias como máximo. Y en vista de que el chocolate contiene una cantidad tan grande de calorías que consumirlo en exceso puede producir obesidad, no hay que pasarse de 3 onzas (84 g) al día.

Aprovéchelos al máximo: otra sugerencia más con respecto al chocolate: no todos son iguales. El chocolate con leche y el chocolate blanco contienen grandes cantidades de azúcar y muy pocos polifenoles como para surtir un efecto benéfico, por lo que debe limitarse al chocolate oscuro. Obtendrá beneficios máximos si elige una marca que contenga por lo menos un 60 por ciento de cacao.

También se ha discutido mucho en torno a qué tipo de té no herbario será el mejor: el negro, el verde, el *oolong* o el blanco. Ya que todos se preparan con las hojas de la planta *Camellia sinensis*, sería lógico pensar que ofrecieran beneficios más o menos semejantes. Sin embargo, en vista de que el té verde y el blanco se procesan menos parecen desarrollar una actividad antioxidante más potente. Por otro lado, el té negro contiene teaflavinas, las cuales reducen el nivel de colesterol; se desarrollan cuando los polifenoles del té fermentan y se ponen de color rojo anaranjado.

Otras sugerencias para comerlos: la opción entre el té negro y el verde no es la única controversia que se ha suscitado en torno a nuestras bebidas calientes preferidas. También es muy común la pregunta de si resulta mejor tomarlas con o sin cafeína. Si bien algunos de sus efectos se deben a la cafeína, como la mejora en el estado anímico y el estado de alerta, diversos estudios realizados tanto con el café como con el té no herbario demuestran que los beneficios de los polifenoles se conservan independientemente de que la bebida contenga cafeína o no. Asimismo el té al parecer ofrece más o menos los mismos beneficios sin importar que se tome caliente o frío, si bien el que se prepara en casa es más potente que los preparados comercialmente.

Un último comentario con respecto a los "cafeináceos": tal vez se haya enterado de los resultados de un estudio reciente según el cual tomar tan sólo dos tazas de café al día puede incrementar el riesgo de sufrir un aborto natural. Por lo tanto, si usted está embarazada o piensa embarazarse quizá sea buena idea dejar de tomar café y té no herbario o por lo menos preguntarle a su médico acerca de este riesgo.

Comida N°4: apio

Tengo que admitir que la primera razón por la que incluí el apio en esta lista fue de índole personal, ya que esta planta me ha ayudado a evitar las fases agudas de la gota. No obstante, el supertallo es bueno para muchas cosas más, como para reducir el nivel de colesterol, disminuir la presión arterial e incluso combatir el cáncer. He aquí cómo lo logra.

Los datos nutricionales básicos: el apio combate la gota por medio de un compuesto antiinflamatorio llamado apigenina que los tallos contienen en abundancia, además de más de una docena de otros antiinflamatorios. Y los investigadores piensan que la capacidad impresionante del apio para hacer bajar la presion arterial tal vez se deba a otro compuesto de la planta, el 3-n-butil ftálido.

Asimismo el apio es una fuente maravillosa de fibra soluble, lo cual tal vez sirva para explicar por qué ayuda a reducir el nivel de colesterol. Y los acetilénicos, los ácidos fenólicos y las cumarinas que contiene lo convierten también en un posible luchador contra el cáncer.

Cómo comer más: el apio no ofrece mucho sabor, pero eso es una ventaja cuando se trata de agregarlo a sopas, guisos (estofados) y ensaladas. Puede uno estar seguro de que no dominará los demás sabores del plato. Además, a diferencia de otros muchos alimentos, el apio no pierde muchos de sus compuestos saludables al cocinarse. A mí me gusta comérmelo crudo acompañado de un poco de mantequilla de maní (crema de cacahuate), pero también queda muy bien con la salsa italiana llamada *pesto*, el guacamole y las salsas tipo mexicano.

Aprovéchelo al máximo: si realmente quiere beneficiar su salud con el apio tendrá que comer mucho. Cuando se me acaban los medicamentos para prevenir la gota trato de comer cuatro tallos al día, y diversas investigaciones demuestran que hacen falta de cuatro a cinco tallos para que se manifieste un efecto positivo a la hora de medir la presión arterial. Sin embargo, no vaya a exagerar. El apio contiene una gran cantidad de sodio, el cual puede tener el efecto contrario y hacer que se eleve la presión arterial si se come en exceso.

Otras sugerencias para comerlo: la mayoría de las personas le cortan las hojas al apio y sólo comen los tallos. Sin embargo, recomiendo comérselo con todo y hojas, las cuales contienen una cantidad aún mayor de calcio, potasio y vitamina C.

Comida Nº5: canela

A algunas personas la inclusión de la canela en esta lista les resultará casi tan sorprendente como la del chocolate. Cuando se toma en cuenta que casi todos los alimentos que se dicen "de canela" son malos para la salud —panecillos, golosinas, etcétera—, sus dudas son comprensibles. No obstante, si nos quedamos con la especia misma en su forma más pura estamos hablando de uno de los antioxidantes más potentes del planeta. Asimismo surte un efecto único en el nivel de glucosa en la sangre, el cual es comparable con el del medicamento rosiglitazona (*Avandia*); la diferencia está en que la canela no produce los efectos secundarios que tiene el fármaco vendido con receta, el cual daña el corazón.

Los datos nutricionales básicos: es posible que la gran capacidad de la canela para controlar el nivel de glucosa en la sangre se deba a un compuesto de la familia de los flavonoides conocido como polímero metilhidróxido de chalcona. Al parecer este antioxidante activa los receptores de insulina en la sangre, facilitándoles asimilar la glucosa de la sangre y convertirla en energía. Diversos estudios también indican que la canela posiblemente ayude a reducir el nivel de colesterol.

Cómo comer más: muchas personas mezclan la canela con azúcar para espolvorearla en el pan tostado, lo cual acaba con sus propiedades saludables. En cambio, pruébela sola con la avena o el café; si tiene que agregar un edulcorante, que sea uno no nutritivo como la hierba dulce de Paraguay (*Stevia rebaudiana*). La canela tiene sus desventajas culinarias, pero en el aspecto medicinal de hecho nos brinda algunas propiedades antidiabéticas. También es posible chupar una raja (rama) de canela como si fuera una golosina. Conozco a varias personas que para dejar de fumar recurrieron de esta manera a la canela —en lugar de encender un cigarrillo— cada vez que sentían deseos de fumar.

Aprovéchela al máximo: al igual que sucede con cualquier otro alimento, la canela puede tener efectos tóxicos si se toma en dosis enormes, así que es recomendable limitarse a una cucharadita diaria cuando mucho. ¡Y desde luego no todo lo que dice "canela" en la etiqueta es bueno para la salud! Evite los postres y los cereales de caja con mucha azúcar.

Otras sugerencias para comerla: el efecto potente que la canela tiene en el nivel de glucosa en la sangre es extraordinario, pero puede convertirse en un problema si usted tiene diabetes y está tomando algún medicamento para ayudarle a controlar la enfermedad. En este caso será mejor consultar a su médico con respecto a los riesgos que tal vez corra.

Comida N°6: cítricos

Cuando las personas piensan en los cítricos, a la mayoría se les viene a la mente la vitamina C. Sin embargo, esta sólo representa la punta del témpano nutricional que estos alimentos deliciosos nos ofrecen. Hasta el momento he identificado en los cítricos cerca de 200 compuestos anticancerígenos o compuestos que cuando menos colaboran de manera sinérgica en prevenir la aparición del cáncer.

Los datos nutricionales básicos: la vitamina C que los cítricos contienen no es nada despreciable sino un poderoso antioxidante. Según las investigaciones más recientes, surte efecto más rápidamente que otros antioxidantes, como la vitamina E y los carotenoides. Es más, todos los cítricos nos brindan una fibra casi única llamada pectina. Al igual que otros tipos de fibra soluble, la pectina se adhiere al colesterol y lo saca del cuerpo. Es posible que también combata el cáncer al aliviar las inflamaciones y así retardar la multiplicación de las células cancerosas.

Cuando de licopeno se trata, los tomates (jitomates) acaparan toda la atención pública por su gran carga de este carotenoide potente, pero la toronja (pomelo) rosada (y sólo la rosada) también representa una fuente excelente de este compuesto. Y la toronja de cualquier color, al igual que sus primos los limones y los limones verdes (limas), contiene limoneno y limonina, dos compuestos que posiblemente fomenten la actividad de una proteína eliminadora de estradiol, una hormona relacionada con el cáncer de mama. Además de las sustancias mencionadas, las naranjas (chinas) contienen hesperidina, la cual hace subir el nivel del colesterol "bueno", reduce el nivel del colesterol "malo" y disminuye las inflamaciones, según se ha demostrado en diversos estudios.

Cómo comer más: las frutas cítricas (y sus jugos) son excelentes cuando se consumen solas; es más, los beneficios que ofrecen a la salud son tan grandes que recomiendo buscar otras formas de incluirlas en las comidas. Agregue rebanadas de naranja o de toronja fresca a la ensalada o a los platos sofritos al estilo asiático. Añada un poco de jugo de limón fresco a sus tés herbarios para obtener beneficios aún mayores. Hasta un pan tostado untado con mermelada de naranja por la mañana brinda más beneficios de los que usted se imagina, sobre todo si la mermelada es baja en azúcar.

Aprovéchelos al máximo: la razón por la que la mermelada y los jugos cítricos con pulpa son tan buenos para la salud es que contienen la fruta entera, lo cual incluye pedacitos de la cáscara y la fibra blanca del centro. Si bien estas partes no son tan apetitosas como el resto de la fruta, son las que contienen gran parte de la pectina, los limonoides, la hesperidina y otros compuestos potentes. La fruta tal vez sea deliciosa, pero en su mayor parte consiste en agua y fructosa (el azúcar de la fruta). Así que tome sus jugos de cítricos con pulpa adicional cuando sea posible y déjele un poco de la parte blanca a la fruta cuando se la coma entera.

Otras sugerencias para comerlos: sería un descuido de mi parte no agregar unas palabras sobre la toronja. Esta fruta originaria del continente americano de hecho nació como producto de una mutación, por lo que algunas de sus propiedades son diferentes de las de otros cítricos. Por ejemplo, contiene unas sustancias llamadas furanocoumarino y naringina. Su combinación única de estos compuestos incluso llega a impedir que ciertos medicamentos farmacéuticos se descompongan en el cuerpo, por lo que se intensifican sus efectos, a veces de manera peligrosa. Será mejor que lo tenga presente y le pregunte a su doctor si puede producirse una reacción adversa entre alguno de los medicamentos que toma y la toronja o su jugo.

Quisiera repetir que también en el caso de los cítricos conviene consumir una variedad de frutas distintas de formas y colores diferentes. Cada una le aportará beneficios específicos.

Comida Nº7: jengibre

Las raíces del jengibre (y lo digo tanto en sentido literal como figurado) se remontan a la medicina tradicional china. Hoy en día muchas personas aún lo consideran el mejor remedio para prevenir los mareos causados por movimiento o las náuseas matinales del embarazo. (En estudios clínicos siempre ha demostrado ser superior al fármaco *Dramamine*). No obstante, al igual que sucede con otros muchos alimentos, el poder del jengibre no se reduce a una sola propiedad, en este caso su capacidad única para calmar el estómago.

Los datos nutricionales básicos: el jengibre está repleto de inhibidores COX-2, unos compuestos antiinflamatorios poderosos que inhiben la enzima específica que causa dolor en el cuerpo. Es posible que por lo tanto la raíz ayude a prevenir algunos de los síntomas de la osteoartritis. Y entre más aprendemos acerca del papel que desempeña la inflamación en el desarrollo de esta y otras afecciones, entre ellas el mal de Alzheimer y el cáncer, más nos damos cuenta de la gran importancia que los inhibidores antiinflamatorios COX-2 del jengibre pudieran tener para evitar las enfermedades.

Cómo comer más: no se requiere mucho jengibre para disfrutar sus beneficios curativos (más o menos 1 onza/28 g al día son suficientes), así que obtendrá una cantidad suficiente si lo agrega a un plato sofrito al estilo asiático o a un adobo (escabeche, marinado) para la carne. A fin de aliviar los mareos causados por movimiento de manera más inmediata, coma ¼ cucharadita de jengibre crudo. El dulce o almíbar de jengibre son más fáciles de tomar, pero contienen mucha azúcar.

Aprovéchelo al máximo: una cosa que notará del jengibre es que es bastante terco y tiende a retener su sabor cuando se intenta prepararlo en infusión (té). Por eso le recomiendo rallarlo muy fino antes de agregarlo al agua hirviendo. También sugiero añadir limón o miel al té (o bien hierba dulce de Paraguay si quiere cuidar su peso) para darle un poco más sabor.

Otras sugerencias para comerlo: utilizo un elixir de jengibre, o sea, el jengibre en forma líquida, para agregar unas cuantas gotas a mis tés herbarios y así incrementar sus beneficios. También es posible comprar jengibre en polvo y en cápsulas, los cuales conservan la mayor parte de los beneficios de la raíz fresca. Y por si se lo preguntaba: el *ginger ale* también le permite disfrutar este alimento saludable, pero revise la lista de ingredientes antes de tomarlo. Muchas de las marcas comerciales de *ginger ale* no contienen jengibre.

Otra opción para los omega-3

Hace unos años se vendían por la tele los *Chia Pets*, unas pequeñas esculturas de barro a las que les salía "pelo" verde, como una especie de pasto. Aquel "pelo" realmente era la hierba llamada chía que iba brotando de las esculturas a través de huecos pequeños en las mismas.

Resulta que la semilla de la chía, un miembro de la familia de las mentas, de hecho contiene más ácidos grasos omega-3 que la semilla de lino (linaza) tan alabada, y se consigue en las tiendas naturistas más o menos al mismo precio. Por lo tanto, si ya se cansó de comer siempre las mismas semillas quizá quiera cambiarlas por las de la chía.

Lo mejor sería comer una de estas semillas un día y la otra al día siguiente. ¡Variedad, variedad y más variedad! Agregaré la chía a mi huerto este año.

Comida Nº8: familia de las mentas

Al escuchar la palabra "menta", la mayoría de las personas piensan en los sabores frescos de menta verde, menta (hierbabuena) y otros que suelen asociarse con el enjuague bucal o con el chicle (goma de mascar). En realidad la familia de las mentas se compone de cientos de plantas; yo mismo tengo más de 70 en mi huerto. La mayoría son hierbas que usted reconocerá de su especiero, como la albahaca, el romero, el tomillo, el orégano, la lavanda (espliego, alhucema), la salvia y el toronjil (melisa).

Todas estas especias se conocen por aportar sabores maravillosos a la comida, pero pueden hacer mucho más por su salud. Es posible que el descubrimiento más emocionante que se haya hecho con respecto a la familia de las mentas se relacione con las investigaciones del mal de Alzheimer.

Los datos nutricionales básicos: la familia de las mentas se caracteriza por su sabor y aroma agradables y tradicionalmente se utiliza para calmar el estómago, con frecuencia en forma de té. Muchas de las mentas también contienen sustancias que estimulan el sistema nervioso central y que funcionan de manera muy parecida a la cafeína, por lo que representan una buena alternativa al café o al té no herbario tradicionales. Se trata de las que "crean euforia", como la menta y la menta verde. Otras mentas, como el toronjil y la lavanda, de hecho son calmantes y producen un efecto sedante. También están repletas de compuestos antioxidantes saludables para el corazón.

La cualidad más emocionante de la mayoría de los miembros de la familia de las mentas tal vez sea el hecho de que contengan por lo menos media docena de compuestos que impiden la descomposición de la acetilcolina. La acetilcolina es el neurotransmisor que conduce mensajes de una sinapsis a otra en el cerebro. Cuando escasea, el paso de los mensajes se dificulta. Es posible que mantener fuertes estas conexiones cerebrales nos ayude a conservar nuestra agudeza mental al envejecer y que una de las claves para lograrlo sea agregar una mayor cantidad de la familia de las mentas a la alimentación.

Cómo comer más: desde luego nos conviene cuidarnos la mente, por lo que mi alimentación diaria incluye el té de menta. Al combinar mentas diversas (con frecuencia tomo romero, menta y tomillo) puedo crear una infusión que contiene más de una docena de los compuestos que preservan la acetilcolina.

Aprovéchelas al máximo: muchas personas me han pedido mi receta de té de menta, pero debo admitir que en realidad no la hay. Por lo general tomo una pizca de esto y una pizca de aquello, vierto agua hirviendo encima y lo dejo en infusión de 10 a 20 minutos. Con el tiempo notará que algunos sabores le gustan más que otros; en este caso, tome una cantidad mayor de las mentas que disfruta y menos de las que no. Tengo fama de haber llegado a preparar tés (y licores) mezclando todas las docenas de mentas sabrosas que crecen en mi huerto.

Otras sugerencias para comerlas: otra forma de disfrutar los beneficios de la menta fresca es picándola para agregarla a las ensaladas. Y desde luego muchos miembros de la familia de las mentas son el condimento ideal para diversos platos saludables. También puede meterlas en una bolsa de muselina y ponerlas a remojar en su bañadera (bañera, tina), ya que la mayoría de los compuestos que conservan la acetilcolina son transdérmicos, es decir que traspasan la piel.

Comida Nº9: pimiento

El género del pimiento o *Capsicum* abarca una amplia variedad de frutos interesantes, desde el chile más picante hasta el pimiento (ají, pimiento morrón) más dulce. Si bien todas estas plantas están emparentadas, sus propiedades curativas difieren mucho entre sí. Los chiles pueden ayudar a bajar de peso, proteger el estómago, tratar los resfriados (catarros) y prevenir el dolor de la artritis. Los pimientos dulces son unas superestrellas del equipo de los antioxidantes, así que ayudan a evitar las enfermedades del corazón y el cáncer. Como sea, ambos son excelentes para la salud y recomiendo incluirlos en la alimentación diaria.

Los datos nutricionales básicos: muchas de las propiedades de los chiles picantes provienen del compuesto capsaicina, al cual se debe su sabor picoso. La capsaicina interfiere con la transmisión del dolor, por lo que puede ayudar a manejar la artritis. Asimismo, cuando se prueba un chile la capsaicina incrementa la cantidad de analgésicos naturales (endorfinas) en el cuerpo, mejora la circulación e incluso ayuda a bajar de peso. El picante también convierte los chiles en unos decongestivos poderosos que ayudan a expeler los líquidos cuando se sufre un resfriado, al hacer llorar los ojos, soltar la nariz y aflojar las flemas en los pulmones.

Los pimientos también contienen capsaicina, aunque en una concentración mucho menor (si los cultiva en su huerto cerca de los chiles es posible que también los pimientos piquen un poco alrededor de las semillas). Su fuerza es otra: el alto contenido de antioxidantes. El pimiento verde proporciona una dosis saludable de vitamina C, pero obtendrá aún más antioxidantes si opta por el rojo. Media taza de pimiento rojo picado aporta 142 miligramos de vitamina C, lo cual equivale al 236 por ciento del consumo diario recomendado. Asimismo ofrece más o menos la mitad de la valor diario de betacaroteno, además de otros antioxidantes saludables para el corazón como la beta criptoxantina y el licopeno.

Cómo comer más: son pocas las personas que comen el pimiento en cantidades suficientes para disfrutar los efectos plenos de sus propiedades curativas, pero se trata de un alimento fácil de incorporar a todo tipo de plato. Los chiles picantes son

La docena. . . ¿más uno?

No se preocupe si su comida favorita para la salud no aparece en mi "docena de las buenas". Ya se imaginará que no fue tarea fácil reducir la totalidad de las comidas saludables a una lista de tan sólo doce. Me vi obligado a tomar decisiones difíciles con base en la potencia de los compuestos que se encuentran en ciertas comidas en comparación con otras. Al final, las 12 comidas que enumero aquí resultaron las más sobresalientes.

La verdad es que otros muchos alimentos fabulosos hubieran merecido de igual manera mencionarse aquí. Si mi hermano tuviera que redactar una lista semejante probablemente incluiría la cereza, la cual le dio resultados maravillosos como tratamiento para su gota. (En mi caso la cereza no sirvió de nada, pero el apio me ayudó, así que opté por incluir a este). Sería posible defender de manera igualmente convincente a varios alimentos más, entre ellos las bayas, la semilla de lino (linaza) y el pescado de agua fría. A final de cuentas mi argumento principal se sostiene una vez más: mi "docena de las buenas" es un punto de partida excelente, pero asegúrese de armar su dieta en torno a una amplia variedad de alimentos saludables.

un complemento perfecto para cualquier receta asiática o mexicana condimentada, y el pimiento morrón es maravilloso con las sopas, las ensaladas, los platos sofritos al estilo asiático, las fajitas y los platos de pasta. También pueden asarse para que suelten su sabor ahumado dulce. Rellenos, los pimientos saben ricos, pero a yo veces prefiero los chiles rellenos.

Aprovéchelos al máximo: la vitamina C del pimiento crudo es la más potente, pero el betacaroteno se libera mejor cuando la verdura se calienta. ¿Qué hacer? Se logra un justo medio al sofreír (saltear) el pimiento sólo un poco, para que aún esté algo crujiente al comerlo. El betacaroteno y los demás carotenoides requieren un poco de grasa para que el cuerpo los absorba, así que los aprovechará mejor si sirve el pimiento en una ensalada aliñada (aderezada) con aceite de oliva o de cacahuate (maní), por ejemplo, o bien al comer el pimiento crudo con un toque de *dip* de aguacate (palta).

Otras sugerencias para comerlos: es posible que el chile sea bueno para la salud, pero puede resultar agresivo para la piel y los ojos. Si va a preparar cualquier chile más picante que un jalapeño (cuaresmeño), póngase guantes de plástico al picarlo. Además, lávese las manos muy bien con jabón al terminar, para asegurarse de eliminar todo el jugo. Y si piensa moler el chile, no sería exagerado utilizar gafas protectoras y una máscara antipolvo.

Si a pesar de todo sufre una quemadura de capsaicina, mi buen amigo Art Tucker, PhD, autor principal de una guía herbaria, recomienda blanqueador de cloro *o bien* amoníaco (no los dos al mismo tiempo) para la piel, y vodka (la capsaicina es soluble en alcohol) o productos lácteos para las irritaciones de la boca. Al parecer la caseína de los productos lácteos rompe el enlace de la capsaicina con los receptores del dolor en la boca.

Además, cuando se trata de comer chiles, el más picante no es necesariamente el mejor para la salud, así que no se obligue a comerlos. En lo que se refiere a sus propiedades curativas benéficas, el jalapeño se acerca bastante al habanero.

Comida N⁰10: granada

La mayoría de las personas piensan que la "fruta prohibida" del Jardín del Edén era una manzana, pero por buena fuente sé que se trataba de una granada. La manzana no es originaria de aquella parte del mundo, pero la granada sí. De hecho, la raíz de la palabra inglesa para la granada (*pomegranate*), significa "manzana de muchas semillas".

La granada definitivamente no está prohibida cuando de cuestiones de salud se trata. Contiene una gran cantidad de compuestos que ayudan al cuerpo a combatir el cáncer, las enfermedades cardíacas y los síntomas de la menopausia, entre otras afecciones. Y desde hace siglos se utiliza como remedio popular en el Medio Oriente, el Irán y la India.

Los datos nutricionales básicos: al igual que otras muchas frutas y verduras, la granada es rica en antioxidantes. Sin embargo, lo que la coloca en una categoría aparte son sus polifenoles, es decir, el mismo tipo de "superantioxidantes" que se encuentran en el café, el té no herbario y el chocolate. Muchos estudios han demostrado que la granada combate el colesterol y los males cardíacos.

Por muy potentes que sean estos antioxidantes, los fitoestrógenos de la granada los superan. Hay granadas en las que tan sólo la mitad de la fruta contiene la misma cantidad de estrógeno que una dosis diaria de la terapia de reemplazo hormonal (TRH), un tratamiento común para las mujeres que padecen los síntomas de la menopausia. De hecho la granada contiene varias hormonas —idénticas a las humanas— que han despertado muchas controversias últimamente. Tanto la compañía Wyeth Pharmaceuticals como la Dirección de Alimentación y Fármacos están tratando de moderar el interés creciente en dos de estas hormonas, el alfa estradiol y el beta estradiol. La granada también contiene muchos fitoestrógenos más, de igual o menor potencia. Entre otros beneficios, estos compuestos convierten la fruta en una posible luchadora contra el cáncer.

Por si fuera poco, la granada tal vez sirva contra algunas de las afecciones que en su conjunto constituyen el "síndrome metabólico", entre ellas la diabetes y la obesidad. Hasta hay una dieta basada en la granada que me parece lógica. En su libro sobre la granada y sus capacidades curativas, mis amigos Robert Newman, PhD, y el doctor Ephraim Lansky atribuyen los poderes antiobesidad de la granada al ácido punícico, otro de los muchos compuestos que contiene esta fruta. O sea que la granada destaca incluso entre las superfrutas.

Cómo comer más: a muchas personas les cuesta trabajo abrir una granada fresca sin ensuciar la cocina y mancharse ellos mismos también. Si desea una opción más cómoda puede tomar el jugo de la fruta; lo ofrecen varias compañías, entre ellas Pom Wonderful (www.pomwonderful.com). De hecho, es posible que el jugo sea aún más saludable que la fruta sola, ya que los fabricantes lo preparan con la fruta entera, incluidas las semillas y una parte de la cáscara, en la que se encuentran la mayoría de los polifenoles.

Aprovéchela al máximo: si bien es posible que la granada sea igual de potente que la TRH, de ninguna manera sirve para reemplazarla. La TRH es estandarizada, o sea, usted sabe exactamente cuánto consume de cada hormona; la granada no ofrece ninguna garantía de este tipo. Si ya se está tratando con la TRH, le recomiendo preguntarle a su médico si esta fruta pudiera producirle algún problema. (Sospecho que no querrá tratarse con las dos cosas al mismo tiempo). Seguramente podrá comer una granada o tomar un vaso de jugo de vez en cuando, pero no exagere, porque es posible que esta fruta represente la fuente alimenticia más potente de compuestos estrogénicos.

Otras sugerencias para comerla: como probablemente se habrá dado cuenta ha aparecido un número cada vez mayor de suplementos de granada en las tiendas, entre ellos unas cápsulas fabricadas por compañías de corte más tradicional como Pom Wonderful. Al igual que sucede con la mayoría de los suplementos, la calidad varía entre estos productos y es posible que algunos contengan una dosis muy alta de compuestos estrogénicos. Será mejor que hable con su médico antes de agregar este suplemento a su régimen alimenticio.

Comida Nº11: cúrcuma

La cúrcuma (azafrán de las Indias) es un ingrediente esencial de muchas de las mezclas de especias a las que conocemos por el nombre genérico de *curry*. Asimismo es lo que actualmente se les agrega a las marcas comerciales de mostaza para pintarlas de amarillo.

La historia de la cúrcuma como alimento curativo se remonta miles de años atrás. Es una de las sustancias fundamentales manejadas por la medicina ayurvédica, o sea, el arte curativo tradicional de la India. Conozco a muchas personas que la consideran lo máximo como tratamiento contra el dolor de la artritis. Si bien las pruebas aún no son definitivas, también es posible que ayude a prevenir el cáncer y tal vez incluso la enfermedad de Alzheimer.

Los datos nutricionales básicos: hay un motivo por el que desde hace tanto tiempo un número tal de personas han utilizado la cúrcuma con fines medicinales. Entre todas las plantas que he estudiado es una de las que —al igual que el ajo, el jengibre y la granada— ofrecen los mayores beneficios para la salud. Conozco a muchas personas a quienes la cúrcuma les ha servido mejor como tratamiento contra la osteoartritis que el fármaco celecoxib (*Celebrex*), lo cual se debe a que la especia contiene una gran concentración de un inhibidor COX-2 llamado curcumina.

Al igual que sucede con la familia de las mentas, otra cualidad interesante de la cúrcuma es que contiene unos compuestos que impiden la descomposición de la acetilcolina. Por esta razón muchos de los aficionados al *curry* —un condimento hindú que lleva cúrcuma— afirman que su consumo previene el deterioro mental. De hecho, diversos estudios epidemiológicos de la población de la India han confirmado esta teoría. En vista de que los inhibidores COX-2 son compuestos antiinflamatorios, la cúrcuma también quizás sea prometedora en cuanto a la prevención del cáncer de colon.

Cómo comer más: a través del *curry*, la cúrcuma viene siendo un ingrediente básico de la cocina de la India. Sin embargo, esta hierba no es de uso común entre las culturas occidentales, por lo que es probable que usted nunca o rara vez haya comido cúrcuma. Cuesta un poco acostumbrarse al sabor picante y algo amargo de esta especia, pero sin duda es único y les encanta a muchas personas una vez que se acostumbran a él.

Una buena manera de empezar a incorporar la cúrcuma en la alimentación es como condimento para el pollo, el pavo (chompipe), el arroz, las verduras, las sopas y los aliños (aderezos) para ensalada. También puede agregar pasta de *curry* a sus platos sofritos al estilo asiático. O bien compre un recetario indio: así conocerá muchísimos platos que llevan cúrcuma y un mundo de posibilidades nuevas se le abrirá.

Aprovéchela al máximo: definitivamente le conviene agregar cúrcuma a las verduras crucíferas como la coliflor, el brócoli, las coles (repollitos) de Bruselas o la col rizada. Un grupo de científicos descubrió que la combinación de las verduras crucíferas, con sus isotiocianatos de fenetilo, y la curcumina de la cúrcuma al parecer impide que los tumores de cáncer de próstata crezcan en los animales de laboratorio. Además, ¡se trata de una combinación deliciosa!

Otras sugerencias para comerla: independientemente de qué plato decida preparar con cúrcuma, acuérdese de agregarle una gran cantidad de pimienta negra recién molida. Por alguna razón la pimienta parece incrementar mucho la absorción de la curcumina por el cuerpo.

Comida Nº12: nuez

Ya que varios alimentos incluidos en mi "docena de las buenas" son familias alimenticias más que comidas individuales, sería lógico pensar que también en este caso hablaría de toda la familia los frutos secos. En vista de la cantidad de fibra, grasas monoinsaturadas saludables y proteínas —sobre todo argenina— que se encuentra en la mayoría de los frutos secos, no sería una mala opción. Sin embargo, en mi opinión la nuez posee una cantidad suficiente de propiedades únicas como para destacar por encima del resto de sus congéneres. Y cuando digo "nuez" me refiero por igual a la nuez como tal, la nuez de Cuba, la nuez del nogal americano y la pacana.

Los datos nutricionales básicos: ¿alguna vez se ha fijado en que una nuez partida a la mitad se parece mucho al cerebro humano? Se me hace una coincidencia curiosa, ya que pocas comidas son mejores para el cerebro que la nuez. Representa una fuente espléndida de serotonina, un neurotransmisor que el cuerpo también fabrica por su propia cuenta. Asimismo, la serotonina ofrece la ventaja secundaria de frenar el apetito; más adelante hablaré de esto con mayor detalle. Por si fuera poco, la nuez es una de las fuentes vegetales más ricas en ácidos grasos omega-3.

Por cierto, se ha alabado mucho la capacidad de los ácidos grasos omega-3 para prevenir las enfermedades cardíacas y reducir las inflamaciones, pero también se trata de antidepresivos conocidos. Sugiero combatir el trastorno afectivo estacional con aceite de nuez y azafrán.

Cómo comer más: la nuez la disfruto más como merienda. Siempre la tengo en mi cocina, al igual que diversas frutas secas y otros frutos secos. (¡Si su objetivo es gozar de buena salud, todos estos alimentos son mucho mejores que las galletas y las galletitas!) La nuez también sabe rica como ingrediente para ensaladas, agregada a los cereales de caja o bien espolvoreada sobre platos de pasta o de verduras. Y las mitades de nuez acompañan de maravilla a otro alimento saludable, el chocolate (así como al helado y las cerezas al marrasquino/cerezas rojas en almíbar, que son las peores amenazas del mundo contra mi salud personal).

Aprovéchela al máximo: si bien este dato no pasa de ser anecdótico, conozco a varias personas según las cuales la nuez es excelente para suprimir el apetito. De existir realmente tal efecto probablemente se deba a la serotonina, una sustancia encargada de enviarle al cerebro la señal de la saciedad. De acuerdo con estas personas, tres mitades de nuez antes del almuerzo bastan para comer mucho menos. Otra forma de disfrutar los beneficios que la nuez ofrece a la salud es utilizando aceite de nuez para cocinar o en aliños (aderezos) para ensalada.

Otras sugerencias para comerla: por muy saludable que sea la nuez no deja de ser un fruto seco, por lo que contiene muchísima grasa y calorías. Por lo tanto, no exagere su consumo. Si se limita a un puñadito al disfrutarla entre comidas o bien les agrega sólo unas cuantas nueces picadas a sus platos, no debería de tener ningún problema.

(*Nota:* si encuentra en este capítulo términos que no entiende o que jamás ha visto, favor de remitirse al glosario en la página 455).

CAPÍTULO 4

Cómo aprovechar los alimentos al máximo

Algunas ideas para obtener la cantidad máxima de nutrientes de su dieta

UNA VEZ QUE DECIDA AGREGAR más alimentos saludables a su dieta, deseará obtener la cantidad máxima de nutrientes de cada uno de ellos. Es cuestión de sentido común. No obstante, tal vez se sorprenda al enterarse de que muchas de las ideas que normalmente tenemos acerca de cómo lograrlo están equivocadas.

Por ejemplo, muchas personas suponen que las verduras crudas ofrecen los mayores beneficios a la salud. Al fin y al cabo, lo único que el proceso de cocción hace es descomponer los nutrientes provechosos, ¿verdad? Si bien es cierto que en muchos casos lo mejor es consumir los alimentos crudos, sobre todo si lo que le interesan son las enzimas, existen varios alimentos que ofrecen más beneficios a la salud si se cocinan. Y otros deben combinarse con un poco de grasa para que el cuerpo los absorba mejor.

De manera semejante, no todas las frutas y las verduras crudas son iguales. De hecho estoy dispuesto a arriesgarme a decir que en algunos casos las comidas no orgánicas hasta les ganan a las orgánicas, por lo menos en lo que se refiere al aspecto medicinal. Y la discusión sobre qué es mejor, los alimentos frescos, secos, de lata o congelados, también guarda sus sorpresas. En cada una de estas presentaciones, la eficacia de algunos fitonutrientes aumenta mientras la de otros disminuye.

No todos los alimentos se crearon iguales

La agricultura y el sistema de transporte modernos son realmente asombrosos. Nunca antes habíamos tenido tal cantidad de frutas y verduras al alcance de la mano en el momento en que las deseáramos. Si bien se trata de una evolución indudablemente positiva, también tiene sus desventajas. Entre más los científicos y los agricultores recurren a la ingeniería agrícola y a injertos para cultivar alimentos más dulces, jugosos, grandes y bonitos a la vista, menos nutrientes contienen por cada onza o gramo de peso.

Varios investigadores han estudiado esta tendencia y las pruebas son bastante claras. De acuerdo con un estudio canadiense, las papas han perdido el 100 por ciento de la vitamina A que contenían hace 50 años, el 57 por ciento de la vitamina C y el hierro y el 28 por ciento del calcio. Se observa un descenso semejante en otras frutas y verduras, entre ellas la naranja (china) y el brócoli. Un bioquímico de la Universidad de Texas, Donald Davis, PhD, reportó resultados semejantes en los Estados Unidos. Afirma que a lo largo de los últimos 50 años se ha producido una disminución considerable en 6 de 13 nutrientes importantes: el calcio, el hierro, el fósforo, las proteínas, la riboflavina y la vitamina C. Con razón el gobierno estado-unidense va aumentando cada vez más la cantidad de frutas y verduras que nos recomienda comer diariamente.

Cuando el asunto se piensa en realidad no resulta tan sorprendente. El buen sabor de las frutas y las verduras en muchos casos se debe principalmente a la fruc-tosa (azúcar) y al agua que contienen. Por eso los productos más pequeños y no tan sabrosos a veces son mejores para la salud. Otro problema con los alimentos moder-nos es la distancia que con frecuencia tienen que recorrer. Cuando se compra algo fresco durante los meses de invierno (y a veces también en el verano), es muy proba-ble que provenga de un exótico lugar lejano como la Argentina, Australia, Chile o China.

Esta circunstancia presenta un problema, porque muchos de los compuestos curativos de los alimentos son sustancias químicas volátiles que pierden sus benefi-cios rápidamente. Entre más fresco el alimento, más compuestos volátiles conserva. Una granada recién cosechada brinda muchas más cosas buenas, por ejemplo, que si tuviera que pasar varios días metida en un camión. Para poner a prueba esta teoría, huela unas ramillas de menta recién cortadas, déjelas reposar un par de días y vuél-valas a oler. Además de que el aroma será más débil, su calidad habrá cambiado.

Piense de manera global y coma el producto local

Afortunadamente el problema doble del exceso de ingeniería agrícola y los viajes largos puede resolverse de una sola manera sencilla: comprando la mayor cantidad posible de frutas y verduras de cultivo local. Por eso el gran aumento en el número de mercados de agricultores a lo largo de la última década ha sido fabuloso para nuestra salud y bienestar. Y los productos locales también han empezado a aparecer en un número cada vez mayor de supermercados.

Las frutas y las verduras que se encuentran en los mercados de agricultores muchas veces no son el resultado de un proceso de ingeniería agrícola y de injertos tan extenso como las producidas en masa que se venden en los supermercados, por lo que probablemente retengan más nutrientes saludables. Asimismo se ponen a la venta al poco tiempo de haberse cosechado, la cual es la mejor manera para asegurar que conserven la dosis más alta de nutrientes. Por si fuera poco, el tomate (jitomate) del mercado de agricultores realmente sabe a tomate, porque no se trata de un tomate tipo Frankenstein producido en masa y cultivado no para saber mejor sino para no echarse a perder durante un viaje largo.

Desde luego existe una forma para que usted obtenga frutas y verduras aún más frescas que las del mercado de agricultores: si las cultiva usted mismo. Sé que no todo mundo cuenta con una granja de 6 acres (2,4 hectáreas) como yo. Sin embargo, se sorprendería al averiguar qué cantidad de frutas y verduras saludables pueden cultivarse en un patio pequeño o en unos cuantos recipientes. ¡Incluso un jardín de hierbas pequeño dentro de la casa puede aumentar de manera significativa la cantidad de nutrientes en la alimentación!

El argumento orgánico

Entre otros productos, los mercados de agricultores ofrecen diversos alimentos orgánicos que la mayoría de las personas consideran la opción más saludable. Definitivamente estoy de acuerdo con que vale la pena comprarlos y comerlos, por la sencilla razón de que así se evitan los pesticidas dañinos que pueden producirle cáncer al cuerpo humano. Sin embargo, en lo demás mi punto de vista con respecto a los alimentos orgánicos va a contracorriente. Intentaré explicarlo, aunque me arriesgue a hacer enojar a los partidarios de estos cultivos.

Todas las plantas se componen de dos tipos de compuestos, los metabolitos primarios, que son los nutrientes normales, y los metabolitos secundarios, que con frecuencia aprovechamos como compuestos medicinales. En términos generales las plantas orgánicas reciben mayores cuidados al crecer, por lo que producen una cantidad mayor de metabolitos primarios y se convierten en una opción saludable, ¡sobre todo porque no contienen pesticidas sintéticos posiblemente cancerígenos! Pongo énfasis en este último punto porque no me cabe la menor duda de que los pesticidas sintéticos causan cáncer y deben evitarse a toda costa.

No obstante, el término "*libre de pesticidas*" es relativo. En mi granja no se utilizan pesticidas desde hace 35 años, pero he visto cómo las hojas de mi vid se enrollan cuando los vecinos rociaban sus plantas: un efecto típico de los herbicidas. Las hojas se retuercen como manos artríticas.

Debido a mi interés por las propiedades *medicinales* de las plantas me parece importante señalar, por otra parte, que entre menos "consentida" una planta más metabolitos secundarios suele producir. Incluso me atreveré a generalizar afirmando que casi todo tipo de estrés incrementa la cantidad de fitoquímicos secundarios (o sea *medicinales*) de las plantas, a expensas de los metabolitos primarios (o sea *alimenticios*). A manera de ejemplo, un tipo de estrés que enfrentan las plantas son las enfermedades causadas por hongos. Si a una planta de soya le cae un hongo llega a producir hasta cien veces más isoflavonas estrogénicas. Lo mismo sucede cuando una planta es picada por un insecto. La sequía también incrementa la proporción de metabolitos secundarios que contiene una planta, y lastimarla produce el mismo efecto.

Ahora bien, no pretendo sugerir que coma frijoles (habichuelas) de soya infectadas por hongos ni que magulle sus manzanas antes de comérselas, ni es mi finalidad tampoco desacreditar los productos orgánicos. Sólo pienso que tal vez le parezca interesante que los alimentos orgánicos no necesariamente contienen más "medicamento" que los no orgánicos. De hecho en muchos casos sucede lo contrario.

Como sea, estoy convencido de que la amenaza de los pesticidas es real, por lo que probablemente sea buena idea optar por productos orgánicos en lugar de frutas y verduras con una carga mayor de pesticidas. Vea las indicaciones acerca de cómo seleccionar sus frutas y verduras en el recuadro de la página 40.

El gran debate: ¿frescos, congelados o de lata?

Otro debate en torno a la alimentación ha revelado hechos que también se oponen a la sabiduría popular. En este caso se trata de qué presentación de frutas y verduras es la mejor: frescas, congeladas o de lata. La mayoría de las personas suponen que entre más frescas, mejor. . . y si estamos hablando de los productos de cultivos locales o cosechados en su propio huerto, por lo común es cierto.

No obstante, si los productos "frescos" no son de temporada y tardaron varios días o incluso semanas en llegar hasta su supermercado, entonces lo más probable es que obtenga muchos más nutrientes —créalo o no— de la variedad congelada. Los productos por lo común se congelan a las pocas horas de haberse cosechado, por lo cual conservan gran parte de sus nutrientes y sabor. De acuerdo con diversos estudios, los alimentos congelados retienen casi toda la vitamina C, aunque pierdan un poco de las vitaminas B_6 y E.

Los alimentos enlatados también resultan mucho mejores de lo que la mayoría de la gente piensa. Según se ha demostrado en estudios recientes, las frutas y las verduras de lata retienen la mayor parte de la vitamina C, las vitaminas del complejo B, el potasio y los carotenoides.

Lo que sucede, según lo explicaré más adelante, es que algunos nutrientes de la familia de los carotenoides, como el betacaroteno y el licopeno, se absorben mejor cuando se consumen junto con grasa. Además, otros posiblemente requieran un poco de calor para liberarse, por lo que alimentos como la zanahoria, el pimiento (ají, pimiento morrón) y el chile con frecuencia son mejores para la salud si se cocinan. Los mismos principios se aplican a las versiones enlatadas de estos alimentos. Por eso la calabaza (calabaza de Castilla) de lata, por ejemplo, contiene más carotenoides que la fresca, y los productos enlatados de tomate (jitomate), como las salsas,

Los alimentos con más pesticidas

La mayor ventaja de las comidas orgánicas es la ausencia de pesticidas posiblemente dañinos. ¿Y su desventaja más grande? La mayoría de la gente dirá que es el precio.

Si no se decide a cambiar a productos orgánicos totalmente, tal vez quiera seguir el consejo de muchos expertos, quienes recomiendan sustituir por alternativas orgánicas los alimentos que más pesticidas contienen. Con el fin de ayudarle a hacer eso precisamente, en el año 2005 el Grupo de Trabajo del Medio Ambiente recopiló una guía de la cantidad de pesticidas contenidos en los alimentos. He aquí algunos de sus descubrimientos.

Las frutas más contaminadas

Fruta	Muestras que contenían pesticidas (en %)
Nectarina	97,3
Melocotón	96,6
Manzana	93,6
Fresa	92,3
Cereza	91,4

Las verduras más contaminadas

Verdura	Muestras que contenían pesticidas (en %)
Apio	94,1
Coliflor	84,6
Zanahoria	81,7
Pimiento	81,5
Papa	81,0

Las frutas menos contaminadas

Fruta	Muestras que contenían pesticidas (en %)
Aguacate	1,4
Mango	7,1
Piña	7,7
Kiwi	15,3
Papaya	23,5

Las verduras menos contaminadas

Verdura	Muestras que contenían pesticidas (en %)
Cebolla	0,7
Maíz congelado	3,8
Espárrago	6,7
Petits pois congelados	22,9
Brócoli	28,1

las pastas y los jugos —e incluso la *catsup* (*ketchup*)—, ofrecen más licopeno que el tomate fresco. Desde luego esta circunstancia también se debe al hecho de que en el traslado del alimento fresco a la lata o el frasco se le extrae gran parte de su contenido en agua, por lo que se produce una mayor concentración de carotenoides.

La cocina creativa

Ya sea frescos, congelados o de lata, en la mayoría de los casos cocinamos los alimentos antes de consumirlos, y las técnicas de cocina nos brindan otra manera de aumentar su valor nutritivo al máximo. De la misma forma en que recomiendo ingerir una gran variedad de frutas, verduras, frutos secos y tés herbarios, también sugiero prepararlos con métodos varios: algunos crudos, otros sofritos al estilo asiático, otros cocinados a fuego lento o convertidos en sopa. Desafortunadamente me esperé demasiado —debido a mi crianza en el campo del sur de los Estados Unidos— antes de desalentar que los alimentos se fríen en freidora o se hiervan por mucho tiempo a fuego alto. (Después de todo, es muy cierto que la cocina típica del sur de los EE.UU. cuenta con muchos platos fritos).

La técnica de cocción que aumenta al máximo el valor nutritivo de un alimento desde luego varía grandemente y depende del alimento y del nutriente de que se trate. Como ejemplo recurriré a uno de mis alimentos favoritos, el ajo. Nos brinda su potencia máxima cuando está crudo, pero primero hay que picarlo (o por lo menos hacerle unos cortes o masticarlo) para que suelte sus compuestos medicinales. Según lo mencioné antes, el ajo cocido retiene una parte de su poder medicinal, aunque reducido de manera importante: después de 10 minutos de cocción pierde el 40 por ciento de sus propiedades medicinales, las cuales disminuyen aún más tras 20 minutos.

La contradicción entre las vitaminas C y A representa otro caso interesante. La vitamina C se consume mejor fresca y se descompone al ser expuesta al calor. Por su parte, los carotenoides que nos aportan la vitamina A de hecho requieren un poco de calor para que se suelten de la fibra de la mayoría de los alimentos. Ya que muchos alimentos contienen tanto vitamina C como carotenoides, hay que estar muy atento para obtener ambos beneficios. Por eso yo como la zanahoria y el apio crudos entre comidas, pero los cocino a la hora de la comida. Asimismo les pongo verduras de hoja verde crudas a mis ensaladas, pero también a las sopas para disfrutarlas cocidas.

Déjelas a medio cocer. Antes de continuar le revelaré una de mis debilidades: desafortunadamente heredé de mis antepasados sureños la tendencia a cocinar muchos de mis alimentos con agua hirviendo hasta más no poder. Cuando se trata de obtener la cantidad máxima de nutrientes es una de las peores cosas que se puede hacer. Pero les tengo buenas noticias: muchos de los nutrientes extraídos de los alimentos se quedan en el "licor de la olla", según le decía mi mamá, así que consúmalo también. Si desecha el líquido en que se cocieron los alimentos, incluso el agua con la que hirvió los espárragos o el maíz (elote, choclo), estará desechando muchos de los nutrientes.

En todo caso, lo mejor será dejar los alimentos a medio cocer cuando sea posible. Es una buena manera de asegurarse de obtener un poco de los dos tipos de nutrientes: los que se aprovechan más cuando el alimento se consume crudo y los que brindan más beneficios cuando el alimento se cocina. De hecho, a muchos nutrientes sólo les hace falta un poco de calor para liberarlos y prepararlos para la digestión. El exceso de calor los destruye.

Sírvase sopa. Pues bien, ya sabemos que el exceso de calor elimina muchos nutrientes saludables y cocinar los alimentos en agua en muchos casos extrae los nutrientes; a menos que conserve y beba el agua, no hay forma de recuperarlos.

¡Por eso las sopas y los guisos (estofados) son opciones tan buenas, pues contienen las verduras *y también* el caldo! Al consumir ambas cosas, no perderá casi nada por culpa del proceso de cocción.

Déjeles las cáscaras. Es curioso cómo las partes de las plantas que no comemos muchas veces figuran entre las más saludabes. Las cáscaras de la manzana y la cebolla contienen una gran cantidad del flavonoide quercetina. La de la berenjena brinda antocianina. Las de los cítricos están repletas de limonoides.

Cuando la señora Duke prepara un guiso no sólo pela las papas sino también las zanahorias, pero cuando yo cocino resuelvo el dilema dejándoles la cáscara a muchos de los alimentos que otras personas suelen pelar. Siempre cocino las berenjenas y las papas de esta manera. También trato de comerme las naranjas (chinas) y las toronjas (pomelos) menos "limpias", o sea con un poco de la parte blanca. Y seamos sinceros: en realidad no hay ninguna razón para pelar una manzana (sobre todo si es orgánica). La cáscara es deliciosa y contiene una proporción mucho más grande de los fitoquímicos medicinales de la fruta.

Agregue la cáscara a la olla. Si prefiere no comer la piel o la cáscara de ciertos alimentos la cebolla y la zanahoria, por ejemplo, una posibilidad para disfrutar sus beneficios es agregándola en láminas delgadas a sus sopas y guisos. Esto puede hacerse sin ningún problema con la cáscara de la zanahoria, pero será mejor meter la piel de la cebolla en una bolsa de malla para que no termine flotando en el caldo. Ambas le aportarán sabor y flavonoides.

Agregue un poco de pimienta. La cúrcuma (azafrán de las Indias), uno de los superalimentos de la India, tiene un detalle curioso. Resulta que la absorción del ingrediente activo, la curcumina, aumenta varias veces cuando se combina con pimienta negra recién molida. Por lo tanto, ¡la próxima vez que coma algo con *curry* (un condimento picante preparado con cúrcuma) ¡no vaya a olvidar la pimienta! Al parecer la disponibilidad biológica de la curcumina también aumenta cuando la cúrcuma se cocina con leche, como lo hacen muchas personas en la India, por lo que se ofrecen recetas como una sopa de crema de apio y *curry* preparada con *curry*, pimienta negra y leche (o con crema, si el contenido en grasa no es motivo de preocupación para usted).

Añada aceite. Tal como lo mencioné antes, hay que darles una ayudadita a los carotenoides para que el cuerpo los absorba mejor, y para eso sirve la grasa. Agregarla es bastante fácil en la mayoría de los casos, como ya se lo imaginará. Se ofrecen recursos tan sencillos como ponerle un poco de aceite de oliva a la ensalada o a un plato frito y revuelto al estilo asiático, o incluso servir las verduras crudas acompañadas de una salsa. Y desde luego las pizzerías hacen alarde de que sus "aceites" (o, mejor dicho, sus grasas) incrementan la absorción del licopeno del tomate (jitomate).

(*Nota*: si encuentra en este capítulo términos que no entiende o que jamás ha visto, favor de remitirse al glosario en la página 455).

Los alimentos como remedio

SEGUNDA PARTE

Remedios alimenticios que funcionan

Acidez estomacal

LA SENSACIÓN DE ARDOR en el pecho que conocemos como acidez (agruras, acedía) se da cuando el esfínter esofágico inferior (EEI), que separa al esófago del estómago, se relaja y permanece entreabierto, permitiendo a los ácidos digestivos subir al esófago.

A la acidez crónica a veces se le dice "dispepsia sin úlcera" o "enfermedad por reflujo gastroesofágico" (ERGE) y consiste en un reflujo frecuente o constante de ácidos.

La acidez es una afección muy común y las probabilidades de sufrirla aumentan cuando se come demasiado rápido, devorando los alimentos sin masticarlos bien. Por lo tanto, más vale prevenir que lamentar, según dice el dicho: no coma a las carreras, trate de estar relajado al ingerir sus comidas y meriendas y tómese el tiempo de masticar bien. Además, coma muchas frutas, verduras y cereales integrales en lugar de alimentos que producen acidez, como platos que contienen mucha grasa, alimentos fritos, chocolate, café y alcohol.

Alimentos curativos para la acidez

Además de evitar los alimentos y los hábitos alimenticios que agravan la acidez, tambien existen los siguientes remedios alimenticios para ayudar a apagar el ardor interior.

★★**Algarroba** Según la Biblia, el profeta Juan Bautista se alimentaba con miel y unos insectos llamados langostas. Sin embargo, algunos estudiosos piensan que las "langostas" realmente eran las semillas de la algarroba, un pariente mediterráneo de nuestra acacia de las tres espinas. Una sustancia parecida a la miel rodea las semillas de esta planta, que se da bien en el clima mediterráneo de California. Algunos naturópatas sugieren tratar la ERGE con 20 gramos de algarroba en polvo. Los médicos en Panamá me mandaron tomar más o menos esta cantidad diariamente cuando contraje una infección por salmonella en aquel país.

★★**Jengibre** El jengibre contiene ciertas sustancias químicas (gingeroles y sogaoles) que calman todo el tracto gastrointestinal, por lo que sirve contra todo tipo de malestar digestivo. Al relajar las paredes del esófago ayuda a la digestión y disminuye las probabilidades de sufrir acidez. También ayuda a tensar el EEI, lo cual mantiene los ácidos estomacales en el estómago y no les permite subir hacia el esófago.

Gracias a sus poderes curativos, el jengibre se utiliza desde hace siglos como remedio para la digestión. Los griegos de la antigüedad comían jengibre envuelto en

OJO CON ESTOS ALIMENTOS

Ciertos alimentos tienden a provocar más la acidez (agruras, acedía) que otros. A continuación algunos que mejor deben evitarse.

El café. La cafeína puede empeorar la acidez, así que si sufre de esta, evite el café y otras bebidas con cafeína.

La cebolla. Los científicos no saben exactamente por qué, pero se ha comprobado que la cebolla puede provocar acidez; en algunas personas basta con que coman una sola rodaja. El Dr. Stephen Brunton, director de Medicina Familiar en el Centro Médico Long Beach Memorial de California, indica que existen tres tipos de cebollas que no provocan acidez: la Maui, la dulce de Texas y la Walla Walla.

El chocolate. Es posible que el chocolate contenga compuestos que relajan el esfínter esofágico inferior (EEI), lo cual le permitiría al ácido estomacal subir a causar acidez. Algunos investigadores de la Escuela de Medicina Bowman Gray de la Universidad Wake Forest en Carolina del Norte observaron que cuando los participantes en su estudio comían chocolate experimentaban reflujo ácido hasta durante una hora.

La grasa. Diversos estudios demuestran que los alimentos altos en grasa, sobre todo los fritos, llegan a debilitar el EEI. Unos investigadores de la Escuela Bowman Gray descubrieron que el riesgo de padecer reflujo ácido aumenta cuatro veces si se ingiere una comida alta en grasa, en comparación con alguien que consume menos grasa.

La sal. Unos investigadores en Suecia sugirieron que el riesgo de sufrir acidez aumenta al agregar sal a la comida. De acuerdo con su estudio, la probabilidad de desarrollar la enfermedad del reflujo gastroesofágico, una causa común de acidez, aumenta en un 70 por ciento en las personas que agregan sal a su comida regularmente.

pan después de una comida abundante para prevenir todo tipo de repercusiones digestivas. Finalmente lo agregaron a la masa, inventando de esta manera el pan de jengibre que conocemos hasta la fecha. En Europa el jengibre se volvió tan popular como hierba digestiva durante el siglo XVI que se colocaba en todas las mesas al lado de la sal y la pimienta.

Para aliviar la acidez al instante, prepare una taza de té de jengibre agregando ½ cucharadita de jengibre en polvo o recién rallado a 1 taza de agua caliente. Los efectos preventivos de protección se incrementan si lo toma 20 minutos antes de comer. Otra opción sabrosa y efectiva es el jengibre en escabeche.

★★**Manzanilla** En Europa la manzanilla se utiliza mucho para ayudar a la digestión y es muy buena para tratar los males digestivos como la acidez. Debe sus efectos a una combinación única de propiedades antiinflamatorias, antisépticas, antiespasmódicas y calmantes para el estómago. Si tuviera acidez tomaría té de manzanilla con regaliz (orozuz, amolillo).

★★**Menta** La menta (hierbabuena) es un remedio antiquísimo contra la indigestión y muchas investigaciones científicas respaldan el folclor. Un gran número de culturas tradicionales —desde los hebreos de la antigüedad hasta los Peregrinos, unos puritanos ingleses que trajeron la menta a los Estados Unidos en su barco, el *Mayflower*— utilizaron la menta para tratar todo tipo de problema digestivo, entre ellos la acidez.

No obstante, se ha dado cierta controversia en torno a esta aplicación de la menta. Algunos defensores de las hierbas creen que en realidad agrava la acidez. Si le sucede así, obviamente será mejor que no la tome. Sin embargo, dudo que vaya a tener problemas. De acuerdo con mi propia experiencia, la menta promueve la digestión y ayuda a prevenir la acidez.

Un remedio bíblico

A varias plantas que se mencionan en la Biblia el folclore les adjudica la capacidad de ayudar a tratar la acidez (agruras, acedía). Entre ellas figuran la almendra, la achicoria, el diente de león (amargón), el berro, la lechuga, la mostaza, la aceituna y la nuez. Si yo sufriera acidez con frecuencia intentaría tratarla con una ensalada que combinara varios de estos ingredientes contra la acidez, a la que tal vez agregaría un aliño (aderezo) de vinagre, ajo, aceite de oliva, mostaza y cebolla. Alguien más flojo quizá opte por un trago de bíter (*bitters*) más o menos media hora antes de comer. En ambos casos hay que comer lentamente y masticar bien la comida. Y tome un té de jengibre con menta (hierbabuena) después de comer.

Puede preparar un té calmante de menta al combinarla con otras hierbas carminativas de la misma familia, como la menta verde y el toronjil (melisa).

★★**Plátano amarillo y plátano** Por su capacidad para calmar el tracto digestivo, estas frutas sirven desde hace mucho tiempo como remedio popular para un gran número de problemas gastrointestinales. De los dos destaca sobre todo el plátano (plátano macho), un primo cercano del plátano amarillo (guineo, banana), por contener una enzima que estimula la producción de mucosidad en la membrana mucosa de revestimiento del estómago y de esta forma ayuda a aliviar el malestar y la acidez. El plátano verde no completamente maduro es el mejor, porque también ofrece leucocianidina, un flavonoide que alivia las úlceras y que incluso puede proteger la membrana mucosa de revestimiento del estómago contra los daños que causa la aspirina. Además, la Universidad de Liverpool en Inglaterra está realizando estudios para confirmar observaciones iniciales según las cuales la fibra soluble del plátano alivia la inflamación dolorosa causada por la enfermedad de Crohn y la colitis ulcerativa.

★**Canela** La canela es un carminativo, es decir, una hierba que calma el tracto digestivo y minimiza los gases. Cuando la señora Duke sufre acidez o indigestión ácida lo que hace es tomar té de canela, espolvorearle canela al pan tostado o ambas cosas. También toma canela casi todos los días para controlar el nivel de glucosa en su sangre.

★**Eneldo e hinojo** En la época medieval, el emperador Carlomagno mandaba poner eneldo en sus mesas de banquete para calmar los estómagos de los invitados que no sabían controlarse con la comida. Al igual que la canela, el eneldo es un carminativo que se ha tomado desde hace miles de años para tratar la acidez y calmar el tracto digestivo. Si yo tuviera acidez me prepararía un té al machacar unas cucharaditas de semilla de eneldo y dejándolas un rato en agua caliente.

El hinojo es una hierba semejante que al igual que el eneldo se toma desde hace muchísimos años con este fin. Las semillas pueden utilizarse de la misma forma.

★**Papaya** Esta fruta tropical contiene papaína, una enzima que calma el estómago. En opinión de los naturópatas, el jugo de la papaya (fruta bomba, lechosa) es bueno para aliviar la indigestión y la acidez. Si tienen razón, también deberían obtenerse beneficios de consumir después de cada comida otras frutas que contienen proteolíticos, como el kiwi y el higo. Si sufriera acidez comería más de estas frutas a la hora del postre, y al último quizá un té de manzanilla y regaliz contra la acidez.

★**Piña** La piña (ananá) también contiene muchísimas enzimas digestivas y proteolíticos. Se ha utilizado mucho para aliviar la acidez y la indigestión. En particular ofrece la glutamina, un compuesto que ayuda a proteger la membrana mucosa de revestimiento del estómago. Es posible que pequeños trozos de piña con un poco de miel esparcida encima, servidos como entremés o entre platos, ayuden a prevenir la acidez.

(*Nota*: si encuentra en este capítulo términos que no entiende o que jamás ha visto, favor de remitirse al glosario en la página 455).

Directo del botiquín herbario

Si usted padece acidez (agruras, acedía), puede probar las siguientes hierbas.

Angélica (ajonjera, *Angelica archangelica*) y sus parientes La angélica es un carminativo pariente de la zanahoria. Muchos miembros de esta familia botánica al parecer producen un efecto calmante en el tracto digestivo. Si usted sufre acidez tal vez quiera probar mi "Angelada", la cual contiene seis parientes de la angélica. Se trata de un jugo de tallos de angélica, ajo, apio, chirivía (pastinaca), hinojo, perejil y zanahoria preparado con un exprimidor de jugos (juguera). Puede agregarle un poco de agua y especias al gusto para que sea más agradable de tomar. Si no consigue la angélica fresca utilice cualquiera de los demás ingredientes, pues todos calman la acidez. Experimente con diversas combinaciones hasta encontrar un jugo que le agrade.

Regaliz (orozuz, amolillo, *Glycyrrhiza glabra*) El regaliz contiene varios compuestos que ayudan a proteger la membrana mucosa de revestimiento del estómago y los intestinos. La mejor opción para tratar la acidez y la indigestión es el regaliz deglicirrizinado (*DGL licorice*), una forma procesada de la hierba que posiblemente reduzca el riesgo de sufrir algunos de los efectos secundarios negativas que el regaliz mismo llega a causar.

Los flavonoides del regaliz resultan particularmente útiles para prevenir las úlceras. Se ha demostrado que el regaliz tipo DGL promueve la liberación de ciertos compuestos en la saliva, los cuales tal vez estimulen la curación de las células del estómago y el intestino. Si usted sufre acidez, agregue ½ cucharadita de polvo de regaliz tipo DGL a su té herbario favorito o prepare una infusión dulce de sabor agradable con un poco de regaliz tipo DGL solo.

Aftas

POR MUY PEQUEÑAS que sean las aftas pueden causar mucho dolor. Desafortunadamente no se sabe qué las produce, a pesar de que los expertos empezaron a buscar
la causa desde que la afección apareció por primera vez. Lo que sí han observado
los investigadores es que la susceptibilidad a sufrirlas puede aumentar en ciertas
circunstancias.

Muchas veces las aftas se confunden con la herpes labial (fuego, boquera, pupa).
La herpes labial son unas lesiones abultadas que casi siempre se dan en la parte
exterior de los labios; la causa es un virus herpético. Esta afección puede ser muy
contagiosa. Las aftas, por su parte, son unas úlceras que aparecen dentro de la
boca, normalmente en la base de las encías o la superficie interior de las mejillas o
los labios. Con frecuencia se ven como unas depresiones redondas y blancuzcas
poco profundas rodeadas por un círculo rojo. No las causa el virus del herpes, no
son contagiosas y requieren un tratamiento especial.

Las aftas son bastante comunes (hasta al 50 por ciento de las personas las
sufren), sobre todo entre los 10 y los 40 años de edad. También suelen ser heredita-
rias. De acuerdo con algunos médicos aparecen con mayor frecuencia durante el
invierno y la primavera.

En una pequeñísima minoría de los casos, la aparición recurrente o persistente de
aftas se debe a la presencia de ciertas enfermedades intestinales o del VIH/SIDA, pero
esto resulta tan poco común que no debe ser motivo de preocupación para nadie.
Algunos de los factores detonantes más frecuentes de las aftas son el estrés, las lesiones de la boca, ciertas deficiencias alimentarias y algunas alergias a alimentos.

Si bien los científicos no acaban de establecer la causa original de estas lesiones
dolorosas, existen algunas medidas de prevención que reducen las probabilidades de
padecerlas. Para empezar hay que evitar los frutos secos, los alimentos condimentados y los productos ácidos como la naranja (china) y la piña (ananá). Sin lugar a
dudas se trata de alimentos maravillosos repletos de fitoquímicos que sirven contra
otras afecciones, pero si las aftas son su mayor preocupación debe buscar otras
opciones.

Las aftas también se dan a causa de traumatismos pequeños de la boca, como
abrasiones debidas a aparatos dentales que no ajustan perfectamente o una mordida
accidental de la mejilla o la lengua. Consulte a su dentista si algún aparato le irrita
la boca. Con frecuencia la gente se muerde accidentalmente por masticar y hablar
al mismo tiempo, así que por favor acuérdese de los consejos de su madre y no hable
con la boca llena.

Por último, si su pasta de dientes contiene lauril sulfato de sodio (*sodium laurel sulfate* o LSS), una sustancia que produce mucha espuma cuando se lava los dientes, tal vez sea buena idea cambiarla. El LSS es un detergente poderoso que elimina la capa mucosa protectora de la parte interior de los labios y las mejillas, según explica David Kennedy, DDS, exdirector de la Academia Internacional de Medicina Oral y Toxicología en San Diego. Es posible conseguir pasta de dientes sin LSS en muchas tiendas de productos naturales, indica este experto.

La buena nueva con respecto a las aftas es que por lo general se curan solas en unos 7 a 10 días. Si persisten por más tiempo, le impiden comer o hablar, recurren o empiezan a agrandarse, consulte a su médico.

Alimentos curativos para las aftas

Existen muchos remedios vendidos sin receta que eliminan el ardor, pero un enjuague (baratísimo) con agua salada o unos cuantos cubos de hielo posiblemente resulten igual de efectivos. Encontrará en su cocina otros varios remedios rápidos y fáciles para acabar con el dolor, así que pruébelos también.

★★**Frambuesa** Ciertas culturas, como la población micmac del Canadá, utilizan la frambuesa para tratar diversas llagas o úlceras. Al parecer las hojas o la corteza de la raíz astringentes, más que la fruta, guardan varios compuestos analgésicos, antivirales, antiinflamatorios y antisépticos. Debido a estas propiedades, la planta de la frambuesa es una de las opciones principales para tratar cualquier úlcera de la boca, incluidas las aftas.

★★**Salvia** La salvia es un remedio muy conocido para secar las secreciones, con una gran capacidad para ayudar a curar las úlceras de la boca. Se utiliza como remedio popular desde hace muchísimo tiempo; de hecho, en ciertas culturas la planta de la salvia se adapta como cepillo de dientes. No estaría dispuesto a frotarme una afta con salvia, pero sí me enjuagaría la boca con té de salvia.

★**Manzanilla** Como tratamiento para las aftas, la manzanilla saca calificaciones aún más altas que los tés negro y verde. Yo tomaría un té de manzanilla y tal vez hasta chuparía las bolsas de té usadas. Al igual que mis otras opciones importantes para tratar las aftas, la manzanilla está repleta de analgésicos y de compuestos que alivian las úlceras.

★**Té negro** Varios productos vendidos sin receta contienen taninos, unos polifenoles astringentes que aglutinan los líquidos, absorben las toxinas y alivian los tejidos inflamados de la boca. Afortunadamente es posible que usted disponga de estos mismos taninos en su cocina. La hamamelis (hamamélide de Virginia), la vincapervinca, el eucalipto y el hidraste (sello dorado, acónito americano) son algunas de las muchas hierbas ricas en estos astringentes. Si no tiene ninguna de ellas a la mano le servirá cualquier tipo de té. Simplemente coloque una bolsa de té ya usada directamente sobre la afta para aliviar el dolor.

★**Yogur** Lo más bondadoso que puede hacerse por una boca aftosa es consumir alimentos que —como el yogur— son blandos y fáciles de pasar. Y es posible que los beneficios del yogur también se extiendan más allá de estas propiedades. De acuerdo con todos los investigadores de esta materia, las aftas se agravan cuando hay bacterias en la boca, así que tal vez los alimentos que crean un ambiente de pH menos favorable para las bacterias, como el yogur, sirvan para aliviar el dolor e incluso para evitar que las úlceras se den de nuevo. Si usted está sufriendo una erupción de aftas, tome por lo menos 4 cucharadas de yogur con cultivos activos (revise la etiqueta) diariamente.

(*Nota*: si encuentra en este capítulo términos que no entiende o que jamás ha visto, favor de remitirse al glosario en la página 455).

Directo del botiquín herbario

Tal vez quiera probar uno de los siguientes remedios herbarios para aliviar las aftas.

Mirra (*Commiphora spp.*) La mirra contiene un auténtico tesoro de componentes que la convierten en el remedio ideal para aliviar y curar las aftas. Tiene propiedades antiinflamatorias, antioxidantes y antimicrobianas impresionantes. De hecho, la Comisión E alemana, una institución gubernamental que evalúa la seguridad y la eficacia de las hierbas medicinales, aprobó la mirra para tratar inflamaciones leves de la boca y la garganta. La Comisión recomienda aplicar toques de tintura de mirra sin diluir directamente sobre la úlcera.

Regaliz (orozuz, amolillo, *Glycyrrhiza glabra*) La raíz dulce de la planta de regaliz posee propiedades calmantes y recubre las superficies, dos cosas que les resultarán muy gratas a las personas que padecen aftas. Un grupo de investigadores de la Universidad de Washington y la Academia Americana de Medicina Oral en Seattle estudió a 46 adultos que sufrían aftas de manera recurrente. La mitad de los afectados le pusieron un parche con extracto de regaliz a sus úlceras durante 16 horas diarias, mientras que la otra mitad aceptó no tratar sus aftas con ningún medicamento. Tras 8 días, las aftas del grupo que estaba usando el parche herbario eran mucho más pequeñas y menos dolorosas que las del grupo sin tratamiento.

Es posible comprar parches orales con extracto de regaliz o bien utilizar la siguiente receta fácil para este tratamiento: hierva ½ onza (14 gramos) de raíz de regaliz en 1 pinta (473 ml) de agua por 15 minutos. Controle el dolor tomando entre una y dos tazas de este té al día, cuando las aftas sean particularmente dolorosas. Sin embargo, no vaya a tomar el té por más de 10 días a la vez, ya que el regaliz puede hacer que suba la presión arterial y favorece la retención de líquidos. En cambio, enjuague la parte afectada haciendo pasar el líquido varias veces sobre la úlcera.

Agrandamiento de la próstata

CUANDO UN AMIGO DE EDAD MEDIANA O ANCIANO me cuenta que por la noche se despierta con ganas de orinar y que se le dificulta soltar o detener el flujo de la orina, lo primero que se me ocurre es que probablemente tenga problemas con la próstata. Si bien puede tratarse de una infección de la próstata, la vejiga o el riñón, lo más probable es que sea un agrandamiento de la próstata, también conocido como hiperplasia prostática benigna (HPB), una multiplicación no cancerosa de los tejidos de la próstata que se da con frecuencia conforme los hombres envejecemos. Y en vista de que la uretra atraviesa la próstata del hombre, cuando esta se agranda aprieta la uretra y orinar se vuelve difícil.

Un tío mío se sometió a una operación de la próstata ya pasados los 95 años de edad y murió unos cuantos años más tarde por culpa de las complicaciones provocadas por la cirugía. Si mi tío Tom aún estuviera con vida le recomendaría la estrategia de la "espera prudente" que los médicos conservadores prefieren. Mi propio médico me indicó en la última consulta que siguiera con mi mismo régimen de siempre, y hasta la fecha me he salvado de una cirugía de la próstata.

La HPB es el tipo de tumor benigno más común en el hombre, pero su causa no está del todo clara. Según sospecha un grupo de investigadores de la Universidad Johns Hopkins, la HPB puede estar vinculada con la diabetes y la obesidad. Los estudios más recientes de estos científicos dieron por resultado que la probabilidad de sufrir agrandamiento de la próstata es 3,5 veces mayor en los hombres muy obesos que en los hombres de la misma edad con un peso normal. Y la diabetes aumenta a más del doble el riesgo de desarrollar HPB.

Es posible que esto se deba en parte a la circunstancia de que los hombres diabéticos o con mucho sobrepeso con frecuencia tienen niveles más altos de inflamación y de radicales libres, dos fenómenos relacionados con el crecimiento benigno de la glándula prostática y al cáncer de próstata, el segundo cáncer que más muertes causa en los hombres estadounidenses. Según la Fundación para el Cáncer de Próstata, el agrandamiento de la próstata no significa automáticamente que exista una mayor probabilidad de desarrollar cáncer en este órgano. No obstante, en vista de que todos los años se descubren más de 200.000 casos nuevos de cáncer de próstata, entre más estrategias conozcamos para protegernos, mejor.

Alimentos curativos para el agrandamiento de la próstata

★★★**Granada** Si bien el jugo de la granada no sirve para sustituir un tratamiento médico, los investigadores sugieren incluirlo en la alimentación como una especie de recurso adicional. En los primeros estudios realizados con esta fruta se observó que sus propiedades antioxidantes y antiinflamatorias hicieron disminuir de tamaño los tumores de los animales de laboratorio. Por su parte, las investigaciones de laboratorio llevadas a cabo más recientemente por la Universidad de Wisconsin-Madison indican que la granada tal vez brinde protección contra el cáncer de prostata, además de curar el cáncer de próstata ya manifiesto. Los investigadores —que utilizaron células humanas de cáncer de próstata— descubrieron que entre más alta la dosis de extracto de granada a la que exponían las células, más células cancerosas morían.

Es posible que los antioxidantes del jugo sean lo que protege a las células sanas contra los radicales libres. Los flavonoides quizá contribuyan a estimular la actividad de los genes que evitan que las células cancerosas se dividan o invadan tejidos sanos o que incluso las obligan a suicidarse, según explican los expertos del Instituto de Investigaciones Linus Pauling de la Universidad Estatal de Oregon en Corvallis.

Cuando se da el cáncer de próstata, los niveles de marcadores de cáncer (conocidos como "antígenos específicos de la próstata" o AEP) normalmente se duplican cada 15 meses. No obstante, dentro del marco de un estudio realizado por la Universidad de California en Los Ángeles a lo largo de 30 años con base en 50 hombres que se habían sometido a una cirugía o a radioterapia por cáncer de próstata, el consumo de un vaso de 8 onzas (240 ml) de jugo de granada al día retrasó el aumento de los AEP a 54 meses, es decir, los AEP se multiplicaron a un cuarto de su ritmo normal. El ritmo de duplicación de los AEP también se retrasó en el caso de los hombres que se encontraban en las primeras fases del cáncer de próstata y que habían optado por la espera atenta en lugar de someterse a una cirugía, a radioterapia o a un tratamiento hormonal.

★★★**Semilla de calabaza** Un puñado de semillas de calabaza (calabaza de Castilla) al día es el remedio tradicional al que recurren los hombres de Bulgaria, Turquía y Ucrania cuando quieren evitar el agrandamiento de la próstata. Algunas investigaciones recientes de laboratorio corroboran este uso popular y han demostrado que el aceite de la semilla de calabaza basta por sí sólo para detener de manera significativa el agrandamiento de la próstata en la rata.

Una ración de ½ taza de semillas de calabaza puede contener hasta 8 miligramos de zinc, un mineral que de acuerdo con varios estudios reduce la próstata de tamaño. La semilla de calabaza también contiene los aminoácidos alanina, glicina y ácido glutámico en cantidades muy benéficas para la próstata, según declara Joseph Pizzorno, ND, rector de la Universidad Bastyr en Seattle y coautor —junto con Michael Murray, ND— de un libro de texto sobre la medicina natural. En un estudio realizado con 45 hombres que tomaban 200 miligramos de cada uno de los tres aminoácidos diariamente, el régimen sirvió para aliviar los síntomas de la hiperplasia prostática benigna de manera importante.

Una ración de ½ taza de semillas de calabaza puede contener entre 1.150 y 1.245 miligramos de alanina, entre 1.800 y 1.930 miligramos de glicina y entre 4.315 y 4.635 miligramos de ácido glutámico. Estas cantidades equivalen a entre 5 y 20 veces el Valor Diario. Algunas otras semillas que contienen estos aminoácidos saludables son el cacahuate (maní) y la semilla de sésamo (ajonjolí), los cuales son ricos en glicina. Entre las otras semillas con estos aminoácidos están la almendra, la nuez de Cuba y el cacahuate (todos ricos en ácido glutámico) y la semilla de la calabaza amarga (calabaza búfalo), la cual cuenta con cantidades generosas de los tres aminoácidos.

★★**Brócoli y otras verduras de la familia del brócoli** Es posible que una o varias de las sustancias químicas que se encuentran en el brócoli ayuden a prevenir los problemas de la próstata al interactuar con un gen relacionado con la inflamación de la próstata y con el crecimiento de células cancerosas en la misma, de acuerdo con un estudio realizado en el 2008 en el Instituto para la Investigación Alimentaria de Norwich, Inglaterra. Esta investigación experimental presenta por primera vez pruebas obtenidas de seres humanos que respaldan los estudios de observación anteriores, según los cuales la probabilidad de padecer cáncer de próstata se reduce en un 41 por ciento en los hombres que comen tres o más raciones de verduras crucíferas a la semana.

En lugar de consumir grandes cantidades de carne, la cual posiblemente hasta provoque el cáncer de próstata, enriquezco los caldos vegetarianos que tomo diariamente con bolsas enteras de brócoli y otras crucíferas, entre ellas repollo (col), coliflor, col rizada, hojas de mostaza, nabo y berro.

★★**Coquito del Brasil** Basta con ingerir un solo coquito del Brasil (castaña de Pará) de tamaño mediano al día para cubrir con creces las necesidades diarias del mineral selenio, un poderoso antioxidante vinculado con índices bajos de cáncer y de enfermedades cardíacas. Este fruto seco, que se da en unos árboles enormes de la húmeda selva amazónica, contiene vitamina E, entre otros nutrientes. Un estudio del 2008 publicado por la revista médica *Prostate* indica que al combinarse con la vitamina E el selenio tal vez sea más efectivo para prevenir el cáncer de próstata que cualquiera de los dos nutrientes por sí solo.

Por eso como tres coquitos del Brasil al día, a mis 79 años de edad, para ayudar a prevenir tres de las enfermedades que compiten por mi atención: el cáncer de colon, el de pulmón y el de próstata. También tengo una predisposición genética a sufrir la HPB, pero hasta el momento no he tenido problema alguno.

★★**Té verde** Los hombres japoneses y chinos, que acostumbran tomar grandes cantidades de té verde, tienen el índice más bajo de cáncer de próstata de todo el mundo. Los científicos sospechan que el efecto protector se debe al galato de epigalocatequina, un polifenol que también es un poderoso antioxidante. En estudios de laboratorio y con animales, el galato de epigalocatequina del té detuvo tanto la aparición como el crecimiento de las células del cáncer de próstata.

En un estudio de control de casos publicado por la revista médica *International Journal of Cancer*, el cual abarcó a 130 hombres del sureste chino, el riesgo de sufrir cáncer de próstata recurrente se redujo de manera significativa en un grupo de pacientes con cáncer cuando tomaron una mayor cantidad de té verde con mayor frecuencia y por más tiempo. Actualmente los científicos están buscando cómo preparar un cóctel farmacéutico hecho a la medida para retardar el cáncer de próstata y otros tipos de cáncer. ¿Pero para qué esperar si es posible preparar una bebida benéfica especial para este fin en su propia cocina, por muy poco sofisticada tecnológicamente que sea?

★★**Tomate** ¿Sigue siendo el tomate (jitomate) el mejor amigo de la próstata? Los científicos aún están estudiando la cuestión. Seguramente usted habrá oído hablar del licopeno, el poderoso antioxidante contenido en el tomate que los medios de comunicación llegaron a comentar mucho. El licopeno se concentra en la glándula prostática. Hace unos años la Dirección de Alimentación y Fármacos aprobó una etiqueta para productos de tomate que decía: "Estudios científicos muy limitados y preliminares sugieren que el consumo de entre media y una taza de tomate y/o salsa de tomate a la semana tal vez reduzca el riesgo de sufrir cáncer de próstata".

Posteriormente un estudio amplio realizado por el Instituto Nacional del Cáncer y el Centro Fred Hutchinson de Cáncer llegó a la conclusión de que ni el licopeno ni los productos derivados del tomate ayudan a prevenir el cáncer de próstata. Después de examinar los niveles séricos de carotenoides (el licopeno es un tipo de carotenoide) de 28.000 hombres inscritos en la Prueba de Cribado del Cáncer de Próstata, Pulmón, Colorrectal y del Ovario, los investigadores llegaron a la conclusión de que ni siquiera los hombres que consumían la mayor cantidad de licopeno disfrutaban de mayor protección contra el cáncer de próstata.

Después de darse a conocer esta noticia desalentadora, un estudio piloto alemán ayudó a revivir la fama del licopeno como amigo de la próstata, al menos en los hombres que padecen HPB. Los investigadores se basaron en 40 hombres a quienes se les había diagnosticado HPB, pero que no tenían cáncer de próstata. En los hombres que consumieron licopeno durante 6 meses, el nivel de AEP se redujo y la próstata no se agrandó más durante este tiempo. Por el contrario, entre los hombres del grupo del placebo los niveles de AEP permanecieron iguales y la próstata siguió agrandándose. Los investigadores llegaron a la conclusión de que el licopeno inhíbe el avance de la HPB.

Se le dio un giro nuevo a la discusión en torno al tomate cuando unos investigadores de la Universidad de Illinois en Urbana-Champaign observaron que la efectividad del tomate para hacer disminuir de tamaño los tumores de la próstata es mayor cuando el tomate se consume junto con brócoli que cuando cualquiera de los dos alimentos se ingieren solos. Los científicos implantaron células de cáncer de próstata en unas ratas de laboratorio, a las que luego alimentaron con una dieta que incluía un 10 por ciento de tomate en polvo y un 10 por ciento de brócoli en polvo, ambos preparados a partir de los alimentos enteros. Otras ratas recibieron sólo el tomate en polvo o bien sólo el brócoli en polvo, un suplemento de licopeno o bien finasteride (el medicamento que por lo común se prescribe contra la HPB). A otro grupo de ratas se les castró. Tras 22 semanas, el tamaño de los tumores de próstata se había reducido más en las ratas del grupo que ingirió tomate y brócoli que en cualquiera de los otros grupos, entre ellos el de las ratas castradas, que quedó en segundo lugar.

Los investigadores realizaron algunas operaciones de conversión para calcular de qué forma un hombre de 55 años de edad preocupado por la salud de su próstata puede recibir los mismos efectos positivos. El resultado fue que debe consumir diariamente 1,4 tazas de brócoli crudo y 2,5 tazas de tomate fresco, o bien 1 taza de salsa de tomate o ½ taza de pasta de tomate. A manera de ejemplo sugirieron agregar brócoli a una pizza preparada con ½ taza de pasta de tomate. El tomate mismo es mejor que un suplemento de licopeno, según afirmaron, y también es posible que al cuerpo se le facilite más absorber el tomate cocido que el crudo.

★**Nopal** Tanto las frutas como los tallos (conocidos como "nopalitos") de este cacto del desierto americano son comestibles y se pueden comprar ya convertidos en alimentos en forma de mermelada y néctares. Durante mi último viaje a Israel con el ya fallecido Dan Palevitch, un experto en medicina herbaria muy conocido en Israel y profesor de la facultad de Agricultura de la Universidad Hebrea en Rehovot, me enteré de que los inmigrantes rusos a Israel buscan conseguir este cacto no para tratar la diabetes, como sucede con frecuencia en los Estados Unidos, sino para contrarrestar los problemas de la próstata.

El nopal contiene por lo menos tres fitoquímicos benéficos para la próstata: el beta-sitosterol, el ácido linoleico y el zinc. Una buena combinación para tratar la prostatitis se compondría de nopal, semilla de calabaza (pepita) y palmera enana (palmita de juncia). También sería posible preparar una ensalada de nopal o bien combinar los nopalitos con coquitos del Brasil (castañas de Pará) y salsa tipo mexicano para así aprovechar el licopeno del tomate (jitomate).

★**Semilla de lino** La semilla de lino (linaza) contiene una gran cantidad de ácidos grasos omega 3, así como de un fitoquímico llamado lignano, el cual, según se ha demostrado en algunos estudios, protege contra el cáncer de próstata. De manera semejante a la soya, que ofrece propiedades fitoestrogénicas, los lignanos del lino tienen efectos hormonales que tal vez retarden la formación y el crecimiento del cáncer de próstata, de acuerdo con un pequeño estudio realizado por el Centro Médico de la Universidad de Duke.

En este estudio, el nivel sérico de testosterona se redujo, el índice de crecimiento de las células de cáncer se volvió más lento y el índice de muerte de las mismas se incrementó en los hombres con cáncer de próstata que consumían semilla de lino molida como parte de una dieta baja en grasa (el 20 por ciento de las calorías provenían de la grasa). Hacen falta más investigaciones para averiguar si estos resultados se debieron más a la dieta baja en grasa que a la semilla de lino, pero en opinión de los científicos es posible que al combinarse las dos cosas disminuya el riesgo de padecer cáncer de próstata.

(*Nota*: si encuentra en este capítulo términos que no entiende o que jamás ha visto, favor de remitirse al glosario en la página 455).

Alergias alimentarias

PARA MUCHAS PERSONAS LOS CAMARONES SON UNA DELICIA. Se pueden disfrutar rebozados, fritos, hervidos o fríos y acompañados de una salsa cóctel sobre un platón en una fiesta. No obstante, para otras personas tal gusto resultaría mortal. Casi el 4 por ciento de los adultos —y hasta el 8 por ciento de los niños menores de 3 años— padecen una alergia alimentaria. Las más comunes son las alergias a los mariscos (entre ellos el camarón), los frutos secos, el pescado y el huevo. Los alimentos más problemáticos para los niños son el huevo, la leche y los frutos secos, entre ellos el cacahuate (maní), que en realidad es una legumbre.

Una alergia alimentaria representa una respuesta inmunitaria y no es lo mismo que una intolerancia alimentaria, la cual no tiene nada que ver con el sistema inmunitario. Muchas personas con intolerancia a la lactosa, por ejemplo, pueden asimilar una cantidad limitada de alimentos preparados con la leche de vaca. No obstante, en el caso de las alergias alimentarias el sistema inmunitario reacciona de manera exagerada incluso a la cantidad más mínima de ciertos componentes en alimentos específicos, por lo general las proteínas. Entre las consecuencias figuran urticaria (ronchas) con comezón, tanto en la piel como en la boca y la garganta; o bien una reacción anafiláctica con síntomas como una reducción en la presión arterial, respiración difícil, vómitos o diarrea, y muchas veces una pérdida de conocimiento que puede ser mortal.

Por lo tanto es importante tomar las alergias alimentarias muy en serio. No conozco muchos alimentos que sirvan para proteger contra una alergia alimentaria específica. Mi primer —y mejor— consejo es evitar lo que produzca la reacción alérgica. No obstante, sí le tengo varias sugerencias acerca de cómo hacerlo exactamente para evitar los alimentos problemáticos, así como unos cuantos remedios alimenticios que tal vez le ayuden a reducir los síntomas.

Alimentos curativos para las alergias alimentarias

★★**Cítricos** Es posible que los alimentos ricos en vitamina C —como los cítricos y las fresas— ayuden a combatir las alergias alimentarias. La vitamina tal vez funcione como un antihistamínico natural al neutralizar la acción de las histaminas, unas sustancias químicas del cuerpo que intervienen en las reacciones alérgicas. He visto algunas referencias a los efectos antihistamínicos de la vitamina C en estudios de laboratorio. De nueva cuenta, si padeciera una alergia alimentaria significativa no confiaría en los cítricos como medio de protección total, pero es posible que ayuden. Y evite los alimentos con vitamina C si le producen alergias.

★**Jengibre** Hace años escribí acerca de cómo Terry Willard, un herbolario que me acompañó en uno de mis viajes, preparó su propia medicina contra una alergia alimentaria. Un día que padecía urticaria (ronchas), puso a hervir a fuego lento durante

Eduque su paladar

Cuando se padece una alergia alimentaria, una de las cosas más difíciles es aprender a evitar los alimentos problemáticos. No resulta tan sencillo como pudiera parecer, pero tal vez las siguientes sugerencias le sean útiles.

Evite los productos semejantes. Si un alimento en particular le causa alergia, cuídese de sus semejantes, ya que posiblemente le provoquen una reacción también. Por ejemplo, si tiene una alergia al camarón tal vez sea necesario que de igual manera evite el cangrejo y la langosta. Si padece una alergia a algún fruto seco que crece en un árbol, como la nuez, es posible que también tenga problemas con la almendra y otros frutos secos de árbol. Este fenómeno se llama "reacción cruzada". Por otra parte, si es alérgico a alimentos que parecen semejantes pero que pertenecen a familias distintas, como la castaña —un fruto seco de árbol— y el cacahuate (maní) —una legumbre—, se llama "reacción coincidente". Por lo tanto, si sufre una alergia alimentaria es recomendable que consulte a su médico acerca de los otros alimentos que sería mejor evitar.

Lea las etiquetas. Si usted necesita anteojos (espejuelos) para leer, lléveselos al supermercado y lea con cuidado las letras diminutas de la lista de ingredientes antes de agregar un artículo a su carrito de compras. Hágalo incluso con los alimentos procesados que ya conoce, porque es posible que los ingredientes hayan cambiado desde la última vez que los compró.

Los fabricantes no siempre utilizan palabras conocidas para describir los ingredientes de sus productos. Si la proteína de la leche le causa alergia, evite los alimentos que contengan lactalbúmina (*lactalbumin*), caseína (*casein*), lactoglobulina (*lactoglobulin*) y lactulosa (*lactulose*). Si tiene una alergia a las proteínas del huevo, evite la albúmina (*albumin*), el albumen y el merengue (*meringue*). Si es alérgico a la soya, evite el *miso*, el glutamato monosódico (*monosodium glutamate* o *MSG*), el aceite de frijol de soya (*soybean oil*), la proteína vegetal hidrolizada (*hydrolyzed vegetable protein*) y la lecitina (*lecithin*). Esta lista sólo representa la punta del témpano en cuanto a las palabras que señalan alérgenos potenciales, ingredientes problemáticos que pueden estar escondidos en cantidades mínimas dentro de muchos alimentos procesados. El alergista debería de poderle dar consejos más detallados con respecto a las palabras que debe buscar en las etiquetas.

5 minutos ½ libra (225 g) de jengibre en un galón (3,8 l) de agua en una olla que no era de aluminio. Agregó el líquido resultante a un baño caliente. Después de remojarse un rato en el agua se pasó una esponja empapada de té de manzanilla por todo el cuerpo. "Siempre funciona", me explicó. Creo que hubiera obtenido aún más beneficios de tomar también un poco de té de manzanilla, jengibre y verde, por su contenido antihistamínico.

El jengibre contiene varios compuestos antihistamínicos, entre ellos la quercetina. Es posible que la quercetina, al igual que el citral y el ácido linoleico, tenga propiedades que reduzcan el riesgo de sufrir una anafilaxis.

★**Manzana** Un flavonoide llamado quercetina evita que ciertas células del cuerpo, los mastocitos, liberen histamina durante una reacción alérgica. Asimismo reduce la producción de unos compuestos inflamatorios llamados leukotrienos, los cuales son mucho más poderosos que la histamina. La quercetina se obtiene fácilmente, pues está presente en la manzana, el té, el ajo y la cebolla.

★**Té de manzanilla o té verde** La manzanilla llega a producirles reacción a quienes le tienen una alergia, pero si no es su caso puede aprovechar la amplia gama de compuestos antihistamínicos que esta flor contiene. Asimismo ofrece ácido linoleico y quercetina, los cuales tal vez posean propiedades antianafilácticas. El té verde también contiene ácido linoleico y quercetina, así como —al igual que la manzanilla— un antihistamínico llamado apigenina. Si usted padece alergias alimentarias es posible que le sirva disfrutar estos tés regularmente.

★**Yogur** Leí que el consumo de alimentos que contienen la bacteria *Lactobacillus* tal vez ayude a controlar las alergias alimentarias. Según un estudio realizado en 1997, el *Lactobacillus* GG sirve como tratamiento para los bebés que padecen una alergia a la leche de vaca. Es posible que esta bacteria ayude a reducir la inflamación del tracto gastrointestinal al crear en el sistema digestivo una "barrera" que evita que el cuerpo absorba los alérgenos de los alimentos. Es fácil conseguir yogur y leche con *L. acidophilus*, además de que estas bacterias también se venden en forma líquida especial, así como en cápsulas. Desde luego debe evitar cualquiera de estos productos si alguno de sus ingredientes le causa alergia.

(*Nota*: si encuentra en este capítulo términos que no entiende o que jamás ha visto, favor de remitirse al glosario en la página 455).

Angina de pecho

LA ANGINA DE PECHO O *ANGINA PECTORIS*, en lenguaje técnico, es un síntoma de enfermedad cardíaca que produce un dolor entre moderado y severo en el pecho. En realidad se trata de una advertencia de que a la sangre le cuesta trabajo llegar hasta el corazón, probablemente a causa de la acumulación de placa en las arterias que conducen hacia él. Existen dos formas principales de angina de pecho: la estable, que es cuando el dolor se da al realizar un esfuerzo físico, ya sea correr o simplemente limpiar el jardín de malas hierbas; y la inestable, que es cuando el dolor se da aún durante el reposo. La angina de pecho es una afección grave que requiere atención médica. Asimismo debe considerarse un aviso de que a lo mejor un infarto está acechando a la vuelta de la esquina. Es posible que la angina de pecho requiera un tratamiento con fármacos, entre otros con nitroglicerina para abrir los vasos sanguíneos durante los accesos dolorosos, así como con medicamentos para reducir el nivel de colesterol y la presión arterial. Sin embargo, algunos alimentos —entre ellos los siguientes— también pueden brindar ciertos beneficios.

Alimentos curativos para la angina de pecho

★★★**Pescado** El pescado, sobre todo el de aguas marinas frías, ofrece tantos beneficios para la salud del corazón que lo considero parte de mi farmacopea. Para la angina de pecho recomiendo consumir pescado por lo menos dos veces a la semana, porque se trata de una fuente excelente de la coenzima Q_{10} (CoQ_{10}). Esta sustancia química es un ingrediente importante de la receta que las células necesitan para producir energía. La mayor parte de la CoQ_{10} del cuerpo se encuentra en el corazón, donde actúa como un poderoso antioxidante y aumenta la energía. No obstante, la dieta estadounidense típica, con su alto contenido de grasas poliinsaturadas, puede provocar un nivel bajo de CoQ_{10}. Se ha observado en varios estudios que al tomarse suplementos de esta enzima los coágulos de sangre y el espesor o la viscosidad de la sangre llegan a disminuir, lo cual ayuda a reducir los ataques de angina de pecho. En un estudio que incluyó a 73 personas afectadas por una enfermedad grave del corazón sólo hubo un total de 9 ataques de angina de pecho dentro del grupo que tomaba 120 miligramos de CoQ_{10} al día, al contrario de los 28 ataques que ocurrieron entre quienes tomaban un placebo. No obstante, en mi opinión lo mejor es obtener los nutrientes a través de la alimentación y por eso le recomiendo que coma pescado.

También le sugiero que una de sus comidas de pescado sea de bacalao. El bacalao es barato, se consigue fácilmente y se trata de la mejor fuente del aminoácido L-carnitina después del bistec de res y la carne molida de res (cuyo consumo regular no puedo recomendar cuando se trata de la salud del corazón). Al igual que la CoQ$_{10}$, la carnitina es importante porque ayuda a las células —sobre todo a las del corazón— a producir energía. Al evaluar los efectos de la carnitina en las personas con angina de pecho, se ha observado en diversos estudios que incrementa la capacidad para hacer ejercicio sin sufrir un ataque de angina de pecho (un indicio de un mejor flujo de sangre al corazón), además de mejorar otros indicadores del funcionamiento del corazón.

★★**Aguacate** Además de contener una gran cantidad de grasas monoinsaturadas que son saludables para el corazón, el aguacate (palta) también es rico en el aminoácido L-argenina. Este compuesto facilita la acción del óxido nítrico, una molécula que permite la dilatación de los vasos sanguíneos. Cuando un grupo de investigadores les pidieron a 36 pacientes con angina de pecho que diariamente comieran dos barras energéticas altas en argenina o bien dos barras de placebo, observaron que quienes consumían las barras de argenina podían prolongar el tiempo que hacían ejercicio en una estera mecánica (caminadora) un 20 por ciento más, sin sufrir un ataque de angina de pecho, que quienes comían las barras de placebo. Los resultados de otros estudios indican que el rendimiento físico de las personas aumenta en un tercio al tomar suplementos de argenina. Tales mejorías, según afirman los investigadores, son aún más grandes que las observadas en estudios donde los pacientes tomaban medicamentos contra la angina, tales como ranolazina (*Ranexa*) y diltiazem (*Tiazac*).

Nota: muchos frutos secos y semillas son fuentes excelentes de argenina, entre ellos la semilla de girasol, la algarroba, la nuez de Cuba, la semilla de sandía, el cacahuate (maní), la semilla de sésamo (ajonjolí), la almendra y el coquito del Brasil (castaña de Pará).

OJO CON ESTOS ALIMENTOS

La cafeína del café estimula el corazón e incrementa la frecuencia cardíaca, lo cual aumenta la cantidad de sangre que el corazón tiene que bombear por todo el cuerpo. Esto a su vez puede sobrecargar las arterias, si están parcialmente tapadas, y así producir un ataque de angina de pecho. Diversos estudios han demostrado que el límite peligroso se rebasa al tomar más de cinco tazas al día, lo cual aumenta el riesgo de padecer una angina de pecho inestable o incluso un infarto.

Sea cariñoso con su corazón y vuélvase vegetariano

Tal vez aún no esté dispuesto a abandonar la carne por completo, pero de acuerdo con los estudios llevados a cabo por el Dr. Dean Ornish, cardiólogo y director del Instituto de Investigación sobre Medicina Preventiva de Sausalito, California, una dieta desprovista de alimentos de origen animal —con excepción de la leche descremada, la clara de huevo y el yogur bajo en grasa— alivia el dolor causado por la angina de pecho en unas cuantas semanas. Si usted ya se cansó de depender de los medicamentos le sugiero probar esta dieta por un mes. ¡No tiene nada qué perder excepto un poco de dolor!

★★**Mirtillo, zarzamora, arándano y cereza** Estas frutas contienen una gran cantidad de antocianinas, unos compuestos que ayudan a dilatar los vasos sanguíneos. Cualquier cosa que ayude a dilatar los vasos sanguíneos reduce el riesgo de sufrir un ataque de angina de pecho, porque la sangre fluye más fácilmente a través de vasos sanguíneos más anchos. Asimismo las antocianinas pueden contribuir a evitar los coágulos. Una evaluación de las antocianinas contenidas en la fruta, llevada a cabo en 1993, encontró la cantidad más grande en el mirtillo; le siguieron, en orden descendente, la zarzamora, la grosella negra, el arándano, la cereza, el arándano agrio y la frambuesa roja.

★**Zanahoria y nabo** Estas verduras, además del hinojo, el perejil, el apio y una hierba china de la que tal vez no haya oido hablar, la angélica (ajonjera), pertenecen a la familia de la zanahoria, una clase de verduras llenas de compuestos que simulan los efectos de los fármacos de prescripción conocidos como bloqueadores de los canales de calcio. Estos medicamentos —como el amlodipine (*Norvasc*), el diltiazem (*Cardizem*, *Dilacor* XR) y el nifedipine (*Adalat*, *Procardia*)— mantienen el calcio fuera del corazón o de las paredes de los vasos sanguíneos, lo cual a su vez evita que estos músculos se contraigan. Todo ello reduce la presión arterial, incrementa el flujo de la sangre y disminuye la probabilidad de un ataque de angina de pecho. En un estudio sobre la angélica, cuyo nombre chino es *dong quai*, 72 personas con angina de pecho tomaron o bien un brebaje de varias hierbas, entre ellas la angélica, el crisantemo, el alazor (cártamo), el regaliz (orozuz, amolillo) y el *shui zhi* seco, dos veces al día durante 4 semanas, o bien un fármaco contra la angina de pecho, el dinitrato de isosorbide (*Isordil*, *Sorbitrate*), tres veces al día durante 4 semanas. La angina de pecho desapareció completamente en el 94 por ciento de las personas que tomaron la mezcla herbaria, en comparación con el 86,1 por ciento de quienes tomaron el medicamento. En otros estudios, en este caso realizados con animales, se observó que un compuesto aislado de la angélica, la n-butilidenefta-lida, también relaja los vasos sanguíneos. Ya que probablemente no encontrará la angélica en su supermercado local, puede preparar un jugo o una sopa de zanaho-ria, perejil, hinojo y apio y tomárselo diariamente.

★**Cantaloup** Destacaré el melón bíblico al que llamamos cantaloup (melón chino), pero muchas frutas, al igual que una gran cantidad de verduras, pueden ayudar a prevenir los problemas cardíacos (y el cáncer). Puede comprar y disfrutar el melón entero, como lo hacemos aquí en la casa, o bien preparar un jugo con una licuadora (batidora) o un exprimidor de jugos (juguera). Por mi parte, prefiero la licuadora, porque los exprimidores de jugos tienden a desechar la fibra. El cantaloup contiene el compuesto adenosina, el cual se les da a las personas enfermas del corazón por su efecto anticoagulante y para prevenir los ataques de angina de pecho. Trate de tomar dos vasos de 8 onzas (240 ml) al día.

★**Piña** Esta fruta tropical ofrece un enorme depósito de bromelina, la cual tiene pro-piedades antiinflamatorias, anticoagulantes y diuréticas. Más de 400 artículos cientí-ficos, en su mayoría publicados en Alemania, dan fe de los usos medicinales de la bromelina, ¡los cuales abarcan desde el tratamiento de la sinusitis, los traumatismos de la cara y la cabeza y la inflamación e hinchazón postraumáticas hasta ayudar a reducir la hinchazón y el dolor causados por la extracción de dientes! Dentro del marco de un estudio realizado a principios de los años 70, una dosis diaria de brome-lina erradicó los síntomas de la angina de pecho en los participantes en cuestión de 4 a 90 días. El dolor no regresó hasta que dejaron de tomar el suplemento.

(*Nota*: si encuentra en este capítulo términos que no entiende o que jamás ha visto, favor de remitirse al glosario en la página 455).

Arrugas

CUANDO RECORRO MI HUERTO DE PLANTAS CURATIVAS, escondo mis arrugas debajo de un sombrero de ala ancha porque ya es demasiado tarde para prevenirlas. Debí haberme puesto ese sombrerote cuando era joven y adoraba el sol.

Al igual que la mayoría de los jóvenes, no me preocupaba entonces por las líneas de expresión ni las arrugas. Sólo me interesaba el presente, no el mañana. Ahora que estoy algo arrugado, a los 79 años de edad, no hago más que preocuparme, y más por el mañana que por el presente.

Rara vez prescribo algo, pero me siento seguro al hacerlo ahora: no se preocupe. Preocuparse es poco saludable. Busque alguna manera para aliviar el estrés. . . de lo contrario, sufrirá las consecuencias. El tiempo tiene una forma curiosa de alcanzarlo a uno. . . y las arrugas son una de las formas en que se manifiesta. Entre más se queja y se preocupa uno, más arrugado estará.

Son cuatro los factores que conspiran para trazar líneas y surcos en la piel conforme envejecemos. En primer lugar se hace más lento el proceso de renovación celular. No producimos células nuevas jóvenes con la misma rapidez que antes y las viejas se quedan por más tiempo. En segundo lugar, el cuerpo sufre el ataque de radicales libres —las moléculas inestables de oxígeno que se dan a causa de la contaminación, el estrés y el sol— y el resultado son irregularidades y descoloramiento a nivel celular. En tercer lugar, se hace más lenta la producción de colágeno por parte del cuerpo, una proteína que ayuda a mantener la piel tersa y elástica. Y, en cuarto lugar, la piel pierde humedad y se reseca.

Sé que son muchas cosas qué resolver. No obstante, antes de que arroje la toalla y su humectante también, anímese: existen ciertos nutrientes que ayudan a minimizar la apariencia —o incluso a prevenir— las arrugas, además de resaltar la belleza natural de la piel. A continuación le presento unos cuantos remedios alimenticios para que los pruebe. . . y créame, tampoco le haría daño ponerse un gran sombrero.

Alimentos curativos para las arrugas

★★★**Soya y sus derivados** En el Japón, unos investigadores llevaron a cabo un estudio doble ciego con control de placebo para determinar el efecto de la aglicona, una isoflavona de la soya, sobre la piel de mujeres de entre 35 y 45 años de edad.

Dividieron a 26 mujeres en dos grupos. Durante 12 semanas, las del primer grupo consumieron diariamente alimentos que contenían 40 miligramos de aglicona; y las del segundo grupo, alimentos desprovistos de efectos conocidos contra las arrugas. Al evaluar a lo largo del estudio las arrugas de las mujeres que ingerían la soya, los investigadores observaron una mejoría estadísticamente significativa en la elasticidad de su piel al cabo de 8 semanas y una mejoría en sus lineas de expresión finas al cabo de 12 semanas, en comparación con el grupo de control.

Es posible obtener las isoflavonas de la soya por medio de muchos alimentos derivados de la misma. Media taza de *miso* contiene, por ejemplo, 59 miligramos; 1 taza de leche de soya cuenta con 30 miligramos; y ½ taza de *edamame* hervido (frijoles de soya verdes aún en la vaina) brinda 12 miligramos.

Si las isoflavonas de la soya ayudan a evitar las arrugas, según sugiere el estudio, también lo deben de hacer la mayoría de las isoflavonas de cualquier tipo de frijol. De hecho, es posible obtener las isoflavonas "de la soya" a través de casi todos los tipos de frijol comestible. La soya es buena, pero no necesariamente mejor que los demás. Unos investigadores analizaron 75 variedades de frijol y descubrieron que muchos de ellos contienen las isoflavonas genisteína y/o daidzeína en cantidades más grandes que algunas variedades del frijol de soya. Otros frijoles excelentes para agregar a su dieta son el chícharo (guisante) amarillo partido, el frijol negro latinoamericano, el haba blanca pequeña, el frijol de *anasazi* y el frijol colorado. ¡De acuerdo con el estudio, todos ellos contienen más genisteína que el frijol de soya!

★★**Chocolate** Me esperaré a que usted termine de lanzar gritos de júbilo. Pues bien, es cierto: El chocolate no provoca acné e incluso es bueno para la piel. Si los radicales libres figuran entre los peores enemigos de la piel, entonces los antioxidantes —que combaten los daños celulares causados por aquellos— se encuentran entre sus mejores amigos. Y la cantidad mínima de 0,5 onza (14 g) de chocolate oscuro contiene más antioxidantes que un vaso de jugo de naranja (china).

★★**Granada** Algunos piensan que la fruta prohibida del Edén no era una manzana sino una granada. Hoy día ya no es prohibida pero la pregunta del millón es si nos promete un paraíso donde seremos libres de arrugas. Bueno, resulta que esta fruta contiene tres fitoquímicos que supuestamente tienen efectos antienvejecimiento: la apigenina, el ácido cafeico y la quercetina. Es cierto que muchas hierbas nos brindan estas mismas sustancias en cantidades mayores, pero la granada es la única que también cuenta con una gran cantidad de fitoestrógenos. Unas pruebas clínicas realizadas con un tipo de fitoestrógeno propio de la granada llegaron a la conclusión de que 7 meses de terapia de reemplazo hormonal le ayudan a la piel de varias formas: se observó una mejora medible en la elasticidad, la hidratación y el grosor de la piel. Los autores concluyeron: "Si bien combatir el envejecimiento de la piel no es una razón médica aprobada para aplicar un tratamiento hormonal a todo el organismo, sin dudas se observa un efecto positivo en la piel madura".

OJO CON ESTOS ALIMENTOS

Evite los alimentos que contienen harina y azúcar blancas. Una dieta alta en estos dos ingredientes puede provocar ciertas reacciones químicas entre las moléculas de la piel que agotan el colágeno y la vuelven menos elástica, dándole un aspecto mucho más viejo.

Francamente estoy convencido de que comer granada y ponérsela en la piel sirve contra las arrugas. Si yo quisiera preparar un *peeling* facial contra las arrugas, le agregaría limón, piña (ananá), rosela y tamarindo para complementar los compuestos estrogénicos de la granada, que suman más o menos una docena.

★★**Pescado** El pescado graso contiene unos ácidos grasos esenciales que se llaman ácidos grasos omega-3. Un grupo de investigadores de la Universidad de California en Davis descubrió que las propiedades antiinflamatorias de estos ácidos grasos omega-3 tal vez beneficien la piel, entre otras cosas, y ayuden a reducir la hinchazón.

Los ácidos grasos omega-3 son un componente integral de las membranas que rodean las células de la piel, así como un elemento clave de la capa lubricante que la mantiene elástica. El ácido eicosapentanoico del aceite de pescado es un inhibidor COX-2, incrementa el colágeno y las fibras elásticas y potencialmente incluso actúa contra el envejecimiento de la piel. Sin embargo, el cuerpo humano es incapaz de fabricar ácidos grasos omega-3, por lo que se tienen que obtener de la comida o por medio de suplementos alimenticios.

Los expertos recomiendan consumir algún pescado graso de aguas frías —como el salmón, la caballa (escombro, macarela) o el atún albacora— dos veces por semana.

★★**Pimiento rojo** Si se diera una vuelta por la sección de cosméticos de un almacén (tienda de departamentos), poniendo atención a evadir a todas las mujeres armadas de atomizadores de perfume, encontraría muchos productos que contienen vitamina C. Hay una buena razón para ello. El cuerpo necesita esta vitamina para producir colágeno, uno de los elementos esenciales de la piel sana. Diversas investigaciones han demostrado que cuando los animales de laboratorio consumen comida enriquecida con vitamina C, su piel se vuelve más resistente a las arrugas y el descoloramiento.

No obstante, antes de ir a servirse una vaso de jugo de naranja (china), tome en cuenta lo siguiente: una taza de pimiento (ají, pimiento morrón) rojo contiene más vitamina C que una taza de naranja. Para asegurar la salud de la piel, los expertos recomiendan consumir por lo menos 500 miligramos de vitamina C al día, y un pimiento rojo brinda casi 285 miligramos. Otras fuentes excelentes son el camu-camu, el melón amargo y la guayaba.

★★**Piña** Esta fruta tropical se conoce como símbolo de bienvenida, pero además de ser un obsequio excelente en este sentido ofrece propiedades maravillosas para el cuidado de la piel y de la salud en general. Es una buena fuente de alfa-hidroxiácidos (AHA), los cuales se utilizan en muchísimos productos para el cuidado de la piel.

Un grupo de investigadores de la tierra del sol naciente ha sugerido que los AHA ayudan a la capa exterior de la piel a desechar las células viejas y a producir nuevas, de modo que son útiles para rejuvenecer la piel dañada por el sol.

En un estudio, los participantes se untaron una crema líquida que contenía AHA en un brazo y una crema líquida placebo en el otro. Al cabo de unos 6 meses, el espesor de la piel del brazo que había sido tratado con AHA había aumentado en un 25 por ciento. Asimismo la piel era más elástica y contenía más colágeno. Por todo ello, los investigadores llegaron a la conclusión de que los AHA reducen de manera significativa los efectos del fotoenvejecimiento.

Si algún día decidiera hacer algo contra mis arrugas, empezaría por licuar la cáscara y el corazón de una piña (ananá) entera en mi licuadora (batidora) para luego untarme el puré en la cara y así ayudar a eliminar la capa superficial de células muertas de mi piel. Entonces subiría los pies y me relajaría unos 15 a 30 minutos con un buen libro antes de enjuagarme la cara.

Tenga presente que la piña les causa alergia a algunas personas. Si le sale comezón o sarpullido (ronchas) al probar este remedio, deje de usarlo inmediatamente.

¿No le gusta la piña? Otras fuentes buenas de ácido cítrico son el limón, el tamarindo y la grosella negra.

★★**Semilla de girasol** Ahora un dato algo irónico: ¡las semillas de una planta cuyo nombre hace referencia al sol pueden ayudar a proteger del mismo! La semilla de girasol es una de las mejores fuentes de vitamina E, la cual puede prevenir las arrugas además de proteger contra las enfermedades cardíacas, el resfriado (catarro), la gripe y el cáncer de piel. En Corea, un grupo de investigadores descubrió que la probabilidad de arrugarse disminuye en los ratones que consumen vitamina E (además de una mezcla de otros antioxidantes).

Si la semilla de girasol no le gusta podrá obtener una dosis saludable de vitamina E del alforjón (trigo sarraceno), la verdolaga, los granos de trigo y el maíz (elote, choclo).

★★**Té verde** Un grupo de investigadores de la Escuela de Medicina de Dartmouth observó que la piel de quienes toman té verde con regularidad sufre menos daños por el sol que la de las personas que no disfrutan este té. En su opinion tal efecto se debe a un poderoso antioxidante llamado galato de epigalocatequina.

Se trata de una noticia excelente para quienes toman té verde con regularidad, pero lo cierto es que yo prefiero reservar esta bebida para ocasiones sociales. Los expertos llegan a sugerir hasta cinco tazas de té verde al día como tratamiento para algunas afecciones, pero yo le recomendaría limitarse a tres, más por los efectos estresantes de esta bebida que por su poder antiarrugas.

★★**Tomate** Los alimentos rojos y anaranjados contienen una gran cantidad de dos carotenoides —el betacaroteno y el licopeno— que protegen la piel. De hecho, estos antioxidantes protegen las plantas contra la luz del Sol, y al consumir sus frutos usted gozará de la misma protección.

El betacaroteno y el licopeno se depositan en la capa exterior de la piel, donde sus efectos antioxidantes ayudan a reparar las células dañadas por la luz del Sol. En Alemania, un grupo de investigadores encontró que el consumo de alimentos ricos en carotenoides tal vez ayude a protegerse contra la radiación ultravioleta a lo largo de toda la vida. Si bien muchas frutas y verduras contienen betacaroteno o licopeno, el tomate (jitomate) es una fuente de ambos nutrientes.

Cuando era una bebita mi nieta Cena se ponía de color anaranjado con tan sólo comer un poco de *squash* o batata dulce (camote), y yo creía que debía tratarse de una de las fuentes más ricas en betacaroteno que existen. Ahora, más de una década después, al consultar mi banco de datos sobre fitoquímicos, averigüé que estas dos verduras de ninguna manera encabezan la lista de los alimentos que más betacaroteno nos ofrecen. Sin cambiar ningún otro factor, pienso que Cena se hubiera puesto más colorida todavía de haber consumido la misma cantidad de zanahoria, espinaca, berro o flor de capuchina; cualquiera de estas plantas contiene más betacaroteno que la batata dulce, la mayoría de los tipos de *squash* y la calabaza (calabaza de Castilla).

★★**Zanahoria** No lo molestaré con chistes acerca de cómo a Bugs Bunny no le han salido arrugas a pesar de tener más de setenta años de edad. Lo cierto es que la zanahoria nos brinda un alto contenido de betacaroteno, el precursor vegetal de la vitamina A, al igual que una gran cantidad de la vitamina misma, así que le ofrece protección doble contra las arrugas.

Unos investigadores de la Facultad de Medicina de la Universidad de Michigan llevaron a cabo un estudio para evaluar la mejoría en el aspecto de la piel avejentada al untarse con vitamina A. Treinta y siete personas de edad avanzada se untaron una crema líquida que contenía vitamina A tres veces a la semana siempre en el mismo brazo; y una crema líquida sin vitamina A en el otro brazo. Ni los investigadores ni los voluntarios sabían qué crema se untaban en cada brazo.

Al cabo de 24 semanas se observaron diferencias significativas en el arrugamiento de los dos brazos. En opinión de los investigadores, la vitamina A protege la piel contra lesiones y mejora su apariencia en general.

¿Quiere intentarlo en casa? Compre aceite de zanahoria, el cual contiene mucha vitamina A, y únteselo en la piel. Nunca he probado el aceite, pero sí he molido zanahorias en una licuadora (batidora) para untármelas en la cara como mascarilla. Si desea probar este método, lávese la cara después de 15 a 30 minutos.

★**Miel** En promedio la mujer empieza a notar arrugas en los labios a los 35 años de edad. No obstante, el consumo de miel tal vez sirva para mantenerlas a raya. La miel contiene unas azúcares naturales que tienden a adherirse a los labios, incrementan su capacidad para atraer y preservar la humedad y los mantienen con aspecto más joven por más tiempo. Goce los beneficios de dos remedios alimenticios a la vez y endulce su té verde con un poco de miel.

★**Manteca vegetal** Dice el folclore que el aceite de la marca *Crisco* es un humectante excelente para la piel. Únteselo en la cara todas las noches antes de acostarse.

(*Nota*: si encuentra en este capítulo términos que no entiende o que jamás ha visto, favor de remitirse al glosario en la página 455).

Directo del botiquín herbario

Un par de plantas de mi huerto de plantas medicinales ofrecen un poco de ayuda con esas malditas líneas de expresión que nos pueden salir.

Áloe vera (sábila, acíbar) He tenido buenas experiencias con un limpiador facial de alfa-hidroxiácidos, que me ha alisado las arrugas un poco. El primer ingrediente de la lista que viene en la etiqueta es el áloe.

Dicen que Cleopatra se daba un masaje facial diariamente con gel de áloe vera. Probablemente no tenga nada de malo intentarlo también. Simplemente abra una hoja y unte el gel sobre su piel todas las noches antes de acostarse.

Equinacia (equiseto, *Echinacea spp.*) De acuerdo con estudios recientes la protección que los antioxidantes brindan contra los daños que el sol ocasiona en el colágeno puede asimismo prevenir muy bien contra las quemaduras solares, lo cual a su vez protege contra las arrugas. Varios compuestos de la equinacia disminuyen la destrucción del colágeno.

Artritis reumatoidea

LA ARTRITIS REUMATOIDEA (AR) es un trastorno autoinmunitario incurable que lleva al sistema inmunitario a atacar los tejidos sanos de las articulaciones. Se trata de una aflicción común y las deformidades que causa pueden imposibilitar el movimiento si se deja sin tratar.

Si bien las manos son un blanco frecuente de la artritis reumatoidea —normalmente las dos al mismo tiempo—, también puede aparecer en muchas articulaciones más. Entre los síntomas más comunes figuran el dolor, la hinchazón, la inflamación y un rango limitado de movimiento en la articulación afectada. Asimismo puede provocar otros fenómenos, como fatiga, fiebre, pérdida de apetito, agrandamiento de las glándulas linfáticas, bultos debajo de la piel y rigidez muscular después de dormir o de un rato de inactividad.

De acuerdo con los cálculos más recientes, que se publicaron en una edición del 2008 de la revista médica *Arthritis and Rheumatism*, 1,3 millones de habitantes de los Estados Unidos sufren artritis reumatoidea. Esta cifra significa una disminución del total de aproximadamente 2,1 millones de casos registrados en 1995, y más o menos tres cuartos de los afectados son mujeres. No está muy claro a qué se debe la reducción, pero en parte puede ser porque los doctores están usando una definición más específica y restrictiva para identificar a las personas con esta enfermedad.

Una cosa sí está clara: la edad promedio a la cual suele hacerse el diagnóstico de artritis reumatoidea ha ido constantemente en aumento, lo cual indica que se está convirtiendo en una enfermedad propia de adultos mayores.

El tratamiento convencional ha mejorado en años recientes al difundirse el uso de los fármacos antirreumáticos modificadores de enfermedad, como el metotrexato, y los modificadores de la respuesta biológica, como el adalimumab (*Humira*), los cuales retardan los daños a los huesos y los cartílagos. No obstante, este tipo de fármacos llega a tener efectos secundarios graves y produce daños al hígado y toxicidad de la médula ósea, entre otras consecuencias.

Alimentos curativos para la artritis reumatoidea

Para ayudar a prevenir la artritis reumatoidea, yo empezaría por una dieta mediterránea, la cual es rica en frutas, verduras, pescado, aceite de oliva y una cantidad moderada de vino, pues todos estos alimentos contienen concentraciones muy altas de antioxidantes y de compuestos antiinflamatorios. Si ya sufre artritis reumatoidea y adopta esta dieta, es posible que al cabo de tan sólo 12 semanas note una disminución de hasta el 38 por ciento en el dolor, la rigidez y la debilidad de las manos, según un estudio del 2003 que se publicó en la revista médica *American Journal of Epidemiology*. A continuación le presento algunos de los beneficios que los elementos individuales de la dieta mediterránea le brindan, así como unas cuantas opciones curativas más.

★★★**Cúrcuma** Esta especia amarilla es uno de los ingredientes de un condimento muy utilizado en la cocina india, el cual se llama *curry*. Además, esta especia es una fuente muy buena de curcumina, un antioxidante poderoso que protege el cuerpo contra los daños ocasionados por los radicales libres. La curcumina contiene los analgésicos naturales conocidos como inhibidores COX-2, por lo que se convierte en una opción atractiva y libre de efectos secundarios ante los inhibidores COX-2 vendidos con receta, como el celecoxib (*Celebrex*). Asimismo reduce las inflamaciones al reducir los niveles de histaminas y posiblemente también por estimular la producción de cortisona, el analgésico natural del cuerpo, por parte de las glándulas adrenales. Hace poco dos de mis estudiantes cambiaron el *Celebrex* por curcumina o bien por apio al *curry* (vea mi receta para preparar "Apio Analgésico" en la página 320) y la decisión les ha dado buenos resultados.

En diversos estudios de la curcumina —hechos tanto con personas como con animales— se observó que este condimento puede reducir el dolor y la rigidez provocados por la artritis reumatoidea. En un estudio del 2006 que se publicó en la revista médica *Arthritis and Rheumatism*, unos investigadores de la Universidad de Arizona, basándose en un modelo animal de la enfermedad, demostraron cómo la cúrcuma (azafrán de las Indias) evita la artritis reumatoidea. El estudio demostró que un extracto de cúrcuma desprovista de aceites, el cual contenía los tres curcuminoides principales —parecido a los suplementos dietéticos de cúrcuma disponibles para la venta—, bloquea la proteína NF-KB, encargada de activar los genes productores de sustancias que dañan las articulaciones. Los resultados sugieren que el extracto funciona de la misma forma que los medicamentos que se están desarrollando para bloquear la NF-KB, pero es de suponer que con muchos menos efectos secundarios.

Ya que prefiero consumir alimentos enteros, muchas veces agrego cantidades abundantes de cúrcuma al arroz y otros platos; también sería posible añadir otros alimentos antiinflamatorios a la alimentación, como piña (ananá) o papaya (fruta bomba, lechosa). El Dr. Weil recomienda poner una cucharadita de cúrcuma en polvo a los caldos, los guisos (estofados) y otros platos. También se puede preparar té de cúrcuma.

Desafortunadamente es difícil obtener dosis medicinales de curcumina tan sólo a través de la alimentación. De acuerdo con los naturópatas, una dosis medicinal equivale a entre 250 y 500 miligramos de curcumina pura al día, tomada entre comidas, lo cual es lo mismo que 5 a 25 cucharaditas de cúrcuma en polvo al día. Se trata de una cantidad mucho mayor a lo que incluso un aficionado al *curry* como yo quisiera agregar a la comida. Recomiendo agregar la mayor cantidad posible de cúrcuma a la dieta para ayudar a prevenir el dolor y tomar suplementos de cúrcuma —estandarizada en un 90 al 95 por ciento de curcumina— para ayudar a aliviar los accesos agudos de dolor.

★★★**Pescado** El pescado de aguas frías —como la caballa (escombro, macarela) española, la trucha, el salmón, el atún aleta azul, el hipogloso y el gado— representa una fuente excelente de ácidos grasos omega-3 antiinflamatorios, de los que los más importantes son el ácido eicosapentaenoico y el ácido docosahexaenoico. El pescado de lata —como el salmón, el arenque, las sardinas y el atún *light* en trozos— también es bueno.

El pescado es una parte esencial de la dieta mediterránea, la cual restringe el consumo de proteínas animales inflamatorias, sobre todo de carnes rojas. Diversos estudios realizados tanto con personas como con animales demuestran que el pescado y el aceite de pescado ayudan a disminuir los niveles de citoquinas, unas proteínas que provocan inflamaciones y fomentan la hinchazón en las articulaciones, el dolor y las otras molestias que caracterizan a la artritis reumatoidea. Por ejemplo, una investigación danesa observó una disminución significativa en la rigidez matutina, la hinchazón de las articulaciones y el dolor en un grupo de personas afectadas por artritis reumatoidea que habían consumido una cantidad promedio de 4 onzas (112 gramos) de pescado todos los días a lo largo de 6 meses. Asimismo les fue posible reducir la dosis de los fármacos convencionales que estaban tomando contra la afección.

El Dr. Andrew Weil, professor de la Facultad de Medicina de la Universidad de Arizona en Tucson, les recomienda a las personas afectadas por artritis comer por lo menos tres raciones de pescado a la semana, además de tomar de 2 a 3 gramos de aceite de pescado diariamente en forma de suplementos.

Sin embargo, el pescado no es la única fuente buena de ácidos grasos omega-3. También es posible obtenerlos en grandes cantidades a través de algunas productos de origen vegetal, como el aceite de *canola*, la semilla de lino (linaza), las verduras de hojas color verde oscuro y la nuez.

★★**Aceite de oliva** Los beneficios cardiovasculares del accite de oliva, con su gran carga de grasa monoinsaturada saludable, han quedado bien establecidos, pero también puede ayudar a prevenir e incluso a tratar la artritis reumatoidea. En un estudio que se publicó en la revista médica *American Journal of Clinical Nutrition*, un grupo de investigadores griegos analizó la alimentación de 145 pacientes con artritis reumatoidea y de 188 participantes sanos de control. Resultó que el riesgo de padecer artritis reumatoidea aumentaba 2,5 veces en las personas que habían consumido la menor cantidad de aceite de oliva extra virgen a lo largo de sus vidas, en comparación con quienes lo habían consumido más. Este tipo de aceite se prepara con el primer prensado de las aceitunas perfectamente maduras, por lo que tiene el sabor más rico de todos los aceites de oliva. De acuerdo con diversos estudios, es posible que resulte particularmente útil para prevenir la artritis reumatoidea porque contiene una cantidad más grande tanto de grasa monoinsaturada, la cual reduce las inflamaciones, como de polifenoles, que combaten las enfermedades. Si ya padece artritis reumatoidea, sería buena idea adoptar el aceite de oliva como su fuente principal de grasa. Algunos estudios han demostrado que los efectos antiinflamatorios del aceite de oliva extra virgen —en cantidades tan pequeñas como 2 cucharaditas al día— llegan a rivalizar con los del ibuprofeno.

★★**Chile** El chile contiene una sustancia resinosa y acre conocida como capsaicina y es el número uno entre mis analgésicos personales. Cuando la capsaicina se aplica de manera tópica, agota temporalmente la sustancia P, una sustancia química en los nervios que trasmite la sensación de dolor. Sin ella, las señales del dolor ya no se envían. Docenas de estudios han demostrado que la capsaicina puede aliviar muchas condiciones dolorosas por algún tiempo, entre ellas la artritis reumatoidea.

Es posible comprar una crema comercial tópica que contiene entre un 0,025 y un 0,075 por ciento de capsaicina (*capsaicin*) y aplicarla a las articulaciones artríticas tres o cuatro veces al día. También puede hacer lo que con frecuencia se practica fuera de los Estados Unidos: comprar un chile, aplastarlo y aplicarlo directamente a las articulaciones hinchadas. Otra posibilidad es mezclar un chile machacado con una crema neutra para el cutis. Ambas opciones le permitirán ahorrar dinero. Un chile fresco cuesta unos cuantos centavos, mientras que un producto comercial de capsaicina como el de la marca *Zostrix* cuesta hasta $16.

Independientemente de la opción que elija, es posible que la capsaicina le provoque ardor las primeras veces que la aplique, pero por lo común la sensación disminuye conforme se repiten las aplicaciones. Sólo asegúrese de lavarse las manos muy bien después de habérsela puesto. Si la capsaicina se le llega a meter a los ojos, la nariz o la boca, el dolor puede ser casi tan fuerte que el de las articulaciones artríticas.

Si bien lo mejor es usar la capsaicina de manera tópica, tal vez también le dé buenos resultados agregar más chiles y salsas picantes con chile a su alimentación. Otra opción es tomar una tintura de pimienta de Cayena (0,3 a 1 mililitro) tres veces al día. Asimismo puede preparar una infusión mezclando ½ a 1 cucharadita (2,5 a 5 gramos) de pimienta de Cayena en polvo con 1 taza de agua hirviendo, dejarla reposar 10 minutos y tomar 1 cucharadita de este líquido mezclado con agua tres o cuatro veces al día.

★★**Frutas y verduras** En un estudio del 2005 publicado por la revista médica *American Journal of Clinical Nutrition*, un grupo de investigadores de la Universidad de Manchester del Reino Unido presentaron datos según los cuales un consumo deficiente de vitamina C y de un pigmento llamado beta criptoxantina —presentes en las frutas y las verduras de color subido— puede incrementar el riesgo de padecer artritis reumatoidea. Al comparar a 88 pacientes a quienes se les había diagnosticado la artritis inflamatoria recientemente con 176 personas sin artritis, encontraron que los pacientes con artritis consumían un 40 por ciento menos beta criptoxantina, en promedio. Al establecer tres rangos de personas en cuanto al consumo de beta criptoxantina —los que consumían más, los que consumían menos y

"Calmante Picante"

He recibido varias reacciones favorables a mi recomendación del *curry* como alternativa para los inhibidores COX-2 vendidos con receta (vea el capítulo sobre la osteoartritis en la página 315). La siguiente me gustó particularmente.

Estimado Dr. Duke:

Sus libros me han brindado tantos beneficios que me gustaría hacerle conocer la bebida picante que inventé como una forma sabrosa de incluir una cantidad suficiente de cúrcuma en mi dieta para tratar mis dedos artríticos. Le adjudico a esta bebida el mérito de haber enderezado dos dedos de mi mano derecha, que parecían destinados a permanecer doblados y retorcidos para siempre. No sólo se enderezaron y se volvieron flexibles, sino que las articulaciones ya no están hinchadas ni dolorosas. ¡Qué gusto!

He aquí la receta del lector para hacer "Calmante Picante" (usted puede ajustar las proporciones de los ingredientes al gusto): agregue a 1 taza de agua caliente un poco de pimienta negra recién molida, ¼ cucharadita de comino, ½ cucharadita de chile en polvo, 1 cucharadita de cúrcuma y un buen chorro de *catsup*. Disfrute la bebida caliente a sorbos, revolviéndola de vez en cuando.

los de en medio—, observaron que el riesgo de desarrollar artritis inflamatoria se reducía a la mitad en quienes más beta criptoxantina consumían, en comparación con los que ingerían menos.

Entre las mejores fuentes de beta criptoxantina figuran la uva verde, el brócoli, las habichuelas verdes (ejotes), el apio, las coles (repollitos) de Bruselas, el pepino, la lechuga, el cebollín (cebolla de cambray) y el *butternut squash*.

Los resultados de este estudio también confirmaron un descubrimiento que los mismos investigadores habían hecho previamente: una dieta que incluye poca fruta —sobre todo fruta rica en vitamina C como la naranja (china) y la toronja (pomelo)— puede triplicar el riesgo de desarrollar artritis inflamatoria. Por lo tanto, tal vez usted quiera incrementar su consumo de las frutas y las verduras mencionadas arriba o bien beber por lo menos un vaso de 8 onzas (240 ml) de jugo de naranja al día para hacer subir sus niveles de beta criptoxantina.

★★**Té verde** La artritis reumatoidea es mucho menos frecuente en los países donde el té verde forma parte de la vida diaria —sobre todo en Asia— que en los Estados

La alimentación occidental típica —con sus cantidades elevadas de carnes rojas y reducidas de frutas, verduras y pescado— puede aumentar el riesgo de desarrollar la artritis reumatoidea, según unos estudios llevados a cabo recientemente por la Universidad de Manchester del Reino Unido.

En un estudio realizado en el 2004 que se publicó en la revista médica *Arthritis and Rheumatism*, los investigadores compararon los hábitos alimenticios de un grupo de pacientes con artritis inflamatoria con los de personas sanas sin enfermedad alguna. Descubrieron que el riesgo de desarrollar artritis reumatoidea aumenta al doble en las personas que consumen la mayor cantidad de hamburguesas, bistec y otras carnes rojas. Es posible que esto se deba al hecho de que la carne roja contiene grandes cantidades de colágeno, un componente importante de los tejidos de las articulaciones. En las personas susceptibles de desarrollar la artritis reumatoidea, esta circunstancia puede tener como consecuencia la sensibilización al colágeno, es decir, que el sistema inmunitario puede comenzar a atacar el colágeno como si se tratara de un enemigo que invadió el cuerpo con la intención de causar una enfermedad.

Por lo tanto, si hay antecedentes de artritis reumatoidea en su familia —o si usted ya la padece—, le recomiendo mucho que reduzca su consumo de carne roja.

Asimismo me cuidaría del café. De acuerdo con algunos estudios, la probabilidad de que resulten positivas los análisis sanguíneos del factor reumatoideo, un indicador de artritis reumatoidea, aumentan al doble en las personas que toman cuatro tazas o más de café al día. La probabilidad de obtener resultados positivos en esta prueba aumenta 15 veces en las personas que toman 11 o más tazas al día. Otras investigaciones sugieren que los riesgos relacionados con el café son aún mayores en las personas que toman café descafeinado que en quienes lo prefieren con cafeína.

Unidos, lo cual indica que tomar este té de manera regular ayuda a prevenirla. Además, estudios recientes de laboratorio y con animales han demostrado que el té verde —una fuente abundante de catequinas antiinflamatorias— de hecho puede ayudar a retardar la degeneración del cartílago y reducir la inflamación crónica en las personas que ya sufren la enfermedad.

Si yo corriera riesgo de desarrollar artritis reumatoidea —o ya la tuviera— tomaría una cantidad de té verde equivalente a la que se utilizó en el estudio: cuatro tazas diarias.

★★**Vino** Las personas que se alimentan con una dieta de tipo mediterráneo con frecuencia toman una cantidad moderada de vino, sobre todo a la hora de la comida. En particular les gusta el vino tinto, el cual contiene cantidades muy grandes de compuestos antiinflamatorios como la quercetina, el resveratrol y las saponinas. En vista de que estos compuestos ayudan a reducir los niveles de colesterol, evitan que las lipoproteínas dañinas de baja densidad se adhieran a las paredes de las arterias y reducen el riesgo de coagulación de la sangre, el vino tinto parece ser la razón más importante por la que la dieta mediterránea reduce el riesgo de sufrir enfermedades cardíacas.

Sin embargo, todas las bebidas alcohólicas, no sólo el vino, parecen ayudar a proteger contra la artritis reumatoidea, según las investigaciones que se presentaron en Barcelona, España, dentro del marco del EULAR 2007, el Congreso Anual de la Liga Europea contra el Reumatismo. Al analizar a 1.204 pacientes con artritis reumatoidea y a 871 participantes sanos de control, un grupo de investigadores suecos encontró, por ejemplo, que el riesgo de desarrollar artritis reumatoidea se reduce en un 50 por ciento en quienes toman tres o más tragos a la semana (un trago se definía como 4 onzas/120 ml de vino, 12 onzas/360 ml de cerveza o 1 onza/30 ml de alcohol fuerte), en comparación con quienes no toman nada de alcohol. Tomar 10 tragos a las semana brinda aún más protección.

Un estudio con animales que se realizó en el 2006 y que se publicó en la revista médica *Proceedings of the National Academy of Sciences* también demostró que el consumo de alcohol —en cantidades demasiado bajas para producir toxicidad hepática— evita que los ratones desarrollen la artritis inducida por colágeno, un modelo animal de la artritis reumatoidea.

Tales investigaciones indican que el consumo moderado de alcohol —no más de un trago al día en el caso de las mujeres y no más de dos tragos diarios en el de los hombres— puede ayudar a aliviar los síntomas de la artritis reumatoidea.

★**Kiwi y frutas emparentadas** Un grupo de científicos en Corea estudió los efectos que el jugo de kiwi y otros jugos de fruta tienen en las concentraciones de antioxidantes en la sangre. Es conocido el vínculo que existe entre un nivel bajo de antioxidantes y muchos trastornos diferentes, entre ellos la artritis reumatoidea. En su estudio, que se publicó en una edición del 2005 de la revista médica *Journal of Medicinal Food*, los investigadores midieron los efectos de nueve jugos diferentes —de kiwi, manzana, naranja (china), uva, melocotón (durazno), ciruela, melón, sandía y pera— en los niveles de radicales libres en el torrente sanguíneo de un grupo pequeño de hombres. A excepción del de pera, todos los jugos resultaron tener efectos antioxidantes potentes.

(*Nota*: si encuentra en este capítulo términos que no entiende o que jamás ha visto, favor de remitirse al glosario en la página 455).

Directo del botiquín herbario

Si tuviera artritis reumatoidea probaría la boswelia, la cual se extrae de la resina gomosa que exude un árbol ramoso nativo de las regiones cerriles secas de la India. Este extracto contiene ácidos boswélicos antiinflamatorios, de los que los más activos son los terpenoides. Sus efectos son semejantes, al parecer, a los de los fármacos antiinflamatorios no esteroideos, pero no produce los mismos efectos secundarios que estos, como irritación estomacal y sangrado gastrointestinal.

Muchos médicos les recomiendan a sus pacientes con artritis tomar extractos estandarizados que contengan entre un 37,5 y un 65 por ciento de ácidos boswélicos. La dosis común son 150 miligramos de ácido boswélico tres veces al día durante 8 a 12 semanas. Por lo tanto, si compra un extracto con un 37,5 por ciento de ácidos boswélicos, tiene que tomar 400 miligramos de extracto tres veces al día a fin de observar un efecto benéfico.

Asma

VEINTE MILLONES DE ESTADOUNIDENSES no pueden dar por hecho el simple acto de respirar. Padecen asma. Viven acompañados por una tos crónica, falta de aire, respiración sibilante, opresión en el pecho y el temor constante a sufrir una crisis.

El asma causa una inflamación en los bronquios, los conductos a los pulmones, dificultando la respiración. A causa de la inflamación los bronquios se recubren de una gruesa capa de moco y la respiración se dificulta aún más.

Asimismo a causa de la inflamación, las vías respiratorias se vuelven más sensibles a factores irritantes y a alérgenos como el polvillo desprendido por la piel de los animales, los ácaros del polvo, el polen, el moho, el humo de cigarrillos, la contaminación atmosférica en interiores y al aire libre, las sustancias químicas industriales e incluso olores intensos. Todo ello puede desencadenar un ataque de asma. Lo mismo sucede con las alergias relacionadas con la fiebre del heno, porque un tipo de proteína llamado histamina, el cual causa los síntomas alérgicos, también interviene en el asma. Otros factores desencadenantes son el ejercicio, las infecciones respiratorias, la aspirina, los sulfitos de los alimentos y el estrés.

Al sufrir un ataque, las vías respiratorias se estrechan y se reduce la cantidad de aire que llega a los pulmones. Si el ataque es severo es posible que los órganos dejen de recibir el oxígeno que requieren, lo cual puede producir la muerte. El asma causa unas 5.000 muertes al año en los Estados Unidos.

Es cada vez mayor el número de niños que deben convivir con el asma. En los Estados Unidos, nueve millones de niños menores de 18 años padecen esta enfermedad; su número ha aumentado mucho desde 1980. Los médicos no saben por qué la enfermedad se ha vuelto más común, pero yo pienso que se debe al incremento en la contaminación química atmosférica, así como a la tendencia a ingerir cada vez menos alimentos naturales.

Es importante tomar los medicamentos recetados por el médico, pero también resulta útil analizar los alimentos que se consumen y hacer las modificaciones necesarias en la alimentación. La naturaleza ha enriquecido nuestros alimentos con muchos compuestos curativos. Algunos de ellos, como los minerales, provienen del suelo; otros los fabrican nuestras amigas verdes, las plantas. Cuando puedo escoger prefiero estas sustancias químicas verdes creadas por la naturaleza —a las que llamo "fármacos verdes"— por encima de los productos hechos por el hombre que salen de una caja, muchas veces con una etiqueta negra como advertencia especial (aunque en muchos casos no lo suficientemente negra, en mi opinión).

A continuación veremos cómo usted puede controlar el asma haciendo una selección cuidadosa de los alimentos curativos que la naturaleza le brinda.

Alimentos curativos para el asma

Antes que nada una advertencia: el asma puede poner en peligro la vida, así que si su médico le ha recomendado un tratamiento en particular, sígalo. Muchos médicos recetan el uso de inhaladores que contienen unos fármacos llamados broncodilatadores, los cuales —como lo indica su nombre— dilatan los bronquios. Algunos también recomiendan unos medicamentos potentes parecidos a las hormonas, los llamados corticosteroides, para reducir la inflamación. No obstante, usted haría bien en buscar a un médico general abierto de miras que también estuviera enterado de las alternativas verdes.

Existe un fármaco vendido con receta que sería preferible evitar, de ser posible: el salmeterol (*Serevent*, *Advair*). Se toma a través de un inhalador. La Dra. Shelly R. Salpeter y sus colegas llevaron a cabo un metaanálisis de 19 pruebas clínicas con grupos seleccionados al azar y control de placebo que abarcaron a más de 33.000 personas con asma. Descubrieron que, si bien el salmeterol ayuda a mejorar el asma en algunas personas, de hecho puede empeorar los síntomas e incluso poner en peligro la vida de otras. En opinión de algunos investigadores es posible que este fármaco tenga la culpa de unas 4.000 de las 5.000 muertes que el asma causa cada año en los Estados Unidos. La conclusión lógica del estudio de Salpeter parece ser que el salmeterol posiblemente mata a más gente que el asma dejado sin tratar.

Si bien otros medicamentos tal vez no conlleven un riesgo tan grande, no carecen de todo peligro. Siempre es aconsejable buscar formas naturales más seguras para controlar el asma. De hecho, usted verá que algunos alimentos son excelentes para reducir la inflamación, dilatar los bronquios y facilitar que usted respire hondo el aire fresco. He aquí algunos que vale la pena probar.

★★★Cítricos, fresas, brócoli y otros alimentos ricos en vitamina C La vitamina C impide la liberación de la histamina, una sustancia química en el cuerpo que provoca respiración sibilante y hace llorar los ojos y gotear la nariz. Por eso este nutriente es fabuloso para las personas con asma.

Diversos estudios han observado que el consumo de vitamina C (además de vitamina A y carotenoides) afecta la severidad de los síntomas del asma. En el año 2004, unos investigadores estudiaron a más de 4.000 niños y descubrieron que la probabilidad de un diagnóstico de asma aumenta en los pequeños que tienen un nivel más bajo de vitamina C en el cuerpo.

Otro estudio que se realizó con adolescentes en el 2007 encontró que la probabilidad de desarrollar problemas respiratorios como el asma aumentaba en quienes ingerían la menor cantidad de antioxidantes como la vitamina C.

Los alimentos ricos en vitamina C también contienen flavonoides, los cuales impiden la liberación de la histamina. Por eso recomiendo consumir batata dulce (camote), brócoli, *butternut squash*, cantaloup (melón chino), coles (repollitos) de Bruselas, fresa, kiwi, naranja (china), papaya (fruta bomba, lechosa), pimiento (ají, pimiento morrón) —sobre todo el rojo—, tomate (jitomate) y toronja (pomelo). El camu-camu, una fruta del Amazonas, contiene más vitamina C que cualquier otro alimento. No se consigue fácilmente en los Estados Unidos, pero a lo mejor esto cambiará algún día.

★★★**Café, té y otras fuentes de cafeína** Desde la lejana década de 1830, las personas con asma han recurrido al café fuerte y al té no herbario para aliviar sus síntomas. En fechas más recientes, unos médicos compararon los efectos de la cafeína y la teofilina (un broncodilatador utilizado en inhaladores que se da de manera natural en las mismas plantas que la cafeína) y encontraron que la cafeína funciona igual de bien o incluso mejor que el medicamento cuando se trata de reducir los síntomas del asma.

Al estudiar los resultados de la Segunda Encuesta Nacional de Salud y Análisis de la Nutrición, los investigadores observaron que en los adultos mayores de 30 años que bebían café regularmente los síntomas de asma se reducían en un 29 por ciento en comparación con quienes no lo tomaban. De hecho, el café, el té no herbario, la gaseosa con cafeína, el cacao y el chocolate oscuro contienen teofilina y también teobromina, otro compuesto antiasmático.

Si usted no tiene su inhalador a la mano y siente cerca un ataque asmático, algunos expertos recomiendan tomar dos o tres tazas de café. El café contiene la mayor cantidad de cafeína de todas las bebidas mencionadas (aproximadamente 100 miligramos por taza), mientras que 12 onzas (360 ml) de gaseosa, una taza de té no herbario o una taza de cacao brindan aproximadamente 50 miligramos. El chocolate contiene aún menos: $1\frac{1}{2}$ onzas (42 g) de chocolate ofrecen un poco menos que una lata de refresco. No obstante, es importante tener presente siempre que la cafeína puede producir insomnio y ponerlo nervioso, así que no querrá exagerar su consumo.

Tal como señalé, el asma puede poner en peligro la vida, así que le recomiendo seguir los consejos de su médico con respecto al tratamiento farmacéutico para su asma y aprovechar la cafeína para complementar este tratamiento.

★★★**Cebolla, ajo y puerro** El Dr. Walter Dorsch de la Universidad Johannes Gutenberg de Maguncia, Alemania, identificó unos compuestos de la cebolla y el jugo de cebolla que ayudan a reducir las inflamaciones. Descubrió que los tiosulfinatos y los cepaenos (llamados así por la segunda parte del nombre científico de la cebolla, *Allium cepa*) tienen propiedades antiinflamatorias y antiasmáticas. La cebolla también es muy rica en quercetina, otro compuesto antiinflamatorio. Es posible que la fuente más abundante —y más barata— de este nutriente de la que disponemos sea la piel de la cebolla.

De hecho, la gente ha utilizado la cebolla y el ajo para tratar el asma desde hace siglos. En su libro *Otzar Hachayim* ("El tesoro de la vida"), el rabino Jacobo

De la misma forma en que existen alimentos que ayudan a respirar con mayor facilidad, los que enumero a continuación empeoran los síntomas del asma.

Sal. En los Estados Unidos consumimos varias veces la ración de sal que nos toca. Según el Centro de las Ciencias en Beneficio del Interés Público, los habitantes de los Estados Unidos solemos consumir 4.000 miligramos de sodio al día, pero los expertos recomiendan la mitad de esta cantidad: de 1.500 a 2.400 miligramos. Reducir el consumo de sodio vale la pena cuando se padece asma. Los científicos han observado que seguir una dieta baja en sodio durante 2 a 5 semanas mejora el rendimiento pulmonar y disminuye los síntomas del asma. Es más, un par de semanas con un régimen alimenticio bajo en sodio basta para reducir la constricción de los bronquios, según indican los datos.

La clave para reducir el consumo de sodio está en evitar los alimentos procesados. Sólo el 11 por ciento del sodio que se ingiere en los Estados Unidos se agrega en la mesa o la cocina; un impresionante 77 por ciento proviene de alimentos procesados como los productos para merienda, las verduras y las sopas de lata, las carnes frías tipo fiambre, los alimentos congelados e incluso el pan. Es posible mantenerse dentro de los límites recomendados arriba si se consumen frutas y verduras frescas, se utilizan hierbas y especias frescas en lugar de condimentos con sal y se da la prefe-

Zahalon escribió en 1683 que el ajo y la cebolla tienen efectos benéficos para el asma y para neutralizar los venenos.

Agregue cebolla y ajo a sus ensaladas, sopas, salsas de tomate (jitomate), *chili* o guisos (estofados), o simplemente frote una rebanada de pan tostado con un diente de ajo.

★★★*Wasabi* **y otros alimentos condimentados** Los alimentos condimentados ayudan a respirar mejor cuando se tiene asma, según declara Richard N. Firshein, DO, director médico del Centro Firshein para Medicina Integral en la ciudad de Nueva York. La lista incluye el chile, el rábano picante y platos condimentados como el *chili*.

rencia al pan y al consomé de sodio reducido. Y que no se nos olvide la comida que se sirve en los restaurantes: cargadísima de sodio. Es una buena razón para comer en casa.

Leche, huevo, cacahuate (maní), frutos secos de árbol, soya, trigo, pescado y mariscos. A algunas personas estos alimentos les producen reacciones alérgicas, lo cual puede desencadenar un ataque de asma, según la Academia Estadounidense de Alergias, Asma e Inmunología de Milwaukee. Si usted nota que sus síntomas empeoran después de comer estos alimentos, sería buena idea tomar nota de ello y tratar de evitarlos en el futuro.

Aceite de girasol, maíz o alazor (cártamo). Estos aceites contienen ácidos grasos omega-6, los cuales promueven la inflamación que conduce a la constricción de las vías respiratorias. Sería buena idea evitarlos y utilizar, en cambio, aceite de oliva o de *canola*.

Alimentos que desencadenan el reflujo ácido. Muchas personas que padecen asma también sufren la enfermedad por el reflujo gastroesofágico (ERGE). Los accesos frecuentes de acidez (agruras, acedía) pueden dañar los pulmones y empeorar el asma, así que trate de evitar los alimentos que desencadenan los síntomas del ERGE, como productos ácidos o fritos y salsas pesadas.

Si usted es un aficionado a los alimentos sumamente picantes, pruebe el *wasabi*, el equivalente japonés del rábano picante. Algunas investigaciones han demostrado que puede aliviar alergias como la del fiebre del heno, lo cual probablemente signifique que también sirve contra el asma. Lo encontrará en la sección de alimentos internacionales de su supermercado (colmado); cómalo con galletas o una salsita para acompañar el *sushi*.

★★**Cáscara de cítricos** Los cítricos ofrecen más que una pulpa repleta de vitaminas. Sus cáscaras contienen limoneno, una sustancia química que ayuda a reducir los ataques de asma, sobre todo los desencadenados por la contaminación atmosférica. Es posible que los efectos del limoneno se deban a que esta sustancia satura las células de los pulmones y así las protege contra el ozono. El investigador Ehud Keinan, PhD, del Instituto Israel de Tecnología, realizó algunos experimentos con ratas; según observó, las que inhalaban limoneno gozaban de protección considerable contra la obstrucción de los bronquios.

Para exprimir la cáscara de un cítrico, doble un trozo entre los dedos. Una vez dobladas, algunas cáscaras emiten inmediatamente una nubecita de compuestos aromáticos que contienen limoneno. Inhale el aroma con cuidado y fíjese si percibe algún beneficio. También es bueno comer la cáscara, pero asegúrese de lavarla muy bien primero, para eliminar todo rastro de pesticidas.

Otra opción: ralle la cáscara del limón, la naranja (china) y la toronja (pomelo) y agréguela a sus platos fritos y revueltos al estilo asiático, la masa del pan o de un pastel (bizcocho, torta, *cake*), los aliños (aderezos) para ensalada y el arroz. Y unte su pan con mermelada de cítricos. Además de ayudarle contra el asma, es posible que el limoneno ayude a prevenir el cáncer de mama, colon y próstata.

Ya que el limoneno también se absorbe a través de la piel, puede agregar cáscaras machacadas de cítricos al agua de su bañadera (bañera, tina).

Si bien no se han hecho pruebas clínicas de los efectos que la inhalación de cítricos tiene en el ser humano (y dudo que las vaya a haber), apuesto a que la cáscara de los cítricos obtendría una buena calificación en comparación con los fármacos, además de resultar más barata y probablemente más segura.

★★**Alimentos bajos en grasa** Los alimentos saludables bajos en grasa, como la fruta y las verduras frescas, pueden ayudar a controlar los síntomas del asma porque ayudan a controlar el peso. Un grupo de científicos encuestó a más de 3.000 personas con asma y encontró que en los obesos la probabilidad de padecer síntomas severos y persistentes aumenta; toman una mayor cantidad de fármacos para controlar esos síntomas y faltan al trabajo con mayor frecuencia que las personas que tienen asma pero mantienen un peso sano.

★★**Salmón y otros pescados grasos** Si sus síntomas de asma se agudizan después de hacer ejercicio, es posible que los ácidos grasos omega-3 del pescado graso de aguas frías le brinden alivio. Estos ácidos grasos ayudan a reducir la inflamación en los pulmones y reducen los daños a los tejidos tras un ataque de asma.

En un estudio que abarcó a 20 atletas de primer nivel (de los cuales la mitad solía padecer síntomas de asma después de hacer ejercicio; y la mitad, no), un grupo de investigadores realizaron una selección al azar para asignar a los participantes una dieta complementada ya sea con cápsulas de aceite de pescado o con un placebo que contenía aceite de oliva. Los atletas observaron estas dietas por 3 semanas, descansaron por una semana y luego volvieron a tomar los suplementos durante 3 semanas más. Resultó que los atletas que por lo común padecían asma después de haber hecho ejercicio y que estaban tomando los suplementos de aceite de pescado experimentaron una mejoría del 80 por ciento en sus síntomas.

Los suplementos de ácidos grasos omega-3 de estos atletas contenían ácido eicosapentanoico y ácido docosahexaenoico, dos tipos de ácidos grasos que se encuentran en cantidades abundantes en el salmón, la caballa (escombro, macarela), el arenque, el atún y la sardina.

★**Coquito del Brasil (castaña de Pará)** Los médicos creen que la falta de selenio puede provocar asma crónica. Este oligomineral produce enzimas antioxidantes, lo cual significa que ayuda a evitar la formación de los radicales libres que dañan el cuerpo y pueden provocar síntomas de asma. Al revisar diversas pruebas clínicas en las que se había analizado la posibilidad de tratar los síntomas del asma con suplementos de selenio, un grupo de investigadores descubrió que estos al parecer sí sirven contra la afección. El selenio se encuentra en el coquito del Brasil —un coquito de tamaño mediano contiene 70 microgramos de selenio—, en pescados como el atún y el bacalao y en la carne magra (baja en grasa) de res.

★**Cereal, plátano amarillo, papa y otras fuentes de vitamina B$_6$** La insuficiencia de vitamina B$_6$ está relacionada con un nivel más alto de inflamación y algunos medicamentos para el asma pueden agotar las reservas de este nutriente. El Valor Diario (o *DV* por sus siglas en inglés) de la vitamina es de tan sólo 2 miligramos, así que puede asegurarse de incluir una cantidad suficiente de alimentos ricos en vitamina B$_6$ en su alimentación con simplemente disfrutar un poco de cereal enriquecido o avena por la mañana; comer un plátano amarillo (guineo, banana) a la hora de la merienda; espolvorear su ensalada con garbanzos o semillas de girasol o acompañar la pechuga de pollo, el lomo de cerdo o el rosbif con una papa al horno. Todos estos alimentos contienen vitamina B$_6$. En vista de que el exceso de vitamina B$_6$ puede dañar los nervios, no le recomiendo tomar un suplemento a menos que su médico se lo haya preescrito.

★**Hipogloso, frijol de soya, espinaca y otros alimentos ricos en magnesio** Las personas que tienen asma con frecuencia padecen un nivel bajo de magnesio y diversos estudios indican que aumentar el consumo de este mineral puede mejorar el funcionamiento pulmonar. El magnesio se encuentra en el hipogloso, el frijol de soya, la espinaca, la avena, el cereal, la papa, los frutos secos y la crema de cacahuate (maní). No obstante, si los frutos secos intensifican sus síntomas de asma, asegúrese de evitarlos.

★**Miel** De acuerdo con algunas personas, agregar miel al té, la leche y otros alimentos —o incluso inhalar su aroma solamente— puede ayudar a mejorar los síntomas del asma. La miel es uno de los remedios más populares de la medicina complementaria y alternativa utilizada por los padres de hijos asmáticos en Turquía, según un estudio que se publicó en la revista médica *Annals of Allergy, Asthma, and Immunology*. Es posible agregar ajo a la miel como parte del tratamiento, y yo incluso experimentaría al añadir un poco de ralladura de limón a la miel.

★**Alimentos mediterráneos** Los niños que viven en la isla griega de Creta rara vez sufren reacciones alérgicas como el asma, así que unos investigadores se propusieron averiguar si la causa tal vez se encontraba en su dieta mediterránea. Analizaron a 690 niños entre los 7 y los 18 años de edad. La encuesta reveló que el 80 por ciento de estos niños comían fruta fresca y el 68 por ciento ingerían verduras frescas por lo menos dos veces al día. Indagaciones posteriores revelaron una conexión estrecha entre la cantidad de uvas, naranjas (chinas), manzanas, frutos secos y tomates (jitomates) —todo fresco y de cultivos locales— que consumían los niños y el grado hasta el cual los afectaban los síntomas de asma y las alergias nasales.

Otro estudio indica que las mujeres embarazadas que observan una dieta mediterránea durante el embarazo tal vez les hereden a sus hijos el don de una salud buena a largo plazo. Un grupo de investigadores hizo un seguimiento de la salud de 460 niños en una isla española desde su nacimiento hasta los 6 años y medio de edad. La probabilidad de padecer respiración sibilante y síntomas de alergias disminuía en aquellos cuyas madres habían ingerido una dieta mediterránea de alta calidad durante el embarazo.

★**Perejil** En el Perú se tiene la costumbre de preparar un jugo de perejil, calentarlo y agregarlo a leche con miel para aliviar el asma y otras afecciones. Usted podría agregar perejil a sus *omelettes*, ensaladas, salsas, *tabbouleh*, salsas para espaguetis y sopas.

★**Vegetales de hoja con mucha vitamina E** Varios estudios han hallado una conexión entre la ingesta de vitamina E y el asma. La vitamina E le ayuda al cuerpo a liberar unas sustancias químicas que relajan los músculos de los pulmones y dilatan las vías respiratorias. Los médicos también creen que combate los radicales libres producidos por la contaminación atmosférica.

En un estudio realizado por la Facultad de Salud Pública de la Universidad Harvard en el que participaron más de 77.000 mujeres, las que consumían la mayor cantidad de vitamina E a través de la alimentación enfrentaban el menor riesgo de padecer asma. No obstante, hay que mencionar un punto importante: los investigadores no tomaron en cuenta la vitamina E que existe en los frutos secos, los cuales llegan a causarles una reacción alérgica a muchas personas con asma.

En otro estudio, unos investigadores interrogaron a más de 68.000 mujeres francesas acerca de su alimentación y descubrieron que el menor índice de asma se encontraba entre las que consumían más vegetales de hoja, zanahorias y tomates (jitomates).

El hecho de que en todos estos estudios la vitamina E proviniera de alimentos en lugar de suplementos resulta clave en relación con el asma y las alergias. En un experimento realizado con ratas, los investigadores observaron que el gama-tocoferol, la forma de la vitamina que está presente en los alimentos, aliviaba el asma y las alergias de manera más efectiva que el alfa-tocoferol, la forma que se encuentra en los suplementos.

Los vegetales de hoja como la espinaca están repletos de vitamina E. También el germen de trigo. Espolvoréelo sobre la avena, las ensaladas, el yogur o el helado o bien úselo para empanar (empanizar) el pescado o el pollo. También es posible sustituir ½ taza de harina por germen de trigo al preparar *muffins*, pan o panqueques.

(*Nota*: si encuentra en este capítulo términos que no entiende o que jamás ha visto, favor de remitirse al glosario en la página 455).

 Directo del botiquín herbario

Las hojas de la planta del *ginkgo* (*Ginkgo biloba*) se han utilizado en el continente asiático desde hace miles de años para tratar el asma, las alergias, la bronquitis y la tos. Hoy en día los investigadores han descubierto que esta tradición curativa oriental posiblemente vaya por buen camino. Dentro del marco de un estudio reciente llevado a cabo por investigadores chinos, 75 personas con asma ingirieron ya sea un esteroide solo o un esteroide más un extracto de *ginkgo*. La inflamación se redujo más, en proporciones significativas, en quienes tomaban el extracto también, en comparación con quienes sólo tomaban el esteroide.

Recomiendo tomar esta hierba de acuerdo con las indicaciones del envase en forma de un extracto en proporción del 50 y 1 (es decir, 50 libras/27,7 kilos de hojas se utilizaron para producir 1 libra/450 g de extracto). No tome más de 60 a 240 miligramos de extracto estandarizado al día, porque puede producir diarrea, irritabilidad y agitación en cantidades mayores.

Boca reseca

EN OPINION DE ALGUNAS PERSONAS, padecer boca reseca es un problema de salud parecido al de tener "dos pies izquierdos" o "tener poco seso": un modismo, no un mal verdadero. Sin embargo, la xerostomía —el término médico por "boca reseca"— es una afección auténtica que puede tener consecuencias graves.

Además de la sensación de resequedad, la xerostomía puede producir saliva espesa o viscosa, labios resecos, mal aliento, dolor de garganta y úlceras en las comisuras de la boca. La boca reseca puede afectar el sentido del gusto, ya que no se cuenta con la saliva necesaria para masticar y procesar los alimentos a fondo. Y, lo que es más grave aún, la boca reseca puede incrementar la placa dental y las caries, así como provocar enfermedad periodontal.

En un día común, un adulto sano produce aproximadamente 3 pintas (1,419 l) de saliva, pero conforme envejecemos la productividad de las glándulas salivales empieza a disminuir y la percepción de la sed se modifica, de modo que ya no estamos tan conscientes de la necesidad de líquidos que tiene el cuerpo. Aparte de este proceso de resecamiento natural, uno de los efectos secundarios de muchos medicamentos —sobre todo de los antihistamínicos, los fármacos para reducir la presión arterial y los tratamientos para la depresión y la ansiedad— es el de resecar la boca. La quimioterapia y los daños nerviosos también pueden resecar la boca, así como conductas controlables como roncar, respirar a través de la boca y fumar.

Según la causa específica de la boca reseca en cada caso, se puede buscar diferentes formas de alivio: consultar a un médico con respecto a los ronquidos, a fin de respirar fácilmente por la noche y no a través de la boca; dejar de fumar (lo cual a la vez sirve para mejorar otros muchos aspectos de la salud); pedirle al médico cambiar un fármaco por otro o ajustar la dosis del medicamento que se esté tomando.

Existen varios medicamentos cuya intención es estimular la producción de saliva, pero en lugar de recurrir a ellos vamos a ver qué más se puede hacer. Masticar chicle (goma de mascar) o chupar caramelos son formas obvias de estimular la producción de saliva, pero debe optar por productos sin azúcar, pues de otra manera esta medida resultará contraproducente: ¡produciría más saliva para eliminar las

OJO CON ESTOS ALIMENTOS

Se supone que los hombres no debemos consumir más de dos copas de vino si queremos disfrutar de buena salud. El alcohol deshidrata muchísimo: tres copas bastan para resecarme la boca.

bacterias y al mismo tiempo recubriría sus dientes con azúcar, alimentando y multiplicándolas! Tal vez quiera pensar en colocar un humidificador en su recámara (dormitorio) por la noche para incrementar la humedad del ambiente.

Alimentos curativos para la boca reseca

★★★**Agua y otras bebidas sin edulcorante** Aunque se trate de la solución alimentaria más evidente para la boca reseca, pensé mencionarla de todas formas. Lleve una botella de agua a todas partes y mantenga un vaso con agua al lado de su silla o cama para poderla tomar en todo momento. Tenerla al alcance de la mano sin duda lo animará a tomar más. Al igual que en el caso del chicle y los caramelos, opte por bebidas que no contengan azúcar.

Si soporta lo frío, quizá quiera chupar unos cubos de hielo; al liberar el agua lentamente estimularán sus glándulas salivales.

★★**Queso de pasta dura** Según verá más adelante en este capítulo, recomiendo el pudín (budín) y las salsas en lugar de alimentos pegajosos o gomosos. Por lo tanto, tal vez se asombre al encontrar el queso de pasta dura en esta lista de sugerencias alimenticias.

Aquí, pues, una breve explicación: la saliva tiene, por lo común, un nivel de pH de entre 6,5 y 7,4; en vista de que el agua —la sustancia más neutra del mundo— tiene un pH de 7, se ve que la saliva fluctúa entre ligeramente ácida y un poco alcalina. Cuando la xerostomía reduce la cantidad de saliva que se produce, el nivel de pH de la boca baja, lo cual crea un ambiente más ácido e incrementa la probabilidad de desarrollar caries dental, es decir, de que el esmalte de los dientes se destruya a nivel microbiano.

Parece mentira, pero un estudio publicado por la revista médica *American Journal of Dentistry* analizó el efecto de los quesos de pasta dura sobre la producción salival de un grupo de pacientes sometidos a radioterapia, una de las causas potenciales de la xerostomía. Se descubrió que el esmalte volvía a endurecerse más en aquellos que comían queso que en las personas que seguían un tratamiento artificial para estimular la producción de saliva. De hecho, el esmalte de los consumidores de queso se endureció casi al mismo grado de los participantes en el estudio que no se encontraban sometidos a radioterapia.

★**Chile** Incluí el chile aquí, en lugar de la pimienta de cayena, ya que, hablando estrictamente, el chile contiene más capsaicina que el pimiento (ají, pimiento morrón). Además, entre más picante el chile, más capsaicina contiene. Si bien parece ilógico tratar la boca reseca con chile, la capsaicina estimula la producción salival, al igual que otras exudaciones acuosas, la lacrimación y la sudoración.

★**Pudín, yogur, salsas de frutas y helado** Por si le hacía falta la advertencia, no vaya a mezclar estos productos en un solo plato, pues de otra manera su estómago se pondrá muy mal. Todos ellos contienen un alto porcentaje de líquidos, lo cual debería hacerlos más fáciles de consumir que alimentos secos como las galletas, las papitas fritas, la *granola* y los frutos secos. Sin embargo, no utilice esta recomendación como pretexto para llenarse de helado.

★**Salsas tipo *gravy* o de otras, consomés o caldos y aliños** Siguiendo la misma línea que con el consejo anterior, todo lo que incremente la cantidad de líquidos que consuma a la hora de la comida le resultará útil. En lugar de comer pollo preparado de otra manera, por ejemplo, puede optar por un caldo de pollo, lo cual agregará el caldo a su alimentación. Hierva unas bayas para crear un glaseado de frutas para ponerle a un trozo de carne de cerdo. Evite los aliños (aderezos) y las salsas tipo *gravy* con mucha grasa, así como las salsas que contengan azúcar, para disfrutar los beneficios del líquido adicional sin agregar otras complicaciones a su alimentación.

(*Nota*: si encuentra en este capítulo términos que no entiende o que jamás ha visto, favor de remitirse al glosario en la página 455).

Bronquitis

Sɪ ᴜsᴛᴇᴅ ᴘᴀᴅᴇᴄᴇ ᴜɴ ʀᴇsғʀɪᴀᴅᴏ (ᴄᴀᴛᴀʀʀᴏ) ᴏ ɢʀɪᴘᴇ y desarrolla una tos que produce flemas (lo que los médicos llaman una tos purulenta), es posible que haya contraído bronquitis. La bronquitis provoca respiración sibilante, dificultades para respirar, dolor en el pecho y la garganta y fatiga. También es posible que le dé fiebre, escalofríos, dolor muscular y congestión nasal.

A más de 12.000 de personas les da bronquitis cada año en los Estados Unidos. Puede ocurrir a cualquier edad, pero afecta más a los niños. Resulta dos veces más frecuente en los niños menores de 5 años que a cualquier otra edad.

En los adultos, fumar y la exposición a gases tóxicos, polvo o contaminación crean condiciones de riesgo para sufrir la bronquitis crónica, que se define como una tos casi diaria durante por lo menos 3 meses del año, dos años seguidos. Tanto fumar como la contaminación producen inflamación y engrosamiento en los bronquios.

No obstante, existe un malentendido con respecto al patógeno que causa la bronquitis. Frecuentemente se les echa la culpa a las bacterias, pero cada vez estoy más convencido de que otros patógenos, tales como los hongos y los virus, tienen que ver con cualquier "itis" o inflamación. A menos que se esté completamente seguro de la identidad del patógeno culpable, no es posible determinar qué antibiótico sea el mejor, en caso de requerirlo siquiera.

De hecho no ha sido posible probar en investigaciones científicas que los antibióticos sirvan contra la bronquitis aguda. Los Centros para el Control y la Prevención de las Enfermedades recomiendan evitar su uso en la mayoría de los casos. Sin embargo, los médicos se los siguen recetando al 80 por ciento de los pacientes con bronquitis, tanto a adultos como a niños.

Yo le sugiero evitar los antibióticos a menos que su médico afirme que se trata de lo indicado para el patógeno específico que provocó su bronquitis. Si su caso es viral, un antibiótico no le servirá de nada. Asimismo le recomiendo cargar sus armas alimenticias y herbarias con una amplia gama de fitoquímicos que sirvan para acosar a los enemigos que causaron su bronquitis y posiblemente también para reforzar su sistema inmunitario.

OJO CON ESTOS ALIMENTOS

La bronquitis ataca cuando el sistema inmunitario ya se encuentra débil a causa de un resfriado (catarro) o una gripe, así que cuide su salud lo más posible —incluso estando enfermo— para evitar el problema. Esto incluye evitar o disminuir el consumo de ciertos alimentos, como los que indico a continuación.

Alimentos altos en grasa y en azúcar. Cuando come papas a la francesa en lugar de una ensalada y toma gaseosa en lugar de un jugo de naranja (china) repleto de vitamina C, se está perdiendo los nutrientes y los fitoquímicos que le hacen falta de estos alimentos que refuerzan el sistema inmunitario. Guarde los alimentos bajos en nutrientes para darse un gusto ocasional cuando esté mejor de salud y sólo coma los que le ofrezcan la mayor protección posible contra la bronquitis.

Productos lácteos. La leche y otros productos lácteos pueden incrementar la cantidad de mocos en las vías respiratorias, así que tal vez prefiera evitarlos cuando tiene bronquitis.

La mayoría de los alimentos y las hierbas culinarias que usted encontrará en este capítulo pertenecen a la categoría que llamo la de los "antisépticos de amplio espectro", los cuales contienen compuestos antibacterianos, antifúngicos y antivíricos y pueden ayudar a dominar a la mayoría de los patógenos que llegan a causar bronquitis. En el caso de las infecciones virales de las vías respiratorias superiores, las plantas medicinales son el mejor tratamiento médico que existe.

Alimentos curativos para la bronquitis

★★★**Ajo y cebolla** Cuando se trata de bronquitis, el ajo es mi antiséptico favorito de amplio espectro para reforzar el sistema inmunitario. El bulbo del ajo, con su olor y sabor muy fuertes, contiene sustancias químicas antivíricas y antibacterianas, además de todo un listado de compuestos que combaten la bronquitis. Los judíos de Yemen utilizaban la cebolla, por el contrario, para tratar las enfermedades respiratorias: la machacaban y la mezclaban con leche agria de cabra y azúcar cristalizada para luego bebérsela.

Aún necesitamos que se lleven a cabo estudios clínicos bien diseñados con sujetos humanos en torno al efecto que el ajo tiene sobre las enfermedades respiratorias, pero las investigaciones preliminares sugieren que ayuda a disminuir la severidad de las infecciones de las vías respiratorias superiores. En un estudio realizado con ratones, los investigadores descubrieron que el extracto del ajo inhíbe a un microorganismo resistente a los antibióticos que se llama *Pseudomonas aeruginosa*, el cual provoca infecciones pulmonares crónicas en las personas que padecen fibrosis quística. Sospecho que otros muchos patógenos resistentes a los antibióticos basados en una sola sustancia química responderán de manera favorable al ajo, que contiene muchas sustancias químicas, sobre todo cuando se trata de personas que gozan de un sistema inmunitario sano en general.

Una vez ingerido el ajo, libera unas sustancias químicas que se trasladan a los pulmones y los protegen contra las inflamaciones. Por eso el aliento huele a ajo cuando se come *hummus* o cualquier otro alimento con un fuerte sabor a ajo. (Por cierto, puede arreglar el problema masticando unas ramas de perejil). Cuando tengo un problema profundamente arraigado de los bronquios, empiezo a expulsar las flemas al poco tiempo de haber ingerido ajo crudo o incluso cápsulas de ajo.

★★★**Bayas de saúco** El vino, el jugo o la mermelada preparados con estas bayas brindan compuestos antivíricos y refuerzan el sistema inmunitario de cualquiera que padezca tos o un resfriado, gripe, alergias o fiebre.

En diversos estudios se ha observado que un extracto de baya de saúco llamado *Sambucol* resulta eficaz para estimular el sistema inmunitario, a causa de los flavonoides y las antocianinas que contiene, pues ambas sustancias tienen efectos antiinflamatorios. Investigaciones recientes incluso sugieren que el *Sambucol* tal vez sea igual de eficaz que el fármaco zanamivir (*Relenza*), el cual se vende con receta.

Estoy seguro de que todos los vinos que realmente se preparan con la baya de saúco deben contener, en gran parte, los mismos ingredientes que el *Sambucol*. Este extracto es la única formulación que ha demostrado su eficacia en pruebas clínicas, ya que aún no se someten a estudio la mermelada, el jugo ni el vino de baya de saúco. Sin embargo, yo confío primero en el alimento y luego en el extracto, porque nuestro cuerpo ha evolucionado para responder a lo que hallamos en la naturaleza.

Si usted está tomando un medicamento contra un resfriado desde luego no debería de tomar vino, pero yo preferiría tomar el camino contrario y olvidarme del fármaco para mejor tomar el vino de baya de saúco, a la vez que reforzaría mi sistema inmunitario a través de la alimentación.

★★★**Guayaba** Esta fruta dulce del Caribe está repleta de vitamina C, por lo cual puede resultarle muy útil para ayudar a superar un caso de bronquitis. En diversos estudios se ha demostrado que la vitamina C, tomada en forma de suplemento, ayuda contra las alergias, el asma, las infecciones respiratorias, la congestión nasal y el lagrimeo de los ojos.

En un estudio, los investigadores dieron a 57 pacientes mayores hospitalizados a causa de bronquitis y de pulmonía bronquial un tratamiento diario con suplementos que contenían ya sea 200 miligramos de vitamina C o un placebo. Al cabo de 4 semanas observaron una mejoría importante en el funcionamiento respiratorio de los pacientes que estaban ingiriendo la vitamina C.

Una guayaba de tamaño mediano brinda 165 miligramos de vitamina C. Desde luego el consumo de cítricos como la naranja (china), la toronja (pomelo) y la mandarina también incrementa la cantidad de vitamina C en la alimentación. Incluso ½ taza de pimiento (ají o pimiento morrón) rojo picado o una papaya (fruta bomba, lechosa) mediana sirven para añadir 95 miligramos a la suma total del día.

Siempre debe tener presente la meta de incorporar frutas y verduras frescas a sus comidas a lo largo del día, pero no le haría daño tomar también entre 500 y 1.000 miligramos de vitamina C por medio de suplementos, en opinión de Richard N. Firshein, DO, director médico del Centro Firshein para la Medicina Integral en la ciudad de Nueva York.

★★★**Tomillo** La Comisión E alemana una institución gubernamental que evalúa la seguridad y la eficacia de las hierbas medicinales ha aprobado el tomillo para tratar la bronquitis y otras afecciones de las vías respiratorias superiores. Esta hierba culinaria estimula el sistema inmunitario, funciona como antiséptico y ayuda a eliminar el moco del tracto respiratorio. Mi amiga Martha Libster, RN, enfermera y autora de una guía herbaria, señala que los primeros medicamentos de patente para problemas respiratorios como la bronquitis, la laringitis, el dolor de garganta y la tos ferina contenían tomillo.

Para la bronquitis y el dolor de garganta recomiendo hacer gárgaras con una decocción de tomillo. Para preparar una decocción o té de alguna hierba hay que ponerla en agua y hervirla a borbotones o bien a fuego lento durante 10 a 20 minutos, a fin de que suelte sus fitoquímicos medicinales. Puede agregar cardamomo, canela, menta (hierbabuena) o una barra de regaliz (orozuz) al té de tomillo, pero el tomillo por sí mismo contiene más de una docena de compuestos antisépticos diferentes, por lo que también puede considerarse un antiséptico de amplio espectro.

★★**Berro** Esta verdura pertenece a la familia de las crucíferas o mostaza y fue aprobado como tratamiento para las infecciones respiratorias por la Comisión E alemana. Agregue las hojas a sus ensaladas verdes, ensaladas con pasta, platos sofritos al estilo asiático, sándwiches (emparedados) o sopas.

★★**Camu-camu** Tal vez sea difícil de encontrar, pero esta fruta amazónica del tamaño de una uva contiene aún más vitamina C que la guayaba. Unas cuantas de estas frutitas deliciosas le brindarán 500 miligramos de vitamina C, y ½ taza cuenta con unos 2.000 miligramos. Acabo de regresar del Amazonas, donde les presenté el maravilloso camu-camu a 40 ecoturistas norteamericanos, entre ellos a enfermeras, farmacéuticos y médicos.

★★**Cereal de salvado** El salvado de avena y el cereal de salvado ayudan a curar la bronquitis porque contienen una buena cantidad de magnesio. Cuando los niveles de magnesio andan bajos aumenta el riesgo de contraer enfermedades respiratorias como la bronquitis. En un estudio llevado a cabo en los años 90, los investigadores interrogaron a 2.633 adultos del Reino Unido acerca de sus hábitos dietéticos a fin de establecer cuánto magnesio obtenían a través de la alimentación. Los que consumían más magnesio disfrutaban un mejor funcionamiento pulmonar y habían padecido menos problemas de respiración sibilante durante el año anterior. Algunos naturópatas recomiendan tomar entre 300 y 600 miligramos de magnesio al día para prevenir los problemas respiratorios.

Media taza de cereal de salvado al 100 por ciento contiene 93 miligramos de magnesio, y la misma cantidad de salvado de avena seco ofrece 96 miligramos. Otra opción es el arroz integral, pues 1 taza de arroz cocido brinda 86 miligramos de magnesio. Sería una buena idea comer estos cereales enteros además de otras fuentes de magnesio, como la almendra, la avellana, el cacahuate (maní), la espinaca y el quimbombó (guingambó, calalú), a lo largo del día.

Otras fuentes buenas de magnesio son la verdolaga, la habichuela verde (ejote), la semilla de amapola, el frijol (habichuela) de caritas, el regaliz (la raíz, no las golosinas negras o rojas hechas de éste), la lechuga y la ortiga. También puede recurrir al frijol de soya, los frutos secos, el pescado, los productos lácteos y las carnes magras (bajas en grasa). Mejor aún, prepare una "Magnesopa" con algunos de estos ingredientes —o con todos— para beneficiarse de una buena cantidad de magnesio.

★★**Especias diversas** Al buscar alimentos que sirvieran contra la bronquitis en mi base de datos, armé una lista que parece una enciclopedia de las especias, además de unas cuantas hierbas y alimentos. El anís y la manzanilla hacen acto de aparición en ella, al igual que el ajo, el albaricoque (chabacano, damasco), la alcaravea, el anís estrella, la canela, el cardamomo, la cebolla, el diente de león, el eneldo, el eucalipto, la fárfara (tusílago), el *galangal* (jengibre rojo), la grama, el hinojo, el llantén menor, el mastranzo (mentastro), el nasturcio, el rábano, el rábano picante y el saúco. Para combatir la bronquitis es recomendable planear los menús en torno al mayor número posible de estos alimentos.

★★**Especias picantes: chile, rábano picante, jengibre, mostaza y pimiento de cayena** El Dr. Irwin Ziment de la Facultad de Medicina de UCLA recomienda las especias picantes como las pimientas roja y negra, el jengibre, el rábano picante y la mostaza como tratamiento rutinario para el asma, la bronquitis y otros problemas respiratorios crónicos.

Es probable que el uso de alimentos condimentados con este fin haya formado parte de la antigua tradición maya; algunos mayas incluso le ponían chile a su bebida caliente de chocolate. El chile dilata los vasos sanguíneos y ayuda a aliviar la congestión crónica, mientras que otros alimentos picantes irritan las membranas

"Sopa de Crucíferas para la Tos"

Cualquier persona que tenga bronquitis, tos, un resfriado (catarro), gripe o sinusitis debería probar la "Sopa de Crucíferas para la Tos", según la llamo, la cual se basa en las verduras llamadas crucíferas. Las crucíferas incluyen a todos los miembros de la familia del repollo (col) o la mostaza, como por ejemplo la berza (bretón, posarno), el berro y sus primos, el brócoli, la col rizada, el nabo, el repollo y el colinabo (un repollo con forma de nabo). Los compuestos picantes del repollo y las verduras de hojas de la familia de las mostazas tienen propiedades antisépticas y tienden a abrir los senos nasales. Combine estas verduras, además de rábano picante, *wasabi* o ajo, para ayudar a aliviar la tos. Entre más picante, mejor.

"Estallido de Mostaza"

Para la bronquitis, la pulmonía y otras afecciones respiratorias me gusta preparar un aliño (aderezo) para ensaladas que se llama "Estallido de Mostaza". Con un mortero (molcajete), exprimidor de jugos (juguera) o molinillo de café, muela 1 onza (28 g) de semilla de mostaza (mostaza pura, mixta blanca, negra o con ajo) y agregue una cantidad suficiente de vinagre para mantenerla casi líquida. Añada una pizca de rábano picante molido y/o *wasabi*, seguida por 5 a 10 gotas de jugo de limón. Para ajustar la textura y el sabor, agregue una cantidad suficiente de harina de maíz para espesar la mezcla. Si le gustaría incrementar las cualidades medicinales del aliño (aunque es posible que se pierda el sabor), agregue una pizca de tomillo y/o un poco de ajo fresco finamente picado. (Tenga presente que estos ingredientes pueden golpear con fuerza y producir una sensación de ardor en la boca; puede hacerlos menos picantes agregando más harina de maíz). Una vez que se haya comido su ensalada mastique una barra de regaliz (orozuz, amolillo) —no una golosina hecha de anís— para agregar otro superalimento a su arsenal contra la bronquitis.

mucosas de la nariz y la garganta y los hacen expulsar una secreción acuosa, lo cual ayuda a liberar los mocos a través de la tos o al sonarse la nariz.

El Dr. Ziment recomienda comer un chile diario a la hora de las comidas. Además de aliviar la bronquitis puede ayudar a aliviar los resfriados (catarros), la tos y la fiebre del heno. Un caldo de pollo con chile es un descongestionante sabroso.

Al igual que el ajo, el chile parece inducir la expectoración; de hecho, la capsaicina, la sustancia a la que se debe el picante, se ha utilizado en experimentos para inducir una reacción parecida a la tos en modelos animales y en personas. Me sorprende que la capsaicina aún no se haya declarado oficialmente como expectorante, pero los chiles contienen por lo menos cinco fitoquímicos expectorantes aparte de ella.

★★**Menta** Hace más de un milenio, se recomendaba tomar menta acuática (un pariente cercano de la menta común) para tratar los problemas pulmonares que producen flemas. En fechas más recientes, unos científicos alemanes empezaron a recomendar el mentol o el aceite de menta (hierbabuena) para combatir las alergias, la faringitis, la difteria o garrotillo, la laringitis, la sinusitis y la bronquitis. Descubrieron que un ungüento nasal de alcanfor, aceite de eucalipto y mentol ayuda a mejorar la congestión nasal. Asimismo afirmaron que hervir anís, manzanilla o menta en una olla a fuego lento y luego inhalar el vapor puede servir, al igual que poner unas gotas de aceite de menta en un pañuelo o una almohada e inhalar varias veces.

También se obtienen beneficios de tomar té de menta; de comer caramelos, mermelada y salsas de menta; y de masticar chicle (goma de mascar) de menta.

(*Nota*: si encuentra en este capítulo términos que no entiende o que jamás ha visto, favor de remitirse al glosario en la página 455).

Directo del botiquín herbario

Muchas de las hierbas conocidas por su poder contra la bronquitis contienen compuestos que funcionan como antisépticos, alivian la tos, dilatan las vías respiratorias y ayudan a sacar las flemas del tracto respiratorio.

De hecho, los fármacos creados para tratar la bronquitis funcionan de la misma manera que estas hierbas. De acuerdo con la Dra. Linda B. White, profesora adjunta del Colegio Estatal Metropolitano de Denver, los medicamentos que tratan la bronquitis hacen las mismas tres cosas que las hierbas: suprimen la tos (son antitusígenos), sacan las flemas del tracto respiratorio (son expectorantes) y dilatan las vías respiratorias en los pulmones (son broncodilatadores).

Puede probar las siguientes hierbas.

Anís (*Pimpinella anisum*) Si usted padece bronquitis y sinusitis, las hierbas picantes como el anís pueden ayudar a destaparle los senos nasales. Yo disfruto la semilla y las hojas del anís en forma de té, agregados a la sopa (sólo en pequeñas cantidades) y en licores. Cada preparado brinda proporciones distintas de muchos componentes antibronquíticos biológicamente activos.

Borraja (*Borago officinalis*) En un estudio que involucró a un grupo de pacientes con síndrome agudo de dificultad respiratoria que estaban siendo tratados en una unidad de cuidados intensivos de la Clínica Mayo, la probabilidad de supervivencia se incrementó en un 35 por ciento en las 150 personas a quienes se les dio aceite de semilla de borraja, aceite de pescado, proteínas, carbohidratos y antioxidantes a través de un tubo en la nariz. En opinión de los investigadores, los efectos benéficos se debieron al ácido gama-linolénico del aceite. El aceite cuenta con la concentración más alta de ácido gama-linolénico disponible en fuentes naturales. También lo contienen el aceite de prímula (primavera) nocturna y el aceite de semilla de grosella negra.

Enula campana (ala, hierba del moro, astabaca, *Inula helenium*) La enula campana está bien dotada de compuestos antivíricos, antibacterianos y expectorantes. Gazmend Skenderi, autor de una guía herbaria, recomienda utilizar la raíz para preparar un té que sirve contra el asma, la bronquitis, los resfriados (catarros) y la tos. No obstante, la asesora certificada en lactancia y enfermera Sheila Humphrey, RN, autora de una guía herbaria para madres lactantes, le da una calificación baja a esta hierba en cuanto a su seguridad de uso durante la lactancia, ya que con frecuencia se le adjudican propiedades alergénicas.

Manzanilla (*Matricaria recutita*) Una taza de té de manzanilla guarda un arsenal de compuestos que pueden ayudar contra la bronquitis. La manzanilla representa una buena fuente de apigenina, un inhibidor COX-2 (analgésico) herbario. La manzanilla que viene de Roma y de Hungría contiene una cantidad particularmente abundante de sustancias benéficas, según un grupo de científicos franceses que compararon estas manzanillas con otras incluidas en la base de datos del Departamento de Agricultura de los Estados Unidos. Un cuarto de galón (946 ml) de té ofrece efectos antiinflamatorios significativos.

También puede beneficiarse de inhalar el aroma de la flor de manzanilla al hervir el agua y verterla sobre las flores. Tenga cuidado de no acercarse demasiado, para no escaldarse.

Regaliz (orozuz, amolillo, *Glycyrrhiza glabra*) El regaliz sacó la calificación más alta en la búsqueda de alimentos antibronquíticos que realicé en la base de datos. Su uso tradicional data de muchos años atrás y las pruebas de laboratorio han confirmado su eficacia. Teofrasto, el llamado —padre de la botánica— que vivió de 373 a 287 a.C., sugirió usar el regaliz contra el asma, la bronquitis y la tos. Yo le adjudico el primer lugar (junto con el ajo) como tratamiento para la bronquitis y otras afecciones pulmonares.

El regaliz puede conseguirse como hierba estandarizada y agregarse como edulcorante a los tés aromáticos que menciono en este capítulo. Sin embargo, también tiene sus desventajas. Cuando se consume durante mucho tiempo puede producir dolores de cabeza, letargo, retención de sodio y de líquidos, pérdida de potasio y presión arterial alta. No debe tomarse de manera regular por más de 6 semanas. Evítelo por completo si está embarazada o amamantando, si padece una enfermedad severa del hígado, los riñones o el corazón o si tiene la presión arterial alta. Si toma un diurético también debe pasar por alto este remedio.

Bursitis

HAY UNOS SACOS LLENOS de líquido cerca de las articulaciones —entre los huesos y los músculos o los tendones— que ayudan a acolcharlas. Se llaman "bolsas sinoviales". Cuando se inflaman el resultado es la bursitis, una afección dolorosa que aflige a unos 8,7 millones de personas en los Estados Unidos.

En la mayoría de los casos la bursitis ocurre cuando articulaciones específicas, muchas veces las muñecas y los hombros, se someten a un esfuerzo exagerado. Lo sé por experiencia personal, ya que me han dado ataques de bursitis debido a actividades físicas como trabajar con la computadora, conducir muy lejos, cortar el pasto entre los cuadros de mi huerto de plantas medicinales y tocar la guitarra y el bajo en mi grupo.

Si a usted le diagnostican bursitis, lo más probable es que su médico le recomiende medicamentos antiinflamatorios no esteroideos vendidos sin receta, como la aspirina y el ibuprofeno, o bien un inhibidor COX-2 vendido con receta, como el celecoxib (*Celebrex*). No obstante, todos estos medicamentos pueden tener efectos secundarios, algunos de ellos graves. En lugar de correr tal riesgo, tal vez prefiera probar algunos alimentos curativos de La Farmacia Natural. Yo recomiendo los siguientes.

Alimentos curativos para la bursitis

★★★**Cúrcuma** Esta especia amarilla representa una fuente muy buena de curcumina, un antioxidante poderoso que protege el cuerpo contra los daños ocasionados por los radicales libres. La curcumina contiene los analgésicos naturales conocidos como inhibidores COX-2, por lo que se convierte en una opción atractiva y libre de efectos secundarios ante los inhibidores COX-2 vendidos con receta. Asimismo reduce las inflamaciones al hacer bajar los niveles de histaminas y posiblemente también por estimular la producción de cortisona, el analgésico natural del cuerpo, por parte de las glándulas suprarrenales. Hace poco dos de mis estudiantes cambiaron el *Celebrex* por curcumina o bien por apio al curry (vea mi receta de "Apio Analgésico" en la página 320) y la decisión les ha dado buenos resultados.

En diversos estudios de la curcumina realizados con personas se observó que este condimento puede reducir el dolor y la rigidez provocados por la artritis reumatoidea, además de ayudar a aliviar las inflamaciones posquirúrgicas. Por mi parte, yo prefiero consumir alimentos en su estado natural todo lo que sea posible, porque creo que así se obtiene más poder curativo que al ingerir sus componentes aislados. Por lo tanto, muchas veces agrego cantidades abundantes de cúrcuma (azafrán de las Indias) al arroz y otros platos. También sería posible añadir otros alimentos antiinflamatorios, como piña (ananá) o papaya (fruta bomba, lechosa).

Desafortunadamente es difícil obtener dosis medicinales de curcumina tan sólo a través de la alimentación. De acuerdo con muchos naturópatas, una dosis medicinal equivale a entre 250 y 500 miligramos de curcumina pura al día, lo cual es lo mismo que 5 a 25 cucharaditas de cúrcuma en polvo al día. Se trata de una cantidad mucho mayor a lo que incluso un aficionado al *curry* como yo quisiera agregar a la comida. Recomiendo agregar la mayor cantidad posible de cúrcuma a la dieta para ayudar a prevenir el dolor y tomar suplementos de cúrcuma —estandarizada en un 90 al 95 por ciento de curcumina— para ayudar a aliviarlo.

Un comentario adicional: la curcumina no se absorbe de manera muy eficiente, pero usted puede incrementar la absorción en proporciones significativas si acompaña su cúrcuma en polvo o bien su suplemento de curcumina de pimienta negra recién molida.

★★**Apio** Al poco tiempo de que se empezaran a promover como la nueva "aspirina milagrosa" el *Celebrex*, el rofecoxib (*Vioxx*) y otros inhibidores COX-2 vendidos con receta, los herbolarios dijeron: "Espera un momento. Muchos alimentos y especias comestibles contienen inhibidores COX-2 naturales y es poco probable que produzcan efectos secundarios adversos". Dos de las mejores fuentes de inhibidores COX-2 naturales son el apio y la semilla de apio, los cuales contienen grandes cantidades del analgésico apigenina. Cuando me diagnosticaron la gota y buscaba algo que redujera mis niveles de ácido úrico en lugar del fármaco vendido con receta alopurinol (*Zyloprim*), encontré que los accesos de gota desaparecían si comía cuatro tallos de apio o si tomaba de dos a cuatro tabletas de extracto de semilla de apio al

OJO CON ESTOS ALIMENTOS

Recomiendo evitar los alimentos que fomentan la inflamación. Algunos de los peores son los productos refinados que contienen grandes cantidades de grasa añadida, azúcar, sal, aditivos y conservantes. Sobre todo la mayoría de los alimentos para merienda contienen muchísimos ácidos transgrasos —que promueven la inflamación—, ácidos grasos omega-6 y sirope de maíz alto en fructosa, ingrediente que también ha intervenido en gran medida en la epidemia de obesidad que enfrenta los Estados Unidos.

día. Si me volviera a dar bursitis, sé que el apio sería un remedio más amable que la inyección de cortisona que mi médico me querría poner. Si usted padece bursitis, le recomiendo el régimen que uso para la gota o bien que pruebe mi receta de "Apio Analgésico" en la página 320. Otra posibilidad es que prepare un té: vierta agua hirviendo sobre 1 cucharadita de semilla de apio recién machacada y déjelo reposar de 10 a 20 minutos antes de tomárselo.

★★**Chile** El chile contiene una sustancia resinosa y acre conocida como capsaicina y es el número uno entre mis analgésicos personales. De hecho, probablemente se sorprenda al averiguar que la capsaicina es una sustancia antiinflamatoria inhibidora de COX-2 potente. Cuando se aplica de manera tópica, la capsaicina agota temporalmente la sustancia P, una sustancia química en los nervios que trasmite la sensación de dolor. Sin ella, las señales del dolor ya no se envían. Docenas de estudios han demostrado que la capsaicina puede aliviar muchas afecciones dolorosas por algún tiempo, entre ellas la bursitis.

Es posible comprar una crema comercial tópica que contiene entre un 0,025 y un 0,075 por ciento de capsaicina y aplicarla a las partes adoloridas tres o cuatro veces al día. También puede hacer lo que con frecuencia se practica fuera de los Estados Unidos: comprar un chile, aplastarlo y aplicarlo directamente a las articulaciones hinchadas. Otra posibilidad es mezclar un chile machacado con una crema neutra para el cutis. Ambas opciones le permitirán ahorrar dinero. Un chile fresco cuesta unos cuantos centavos, mientras que un producto comercial de capsaicina como *Zostrix* cuesta hasta $16.

Independientemente de la opción que elija, es posible que la capsaicina le provoque ardor las primeras veces que la aplique, pero por lo común la sensación disminuye conforme se repiten las aplicaciones. Sólo asegúrese de lavarse las manos muy bien después de habérsela puesto. Si la capsaicina se le llega a meter a los ojos, la nariz o la boca, el dolor puede ser casi tan fuerte que el de la bursitis.

Si bien lo mejor es usar la capsaicina de manera tópica, tal vez también le dé buenos resultados agregar más chiles y salsas picantes con chile a su alimentación. Al ingerir chiles aumenta la cantidad de analgésicos naturales en el cuerpo, las endorfinas, y usted obtiene un poco de ácido salicílico, la aspirina de la naturaleza.

Otra opción es tomar una tintura de pimienta de Cayena (0,3 a 1 mililitro) tres veces al día. Asimismo puede preparar una infusión mezclando ½ a 1 cucharadita (2,5 a 5 gramos) de pimienta de Cayena en polvo con 1 taza de agua hirviendo, dejarla reposar 10 minutos y tomar 1 cucharadita de este líquido mezclado con agua tres o cuatro veces al día.

★★**Jengibre** El jengibre contiene una gran cantidad de cingibina, una enzima antiinflamatoria poderosa tan fuerte, según algunos expertos, como la bromelina de la piña (ananá) o la papaína de la papaya (fruta bomba, lechosa). No obstante, el jengibre contiene 180 veces más enzimas antiinflamatorias que la planta de la papaya y es posible que sea aún más eficaz para aliviar los síntomas de la bursitis. Es fácil incluir una cantidad suficiente de jengibre en la alimentación para ayudar a aliviar el dolor. Puede tomarlo en forma de té poniendo tres o cuatro rebanadas de jengibre fresco en infusión en una taza con agua hirviendo o bien, si lo prefiere, ingerir dosis medicinales por medio de tinturas o cápsulas. Yo prefiero tomar una buena cantidad de jengibre como un complemento sabroso a mi alimentación diaria. Para obtener una dosis medicinal, es posible espolvorear ½ cucharadita de jengibre en polvo sobre los alimentos o bien comer aproximadamente 1 onza (28 gramos o 6 cucharaditas) de jengibre fresco al día.

En Asia, el jengibre se usa desde hace mucho tiempo para tratar la bursitis. Para intensificar el efecto antiinflamatorio, combínelo con piña y regaliz (orozuz, amolillo). El regaliz suele ser seguro en cantidades moderadas de hasta tres tazas de té al día, pero puede causar varios efectos secundarios graves si se toma más (vea "Directo del botiquín herbario" en la página 107).

★★**Manzanilla** Si bien se conoce más como hierba sedante, la manzanilla también contiene compuestos antiinflamatorios potentes como la apigenina, la luteolina y la quercetina. Después de probar mi "Apio Analgésico" en la página 320, si decide hacerlo, quizá quiera tomar una taza de té de manzanilla. Para tratar afecciones dolorosas como la bursitis, los naturópatas recomiendan de tres a cuatro tazas diarias. Tal vez también quiera probar de 2 a 3 gramos de la hierba en forma de tabletas o cápsulas o bien de 4 a 6 mililitros de tintura tres veces al día entre comidas. Asimismo puede untar una crema o un ungüento de manzanilla de uso tópico en el área afectada tres o cuatro veces al día.

★★**Menta** El aceite de menta (hierbabuena), menta verde, menta china y otros tipos de menta contiene grandes cantidades de mentol, mismo que cuando se aplica de manera tópica puede ayudar a aliviar el dolor relacionado con la bursitis. Si bien es posible comprar productos comerciales que contienen mentol, tal vez sea mejor (y más barato) aplicar los aceites de menta directamente en los puntos adoloridos (tenga presente que son tóxicos si se ingieren en grandes cantidades). Otra opción es tomar té de menta dos o tres veces al día. Si bien se ofrecen a la venta muchos tés comerciales de menta, le recomiendo preparárselo usted mismo: vierta 1 taza de agua hirviendo sobre 1 cucharadita colmada (copeteada) —unos 5 gramos— de hojas secas de menta y déjelas en infusión de 5 a 10 minutos; tome tres o cuatro tazas al día. Para multiplicar los beneficios y obtener muchísimos compuestos analgésicos y antiinflamatorios, puede revolver un delicioso té de menta y manzanilla con una ramita de regaliz (orozuz, amolillo). Otra opción es tomar de 3 a 6 gramos de tabletas o cápsulas de hoja de menta al día.

★★**Orégano** Esta hierba es un habitante muy querido de mi huerto de plantas medicinales. Es un tesoro de compuestos activos para casi todas las afecciones inflamatorias: ocho inhibidores COX-2 naturales, más de una docena de analgésicos y anestésicos y más de dos docenas de compuestos antiinflamatorios. No he encontrado ninguna prescripción o recomendación de orégano para la bursitis —ni en la base de datos PubMed ni en nada de lo que he leído sobre las hierbas—, pero sus propiedades químicas indican que vale la pena recomendarlo. Representa un ingrediente clave de varios fármacos antiinflamatorios y he empezado a agregarlo a mis platos, particularmente a los que condimento con *curry*. Incluso a mitad de invierno puedo salir a cortarle las florecillas secas al orégano, verterles agua hirviendo encima, agregar limón y hierba dulce de Paraguay y disfrutar un té antiinflamatorio orgánico de orégano. La piel absorbe fácilmente muchos de los fitoquímicos útiles de la hierba, además de que también pueden inhalarse, así que inhale las nubes aromáticas entre sorbos. Asimismo puede preparar una cataplasma (emplasto, fomento) con los posos del té y aplicarla de manera tópica cerca de las bolsas sinuviales adoloridas para obtener aún más alivio. Por cierto, todo lo que comento aquí sobre el orégano también se aplica al romero. Por último, puede revolver su té antiinflamatorio con una ramita de regaliz (orozuz, amolillo), agregando de esta manera algunas de las sustancias antiinflamatorias mágicas de esta hierba.

★★**Vegetales de hoja** Muchos especialistas en medicina alternativa sugieren que los vegetales de hoja verde ricos en magnesio pueden ser eficaces contra la bursitis. Por lo tanto, creé mi propia "Mezcla de Magnesio", la cual incluye la verdolaga (casi el 2 por ciento de su peso en seco corresponde al magnesio), la habichuela verde (ejote), la semilla de amapola, el frijol (habichuela) de carita, la espinaca, la calabaza de culebra (calabaza anguina), el regaliz (orozuz, amolillo), la lechuga y la ortiga. Para recibir aún más beneficios puede tomar vinagre de manzana con miel después de levantarse por la mañana o bien 1 cucharada de aceite de hígado de bacalao una o dos horas antes de comer. Tengo que confesarles que cuando estoy de viaje tomo un suplemento de magnesio si sufro calambres en las piernas por la noche, los cuales me dan más problemas que la bursitis. Una cápsula me alcanza para este fin, mientras que dos me dan un poco de diarrea.

★**Semilla de lino** Diversos estudios demuestran que aumentar la proporción de ácidos grasos omega-3 antiinflamatorios en relación con los ácidos grasos omega-6 que fomentan la inflamación puede beneficiar más de 50 afecciones comunes, entre ellas algunas inflamatorias como la bursitis. Una lista tan larga con respecto a cualquier nutriente o hierba siempre despierta mi escepticismo un poco, pero varios científicos a quienes respeto piensan, al parecer, que los ácidos grasos omega-3 pueden tener un impacto enorme en la salud. Si bien las fuentes más ricas de estos ácidos grasos son el pescado de aguas frías y el aceite de pescado, muchas especies de plantas también los contienen en grandes cantidades. Entre ellas figuran el aceite de semilla de lino (linaza), el aceite de *canola*, el aceite de chía, el aceite de nuez, el aceite de frijol de soya y el aceite de germen de trigo. Hasta la fecha no me he atrevido a preparar un aliño (aderezo) para ensaladas con aceite de pescado (aunque tal vez le dé buen resultado si le gusta la ensalada con anchoas). En la mayoría de los casos, el aceite de nuez probablemente sea más agradable al paladar.

★**Piña** Esta fruta exótica es rica en muchas sustancias que pueden ayudar a las personas con afecciones como la bursitis. En primer lugar está la bromelina, una enzima proteolítica que ayuda a reducir la hinchazón y la inflamación de muchos males que terminan en "itis" (o sea, inflamatorias). Sus efectos antiinflamatorios son tan profundos que el gobierno alemán ha aprobado su uso para promover el proceso de curación después de lesiones e intervenciones quirúrgicas. La piña (ananá) también contiene grandes cantidades de manganeso, el cual es esencial para la formación de colágeno, la proteína fibrosa resistente con la que se arman los tejidos conjuntivos como los huesos, la piel y el cartílago. Es posible cubrir el 100 por ciento del Valor Diario de manganeso (2 miligramos) con tan sólo una taza de piña fresca en trozos o bien jugo de piña. La piña también es una fuente excelente de vitamina C, la cual asimismo hace falta para la formación del colágeno; brinda más de esta importante vitamina que la manzana, el arándano o el jugo de tomate (jitomate). Una taza de piña fresca en trozos contiene 24 miligramos de vitamina C, o sea el 40 por ciento del Valor Diario. A fin de obtener la mayor potencia antioxidante pruebe la piña "Gold" importada de Costa Rica, la cual cuenta con cuatro veces más vitamina C que otras piñas.

Desafortunadamente, investigaciones recientes indican que el nivel de bromelina disponible en la piña fresca, así como el nivel de papaína —una enzima emparentada— de la papaya (fruta bomba, lechosa) fresca, tal vez sean demasiado bajos como para aliviar un acceso severo de bursitis. Si bien le recomiendo disfrutar estas frutas —ya sea enteras o en jugo—, probablemente necesite tomar suplementos para ingerir niveles eficaces. Los naturópatas sugieren tomar entre 250 y 500 miligramos de bromelina tres veces al día. Se ha demostrado, en estudios realizados con personas, que una dosis diaria de hasta 2.000 miligramos no causa daños a la salud.

(*Nota*: si encuentra en este capítulo términos que no entiende o que jamás ha visto, favor de remitirse al glosario en la página 455).

Directo del botiquín herbario

En mi opinión el regaliz (orozuz, amolillo) es la opción herbaria del pobre para los corticosteroides, principalmente porque tiene muchísimos menos efectos secundarios adversos. Cuenta con por lo menos 24 compuestos antiinflamatorios, de los cuales 5 son inhibidores COX-2 naturales. Asimismo es un antioxidante poderoso con un rico contenido en flavonoides y magnesio, un mineral de beneficios probados para tratar la bursitis. Podría probar de 5 a 6 gramos de cápsulas de raíz de regaliz al día, o bien 500 miligramos de extracto de regaliz tres veces al día. Para preparar un té de regaliz, hierva ½ onza (14 gramos) de raíz de regaliz en 1 pinta (473 ml) de agua durante 15 minutos y tome dos o tres tazas al día. Sin embargo, no tome regaliz por más de 6 semanas a la vez, ya que puede elevar la presión arterial cuando se consume por mucho tiempo. Evítelo por completo si padece presión arterial alta, si toma diuréticos, si está embarazada o si sufre una cardiomiopatía, diabetes, una enfermedad hepática o problemas con la tiroides. Me gusta revolver mi té de manzanilla con una ramita de regaliz; así se agrega un poco de actividad inhibidora COX-2, pero en una medida tan reducida que probablemente no cause efectos secundarios preocupantes.

Cálculos biliares y renales

Las piedras de cualquier tipo deben de estar en el suelo, no en el cuerpo, pero desafortunadamente algunos órganos internos —particularmente los riñones y la vesícula biliar— son muy buenos para fabricar una especie de "piedra": los cálculos. De hecho, es más o menos común que una misma persona padezca cálculos en ambos órganos. A continuación ofrezco un pequeño resumen de cómo se desarrollan.

Los cálculos biliares: demasiado colesterol

Cuando la alimentación incluye un exceso de grasa y colesterol, pueden formarse cálculos biliares. Se trata de unos terrones o trozos de materia dura que se producen en la vesícula biliar, el órgano que almacena la bilis (también conocida como hiel) que el cuerpo utiliza para digerir las grasas en el intestino delgado. La bilis es un líquido que normalmente contiene colesterol, proteínas y grasa. No obstante, cuando se da un exceso de colesterol o de sales cálcicas pueden formarse grumos en la bilis, de la misma manera en que la presencia excesiva de ambos tapa las arterias y causa enfermedades cardíacas, presión arterial alta y derrame cerebral.

Los cálculos biliares normalmente no causan síntomas si permanecen dentro de la vesícula. No obstante, si estos terroncitos empiezan a desplazarse, sobre todo hacia los conductos biliares —los tubos por los que la bilis entra y sale de la vesícula—, pueden producir un dolor insoportable en la parte superior o central del abdomen del lado derecho. Muchas veces el dolor va y viene.

La probabilidad de que las mujeres desarrollen cálculos biliares es tres veces mayor que en los hombres, porque el estrógeno concentra una mayor cantidad de colesterol en la bilis. El riesgo de que se formen cálculos biliares también aumenta con la edad o en las personas obesas. Los cálculos biliares suelen tratarse hoy en día con cirugía laparascópica o bien, a veces, con medicamentos que aportan ácido biliar, el cual sirve para disolver el colesterol que contienen.

Cálculos renales: demasiados minerales

Cuando ciertos minerales se concentran en exceso en la orina, los cristales de las sales cálcicas y otros minerales que normalmente se eliminan junto con la orina empiezan a acumularse y a adquirir la forma de piedritas duras y ásperas. Al tratar de salir del riñón, el cálculo biliar no se desplaza ni por mucho de manera tan fluida como la orina. Los conductos renales estrechos (uréteres) fácilmente admiten que fluya este líquido, pero les cuesta muchísimo más trabajo hacer avanzar una masa sólida; al hacerlo se producen olas de dolor intenso, muchas veces fluctuante, en la parte inferior de la espalda, los costados y la región pélvica.

Los cálculos renales suelen afectar a hombres de edad mediana y mayores. ¡Pobres de ellos! Se dice que el dolor causado por el paso de un cálculo renal es lo más que un hombre puede acercarse a experimentar el dolor del parto. Normalmente no se les da ningún tratamiento y el dolor se controla con medicamentos conforme los cálculos salen. Antes un cálculo que no bajaba representaba una emergencia quirúrgica. Hoy en día un procedimiento no invasivo llamado litotripsia sirve para desintegrar el cálculo con ondas de choque pulverizantes y de esta manera lo ayuda a salir.

El conflicto del calcio

Los médicos solían pensar que el exceso de calcio en la alimentación fomenta la aparición de cálculos biliares y renales, porque la acumulación de calcio en la vesícula biliar o los riñones —muchas veces debida a la ingestión de suplementos— tiene que ver con ambos tipos de cálculo. No obstante, en fechas recientes diversos estudios han observado que las personas que obtienen mucho calcio a través de la alimentación son las que menos probabilidad tienen de padecer cálculos biliares y renales. En opinión de los científicos, la clave está en obtener el calcio a través de la alimentación y no de una píldora. Se ha demostrado que el calcio dietético reduce la cantidad de colesterol en la vesícula biliar y los riñones y así reduce el riesgo de tener cálculos.

Acábelos con agua

El agua resulta esencial para que todos los sistemas del cuerpo funcionen bien, lo cual definitivamente incluye la prevención de cálculos biliares y renales. Cuando se toma mucha agua, el hígado se enjuaga y se diluye la bilis que puede provocar la aparición de cálculos biliares si está espesa. Y entre más agua se tome, menos concentrada estará la orina, lo cual evita la formación de cristales y su transformación en cálculos. Los expertos están de acuerdo en que lo ideal es beber entre seis y ocho vasos de agua al día. Una sugerencia para lograrlo: separe 2 cuartos de galón (1,9 litros) de agua por la mañana y asegúrese de terminársela antes de acostarse.

Alimentos curativos para los cálculos biliares

Los expertos recomiendan una dieta baja en grasa y en colesterol para prevenir los cálculos biliares. Los siguientes alimentos curativos lo protegerán aún más.

★★**Alcachofa** Según los autores de un libro extenso sobre fitoterapia, Mills y Bone, la alcachofa se utilizaba tradicionalmente para tratar los cálculos biliares y la oliguria relacionada con estos. Según afirman, estimula el flujo de la bilis e inhibe la síntesis de colesterol.

★★**Cúrcuma** En opinión de la Comisión E, la institución alemana que evalúa la seguridad y la eficacia de las hierbas medicinales, la cúrcuma (azafrán de las Indias) es una hierba eficaz para tratar los cálculos biliares. La cúrcuma contiene curcumina, un compuesto que, según se ha comprobado, combate los cálculos biliares al diluir la bilis. Este efecto a su vez ayuda a prevenir la formación de cálculos biliares y disuelve los que ya se hayan formado. Si yo tuviera cálculos biliares comería muchos platos indios condimentados con *curry* hecho de cúrcuma.

OJO CON ESTOS ALIMENTOS

Además de tener una dieta baja en grasa y en colesterol y repleta de fibra, frutas y verduras, evitar los siguientes alimentos y hábitos alimenticios específicos puede ayudarle a reducir el riesgo de desarrollar cálculos biliares o renales.

Para los cálculos biliares:

Azúcar. Un estudio que se realizó en Holanda sugiere que una dieta alta en azúcar casi duplica el riesgo de desarrollar cálculos biliares.

Café. El café, tanto el normal como el descafeinado, puede estimular contracciones de la vesícula biliar. Si usted tiene cálculos biliares será mejor que renuncie a esta bebida hasta que se hayan disuelto.

Falta de grasa. Una dieta sumamente baja en grasa le permite a la bilis sedimentarse en la vesícula biliar. Hace falta un poco de grasa en la alimentación; sólo evite los excesos.

Huevo. Diversos estudios han demostrado que el huevo provoca un ataque doloroso de cálculos biliares en el 93 por ciento de las personas que los padecen.

Productos lácteos enteros. Se ha demostrado que las proteínas de origen animal, como las que se encuentran en los productos lácteos de grasa

★★**Diente de león** Esta "hierba mala" de todos los patios traseros incrementa el flujo de la bilis en la vesícula y mejora el procesamiento de grasa y de colesterol por el cuerpo. Las hojas del diente de león (amargón) a veces se incluyen en las mezclas "de primavera" para ensaladas. Se ha demostrado que tomar varias tazas de té de diente de león al día previene los accesos de dolor por cálculos biliares.

★★**Fibra** La fibra dietética evita la formación de cálculos al reducir la concentración de colesterol en la bilis. Es posible reducir el riesgo de sufrir cálculos biliares mediante el consumo de mucha fibra a través de la alimentación. La fibra que proviene de las frutas, las verduras, los cereales integrales y el salvado se enlaza con las sales biliares (un componente de la bilis) y el colesterol en los intestinos, evitando así que el cuerpo los absorba. Además, la fibra asimila mucha agua, lo cual suaviza las heces. Cuando las heces están empapadas con agua, ellas absorben más grasa.

entera o con alto contenido en grasa, incrementan la probabilidad de desarrollar cálculos biliares.

Para los cálculos renales:

Alimentos ricos en oxalatos. Las personas propensas a sufrir cálculos renales tienden a absorber niveles más altos de oxalatos dietéticos. Si tal es su caso trate de evitar los alimentos ricos en oxalatos, como el arándano, el apio, el chocolate, la espinaca, los frijoles (habichuelas), los frutos secos, la remolacha (betabel), el ruibarbo y la uva.

Carnes. Se ha demostrado que las proteínas de origen animal incrementan la concentración de calcio en la orina; al aumentar la cantidad de calcio se crean condiciones propicias para más cálculos.

Sal. El exceso de sal en la dieta incrementa el riesgo de desarrollar cálculos renales porque concentra el calcio en la orina.

Vitamina C. En dosis altas, la vitamina C (un oxalato) puede causar problemas si se es propenso a desarrollar cálculos renales. Si usted ingiere un suplemento de vitamina C para reforzar su sistema inmunitario, tómelo en cuenta. Sin embargo, algunas investigaciones sugieren que los alimentos ricos en vitamina C no causan el mismo efecto.

Esta reducción de la cantidad de grasa en el organismo puede ayudar a prevenir los cálculos biliares. Y algo aún mejor: según un estudio realizado por la Universidad Harvard en el 2004, una dieta con mucha fibra siempre protege al cuerpo contra la formación de cálculos biliares, independientemente de que otros factores de riesgo estén presentes o no.

★★**Hojas de remolacha** Es posible que las hojas de remolacha (betabel) ayuden a aliviar el dolor del cálculo biliar. Cuando son jóvenes, ofrecen un alto contenido de minerales, vitamina A y betaína, un compuesto que estimula la producción de la bilis y la diluye al mismo tiempo. La betaína también provoca que se contraigan los músculos alrededor de la vesícula y los conductos biliares, lo cual ayuda a hacer avanzar las partículas duras. Otras buenas fuentes de betaína son el quenopodio (quelite), una hierba comestible, y el malvavisco de flor (malva real). Por cierto, el malvavisco de flor es aún mejor que las hojas de la remolacha, ya que contiene cuatro veces más betaína. La Dra. Linda White —autora de una guía herbaria— recomienda esta hierba, que contiene mucílago, para aliviar las afecciones de los tejidos urinarios.

★★**Rábano** El rábano contiene varias sustancias químicas que ayudan a mejorar la digestión y a incrementar el flujo de la bilis. El naturópata Michael Murray sugiere consumir rábanos frescos para mantener la salud de la vesícula. Tanto la raíz como el jugo de la planta brindan beneficios medicinales.

★★**Verduras** Consumir una gran cantidad de verduras es una buena manera de prevenir los cálculos biliares. De acuerdo con el Dr. Murray, las proteínas vegetales ofrecen propiedades preventivas que combaten la formación de cálculos biliares. Un equipo de investigadores de la Universidad Harvard también encontró que las proteínas vegetales al parecer bloquean los cálculos biliares.

★**Frutos secos** De acuerdo con algunos médicos naturópatas, es posible que exista un vínculo entre un nivel bajo de lecitina y la aparición de cálculos biliares. La lecitina es una sustancia nutricional que facilita la mezcla de agua y grasa y se cree que le ayuda al colesterol a desplazarse dentro del organismo. Entre más se desplaza el colesterol, menos probabilidad hay de que se deposite y forme cálculos. Algunos alimentos ricos en lecitina son el cacahuate (maní), el frijol (habichuela) de soya y el germen de trigo. En relación con su peso el frijol de soya llega a contener entre un 1,5 y un 2,5 por ciento de lecitina, mientras que el coquito de Brasil (castaña de Pará) y el ojo de buey pueden contener hasta un 10 por ciento de lecitina.

Un remedio incierto contra los cálculos biliares

Existe un "remedio" tradicional que probablemente *no* probaría si sufriera cálculos biliares. De acuerdo con ciertos rumores hay que ayunar por 3 días y luego ingerir una gran cantidad de aceite de oliva y jugo de frutas para estimular la vesícula biliar de tal manera que deseche todos los cálculos. Algunas personas han indicado que vieron salir sus piedras convertidas en "masas verdosas informes" al aplicar este remedio, pero los expertos se mantienen escépticos. El Dr. Andrew Weil, profesor de la Escuela de Medicina de la Universidad de Arizona en Tucson, no está convencido de que funcione. En su opinión es posible que las masas verdosas informes sean residuos del aceite de oliva, no cálculos biliares.

★**Pescado** Unos estudios llevados a cabo por la Facultad de Medicina de la Universidad John Hopkins indican que el aceite de pescado tal vez retrase la formación de cálculos biliares. En efecto, los ácidos grasos omega-3 del pescado reducen el nivel de colesterol, al igual que el ácido alfa-linolénico. Algunas fuentes buenas de ácido alfa-linolénico son la chía, la semilla de lino (linaza), la semilla de cáñamo, la sacha inchi (sacha maní, maní del Inca) y el aceite de nuez. Este remedio puede resultar particularmente útil si usted corre mucho riesgo, así que tal vez quiera comer más pescado.

Alimentos curativos para los cálculos renales

Tal vez quiera probar los siguientes remedios alimentarios y nutrientes para ayudar a prevenir la formación de los dolorosos cálculos renales.

★★★**Arándano agrio** En opinión del Dr. Murray, quien también escribió un libro sobre cómo preparar jugos curativos, el arándano agrio reduce el volumen de calcio ionizado en la orina en más de la mitad en los pacientes que han sufrido cálculos renales recurrentes. No obstante, advierte que harían falta dos vasos de 8 onzas (240 ml) de jugo de arándano agrio al día para prevenir la formación de cálculos en condiciones de tan alto riesgo.

★★★**Fibra** Se ha demostrado que los alimentos ricos en fibra reducen la cantidad de calcio en la orina y disminuyen la probabilidad de padecer cálculos renales, así que debe incluir muchas frutas, verduras y cereales integrales en su alimentación. Es posible que el consumo de fibra sea una de las razones por las que los vegetarianos enfrentan un menor riesgo de desarrollar estos cálculos, pero diversos estudios demuestran que incluso los consumidores de carne pueden reducir su riesgo de desarrollar cálculos si aumentan el consumo de fibra.

★★**Diente de león** El naturópata Eric Yarnell, la herbolaria Kathy Abascal y la Dra. Carol Hooper —todos buenos amigos míos— sugieren tomar grandes cantidades de té de hoja de diente de león para prevenir los cálculos renales. Diversos estudios realizados con animales confirman que esta hierba sirve para prevenir la formación de cálculos renales. Si no la encuentra en el supermercado puede cosecharla en el jardín, pero no recoja las plantas que crezcan cerca de una calle o de un camino de entrada para coches. Las raíces absorben muchos contaminantes químicos de los autos que pasan.

★★**Magnesio** Coma alimentos ricos en magnesio. El magnesio regula el calcio al ligarse con sales cálcicas en la orina, lo cual las mantiene disueltas para que no puedan formar cálculos. Entre los alimentos ricos en magnesio están las verduras de hojas verdes, cereales integrales, frijoles (habichuelas) y frutos secos.

★★**Potasio** Las personas con un nivel bajo de potasio enfrentan un riesgo más alto de padecer cálculos renales debido a la importancia del potasio para mantener una orina saludable. Muchas veces se recomienda una alimentación llena de verduras y frutas, sobre todo de frutas cítricas y su jugo. Mi amigo Alan Tillotson, PhD, señala que el jugo de limón es una forma barata de obtener citrato; 4 onzas (120 ml) al día brindan una concentración suficiente para incrementar el nivel urinario de citrato y reducir la excreción de calcio por medio de la orina.

★**Mirtillo y arándano** Estas frutas se trituran con todo y raíz, se remojan en ginebra y se consumen como diurético, lo cual sirve para tratar los cálculos renales.

(*Nota*: si encuentra en este capítulo términos que no entiende o que jamás ha visto, favor de remitirse al glosario en la página 455).

 # Directo del botiquín herbario

El té es el remedio herbario por excelencia contra los cálculos biliares y renales. Puede prepararse una infusión curativa preventiva con cualquiera de las siguientes hierbas.

Para los cálculos biliares:

Cardo de leche (cardo de María)	Celidonia
Menta	

Para los cálculos renales:

Apio de monte	Cola de caballo (equiseto)
Grama	Jengibre
Ortiga	Pega-pega
Perejil	Té de Java
Vara de oro (solidago, vara de San José, plumero amarillo)	

Callos

ALGUNOS HISTORIADORES SE IMAGINAN QUE LOS PRIMEROS ZAPATOS se crearon cuando el hombre primitivo se envolvió los pies helados con pieles de animales durante la Edad del Hielo. Como bien dice el refrán, ¡la necesidad agudiza el ingenio! Sospecho que tras varios meses de usar tales zapatos alguno de aquellos hombres padeció el primer caso de callos.

Los callos —y las callosidades estrechamente emparentadas con ellos— son un engrosamiento de la capa exterior de la piel. Se desarrollan como un mecanismo de defensa de la piel contra los roces, la presión y otras irritaciones. Por lo general los callos se deben al uso de los zapatos equivocados. Es probable que por eso nunca haya tenido este problema, en vista de que me encanta andar descalzo.

De acuerdo con la Asociación Médica de Podiatría de los Estados Unidos, el 5 por ciento de los estadounidenses sufre la molestia de callos y callosidades. El porcentaje se eleva al 29 por ciento entre las mujeres que usan tacones altos. La mayoría de los afectados sufre en silencio y nunca acude a buscar ayuda profesional.

Es posible que un callo o una callosidad pequeña no le cause problemas, excepto una mueca ocasional de disgusto al ponerse unas sandalias (chancletas). En cambio, un callo más grande puede producir dolor e incluso dificultad al caminar. Y eso es malo, sobre todo porque "cuando los pies nos duelen, todo nos duele", según lo hizo constar el filósofo Sócrates de la Grecia antigua.

Afortunadamente existen algunos remedios alimentarios que pueden ayudar a eliminar los callos, entre ellos el sirope de maíz.

Si sus callos se resisten demasiado a estos remedios caseros, consulte a un podiatra. Y acuda a ver a un podiatra *antes* de probar estos remedios si sufre diabetes o bien insensibilidad o mala circulación en los pies.

Alimentos curativos para los callos

★★**Ajo** Los rusos le ponen ajo crudo a los callos durante 12 a 18 horas la vez. Si desea probar este remedio, machaque o rebane un diente de ajo fresco y póngaselo directamente al callo, mas no a la piel a su alrededor. Cúbralo con una venda, déjeselo toda la noche y enjuáguese el ajo por la mañana. Seguramente habrá ampollas, pero repita el proceso por el tiempo que sea necesario para que el callo desaparezca.

El remedio cuenta con respaldo científico. Un grupo de investigadores iraníes aplicó un tratamiento con extracto lípido de ajo dos veces al día durante 10 a 20 días a nueve personas que padecían uno o dos callos cada una. Los callos de siete de estas personas desaparecieron por completo, mientras que se produjo una mejoría notable en los de las otras dos.

Sin embargo, cabe hacer la siguiente advertencia importante: no le ponga nunca ajo crudo a la piel de un bebé o un niño, pues llega a producir quemaduras graves.

★★**Barba de maíz** La barba (pelusa) de maíz es una de las mejores fuentes de alantoina, un compuesto queratolítico (que disuelve los callos). Hierva maíz (elote, choclo) con toda y la barba y luego guarde la barba y el agua de la cocción. Déjela enfriar un poco antes de remojar los pies en ella durante unos 15 minutos. También puede "ablandar" el maíz con leche de higo o sirope de maíz antes de cocerlo (vea abajo). Asimismo puede preparar una cataplasma (emplasto, fomento) con la barba de maíz y ponérsela directamente al callo.

★**Aceite de ricino.** Tal vez usted esté pensando: "Espérese Dr. Duke, ¡eso no es un alimento!" Bueno, el aceite que se obtiene de la semilla de ricino se vende en el supermercado y se puede beber, así que desde mi punto de vista puede incluirse aquí. Mi mamá me lo daba como laxante aunque no me hiciera falta. Para tratar un callo, humedezca una bola de algodón con aceite de ricino y colóquela sobre su callo. Fíjela con un trozo de cinta quirúrgica, póngase un calcetín (media) para evitar que el aceite le manche las sábanas y déjeselo toda la noche. *Ojo:* no aplique el aceite de ricino sobre piel lesionada.

★**Sirope de maíz** Para suavizar la piel dura de un callo, póngale un poco de sirope de maíz y cúbralo con un trozo de gasa.

★**Azúcar** El azúcar es un ingrediente común de los productos exfoliantes para los pies. Prepare una solución con 3 partes de azúcar morena (mascabado) y 1 parte de agua. Remoje los pies en agua de 10 a 15 minutos, frótelos con la mezcla exfoliante y enjuágueselos.

★**Limón** Los peruanos les ponen limón a sus callos. Incluso en los Estados Unidos se conoce desde hace mucho tiempo el remedio de aplicar un trozo de cáscara de limón (con el lado blanco hacia abajo) sobre el callo. Use un trozo de cinta quirúrgica o una venda para mantenerlo en su lugar durante toda la noche. Durante el día se lo puede quitar. Repita la aplicación siete noches seguidas. También puede untar un poco de jugo de limón directamente sobre el callo.

★**Sal** La sal es un exfoliante natural fabuloso para los pies, y con buena razón. Elimina la piel muerta, así que resulta lógico que pueda ayudar a acabar con los callos. Para preparar una solución salada mezcle 3 partes de sal con 1 parte de agua. Remoje los pies en agua de 10 a 15 minutos, frótelos con la mezcla exfoliante y enjuágueselos.

★**Té negro** Prepárese una gran tetera de té negro fuerte. Sírvase una taza para tomarla y luego siéntese a remojar su callo en el resto del té durante 30 minutos al día por una o dos semanas. El ácido tánico que contiene el té disuelve los callos.

★**Vinagre** Aquí le va otro remedio casero que vale la pena probar. Empape un trozo de pan blanco con ¼ taza de vinagre blanco. Déjelo reposar durante 30 minutos, aplique la cataplasma (emplasto, fomento) al callo y cúbrala con un trozo de gasa para que se mantenga toda la noche en su lugar. Al llegar la mañana, el vinagre deberá haber disuelto la piel gruesa, permitiéndole levantar el callo fácilmente. De ser necesario, repita el proceso varias noches seguidas.

(*Nota*: si encuentra en este capítulo términos que no entiende o que jamás ha visto, favor de remitirse al glosario en la página 455).

Candidiasis

MUCHAS PERSONAS PIENSAN QUE LA CANDIDIASIS —es decir, las infecciones por hongos— sólo afecta a las mujeres. Es cierto que la candidiasis vaginal es común en la mayoría de las mujeres, pero también a los hombres les puede dar, sobre todo a los no circuncidados. Un hombre que padece candidiasis por lo común no tiene síntomas, pero cada vez que su pareja recibe tratamiento y se deshace de su infección, él la vuelve a infectar. La candidiasis se trata con facilidad. No obstante, si usted es mujer y la sufre de manera recurrente, su pareja también debe hacerse revisar.

La causa de la candidiasis es un grupo de hongos parecidos a la levadura que pertenecen al género *Candida*. La *Candida albicans* es la más común, pero no la única. Estos hongos están presentes dentro del cuerpo —y también sobre él— de todas las personas, los hay en las mucosas de la boca y la vagina así como en otras partes húmedas del cuerpo. Sin embargo, no le da candidiasis a todo el mundo. Los hongos sólo producen problemas cuando se multiplican en exceso. Entonces provocan síntomas desagradables en la vagina, como comezón, ardor y flujo vaginales. En la boca, la infección por hongos se conoce como candidiasis bucal; en el tracto respiratorio, como micosis bronquial; y en la piel, como dermocandidiasis.

A la mayoría de las mujeres —hasta al 75 por ciento— se les diagnostica la candidiasis vaginal por lo menos una vez en la vida. La infección se vuelve más común durante el embarazo, quizá debido a los cambios químicos en el ambiente vaginal: en esencia, las secreciones vaginales que nutren al hongo contienen más azúcar. Por la misma razón les da candidiasis con mayor frecuencia a los diabéticos.

En tiempos actuales, la candidiasis se ha vuelto más frecuente, muy probablemente porque varios fármacos modernos —sobre todo los antibióticos, los esteroides y la píldora anticonceptiva— estimulan el crecimiento excesivo de los hongos. La esponja anticonceptiva, el diafragma y la crema espermicida también fomentan su multiplicación.

Los doctores tratan la candidiasis con medicamentos antifúngicos que antes sólo se vendían con receta. Sin embargo, varios de ellos actualmente se venden sin receta y se han publicitado mucho, como por ejemplo la nistatina (*Mycostatin*) y el miconazol (*Monistat*). Si usted tiene síntomas consulte a su médico.

También existen otras formas de tratar el problema. A continuación le presento varios remedios alimenticios que tal vez le sirvan.

Alimentos curativos para la candidiasis

★★★**Ajo** El ajo es muy conocido como antibiótico antibacteriano, pero en vista de que también inhíbe bastante bien a los hongos, algunas personas lo utilizan para tratar tanto la candidiasis vaginal como la bucal. La dosis oral típica llega a ser hasta de una docena de dientes crudos picados que deben ingerirse dos o tres veces al día con un vaso de jugo. El sabor del ajo tiene que gustarle para optar por este tratamiento, pero vale la pena probarlo, ya que el ajo realmente posee mucho poder antifúngico. La cebolla causa un efecto semejante, pero es menos potente.

El ajo contiene docenas de compuestos químicos, entre ellos el ajoene, la alicina-aliína y el sulfuro dialílico, cuyo poder en la lucha contra las infecciones de hongos está comprobado. En un estudio de laboratorio realizado por la Universidad Loma Linda en California, unos animales con candidiasis recibieron ya sea una solución salina placebo o una solución preparada con extracto añejado de ajo. (Apostaría a que la dosis estudiada es muy menor a los 12 dientes de ajo mencionados arriba; yo tomo el producto de la marca *New Chapter*, del que una cápsula supuestamente equivale a un diente de ajo, y rara vez ingiero más de cuatro cápsulas al día). Después de dos días, los animales tratados con solución salina seguían infectados, mientras que la infección había desaparecido por completo en los que recibían el extracto de ajo.

El ajo fresco está disponible durante todo el año. Además de prepararlo como jugo, lo puede picar o hacer puré para condimentar sus recetas favoritas, desde ensaladas y sopas hasta guarniciones y platos principales. Primero separe uno, dos o tres dientes de la cabeza del ajo. Para quitarles la piel, golpéelos una o dos veces fuertemente con un costado de un cuchillo grande. Luego lo puede machacar, picar en trozos grandes o pequeños o hacerlo puré. Si una receta requiere dientes de ajo enteros, simplemente separe los dientes del bulbo, pélelos y agréguelos al plato.

★★★**Yogur** Es posible que una taza diaria de yogur que contenga acidófilo pueda prevenir las infecciones recurrentes de hongos (siempre y cuando el yogur sea natural, es decir, que no contenga azúcar), de acuerdo con la Dra. Eileen Hilton, especialista en enfermedades infecciosas y presidenta de la Alianza para la Investigación Biomédica de Nueva York.

Según un estudio llevado a cabo por el Centro Médico Judío de Long Island, es posible que el consumo de yogur preparado con cultivos vivos, sobre todo del que contiene unas bacterias llamadas *Lactobacillus acidophilus*, ayude a controlar los hongos. En esta investigación se le pidió a un grupo de mujeres que padecían candidiasis vaginal con frecuencia que comieran 8 onzas (240 ml) de yogur diariamente durante 6 meses. Al final del estudio, el índice de candidiasis había bajado de manera significativa entre ellas. De hecho las mujeres estaban tan contentas que se negaron a dejar de consumir el yogur cuando los investigadores se lo pidieron.

Según especulan los investigadores de Long Island, el consumo de yogur ayuda a mantener el equilibrio en el ambiente bacteriano natural de la vagina, lo cual le dificulta la multiplicación al hongo. Hacen falta estudios adicionales, en opinión de la Dra. Hilton, pero mientras tanto las mujeres que deseen prevenir la candidiasis tal vez quieran comer 1 taza de yogur al día para ver si les sirve, la misma cantidad que se utilizó para el estudio.

OJO CON ESTOS ALIMENTOS

A los hongos les encanta el azúcar, de modo que si usted sufre candidiasis crónica tal vez le sirva reducir su consumo de azúcar, carbohidratos refinados y alcohol. Para los diabéticos con candidiasis crónica resulta particularmente importante controlar el nivel de glucosa en su sangre.

Si usted ha optado por combatir infecciones recurrentes de candidiasis con yogur, elija un producto natural no edulcorado. En un estudio sorprendente, la investigadora Betsy Foxman, PhD, de la Facultad de Salud Pública de la Universidad de Michigan, encontró que las mujeres que consumen productos ricos en acidófilo corren un mayor riesgo de padecer una infección repetida de candidiasis. La científica sospecha que el azúcar del yogur endulzado nutre a los hongos cuyo crecimiento se pretende desalentar y posiblemente le gane al acidófilo, la bacteria "buena" que lucha contra los hongos.

El yogur es una merienda deliciosa y también sirve como sustituto saludable de la leche para acompañar el cereal de caja o bien en lugar de crema agria al guisar. No obstante, es importante que contenga cultivos vivos, según explica la Dra. Hilton. Cuando el yogur se ha sometido a un tratamiento con calor, no contiene bacterias y probablemente no sea eficaz. Lea la etiqueta para averiguar si su marca ha sido tratada con calor. El proceso de cocción también destruye las bacterias buenas del yogur, así que lo mejor es agregarlo a un plato justo antes de servirlo.

★★**Coquito del Brasil** El coquito del Brasil (castaña de Pará), la semilla del árbol conocido como nuez de Brasil, es uno de los frutos secos tropicales que más se consumen. Se cosecha casi en su totalidad de árboles silvestres durante la temporada de lluvias en varias partes del Amazonas, no sólo en el Brasil. El coquito del Brasil es una fuente excelente del mineral selenio; asimismo contiene vitamina E (tocoferoles y tocotrienoles), así como cantidades muy pequeñas de las vitaminas A (betacaroteno) y C (ácido ascórbico). Es posible que en su conjunto estos nutrientes refuercen el sistema inmunitario. Al convertirse en víctima de la candidiasis Stephen Levine, PhD, tomó 400 microgramos de selenio al día, más o menos lo que contienen cinco

"Sopa Candidacida"

Si la candidiasis recurrente lo atormenta y disfruta el sabor del ajo y la cebolla, esta rica sopa tal vez le resulte útil.

Ingredientes:

4 tazas de agua	Clavo molido
2 cebollas picadas finamente	Sal
4 dientes de ajo picados en trocitos	Pimienta negra molida
Salvia	Yogur que contenga acidófilo
Tomillo	

Ponga el agua, el ajo y la cebolla a fuego alto en una cacerola de tamaño mediano. Deje que rompa a hervir. Baje el fuego, tape la cacerola y deje hervir a fuego lento por 5 minutos o hasta que las verduras se suavicen. Condimente la sopa a gusto con salvia, tomillo, clavo, sal y pimienta, pero no vaya a exagerar con las especias. Agregue una cucharada de yogur a cada plato y sírvalo sin revolver.

Para 4 porciones

o seis coquitos del Brasil. Cómaselos enteros o bien muélalos para obtener una rica crema de nuez.

★★**Verdolaga** Las vitaminas A (y el betacaroteno), C y E son mi trío personal favorito cuando se trata de reforzar el sistema inmunitario. La verdolaga, una hierba mala que se encuentra en todas partes, no se vende en muchos supermercados pero sí en algunos mercados de agricultores y ofrece todas estas vitaminas. Si bien las investigaciones al respecto se encuentran aún en la fase preliminar, los datos obtenidos hasta el momento indican que aumentar el consumo de alimentos que contengan estas vitaminas puede ayudar a prevenir la candidiasis. Un grupo de investigadores del Colegio de Medicina Albert Einstein en el Bronx, Nueva York, observó que las mujeres con candidiasis tienen mucho menos betacaroteno en sus células vaginales que las mujeres no infectadas. Según especulan los investigadores, un nivel más alto de betacaroteno puede aumentar la resistencia al hongo.

Definitivamente querrá apoyar a su sistema inmunitario en la lucha contra cualquier tipo de candidiasis. La verdolaga es la mejor fuente alimentaria de todos estos nutrientes. Le sugiero disfrutar los brotes jóvenes de este sabroso vegetal en una ensalada o cocer las hojas al vapor como si fueran espinacas.

★**Arándano agrio** Estas coloridas bayas no sólo sirven para la fiesta del Día de Acción de Gracias. Al igual que la gayuba (uvaduz, aguavilla) y el arándano, el arándano agrio contiene el compuesto arbutina que puede ayudar a tratar la candidiasis, según los naturópatas Joseph Pizzorno, ND, rector de la Universidad Bastyr de Seattle, y Michael Murray, ND, autores de un libro de texto sobre la medicina natural. Si a usted le gusta el jugo o la salsa de arándano agrio, sólo fíjese que sea natural, es decir, sin edulcorante (dirá "*unsweetened*" en la etiqueta).

★**Jugo de manzana** En su libro *Recetas nutritivas que curan*, el Dr. James F. Balch, Jr. y Phyllis A. Balch también recomiendan agregar 3 tazas de vinagre de manzana puro al agua de la bañadera (bañera, tina) y remojarse en ella durante 20 minutos, permitiendo al agua llenar la vagina. En su opinión, el vinagre de manzana es mejor que los enjuagues vaginales que se venden sin receta. Algunos argumentarían que el vinagre no puede ser muy tóxico para la *Candida* en vista de que este tipo de hongos produce vinagre. Sin embargo, mi amiga Jeanne Rose, una distinguida herbolaria de California que ha escrito muchos libros sobre las hierbas, sugiere que enjuagar la vagina con vinagre sirve para restaurar la acidez normal de la vagina y es útil para la candidiasis.

(*Nota*: si encuentra en este capítulo términos que no entiende o que jamás ha visto, favor de remitirse al glosario en la página 455).

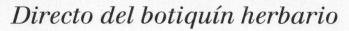

Directo del botiquín herbario

Tal vez quiera agregar la equinacia a lo que su médico le haya recetado para la candidiasis. En diversos estudios con animales de laboratorio, un tratamiento con equinacia sirvió para proteger a los ratones de las infecciones por *Candida albicans*. Su eficacia se debe a que estimula los glóbulos blancos a engullir los hongos mediante un proceso conocido como fagocitosis.

Dentro del marco de un estudio alemán impresionante se les dio un medicamento antifúngico común o bien el antifúngico más un extracto de equinacia a dos grupos de mujeres que padecían candidiasis vaginal de manera recurrente. Entre las que sólo tomaban el antifúngico, el 60 por ciento volvió a infectarse. Por el contrario, entre las mujeres que tomaban el fármaco y también equinacia, sólo el 10 por ciento, más o menos, volvió a infectarse. Me parece una buena razón para probar esta hierba.

Caspa

SE LLAMA CASPA CUANDO EL CUERO CABELLUDO DESECHA una cantidad suficiente de células muertas de la piel para que estas se noten como una especie de hojuelas sobre el cuero cabelludo y la ropa. También puede causar comezón. Para disgusto de muchos jóvenes, esta afección, al igual que el acné, suele aparecer durante la adolescencia y luego prolongarse durante toda la vida; suele desaparecer y volver a aparecer regularmente. Con frecuencia los afectados notan que su presencia baja durante los meses cálidos.

Si bien pudiera parecer que la caspa se debe a resequedad de la piel, en realidad se trata de todo lo contrario. En opinión de los expertos, la causa es una especie de hongo llamado *Malassezia ovalis*. Se trata de un hongo lipofílico —es decir, al que le encanta el aceite—, así que si su cuero cabelludo es grasoso aumenta la probabilidad de que desarrolle el problema de las manchitas blancas.

Alimentos curativos para la caspa

Por fortuna la despensa (alacena, gabinete) y el refrigerador ofrecen muchos remedios que ayudan a detener la producción de caspa. No obstante, tendrá que ejercer un poco de paciencia. Según David H. Kingsley, PhD, un tricólogo (especialista en el cabello y el cuero cabelludo) certificado de la ciudad de Nueva York, la piel normalmente se renueva por completo en aproximadamente 28 días. Cuando se sufre caspa el proceso se acelera un poco, pero de todas formas tendrá que esperar por lo menos 2 a 3 semanas para ver si un remedio le funciona. Y si no le ha dado buenos resultados en un mes sabrá, asimismo, que probablemente no sirva en su caso.

★★★**Miel** De acuerdo con un estudio realizado en los Emiratos Árabes Unidos, la miel puede acabar con la comezón y el desprendimiento de hojuelas de la piel en 1 semana. Los participantes diluyeron una miel cruda (no pasteurizada) un poco con agua tibia (9 partes de miel por 1 parte de agua) y aplicaron la mezcla a su cuero cabelludo una vez cada dos días durante 4 semanas. Cada aplicación consistía en frotar el cuero cabelludo suavemente con la miel de 2 a 3 minutos, dejarse la mezcla por 3 horas y luego enjuagarse la cabeza con agua tibia. La comezón y la producción de caspa se redujeron y los pacientes disfrutaron un beneficio adicional: el cabello se les caía menos.

★★**Cebada** Los investigadores han descubierto que la insuficiencia de zinc puede producir caspa, así que no le hará daño agregar a su dieta algunos alimentos ricos en zinc, como la cebada perla y los frijoles (habichuelas) colorados.

★**Aceite de oliva** Es posible que el aceite de oliva ayude a aflojar las escamas de caspa. Caliente un poco de aceite de oliva en la estufa o el horno de microondas y compruebe con cuidado con la mano que no esté demasiado caliente. Masajéese el

OJO CON ESTOS ALIMENTOS

En los años 60, un grupo de investigadores en Inglaterra se dio cuenta de que las personas que padecían dermatitis seborreica (una de las causas de la caspa) consumían mucha más azúcar que las personas que no sufrían esta molestia. Por lo tanto, si yo tuviera esta afección, lógicamente eliminaría el azúcar de mi dieta para ver si así se me aliviaba la caspa.

En vista de que la caspa está relacionada con la piel grasosa, es posible que los alimentos que vuelven más grasosa la piel también agraven la caspa. El Dr. David Kingsley, especialista en las afecciones del cabello y el cuero cabelludo, sugiere evitar los quesos duros, como el *Cheddar*, los alimentos que contienen mucho aceite o grasa y el chocolate.

cuero cabelludo con él y déjeselo 20 minutos antes de cepillarse el cuero cabelludo con un cepillo de cerdas duras y enjuagárselo bien con agua. Repita el tratamiento dos veces por semana. No obstante, el Dr. Kingsley advierte que rascarse la piel puede estimular la renovación celular, así que pruebe este remedio por una semana, pero si nota que su caspa empeora, no lo repita más.

★**Limón** Exprima un limón fresco, masájeese el cuero cabelludo con unas cucharadas del jugo y enjuáguese lo bien con agua. Repita una vez al día hasta que la caspa desaparezca.

En esencia este remedio funciona de la misma manera que el vinagre de manzana. La piel es un poco ácida, con un pH de aproximadamente 5,4, pero puede volverse más alcalina por los productos para el cuidado del cabello o sus propias secreciones. Es posible que restablecer la acidez normal ayude a aliviar la caspa.

★**Sal** La sabiduría popular indica que la sal de mesa común puede mejorar la caspa. Llene una taza con agua tibia y disuelva 3 cucharadas de sal en ella. Masajee su cuero cabelludo con esta solución y enjuáguese lo bien con agua.

★**Salmón** Uno de los síntomas de la insuficiencia de las vitaminas B_6 y B_{12} es la dermatitis seborreica, una causa de la caspa. Si yo tuviera esta afección comería más salmón, carne de res e hígado de res, que son todos buenas fuentes de ambas vitaminas. (Si usted tiene problemas circulatorios o una enfermedad cardíaca, tal vez sería mejor que evitara las carnes, limitándose al salmón. O podría optar por fuentes vegetarianas de vitamina B_6, como los miembros de las familias de la col y la espinaca).

★**Vinagre de manzana** Este remedio sirve para controlar la caspa porque equilibra el nivel de pH (ácidos y bases) en la superficie del cuero cabelludo. Caliente el vinagre un poco en el horno de microondas o en la estufa en una cacerola, empape una toalla pequeña y cúbrase el pelo con ella durante 1 hora. Por último, lávese el pelo muy bien con un champú herbario suave.

★**Yogur** Tal vez quiera probar este remedio tradicional muy antiguo: una gruesa capa de yogur natural sobre el cuero cabelludo puede aliviar la comezón y tratar la caspa. Cubra el yogur con una toalla, déjeselo 20 minutos y enjuáguese lo bien con agua tibia.

(*Nota*: si encuentra en este capítulo términos que no entiende o que jamás ha visto, favor de remitirse al glosario en la página 455).

Directo del botiquín herbario

El aceite de melaleuca se utiliza como remedio para diversas molestias de la piel. De hecho, se ha observado en varios estudios que su eficacia casi iguala la de los medicamentos vendidos sin receta cuando se trata de aliviar las infecciones micóticas y por hongos de la piel, las uñas y el cuero cabelludo, entre ellas la caspa.

En un estudio australiano, los participantes que se lavaban el pelo diariamente con un champú que contenía un 5 por ciento de aceite de melaleuca obtuvieron una mejoría del 41 por ciento en su caspa, en comparación con un 11 por ciento de mejoría en las personas que usaban un tratamiento placebo.

Tal vez quiera mezclar unas cuantas gotas de aceite de melaleuca con un champú herbario para lavarse el cabello. Pero no vaya a ingerir el aceite de melaleuca —ni ningún otro aceite esencial, por cierto— por vía oral. Son sumamente concentrados y pueden ser venenosos.

Cataratas

LA PALABRA *CATARATA* TIENE DOS ACEPCIONES y ninguna de ellas implica una experiencia agradable. La primera acepción es una cascada o salto muy grande de agua; y la segunda —la que nos interesa aquí—, una afección médica por la que el cristalino del ojo se nubla o se vuelve opaco. Cuento con el dudoso honor de haber experimentado ambas acepciones de la palabra.

Si bien tendré que dejar a mi imaginación la experiencia de caer por una cascada y hundirme en las aguas blancas al fondo, sí llegué a dirigir una canoa a través de la espuma blanca de unas cataratas de la categoría 2 (mi hijo las prefiere más difíciles todavía). Y me he "deslizado" por algunas de esas resbalosas piedras inclinadas de las montañas de Carolina del Norte. El otro tipo de catarata afecta al cristalino detras de la pupila del ojo y hace que la vista se vuelva borrosa poco a poco, como si se estuviera mirando la vida a través de una catarata. Si se deja sin tratar, la catarata puede producir ceguera.

De acuerdo con los Institutos Nacionales para la Salud, más de la mitad de las personas radicadas en los Estados Unidos padecen cataratas o bien se han sometido a cirugía por esta causa al llegar a los 80 años. Yo mismo entré a formar parte de esta estadística a los 77 años de edad. El 15 de febrero del 2007, el bisturí del cirujano reemplazó a las flechas de Cupido en un proceso que sólo duró 6 horas desde que empezó la intervención hasta mi regreso a casa. Después de esta operación de cataratas le diré que vale su precio y el esfuerzo si usted tiene cataratas y dinero para hacérselas quitar.

Desde luego sería aún mejor adaptar la dieta para disminuir la probabilidad de requerir tal operación. Si bien los alimentos y las hierbas no pueden curar las cataratas, no dudaría en afirmar que son capaces de retardar su formación o progresión.

¿Qué es lo que causa las cataratas? En la mayoría de los casos se relacionan con el proceso de envejecimiento y se dan cuando las proteínas del cristalino empiezan a formar grumos y a nublar la visión. Con el tiempo se forman más grumos y la vista se vuelve cada vez más borrosa. No se sabe exactamente por qué las proteínas forman grumos, pero entre las posibilidades está la exposición a rayos ultravioleta o a radiaciones, fumar y la diabetes. Como adorador del sol y ex-fumador empedernido, recibí dosis muy altas de rayos ultravioleta y de humo a lo largo de mi vida. Ambos producen radicales libres, unas moléculas de oxígeno muy reactivas que causan mucho daño en el cuerpo.

A fin de combatir los daños por oxidación naturalmente querrá recurrir a los antioxidantes, de manera específica a través de los siguientes alimentos.

Alimentos curativos para las cataratas

★★**Aceite de germen de trigo** De acuerdo con un estudio que se publicó en la revista médica *Archives of Ophthalmology* en el año 2008, el menor riesgo de sufrir cataratas se observó en los participantes que consumían la mayor cantidad de vitamina E, además de los antioxidantes luteína y zeaxantina. Si bien el Valor Diario de vitamina E son 30 unidades internacionales, la mayoría de las etiquetas con información alimenticia señalan la cantidad de vitamina E en miligramos; el problema está en que hay diferentes formas de vitamina E y 1 miligramo de una de ellas no siempre equivale a 1 miligramo de otra.

Independientemente de estos detalles, encontrará en el aceite de germen de trigo toda la vitamina E que necesita diariamente. Una cucharada de aceite de germen de trigo incluye 20 miligramos del tipo de vitamina E que se llama alfatocoferol, lo cual equivale al 100 por ciento del Valor Diario. Puede utilizar aceite de germen de trigo en sus aliños (aderezos) para ensalada o bien mezclarlo con pasta recién cocida.

★★**Almendra** Si bien el aceite de germen de trigo contiene la concentración más alta de vitamina E, no es un alimento que pueda disfrutarse solo. La almendra, en cambio, nos brinda el 40 por ciento del Valor Diario de vitamina E en una ración de 1 onza (28 g), y la almendra seca tostada puede comerse solas o bien mezclarse con ensaladas y otros platos.

★★**Batata dulce** Uno de los grandes factores de riesgo para sufrir de cataratas es fumar, pero un estudio de 12 años de duración que se publicó en la revista médica *Archives of Ophthalmology* en el 2003 observó que el riesgo de sufrir una catarata se reduce en un 26 por ciento en los fumadores que toman 50 miligramos de beta-caroteno cada dos días, en comparación con los fumadores que no ingieren este nutriente.

A largo plazo, lo mejor que puede hacerse para mejorar la salud es dejar de fumar, pero entiendo que no todo el mundo esté dispuesto a dar este paso. Si tal es su caso, quizá pueda compensar un poco su hábito de fumar con una merienda de batata dulce. Una taza de batata dulce contiene 11 miligramos de betacaroteno, lo cual representa un buen comienzo para cumplir con la meta de 50 miligramos cada dos días.

★★**Brócoli y espinaca** Un estudio publicado por la revista médica *American Journal of Clinical Nutrition* analizó un grupo de antioxidantes —los carotenoi-des, unos pigmentos naturales que pintan los vegetales de amarillo, anaranjado y rojo— y llegó a la conclusión de que cuando se consume brócoli y espinaca el riesgo de cataratas se reduce más que cuando se consume cualquier otro alimento alto en carotenoides.

¿Por qué estas verduras llamaron la atención de los investigadores? Ambas están repletas de luteína y de zeaxantina, los únicos dos carotenoides que se acumulan en la retina y otros tejidos oculares. Entre el 20 por ciento de los hombres participantes en el estudio mencionado que más luteína y zeaxantina consumían, el riesgo de sufrir cataratas se redujo en un 19 por ciento en comparación con el 20 por ciento que menos consumía. La Dirección de Alimentación y Fármacos no ha fijado los Valores Diarios para la luteína y la zeaxantina, pero los resultados de este estudio indican que entre más, mejor. (El único riesgo que la sobredosis de luteína implica es la carotenodermia, cuyo efecto es un color ligeramente anaranjado amarillento de la piel. Basta con reducir el consumo de los alimentos que contienen luteína para que el color poco natural desaparezca poco a poco).

★★**Col rizada, berza y hoja de nabo** La col rizada, la berza (bretón, posarno) y las hojas de nabo contienen aún más luteína y zeaxantina que el brócoli y la espinaca, pero no hicieron acto de presencia en el estudio señalado. ¿Por qué? ¡Muy pocos de los participantes incluían estos vegetales en su alimentación! Es difícil obtener beneficios de una verdura que no se encuentra en el plato (y, huelga decirlo, que no entra a la boca). La col rizada contiene muchísima más luteína y zeaxantina que cualquier otra verdura. La señora Duke, quien es originalmente del norte de los Estados Unidos, y yo, que soy del sur, suponemos que la gente del norte del país prefiere la espinaca, las hojas de remolacha (betabel), el quenopodio (quelite) y la acelga (otro miembro de la algo insípida familia del quenopodio), mientras que en el sur se prefiere la familia de la col, con sus sabores más fuertes (la col rizada, la berza y la hoja de nabo). A mí me gustan estas últimas, a ella no. Ella tiene dos años menos que yo y hasta la fecha no ha tenido que someterse a ninguna cirugía por cataratas.

Tenga presente que el nabo mismo no contiene luteína ni zeaxantina: todas sus bondades se encuentran en las hojas.

★★**Semilla de girasol y avellana** Estas delicias crujientes son otra fuente de vitamina E. La semilla de girasol tostada sin aceite ofrece el 30 por ciento del Valor Diario en 1 sola onza (28 g), mientras que la avellana nos brinda el 20 por ciento en 1 onza.

★★**Zanahoria** El nombre de la zanahoria en inglés, *carrot*, indica que contiene betacaroteno, y así es: representa una buena fuente de este antioxidante, del que una zanahoria grande nos proporciona 6 miligramos. La zanahoria queda bien con las sopas, los sándwiches (emparedados), las ensaladas y otros platos, de manera que la puede agregar a muchas comidas diferentes.

★**Alcaparras, cebolla y chile** Aunque usted no lo crea, a las ratas les dan cataratas, al igual que al ser humano. Sin embargo, las investigaciones demuestran que la ingestión de quercetina retarda los daños por oxidación al cristalino y puede ayudar a prevenir la formación de cataratas. La quercetina es un flavonol, un tipo específico de flavonoide, y los flavonoides tienen propiedades antioxidantes.

No existe una cantidad recomendada de quercetina para las ratas y mucho menos para el ser humano, pero los alimentos que contienen la mayor cantidad de este nutriente son la alcaparra, el chile (sobre todo el chile húngaro amarillo) y la cebolla.

★**Arándano agrio, baya de saúco y polen de aveja** No tiene que limitarse a los alimentos de sabor intenso para agregar quercetina a su dieta. Estas delicias dulces también contienen el flavonol, al igual que bayas menos comunes como la camarina negra, la baya del aronia y el arándano negro.

★**Hojas secas de té no herbario** El alimento que más quercetina contiene, y por mucho, son las hojas secas del té no herbario, tanto el negro como el verde. No obstante, el banco de datos del Departamento de Agricultura de los Estados Unidos señala que el té ya preparado en infusión casi no ofrece nada de quercetina. Por lo tanto, la única forma de aprovechar la quercetina de las hojas es ingiriéndolas. Prepárese un té de hojas y vacíe la taza sin filtrarlo.

(*Nota*: si encuentra en este capítulo términos que no entiende o que jamás ha visto, favor de remitirse al glosario en la página 455).

Claudicación intermitente

LA CLAUDICACIÓN INTERMITENTE ES CUANDO se sufren calambres y hormigueo intensos en las asentaderas, los muslos o las pantorrillas al caminar. Se trata de un síntoma de las enfermedades vasculares periféricas. Cuando los vasos sanguíneos se obstruyen, la sangre no puede fluir de manera adecuada hasta las piernas, lo cual las priva de oxígeno y de nutrientes y a veces produce dolor al caminar, permanecer de pie o moverse. A las personas afectadas por este mal les resulta difícil recorrer sin dolor severo incluso distancias pequeñas, como de la cama al baño, por ejemplo. Es importante señalar que más o menos la mitad de las personas que sufren las enfermedades vasculares periféricas no experimentan este dolor en las piernas y no se les descubre la afección. No obstante, si a usted se la han diagnosticando, es probable que le hayan recetado un tratamiento farmacéutico. No lo suspenda sin haber consultado con su médico, pero también puede tomar en consideración los siguientes alimentos curativos. Todos contienen nutrientes y fitoquímicos con beneficios comprobados para la claudicación intermitente.

Alimentos curativos para la claudicación intermitente

★★★**Ajo y cebolla** Estoy seguro de que el ajo sirve para tratar la claudicación intermitente porque contiene una gran cantidad de compuestos biológicamente activos que deben ayudar a aliviar la afección. Mi menú de efectos múltiples para el ajo enumera más de 20 efectos relacionados con esta enfermedad entre los 147 fitoquímicos que mi banco de datos contiene hasta ahora para el ajo. Como siempre, la cebolla ocupa un buen segundo lugar, pues ofrece los mismos efectos y casi la misma cantidad de fitoquímicos que el ajo. Todos estos compuestos pueden reducir la oxidación y también hacer menos pegajosa la sangre, disminuyendo su tendencia a formar coágulos. En un estudio del ajo con 12 semanas de duración, unas personas con claudicación intermitente que tomaron 800 miligramos de ajo al día fueron capaces de caminar con mucho menos dolor tras 5 semanas. Además de eso, se observó una reducción en su nivel de colesterol y también en su presión arterial.

★★★**Jengibre** El jengibre contiene 241 sustancias químicas vegetales diferentes (de acuerdo con las cuentas más recientes). Muchas de ellas desarrollan varias actividades que pueden ayudar a mejorar la salud del corazón en general. En relación con la claudicación intermitente la más importante, según yo, es la capacidad del jengibre para impedir la formación de coágulos. Retarda la producción de tromboxano, un compuesto que promueve la acumulación de plaquetas y la formación de coágulos. Se trata de un efecto positivo, porque el exceso de coágulos aumenta el riesgo de sufrir un infarto o un derrame cerebral. De acuerdo con diversos estudios, los beneficios que ofrece son casi tan grandes como los de la aspirina. En vista de que en el caso de las enfermedades vasculares periféricas la formación de coágulos en las piernas puede ser una causa de dolor, recomiendo tomar jengibre a lo largo del día. Espolvoree su cereal o yogur con jengibre en polvo, píquelo con ajo y cebolla para dar sabor a sus salsas y platos de carne y sírvalo rallado como un sabroso condimento para sus verduras preparadas al vapor.

★★★**Mirtillo, arándano y otras bayas oscuras** En su libro excelente sobre la fitoterapia, mis amigos Simon Mills y Kerry Bone recomiendan mucho el mirtillo en la sección "Enfermedades vasculares periféricas y venosas". El mirtillo es un tipo de arándano completamente azul, mientras que el arándano común tiene la parte central verde. Cualquier tipo de baya azul oscura o morada debe de brindar un poco de ayuda, ya que todas se encuentran cargadas de antocianinas.

★★**Algarroba y otras fuentes de argenina** Si bien el tratamiento conservador más eficaz contra la claudicación intermitente es el ejercicio terapéutico, unas pruebas preliminares indican que la L-argenina, un aminoácido que ayuda a las células a crear energía, puede brindar beneficios significativos y reducir los síntomas de este mal. Algunos autores sugieren que la afección se parece bastante a la angina de pecho (dolor de pecho a causa de la falta de oxígeno en el corazón) y opinan que los tratamientos naturales para la angina de pecho también pueden ayudar a aliviar la claudicación intermitente.

Definitivamente no le hará mal consumir más alimentos que contengan un alto nivel de L-argenina. Además de que sirve para producir más energía se convierte en óxido nítrico, una enzima que fomenta la dilación de los vasos sanguíneos. Entre más anchos los vasos sanguíneos, aunque contengan una gran acumulación de plaquetas, más fácil le resulta a la sangre pasar por ellos.

En un estudio, 41 personas con angina de pecho comieron todos los días durante 2 semanas ya sea dos barras energéticas a las que se les había agregado L-argenina;

una barra energética con L-argenina y una placebo; o dos barras placebo. Al finalizar la prueba, la distancia que el grupo que había comido las dos barras con L-argenina podía caminar sin dolor había aumentado en un 66 por ciento; y la distancia que podían caminar en total se había incrementado en un 23 por ciento. Los beneficios se prolongaron por 10 semanas después de que los participantes dejaron de comer las barras. Ninguno de los otros dos grupos obtuvo mejoría alguna.

★★**Bacalao** Este pescado blanco dulce de carne suave es una de las mejores fuentes alimenticias de origen animal del aminoácido L-carnitina, esencial para la producción de energía, sobre todo en el músculo cardíaco. Diversos estudios han evaluado este nutriente en relación con pacientes de claudicación intermitente, y han observado que entre más grave la enfermedad más beneficios se obtienen de los suplementos de L-carnitina. En un estudio, 485 personas tomaron ya sea un placebo o bien 1 gramo de propionil-L-carnitina dos veces al día durante 12 meses. Aquellos que tomaban el suplemento finalmente pudieron caminar casi dos veces más lejos que los del grupo que había recibido el placebo. Asimismo mejoró de manera significativa la calidad de vida en general para las personas del grupo del suplemento, al contrario del grupo del placebo, que no experimentó mejoría alguna.

★★**Especias** Algunas especias que ayudan a aliviar las enfermedades vasculares periféricas son la pimienta de Jamaica, el cardamomo y el clavo. Sugiero agregar una pizca de cada una al té herbario y la avena. Estas especias forman parte de una asombrosa fórmula tibetana llamada Padma 28 (aunque sólo contiene 20 hierbas). De acuerdo con un estudio de pacientes con enfermedades vasculares periféricas, el flujo de la sangre a los pies aumentó muchísimo en aquellos que tomaron Padma 28 por 6 meses; más de la mitad reportaron poder caminar más lejos sin dolor.

★★**Salmón** Según lo he señalado en otro contexto, el salmón es rico en ácidos grasos omega-3, unas grasas saludables que brindan muchos beneficios al corazón y a las arterias. De acuerdo con un estudio español de personas con claudicación intermitente, el consumo de un aceite de pescado líquido preparado a partir de salmón y combinado con aceite de oliva durante 3 meses redujo el riesgo de oxidación de las liproteínas de baja densidad en los participantes, es decir del colesterol LBD (el colesterol "malo"). ¿Qué significa esto? Simplemente que se reduce la probabilidad de que el colesterol LBD sufra los cambios químicos que lo hacen pegarse a las paredes arteriales, lo cual puede mejorar el flujo de la sangre en el caso de las personas que sufren claudicación intermitente. De hecho, un análisis de varios estudios en los que se les dieron ácidos grasos omega-3 a personas con claudicación intermitente observó que en efecto la sangre se vuelve menos espesa y pegajosa. En otro estudio, la distancia que los participantes podían caminar sin dolor aumentó de manera significativa después de haber tomado durante 3 meses un líquido parecido a la leche enriquecido con ácidos grasos omega-3, ácido fólico y vitaminas B$_6$ y E. Los investigadores también descubrieron que los suplementos reducían la inflamación en las paredes arteriales.

(*Nota*: si encuentra en este capítulo términos que no entiende o que jamás ha visto, favor de remitirse al glosario en la página 455).

Directo del botiquín herbario

El *ginkgo biloba* se encuentra entre mis hierbas favoritas para tratar la claudicación intermitente. Impide la formación de coágulos y vuelve menos pegajosa la sangre, mejora su flujo y ayuda a dilatar los vasos sanguíneos. Asimismo ofrece beneficios antioxidantes potentes. La hierba se evaluó en un análisis de nueve estudios clínicos en los que pacientes con claudicación intermitente habían sido tratados con un suplemento de *ginkgo* llamado EGb 761. En la mayoría de los estudios aumentó de manera significativa la distancia que las personas que tomaban el suplemento podían caminar sin dolor. Por otra parte, al reunir los resultados de seis estudios resultó que la distancia que las personas podían caminar aumentaba en un 23 por ciento, en promedio, después de haber tomado el suplemento durante varios meses.

Colesterol alto

TODO EL MUNDO SE PREOCUPA POR SU NIVEL DE COLESTEROL, pero la verdad es que el colesterol alto no mata. Lo que mata son las enfermedades cardíacas. El problema está en que las enfermedades cardíacas y el colesterol se encuentran inextricablemente ligados entre sí: entre más se agrava uno, más se agrava el otro también. Cuando el nivel de lipoproteínas de baja densidad o colesterol LBD —el "malo"— está alto, la cantidad de estos compuestos grasos en la sangre aumenta y se exponen a la oxidación por radicales libres, las moléculas que aparecen como producto secundario de la creación de energía. Una vez oxidadas, las grasas sanguíneas se vuelven pegajosas y aumenta la probabilidad de que se acumulen en las paredes arteriales, lo cual da inicio al estrechamiento gradual de las arterias coronarias que conocemos como arteroesclerosis. La clave está en mantener un nivel de colesterol LBD bajo para detener este proceso desde antes de que inicie. Una manera de lograrlo es *aumentando* el nivel de otro tipo de colesterol, el LAD o lipoproteínas de alta densidad. En el sistema sanguíneo, este tipo de colesterol sirve como camión de la basura: recoge el LBD y lo lleva al hígado, que lo procesa para desecharlo.

Cuando se da colesterol alto hoy en día, la mayoría de los médicos mandan inmediatamente un tratamiento con alguna estatina como la atorvastatina (*Lipitor*). Este grupo de fármacos figura entre los 10 que más se consumen *en todo el mundo*. Son eficaces si se trata de reducir el nivel de colesterol en la sangre y posiblemente también de disminuir el riesgo de contraer una enfermedad cardíaca. Sin embargo, no son benignos. Crean otros riesgos, como problemas de memoria, dolores musculares y la pérdida de un antioxidante muy importante en el corazón, la coenzima Q10. Por eso prefiero probar primero los alimentos que hacen bajar el colesterol, pues es asombroso lo que pueden lograr. Y no hace falta una reducción espectacular para beneficiar el corazón en grande. Por cada 1 por ciento que se reduzca el nivel de colesterol, el riesgo de sufrir un infarto puede reducirse en un 2 por ciento.

Alimentos curativos para el colesterol alto

Los siguientes alimentos pueden darle una buena ventaja en su lucha contra un nivel de colesterol perjudicial para la salud.

★★★**Aceite de oliva** Este aceite es uno de los alimentos más ricos en ácidos grasos monoinsaturados. De hecho, se trata de una de las principales razones por las que es tan buena la salud cardíaca de las personas que tienen la alimentación mediterránea (la cual es común en Creta y en ciertas partes de Grecia y Italia). Creo que su consumo es obligado si se quiere mantener el nivel de colesterol dentro de un rango sano y los estudios respaldan mi opinión. Sólo úselo en lugar de mantequilla o de otros aceites para todo, desde sofreír (saltear) hasta remojar el pan.

★★★**Almendra** Es posible que los frutos secos contengan mucha grasa, pero son una fuente excelente de la grasa monoinsaturada que beneficia la salud. Probablemente sea por eso que las personas que todos los días comen un puñado de frutos secos tengan menos probabilidad de sufrir sobrepeso severo que los demás. El alto contenido en grasa ayuda a llenar el estómago sin hacerlo crecer. De acuerdo con un estudio, cuando la mitad de la grasa normal consumida se sustituye por la del aceite de almendra, el nivel total de colesterol se reduce en un 4 por ciento; y el de colesterol LBD, en un 6 por ciento, en las personas con un nivel normal de colesterol.

★★★**Avena** Las proteínas de la avena (¡sí, contiene proteínas!) son una buena fuente del aminoácido L-argenina que le sirve al cuerpo para producir óxido nítrico. El óxido nítrico cumple con muchas tareas cuando se trata de mantener la salud del corazón, como por ejemplo reducir la oxidación y la inflamación. Mientras que por un lado la argenina ayuda a tratar la presión arterial alta (hipertensión) y otros indicadores de enfermedades cardíacas, de acuerdo con algunas investigaciones también sirve para reducir el nivel de colesterol. En un estudio, 45 voluntarios sanos mayores tomaron ya sea un suplemento de argenina o un placebo durante 2 semanas. Quienes tomaban el suplemento experimentaron una reducción significativa en sus niveles de colesterol total y de LBD, mientras que no se observó ningun cambio en los que ingerían el placebo.

Por cierto el cacahuate (maní) es otra fuente muy buena de argenina, al igual que semillas como los piñones, el comino negro, la nuez de Cuba, las semillas de sandía y de calabaza (pepita), el sésamo (ajonjolí) y la soya.

★★★**Cebada** Si presume de desayunar un plato de avena todas las mañanas por los beneficios que aporta a su corazón, le tengo una noticia importante: tal vez la cebada le guste aún más. Le sugiero preparar una cacerola de cebada a la semana y comérsela luego como guarnición a la hora de la cena o bien espolvorearle unos frutos secos y canela encima para disfrutar un desayuno muy especial. La cebada es una de las fuentes más ricas de betaglucanos, los componentes de las plantas que a la avena también le brindan su poder para hacer bajar el nivel de colesterol. No obstante, una taza de cebada llega a contener hasta tres veces más betaglucanos que una de avena. De hecho, ofrece tanta fibra —que reduce el colesterol— que ni siquiera me preocuparía por acompañarla de un huevo tibio, sobre todo si este proviene de gallinas de granja.

"*Dip* Derrotacolesterol"

Escurra y enjuague un par de latas del frijoles *cannellini* y métalos a la licuadora (batidora) con un par de dientes de ajo, una cucharada de jugo de limón, sal y pimienta al gusto. Ya está: una medicina anticolesterol en forma de *dip*. El frijol representa una fuente maravillosa de fibra, la cual secuestra el colesterol en los intestinos y ayuda a sacarlo del cuerpo, mientras que la capacidad del ajo para reducir el nivel de colesterol se conoce ya desde hace mucho tiempo. De acuerdo con diversos estudios, el ajo puede disminuir los niveles de colesterol en entre el 4 y el 12 por ciento.

★★★**Edamame** Entre todos los tipos de soya que he probado, estos frijoles verdes son los más sabrosos. Sólo se cuecen al vapor o se hierven por unos 5 minutos, se les agrega sal y se extraen de la vaina para comérselos. No obstante, permítame advertirle que llegan a convertirse en un vicio, aunque pensándolo bien quizá no sea tan malo en vista de la enorme reducción en el nivel del colesterol que los estudios han observado cuando las fuentes de proteína altas en grasa, como la mayoría de las carnes rojas, se sustituyen por las proteínas de la soya. De acuerdo con uno de estos estudios, 25 gramos de proteínas de soya al día pueden reducir el nivel de colesterol LBD en más o menos el 5 por ciento. También puede probar la leche de soya. Según un estudio, unas dos tazas al día reducen el nivel de colesterol LBD en 8 mg/dl, en promedio, y aumentan el nivel de colesterol LAD en un promedio de 4mg/dl.

★★★**Frijoles** La mayoría, si no es que todas las variedades de frijoles contienen dos elementos excelentes cuando se trata de controlar el colesterol: fibra y lecitina, una grasa de origen vegetal que —aunque usted no lo crea— se utiliza en el chocolate con leche procesado para evitar que la leche y el chocolate se separen. Resulta que la lecitina también sirve para ayudar a reducir el nivel de colesterol. Los asombrosos beneficios que ofrecen los frijoles cuando se trata de controlar las grasas sanguíneas probablemente se deban al conjunto de la fibra y la lecitina. De acuerdo con un estudio, ¡1 taza y media —medida en crudo— de lenteja o frijol colorado al día basta para reducir el nivel de colesterol en un impresionante 19 por ciento!

★★**Aguacate** Esta fruta sabrosa está repleta de grasas monoinsaturadas saludables como las del aceite de oliva. Cuando un grupo de investigadores les pidió a 45 personas —de las que 30 padecían un nivel alto de colesterol— agregar un aguacate diario a su dieta durante una semana, el nivel total de colesterol de los voluntarios sanos se redujo en un 16 por ciento; y el de quienes sufrían colesterol alto, en un 17 por ciento. Sus índices de LBD y de triglicéridos disminuyeron en un 22 por ciento en ambos casos, mientras que su nivel de colesterol LAD se incrementó en un 11 por ciento. El nivel de colesterol de un grupo de control que no comió aguacate no cambió para nada.

★★**Cacahuate** Una onza (14 g) de cacahuate (maní) al día basta para proporcionarnos una buena cantidad de la coenzima Q10 que mencioné arriba. De acuerdo con diversos estudios, tomar suplementos de esta enzima hasta sumar una dosis diaria total de aproximadamente 120 miligramos puede incrementar el nivel de colesterol LAD y reducir el de un tipo peligroso de colesterol conocido como lipoproteína-A, el cual contribuye de manera significativa a la aparición de enfermedades cardíacas.

OJO CON ESTOS ALIMENTOS

Si usted tiene colesterol alto no debe preocuparse por el colesterol del huevo o los mariscos, sino por la grasa saturada de la carne roja y los productos lácteos de grasa entera. Es ella la que se convierte en colesterol LBD en el torrente sanguíneo. Por eso son tan importantes las dietas bajas en grasa saturada si uno padece colesterol alto.

★★**Canela** La canela —que muchas veces les sugiero a las personas espolvorear sobre su desayuno de cebada o de avena— también ofrece el beneficio de reducir el nivel del colesterol. Según los resultados de un estudio, aproximadamente ½ cucharadita al día redujo los niveles de colesterol LBD de los participantes casi en la tercera parte; y su nivel total de colesterol, en un 26 por ciento. Puede espolvorear canela en su café antes de prepararlo. Asimismo sirve para preparar un té bastante bueno, ya sea sola o con fenogreco (alholva, rica).

★★**Chocolate** El chocolate no reducirá su nivel de colesterol en sí, pero ayudará a impedir la oxidación de las moléculas de colesterol que convierten un compuesto normalmente inofensivo en una bomba sucia biológica. La razón es que el chocolate oscuro (y tiene que ser oscuro para ayudar a la salud) contiene una enorme cantidad de antioxidantes, los cuales neutralizan a los malvados radicales libres. De acuerdo con un estudio, basta con agregar 0,5 onza (14 g) de chocolate oscuro y aproximadamente 0,75 onza (21 g) de cacao en polvo a una dieta estadounidense típica para reducir la oxidación del colesterol LBD.

★★**Arándano agrio** Esta fruta no sirve solamente para acompañar una comida especial o para prevenir las infecciones del tracto urinario. Además de ser una de las mejores fuentes de antioxidantes de las que disponemos, el arándano agrio (y su jugo) también brindan sustancias químicas capaces de ayudarle al hígado a sacar más colesterol del torrente sanguíneo. Una vez que el colesterol llega al hígado, puede ser procesado y salir del cuerpo.

★★**Jugo de naranja** Además de comerse esta fruta (incluso la parte blanca, para obtener la valiosa pectina), tómese un jugo de la misma. Dentro del marco de un estudio, tomar tres vasos al día durante un mes ayudó a incrementar el nivel del colesterol LAD en un 21 por ciento, en promedio, y a reducir la proporción de colesterol LBD y LAD en un 16 por ciento, en promedio, lo cual es bueno cuando se trata de colesterol. Es probable que estos beneficios se deban al alto nivel de flavonoides antioxidantes en el jugo. Lo mejor es que estos resultados benéficos se prolongaron por 5 semanas después de que las personas dejaron de tomar el jugo.

Si no le gusta el jugo de naranja puede probar la manzana. De acuerdo con otro estudio, comer dos manzanas o tomar 12 onzas (360 ml) de jugo de manzana al día sirve para reducir de manera significativa la oxidación del colesterol LBD.

★★**Té no herbario** Puede tomarlo negro o verde, pues al parecer no hay diferencia en este caso. Cualquiera de los dos puede disminuir su nivel de colesterol. Trate de sumar unas cinco tazas diarias. De acuerdo con un estudio llevado a cabo por el gobierno de los Estados Unidos, el nivel total de colesterol de los participantes se redujo en un 6,5 por ciento; y el de colesterol LBD, en un 11,1 por ciento, tras 3 semanas de haber tomado esta cantidad.

★★**Zanahoria** La zanahoria (al igual que la manzana y las cáscaras de naranja y de toronja/pomelo) contiene una gran cantidad de una fibra llamada pectato de calcio o pectina. Tal vez la conozca usted como el polvo que agrega a las mermeladas y jaleas caseras. Cuando se mezcla con cualquier líquido se convierte en un gel, el cual ofrece una gran cantidad de una fibra soluble que según diversos estudios ayuda a reducir el nivel de colesterol. Al parecer la pectina secuestra los ácidos biliares en los intestinos, lo cual ayuda a sacar el colesterol del cuerpo. En cuanto a la zanahoria me gusta citar un estudio escocés, un favorito mío, en el que los participantes comieron dos zanahorias diarias entre comidas durante 3 semanas ¡y vieron desplomarse sus niveles de colesterol en entre el 10 y el 20 por ciento! Un estudio que realizamos en el Departamento de Agricultura de los Estados Unidos obtuvo resultados semejantes. Se trata de un descenso altísimo que sólo con mucha suerte se obtiene por medio de estatinas. La decisión es suya: ¿zanahorias o una píldora?

(*Nota*: si encuentra en este capítulo términos que no entiende o que jamás ha visto, favor de remitirse al glosario en la página 455).

Directo del botiquín herbario

Si usted disfruta mucho la cocina de la India es posible que ya esté tomando esta hierba con sus alimentos; de otra forma probablemente no ocupe un lugar destacado en su especiero. Como sea le recomiendo conseguir un frasco de semillas o suplementos de fenogreco (alholva, rica). De acuerdo con diversos estudios, masticar una onza (14 g) de semillas tres veces al día sirve para reducir los niveles total y LBD de colesterol sin afectar de manera negativa el nivel de colesterol LAD. El fenogreco estimula la formación de bilis en el hígado, la cual secuestra el colesterol y lo saca del cuerpo para que no se libere en el torrene sanguíneo. No obstante, las semillas son amargas. Póngalas a remojar toda la noche o bien enjuáguelas con agua para hacerlas menos amargas.

Cortadas y raspones

POR NUESTRA NATURALEZA MISMA DE SERES HUMANOS, todos sufrimos múltiples cortadas y raspones a lo largo de nuestras vidas; yo definitivamente he sumado más que unos cuantos. Y todos —ya sea una cortada de papel, un resbalón del cuchillo para pelar o un raspón al caer de la bicicleta sobre arcilla— pueden causar dolor.

En el caso de cortadas severas o de heridas por punción tiene que ver al médico: ningún remedio alimenticio le servirá. Lo primero que hay que hacer inmediatamente después de sufrir una cortada o raspón es limpiarla con agua y jabón. Si la cortada mide más de ½ pulgada de largo o es tan profunda que se alcanza a ver la capa amarilla de grasa debajo de la piel, deberá coserse dentro de un plazo de 24 horas. Mientras tanto puede vendar la herida y ponerle hielo para reducir la hinchazón. También querrá consultar al médico en los siguientes casos:

- la herida no deja de sangrar
- la zona de la cortada está inflamada y duele o exude pus
- sufrió varias cortadas o raspones
- hay fiebre o los nodulos linfáticos están hinchados
- la cortada está en la cara o en otra parte muy visible del cuerpo
- hay cenizas, arcilla u otra sustancia incrustada en la herida

No obstante, en el caso de cortadas y raspones menores, ciertos alimentos —ya sea ingeridos o aplicados de manera tópica— sirven para acelerar el proceso de curación o bien para matar gérmenes y así respaldar al sistema inmunitario.

Alimentos curativos para las cortadas y los raspones

Desafortunadamente no hay nada que podamos hacer para prevenir las cortadas y los raspones excepto tener un poco más de cuidado. Lo que sí se puede hacer es asegurarse de consumir suficientes nutrientes para mantener el poder curativo del cuerpo al máximo. Ciertos nutrientes, como las proteínas, la vitamina C y el zinc, ayudan a generar piel nueva; si no consume una cantidad suficiente, las heridas tardarán más en sanar.

★★★**Ajo** El ajo es uno de los mejores antibióticos de la naturaleza. Un estudio etiopí analizó sus efectos antibacterianos en relación con heridas infectadas y llegó a la conclusión de que se trata de un remedio eficaz. Le sugiero tratar de fijar un diente machacado sobre una cortada o un raspón con cinta adhesiva. Si empieza a irritarle la piel o la herida duele más, quíteselo de inmediato.

El ajo no es la única planta que ofrece poderes antibacterianos; todas las especies estrechamente emparentadas con él, como por ejemplo el ajo silvestre, la cebolla, la cebolleta (cebollino), el puerro (poro) y el puerro salvaje contienen el importante compuesto antiséptico alicina o bien su precursor, la aliína. Gracias a alguna propiedad mágica de las enzimas, la alicina se libera cuando el bulbo se corta. No obstante, tenga cuidado, pues puede arder un poco, al igual que algunos de los antisépticos que usaban las abuelitas.

★★★**Clavo** El aceite que se produce a partir de las flores secas de este árbol tropical es un producto aromático que se encuentra en casi todos los consultorios de dentista. Además de su aroma picante calmante y agradable es rico en eugenol, una sustancia química que posee sustancias analgésicas y antisépticas. No dudaría en aplicar aceite de clavo a una cortada para evitar que se infecte. Su espectro antibiótico es sumamente amplio; incluso combate algunos tipos de la bacteria *Staphylococcus*, la cual es resistente a los fármacos.

★★★**Tomillo** Entre todos los productos de mi huerto, el tomillo es una de las fuentes más ricas del potente antiséptico aromático timol, por lo que le adjudicaría un segundo lugar, después del clavo y el ajo, entre los antisépticos herbarios de espectro amplio. El Dr. Jean Valnet, un médico francés que recurría a aplicaciones tópicas, orales e inhaladas de aceites esenciales, afirmaba que la esencia de tomillo destruye varias bacterias que amenazan la piel, como el ántrax y el bacilo. Asimismo el tomillo se ha utilizado con éxito de manera tópica para tratar quemaduras y problemas de la piel y musculares, según Valnet lo expone en su libro *Aromatherapie*, publicado en 1964.

★★**Cítricos** Diversos estudios han demostrado que la vitamina C, ya sea consumida por medio de alimentos o en forma tópica, ayuda a reparar la piel herida. Hace falta para que se forme el colágeno, el tejido que une las células de la piel. Asimismo sirve para mantener el funcionamiento correcto del sistema inmunitario y actúa como antioxidante, y todo ello ayuda a curar las heridas. A la inversa, cuando no se consume una cantidad suficiente de vitamina C el colágeno se debilita y las cortadas y los raspones tardan más en curarse. Sin importar qué clase de herida haya sufrido —o incluso si no tiene ninguna—, debería de esforzarse por consumir por lo menos 500 miligramos de vitamina C al día (ocho veces el Valor Diario) en forma de frutas y verduras. Si es mayor o fuma, procure acercarse a los 1.000 miligramos. Además de llenarse de frutas cítricas, puede sumar más vitamina C comiendo más fresas, brócoli, cantaloup (melón chino), tomate (jitomate), pimiento (ají, pimiento morrón) y papa.

Jim LaValle, ND, un farmacéutico y médico naturópata que fundó el Instituto Metabólico LaValle en Cincinnati, sugiere mezclar unas cucharadas de vitamina C en polvo con ½ taza de gel de áloe vera (sábila, atimorreal, acíbar) en un frasco atomizador. (Ambos se consiguen en la mayoría de las tiendas de productos naturales). Agítelo bien para diluir la vitamina C y rocíelo directamente sobre la herida varias veces al día; funciona bien. Nunca vaya a ingerir el gel de áloe.

Un alimento específico rico en vitamina C que puede funcionar de manera tópica para prevenir las infecciones en una cortada o un raspón es la naranja (china). En la medicina china la naranja se coloca sobre las heridas para extraer las sustancias tóxicas o los metales pesados. La Dra. Carolyn Dean, ND, y Jeffrey Yuen, un gurú de la medicina china, recomiendan la naranja por su poder para extraer las toxinas del cuerpo. Personalmente preferiría el camu-camu, si está de temporada. Esta fruta del Amazonas es la fuente de vitamina C más rica del mundo, además de ofrecer propiedades antisépticas. Sin embargo, es difícil de encontrar.

★★**Arándano agrio** Los indios norteamericanos usaban cataplasmas (emplastos, fomentos) astringentes de arándano agrio para extraer las toxinas de las heridas de flecha. La Dra. Dean y Yuen afirman que el arándano agrio sirve para promover la curación de las heridas porque contiene ácido hipúrico, el cual tal vez brinde propiedades antibacterianas.

★★**Espinaca** La espinaca ayuda a acelerar la curación de las heridas porque se trata de una fuente excelente de zinc, un mineral que ayuda a los tejidos de los órganos —entre ellos la piel— a crecer y a repararse. En un estudio que se llevó a cabo en el Hospital Infantil Shriners de la Universidad de Texas, la curación de las heridas se aceleró en conejos adultos gracias a inyecciones de zinc. Una revista inglesa opinó que el zinc tópico "no se aprecia en su justa medida" en cuanto a su capacidad para curar las heridas. Por último, una investigación turca reveló que entre más bajo el nivel sanguíneo de ciertos minerales, entre ellos el zinc, más severos los traumas. La mayoría de los habitantes de los Estados Unidos no consumen una cantidad suficiente de este mineral importante a través de fuentes como la espinaca; si sus heridas tardan mucho en curarse, puede ser indicio de que también sea su caso. Es muy posible que ingerir más zinc para cubrir —o rebasar— el Valor Diario (15 microgramos) ayude a curar más rápido sus cortadas y raspones. Además de la espinaca, los nutriólogos señalan los siguientes alimentos como ricos en zinc: la ostra, el germen de trigo, la semilla de sésamo (ajonjolí), la semilla de calabaza (pepita), el yogur bajo en grasa, el perejil, la berza (bretón, posarnos), las coles (repollitos) de Bruselas, el pepino, la habichuela verde (ejote), la endibia (lechuga escarola), la ciruela seca y el espárrago.

★★**Miel** ¿Le hace falta un curita para su herida? ¡Puede usar miel, que se seca para formar una venda natural! Asimismo tiene propiedades antibacterianas y diversos estudios demuestran que acelera la curación de las heridas. Un análisis neozelandés de casi dos docenas de estudios reveló que la miel limpia la cortada o el raspón y previene las infecciones. Dentro del marco de uno de esos estudios se les aplicó miel o bien antisépticos tópicos cada hora a 50 mujeres con heridas infectadas de cesárea o de histerectomía. Las infecciones del grupo de mujeres tratadas con miel se aliviaron en unos 6 días, 8 menos que los del grupo tratado con el antiséptico tópico. Por si aún no se convence, la miel también reduce la hinchazón y ayuda a minimizar las cicatrices. Si bien no la he utilizado nunca para tratar heridas de manera tópica, he visto a los indios de Panamá y del Perú hacerlo con bastante éxito. Para obtener los mejores resultados imitaría el método de los investigadores neozelandeses: póngale un poco de miel a una gasa estéril, aplíquela a la herida y cambie el vendaje una vez al día.

★★**Piña** Varios estudios de carácter sumamente técnico llevados a cabo en Alemania sugieren que la bromelina, una enzima proteolítica de la piña (ananá), estimula la curación de las heridas. Si estuviera de viaje en un país tropical me lavaría la herida con jugo de piña antes de ponerle un diente de ajo recién partido para limpiarla en el ambiente tropical implacablemente húmedo. También tomaría una bebida refrescante de esta fruta y comería un poco de ajo para reforzar mi sistema inmunitario.

★★**Té no herbario** Cuando el té se aplica de manera tópica, los taninos que contiene al parecer ayudan a tratar las heridas abiertas. De acuerdo con un estudio ruso, un aceite extraído de las hojas del té acelera el proceso de curación en las heridas. Y John Boik, PhD, acupunturista y autor un libro sobre el cáncer y la medicina natural, nos explica que los flavonoides posiblemente estabilicen al colágeno. El té no herbario contiene muchos flavonoides así como catequinas, las cuales estimulan la síntesis del colágeno. Yo le pondría una bolsa de té negro o verde a una herida para ayudar a acelerar la curación.

★★*Tofu* Si bien sólo un 10 por ciento, más o menos, de las proteínas del cuerpo se encuentran en la piel, la necesidad de proteínas puede aumentar al doble cuando el cuerpo trata de curarse después de haber sufrido una cortada o un raspón. La cantidad de proteínas adicionales que hagan falta depende de la severidad de la herida, pero habría que agregar por lo menos un par de raciones de algún alimento de origen vegetal rico en proteínas a la alimentación, como el *tofu* (una ración de 4 onzas/112 g contiene más de 9 gramos de proteínas).

También puede poner a prueba la siguiente idea del Dr. LaValle: tome una bebida proteínica hecha de arroz integral en polvo o bien de suero de leche en polvo. Al Dr. LaValle le gusta más el suero de leche en polvo cuando se trata de curar las heridas, ya que refuerza a la inmunoglobulina, un tipo de anticuerpo que ayuda a combatir las bacterias. Si usted no es vegetariano puede incrementar sus niveles de proteínas por medio del consumo de pescado, carne de aves, huevo o carne magra (baja en grasa). Asimismo puede agregar queso rallado a sus platos de verduras o bien revolver un poco de leche descremada en polvo con la leche líquida, el cereal, las sopas o las salsas.

(*Nota*: si encuentra en este capítulo términos que no entiende o que jamás ha visto, favor de remitirse al glosario en la página 455).

Directo del botiquín herbario

Los pacientes con cicatrices o cuyas cortadas se curan lentamente han observado con frecuencia que los preparados de caléndula (maravilla) ayudan a curar heridas imposibles para los médicos actuales. En el siglo XIX, las amas de casa hervían las flores de la caléndula, las remojaban en alcohol o bien las cocían a fuego bajo con manteca derretida a fin de preparar enjuagues o ungüentos para tratar heridas menores. Frente al supermercado de la ciudad donde vivo siempre aparecen macetas con caléndulas en la primavera al comienzo de la temporada de jardinería.

Un té de caléndula es eficaz como tratamiento tópico para heridas cuando se usa a manera de cataplasma (emplasto, fomento). El difunto Varro Tyler, PhD, señaló que la Comisión E alemana, una institución gubernamental que evalúa la seguridad y la eficacia de las hierbas medicinales, ha aprobado la caléndula para promover la curación de heridas por medio de la aplicación local. Sugiero verter una taza de agua caliente sobre una cantidad de entre 1 y 1,5 gramos de pétalos secos de caléndula y dejarlos en remojo por 10 minutos. Luego vacíe la mezcla sobre un lienzo y póngalo sobre la herida. Es posible que la caléndula resulte aún más eficaz incorporada a cremas o geles. Utilicé una crema de caléndula con buenos resultados al viajar por las selvas húmedas del Amazonas.

Degeneración macular

EL NOMBRE DE ESTA ENFERMEDAD EXPLICA EXACTAMENTE DE QUÉ SE TRATA: de la degeneración de la mácula lútea. La mácula lútea es la parte central más sensible de la retina, un área saturada de nervios al fondo del ojo que necesitamos para ver. Cuando da degeneración macular, manchas borrosas aparecen al centro de la visión. Actividades como manejar un auto o leer se vuelven sumamente difíciles cuando no se cuenta con una visión central despejada, ¡porque no es posible ver el punto donde se quiere mirar!

La degeneración macular, que también se conoce como "degeneración macular relacionada con la edad" (DME), es la principal causa de pérdida de la visión en los estadounidenses mayores de 60 años, según el Instituto para la Medicina. No se trata de una afección dolorosa. Una vez que hace acto de presencia, los tratamientos de que disponemos sólo retardan la pérdida de la visión, pero ninguno restaura la que ya se perdió. Al inicio de la enfermedad algunas personas sufren alucinaciones con patrones o formas geométricas, un fenómeno que se llama "síndrome de Charles Bonnet".

La degeneración macular puede tener varias causas. Algunos factores contribuyentes son la edad, el sexo (a las mujeres les da DME con mayor frecuencia que a los hombres), la raza (la DME es más común entre las personas blancas, sobre todo cuando son mayores de 75 años), los antecedentes familiares, el hábito de fumar, la obesidad, la exposición a la luz solar y un nivel bajo de nutrientes. Si bien no es posible hacer nada con respecto a la edad, la raza, el género o los antecedentes familiares, sí se puede dejar de fumar, mantener un peso sano y aumentar el consumo de los nutrientes correctos.

Alimentos curativos para la degeneración macular

★★**Brócoli (y sus parientes de la familia del repollo/col) y espinaca (y sus parientes de la familia de la remolacha/betabel)** Un gran número de estudios han demostrado que el riesgo de desarrollar la DME se reduce al consumirse carotenoides, los pigmentos naturales que pintan las verduras de amarillo, anaranjado y rojo. Dos carotenoides en particular destacan entre la multitud: la luteína y la zeaxantina. Estas dos sustancias se acumulan en la retina y en otros tejidos oculares, donde se piensa que impiden los daños por oxidación causados por los radicales libres. También es posible que ayuden a proteger la retina al servir como filtro para mantener fuera la luz azul, la cual no es detenida por la córnea y puede dañar la retina con el tiempo.

La Dirección de Alimentación y Fármacos no ha establecido Valores Diarios para la luteína y la zeaxantina, pero la organización sin fines de lucro Apoyo para Personas con Degeneración Macular, dedicada a difundir información sobre este mal, recomienda tomar 20 miligramos de luteína y entre 6 y 10 miligramos de zeaxantina al día. En el banco de datos nutricionales del Departamento de Agricultura de los Estados Unidos estos dos carotenoides aparecen juntos. Tanto el brócoli como la espinaca son fuentes pasables de ambos nutrientes, pues una taza de brócoli contiene 1,3 miligramos de luteína y zeaxantina; y una taza de espinaca, 3,6 miligramos. (El único riesgo que la sobredosis de luteína conlleva es la carotenodermia, la cual se manifiesta por el color ligeramente anaranjado amarillento de la piel. Basta con reducir el consumo de los alimentos que contienen luteína para que este color poco natural vaya desapareciendo poco a poco).

★★Col rizada, berzas y hojas de nabo (tres parientes del repollo) ¿Qué es mejor que el brócoli y la espinaca cuando se trata de agregar más luteína y zeaxantina a la dieta? La col rizada, las berzas (bretones, posarnos) y las hojas de nabo, todas ellas vegetales de hoja color verde oscuro a las que no se les hace el caso suficiente, al contrario de la espinaca que tanto le encanta a Popeye y el brócoli que tanto disgusta al expresidente Bush. Una taza de col rizada contiene más de 26 miligramos de luteína y zeaxantina; una taza de berzas, 3,2 miligramos; y una taza de hojas de nabo (no el nabo mismo), 7 miligramos.

★★Salmón, caballa, sardinas y atún Esta lista de pescados contiene un mar de vitamina D y, según un estudio que se publicó en la revista médica *Archives of Ophthalmology* en el 2007, existe una relación inversa entre la vitamina D y la DME. Es decir, los participantes en el estudio que tenían los niveles más altos de vitamina D mostraban el índice más bajo de DME.

Los autores del estudio opinan que hace falta realizar más investigaciones. Sin embargo, no hay motivo para desterrar a estos aletudos amigos de su plato, ya que un trozo de salmón cocido de 3,5 onzas (98 g) contiene 360 unidades Internationales (UI) de vitamina D, el 90 por ciento del Valor Diario por la Dirección de Alimentación y Fármacos (400 UI). La misma cantidad de caballa (escombro, macarela) cocida ofrece 345 UI, o sea, un poco menos del 90 por ciento del Valor Diario, mientras que 1,75 onzas (49 g) de sardinas de lata cuentan con 250 UI y 3 onzas (84 g) de atún nos brindan 200 UI. Un estudio publicado por la misma revista en el 2003 reveló que el riesgo de pasar de una fase temprana o intermedia de DME a la avanzada es menor en los pacientes que consumen mucho pescado.

El rey de la vitamina D es otro producto relacionado con los pescados, pero a pesar de que contiene 1.360 UI por cucharada, es decir, el 340 por ciento del Valor

Diario, dudo en recomendarle el aceite de hígado de bacalao a cualquiera a quien aún le funcione el sentido del gusto.

(*Nota*: si encuentra en este capítulo términos que no entiende o que jamás ha visto, favor de remitirse al glosario en la página 455).

Depresión

CUANDO ESCRIBÍ *LA FARMACIA NATURAL* EN LOS AÑOS 90 rara vez sufría depresiones de cualquier tipo, excepto quizá el trastorno afectivo estacional. Sin embargo, hoy en día me pongo un poco sensible en momentos que supuestamente deben ser felices, como el Día de Acción de Gracias y la Navidad. Incluso durante una fiesta de Año Nuevo, mientras tocaba música en una habitación iluminada por los focos blancos de un árbol de Navidad artificial pequeño, sentí poca alegría. ¡De hecho me pareció bastante lúgubre el ambiente! Casi empiezo a llorar cuando el bajista de 79 años de edad (yo), el cantante principal y guitarrista de 76 años y el mandolinista de 75 años entonamos una canción que tiende a producir lágrimas a nuestra edad: "Todos los buenos tiempos se fueron". Así que al parecer estoy aprendiendo algo de primera mano acerca de los problemas con el estado anímico.

Mis investigaciones me han enseñado lo siguiente: la depresión se da de muchos sabores y con muchos niveles diferentes de intensidad. Es posible sufrir una depresión grave que impide llevar a cabo las actividades normales. Existe el trastorno afectivo estacional, que provoca tristeza cuando los días son más cortos durante los meses de invierno. También está el trastorno bipolar, que se caracteriza por ciclos repetidos de depresión y agitación, o una afección depresiva más benigna que se llama distimia.

Varios factores pueden contribuir al riesgo de sufrir depresiones, desde la predisposición genética hasta las pérdidas de tipo personal. En un estado de depresión parece no haber un nivel adecuado de las sustancias químicas que conducen los mensajes en el cerebro, los llamados neurotransmisores.

Si usted se siente realmente deprimido, tiene pensamientos suicidas o reflexiona mucho sobre la muerte, necesita consultar a un médico o terapeuta lo más pronto posible. No obstante, si sólo se siente un poco triste con cierta frecuencia y eso no le agrada, varios alimentos pueden ayudar a mejorar su estado de ánimo. Si hubiera estado chupando un trozo de regaliz (orozuz) o hubiera llenado mi plato con arroz al azafrán o cualquiera de los otros alimentos que le presentaré en este capítulo, tal vez no me hubiera sido tan triste en aquella bienvenida al nuevo año.

Alimentos curativos para la depresión

★★★**Aceite de pescado** Entre más largas se hacen las noches y más oscuros los días conforme mi parte del mundo se acerca a la mitad del invierno, más recurro al aceite de pescado. Si quiero enterarme de las noticias más recientes sobre las maravillas que este producto ofrece, puedo preguntárselo a Jerry Cott, PhD, un psicofarmagnosista del Instituto Nacional para la Salud Mental, quien se mantiene al tanto de las investigaciones que se hacen del aceite de pescado en relación con la lucha contra la depresión. Me dijo que recientemente se realizaron por lo menos ocho estudios clínicos sobre los ácidos grasos omega-3 (el ingrediente activo del aceite de pescado) y la depresión.

En el 2006, la revista médica *Journal of Clinical Psychiatry* publicó un metaanálisis (un estudio que combina e interpreta los resultados de varias investigaciones) en el que un comité cuyos miembros fueron nombrados por la Asociación Estadounidense de Psiquiatría evaluaba los datos que existen en cuanto a los efectos de los ácidos grasos omega-3 sobre la depresión y otros trastornos afectivos. En conjunto los resultados demuestran que los ácidos grasos omega-3 resultan útiles para tratar tanto la depresión como el trastorno bipolar. De acuerdo con las investigaciones, el índice de depresiones graves y de trastorno bipolar es entre un 30 y un 60 por ciento mayor en los países donde se come menos pescado. En Islandia y el Japón, cuyos habitantes consumen mucho pescado y mariscos, el trastorno afectivo estacional —la tristeza típica de los meses de invierno— ocurre menos de lo que uno esperaría.

La mejor manera de obtener ácidos grasos omega-3 es a través del pescado graso. Y supongo que el aceite de bacalao —si logra soportarlo— también es una manera de ingerirlos. Yo lo tomo, aunque no puedo decir que sea la bebida más sabrosa del mundo. Y la señora Duke guarda cápsulas de aceite de pescado en el refrigerador.

El metaanálisis que mencioné arriba recomienda comer pescado por lo menos dos veces por semana y también, si sufre un trastorno afectivo, consumir un gramo diario de los ácidos grasos conocidos como ácido eicosapentanoico (AEP) y ácido docosahexaenoico (ADH). Tal vez resulte útil tomar de 1 a 9 gramos en forma de suplementos, pero cualquier dosis superior a los 3 gramos diarios sólo debe tomarse con supervisión médica, ya que el exceso de aceite de pescado puede producir trastornos hermorrágicos. También hay fuentes vegetarianas de ácidos grasos omega-3, pero se quedan muy lejos del aceite de pescado. Casi todas sólo contienen ácido alfa-linolénico, que el cuerpo tiene que convertir en ADH para aprovecharlo. Algunas de ellas son la chía, el *chiso* (albahaca japonesa), el lino y la nuez, la más sabrosa de todas pero también la que menos ácido alfa-linolénico ofrece.

★★**Azafrán** El azafrán es un remedio tradicional persa contra la depresión, así que no resulta sorprendente que gran parte de las investigaciones recientes sobre el efecto que esta especia dorada rojiza tiene sobre la depresión provengan del Irán.

En un estudio realizado en el 2007 en la Universidad de Teherán, los investigadores trataron a 40 personas deprimidas con 30 miligramos de azafrán en forma de cápsulas o bien con fluoxetina (*Prozac*) todos los días durante 8 semanas. La eficacia de ambas sustancias resultó semejante. En un estudio que se había llevado a cabo el año anterior, también en Teherán, 40 personas deprimidas tomaron ya sea 30 miligramos de azafrán al día o un placebo, durante 6 semanas. Los síntomas de quienes tomaron el azafrán mejoraron de manera significativa en comparación con el grupo del placebo. Otro estudio más, en este caso del 2004, observó que la eficacia del azafrán se parece a la del antidepresivo imipramina (*Tofranil*).

Un problema de tomar azafrán contra la depresión que los investigadores señalan con frecuencia es su precio. Se dice que se trata de la especia más cara en el mercado y he visto un frasco de un gramo en venta en internet por $10. No obstante, cuando se sacan las cuentas bien resulta que el frasco de $10 rinde 33 "dosis" de 33 miligramos cada una, ¡y supongo que el sabor es mejor que el de cualquier antidepresivo!

★★**Chocolate** Entre los 300 compuestos que contiene el chocolate, muchos son sustancias químicas que alteran el cerebro y pueden ayudar a combatir la depresión, como la feniletilamina y la anandamida. La feniletilamina es un estimulante cerebral que se parece un poco a la anfetamina. Algunas personas son muy sensibles hasta a cantidades pequeñas de feniletilamina, la cual está presente de manera natural en el cerebro. Cuando se toma en cantidades suficientes puede reducir la fatiga y producir una sensación de exaltación y de bienestar general.

El otro compuesto, la anandamida, se enlaza con los mismos receptores cerebrales que se activan al fumar o al ingerir marihuana. Según leí, el profesor que descubrió la anandamida —en el cerebro del cerdo— le puso su nombre por la palabra sánscrita *Aananda*, la cual significa "dicha".

Además, el chocolate contiene cafeína, teobromina y teofilina, tres estimulantes que aportan un poco de energía cuando se come este alimento. No le recomiendo exagerar su consumo, pues el chocolate contiene mucha grasa, pero es posible que una cantidad pequeña le levante el ánimo un poco cuando se sienta deprimido.

★★**Cúrcuma** Al igual que en el caso del azafrán (tanto el azafrán como la cúrcuma han sido identificadas como el "azafrán" de la Biblia), se han realizado muchas investigaciones científicamente sólidas en torno a los efectos que esta especia tiene sobre la depresión. Existen 10 estudios relacionados con la cúrcuma (azafrán de las Indias) y la depresión y 11 sobre la curcumina (un compuesto de la cúrcuma) y la depresión. Un estudio chino del 2008 llegó a la conclusión de que los efectos antidepresivos de la cúrcuma involucran el mismo sistema cerebral que utiliza la serotonina.

★★**Frijoles y semillas** Muchos frijoles (habichuelas) y semillas son buenas fuentes de folato, por lo que pueden servir para tratar la depresión. En 1962 un investigador siguió una dieta baja en folato por 18 semanas y se volvió olvidadizo e irritable, además de no poder dormir. No se trata de un buen estado mental para realizar investigaciones, pero muchas personas deprimidas se sienten así. Desde entonces los científicos que investigan la dieta y la depresión empezaron a interesarse por el nutriente llamado folato.

Se piensa que el folato, al que también se le llama ácido fólico o vitamina B_9, interviene en la creación de las sustancias químicas cerebrales dopamina, serotonina y norepinefrina. Cuando el nivel de folato anda bajo, el de estos neuotransmisores puede bajar también. Además, la escasez de folato puede hacer que se eleve el nivel de homocisteína en el cuerpo, y varios estudios han encontrado una conexión entre un nivel alto de homocisteína y la depresión.

Al reunir los resultados de 11 estudios, un metaanálisis realizado en Inglaterra en el 2007 observó que el riesgo de padecer una depresión aumenta en por lo menos el 42 por ciento al existir un nivel bajo de folato. No puedo prometerle que una mayor cantidad de folato vaya a aliviar su depresión, pero si su consumo de este nutriente anda bajo es posible que ayude en algo.

El Valor Diario para el folato es 400 microgramos. A continuación indico algunos alimentos que le ayudarán a cubrir esta cantidad fácilmente; el contenido en folato se indica en microgramos.

½ taza de frijol de caritas: 180

½ taza de lenteja: 180

1 aguacate (palta): 164

½ taza de semilla de girasol: 160

½ taza de frijol pinto: 148

½ taza de garbanzo: 140

½ taza de espinaca: 132

½ taza de frijol colorado: 116

Una sopa de frijoles mixtos preparada con frijol de caritas, garbanzo, lenteja, haba blanca y frijol pinto fácilmente le proporcionará una cantidad mayor a la que se recomienda para el consumo diario.

★★**Mariscos** Asegúrese de dejar suficiente espacio en su plato para los alimentos ricos en viamina B_{12}, como los cereales y ciertos tipos de marisco. Un estudio realizado en el 2002 observó que la probabilidad de experimentar una depresión severa aumenta en un 70 por ciento en las personas con insuficiencia de B_{12}, en comparación con quienes mantienen un buen nivel sanguíneo de esta vitamina.

Los siguientes alimentos figuran entre las mejores opciones para aumentar la cantidad de vitamina B_{12} en la alimentación; las cantidades se indican en microgramos. Tanto los hombres como las mujeres necesitamos 2,4 microgramos al día.

½ taza de caldo de almeja de lata: 12

3 onzas (84 gramos) de centolla: 10

1 taza de cereal de salvado con pasas: 6

1 torta de cangrejo: 3,6

3 onzas de lomo de cordero: 2

★★**Nuez** Muchas veces les pido a mis alumnos y a las personas que participan en las visitas guiadas a mi huerto que me digan cuál es la mejor fuente de serotonina, un importante mensajero químico del cerebro. Luego les doy una pista: este alimento benéfico para el cerebro tiene aspecto de cerebro, y en épocas más supersticiosas los males que afectaban al cerebro se hubieran tratado con algo parecido al mismo. En efecto, me refiero a la humilde nuez.

La nuez es rica en serotonina. Hace algunos años les pregunté a más de una docena de científicos si consumir serotonina a través de la alimentación sirve para aumentar la cantidad de serotonina en el cerebro. Finalmente recibí una respuesta amable pero negativa del Dr. Cott, quien me informó que tal cosa no es posible ya que el hígado descompone la serotonina demasiado rápido. No obstante, tiempo después escuché por casualidad una entrevista radiofónica con el Dr. Michael Gerson, quien señaló que a todo lo largo del tracto digestivo hay receptores de serotonina que se encargan de transmitir su "mensaje" mucho antes de que la serotonina se descomponga. Por lo tanto, después de todo es posible que la nuez sirva contra la depresión.

Además, la nuez es una fuente de ácidos grasos omega-3, así que no le hará mal comer unas cuantas nueces regularmente si se siente deprimido.

★**Ajo y cebolla** A pesar de no relacionarse frecuentemente con el tratamiento de la depresión, estos bulbos olorosos contienen unos compuestos que pueden servir para mejorar el estado de ánimo y combatir los síntomas de insomnio, fatiga y ansiedad que suelen acompañar la depresión. La cebolla también contiene isorhamnetina y quempferol, dos sustancias que actúan de la misma manera que los inhibidores de monoaminooxidasa, un tipo más antiguo de antidepresivo farmacéutico.

★**Alimentos ricos en inositol** Algunos alimentos —como la soya, la algarroba, las hojas del té no herbario, el arroz, el chícharo (guisante) y la lenteja— contienen una gran cantidad de inositol. Se trata de una especie de azúcar importante, según el Instituto Nacional del Cáncer, para el buen funcionamiento de los nervios y el cerebro. Tal vez también sirva como antidepresivo, pero esta posibilidad aún se está investigando. Mi médico, el Dr. Ken Singleton, especialista en la enfermedad crónica de Lyme, recomienda tomar inositol para combatir la ansiedad y el trastorno compulsivo que a veces acompañan este mal así como otras enfermedades transportadas por garrapatas. Una sopa antidepresiva preparada con arroz, *edamame* (frijol de soya verde), chícharo y lenteja proporcionaría una gran cantidad de inositol. Para espesarla y condimentarla se le puede agregar nuez o semilla de lino (linaza) por sus ácidos grasos omega-3 antidepresivos, si no le gusta el aceite de pescado, así como un poco de azafrán y cúrcuma.

★**Jengibre** Esta raíz sabrosa es un remedio tradicional para tratar la depresión. Contiene ácido cafeico, melatonina y quercetina, los cuales pueden levantar el estado de ánimo, y componentes como borneol y alcanfor, que funcionan como estimulantes.

★**Orégano** Para volver a los remedios del especiero, espolvoree sus alimentos con un poco de orégano. El ácido cafeico, la quercetina y el ácido rosmarínico que contiene pueden ayudar contra la depresión, mientras que otros componentes suyos pueden aliviar la fatiga y la ansiedad y servir como inhibidores de monoaminooxidasa.

★**Semilla de girasol** En mi huerto de plantas medicinales la prímula (primavera) nocturna, tal vez la mejor fuente del antidepresivo natural triptófano, y el corazoncillo (hipérico, campasuchil, yerbaniz), que contiene varios antidepresivos con efectos parecidos a los del *Prozac*, conviven felizmente con el girasol, una buena fuente del antidepresivo fenilalanina. De todos estos, sólo la semilla de girasol se encuentra en los estantes del supermercado. ¿Por qué no recubrirlas con chocolate (por su anandamida y feniletilamina) o algarroba (por su mioinositol) y agregar aceite de semilla de lino o nuez, por sus ácidos grasos omega-3 antedepresivos? Si no se les pone azúcar son una fabulosa merienda saludable y un fármaco alimenticio contra la depresión.

★**Tés florales** Es posible que una o dos tazas de té de manzanilla ayuden a levantarle el ánimo. Esta infusión contiene dos compuestos antidepresivos (ácido cafeico y quercetina) y uno que combate el estrés (apigenina), así que tal vez sirva para aliviar la depresión de varias maneras. La asesora certificada de lactancia Sheila Humphrey, RN, señala que el toronjil (melisa) puede ayudar a superar la depresión posparto. "Un par de tazas de té aromático de toronjil pueden levantarle el ánimo, al igual que el té de lavanda (espliego, alhucema) y de rosa", indica.

(*Nota*: si encuentra en este capítulo términos que no entiende o que jamás ha visto, favor de remitirse al glosario en la página 455).

Directo del botiquín herbario

En *La farmacia natural* escribí que ninguna planta de mi banco de datos contiene más compuestos antidepresivos que el regaliz (orozuz, amolillo), pero que le faltan antecedentes como remedio tradicional. Al revisar mi computadora ahora puedo ver que el regaliz sigue ganándoles a las demás hierbas que vi, así que lo considero una herramienta muy útil para tratar la depresión. Contiene múltiples compuestos que funcionan como inhibidores de monoaminooxidasa, un tipo de medicamento antidepresivo. La monoaminooxidasa es una enzima que descompone los neurotransmisores norepinefrina, serotonina y dopamina. Al inhibirse esta enzima los niveles cerebrales de las sustancias neuroquímicas se mantienen más altos.

Si estuviera deprimido me prepararía un rico té de regaliz (hecho de la hierba, no de la golosina). Sin embargo, no hay que tomar más que tres tazas al día ni consumirlo diariamente por no más de 6 semanas; cuando se ingiere por mucho tiempo puede producir dolores de cabeza, letargo, retención de sodio y de agua, pérdida de potasio y presión arterial alta (hipertensión). Asimismo hay que evitar el alcohol, los alimentos ahumados y en escabeche y los fármacos, incluyendo los remedios contra la fiebre del heno y los resfriados (catarros), los diuréticos, el triptófano, la tirosina y las anfetaminas. No lo tome para nada si está embarazada o amamantando ni si padece enfemedades graves del hígado, el riñón o el corazón o presión arterial alta.

Diabetes

CUALQUIERA QUE ESTÉ LUCHANDO CONTRA LA DIABETES O LA PREDIABETES (también conocida como "tolerancia reducida a la glucosa") sabe que mantener el control sobre el nivel de glucosa en la sangre representa un desafío fundamental permanente. Por fortuna existen muchos alimentos y hierbas que pueden ayudarle; entre ellos la canela se gana el premio al primer lugar.

Roy Upton, un devoto de las hierbas y amigo mío de muchos años, toma canela con regularidad para ayudar a controlar su diabetes del tipo II. Roy preside la Farmacopea Herbaria Estadounidense, una organizacion nacional que promueve el uso seguro y responsable de los remedios herbarios, así que conoce su materia. Después de haber leído acerca de varios estudios llevados a cabo por el Departamento de Agricultura de los Estados Unidos bajo la dirección de Richard Anderson, PhD, y varios colegas de este, Roy empezó a tomar canela tanto para ayudarle a su cuerpo a aprovechar mejor la insulina como para acelerar su metabolismo y así ayudar a controlar su peso.

Por cierto, la señora Duke también toma canela para reforzar el tratamiento de su prediabetes. Nuestro médico principal le descubrió esta afección hace casi un año. Por consejo mío empezó a tomar canela y cúrcuma (azafrán de las Indias). En su siguiente revisión médica, su nivel de glucosa había bajado del nivel prediabético al rango normal. De hecho, el médico sólo se rió cuando ella le explicó que lo había logrado tomando remedios herbarios, pues él no cree que sirvan.

A propósito, existen dos tipos de diabetes, la del tipo I y la del tipo II. La mayoría de los consejos incluidos en este capítulo ayudan a tratar la diabetes del tipo II. En la del tipo I, el sistema inmunitario destruye las células del páncreas que fabrican la insulina, una hormona que le ayuda al cuerpo a aprovechar la glucosa para producir energía. En la diabetes del tipo II, el cuerpo no aprovecha la insulina como debe o bien el páncreas no la produce en cantidad suficiente. En ambos casos se acumula un nivel poco saludable de glucosa en el cuerpo, en lugar de utilizarse como fuente de energía. Con el tiempo, el exceso de glucosa sanguínea daña muchas partes del cuerpo y provoca afecciones diversas como males renales, daños a los nervios, ceguera y enfermedades circulatorias, así que es imperioso controlar el nivel de glucosa en la sangre. Por lo tanto cuando se padece diabetes es muy importante poner atención a lo que se come y cuándo se come.

La diabetes del tipo II suele desarrollarse en personas mayores sedentarias y con sobrepeso. A la inversa, evitar el sobrepeso puede ayudar a prevenir la diabetes del tipo II; bajar de peso incluso ayuda a revertir la prediabetes. Por lo tanto, si usted sufre diabetes del tipo II o bien le han dicho que es prediabético, tal vez también quiera revisar los alimentos y las hierbas que señalo en el capítulo sobre el sobrepeso.

Los diabéticos hallarán muchos productos curativos en su especiero, así como en la sección de frutas y verduras del supermercado. De hecho, existen más de cien plantas que sirven contra este mal. A continuación le presentaré algunas de mis favoritas.

Alimentos curativos para la diabetes

★★★**Canela** Esta especia tiene todas las de ganar. Huele rico. Es sabrosa. Y ofrece beneficios medicinales por muy pequeña que sea la cantidad que se agregue a la comida. De acuerdo con un estudio, tan sólo ½ cucharadita de canela en polvo al día ayuda a reducir el nivel de glucosa sanguínea y otros factores de riesgo en los diabéticos.

Vale la pena mirar más de cerca este estudio realizado por el Dr. Anderson. Se dividió en seis grupos, de manera aleatoria, a los 60 participantes pakistanís afectados por diabetes del tipo II, ninguno de los cuales recibía un tratamiento con insulina. Un grupo tomó 1 gramo de canela al día; el segundo grupo, 3 gramos; y el tercero, 6 gramos. A los otros tres grupos les dieron cápsulas de placebo.

En los voluntarios que tomaron la cantidad mínima diaria de 1 gramo —menos de ½ cucharadita— durante 40 días, se registraron resultados asombrosos. Lograron una mejoría de alrededor del 20 por ciento en sus niveles sanguíneos de glucosa, colesterol y triglicéridos. No se observó ninguna ventaja al aumentar la cantidad. Y resulta significativo que los niveles de glucosa sanguínea de los voluntarios hayan empezado a subir nuevamente cuando dejaron de tomar canela.

Media cucharadita de canela al día no es mucho. Se puede espolvorear sobre la avena por la mañana. La mermelada de manzana con especias (*apple butter*) contiene canela, así que puede agregar una gran cucharada a cualquier cereal caliente en lugar de edulcorante y además de canela en polvo, si así lo desea. El pan tostado con canela es uno de los desayunos favoritos de la señora Duke, sobre todo cuando la mañana es tediosa. Para disfrutarlo unte un pan tostado con mantequilla o mermelada —o lo que usted prefiera— y espolvoréelo con un poco de canela. Puede revolver su chocolate caliente con una raja (rama) de canela o bien partir una manzana cruda en rebanadas y espolvorearlas levemente con canela para preparar una merienda que además le brinde fibra.

★★★**Cromo** Para empezar, un dato suelto pero interesante: el 6 por ciento de las ventas de suplementos minerales en los Estados Unidos corresponde al cromo, en parte porque los fabricantes lo recomiendan para tratar la diabetes. Si bien la calidad de las investigaciones científicas con respecto a los efectos del cromo para esta enfermedad no es la mejor, vale la pena agregar alimentos ricos en cromo a su alimentación.

De acuerdo con un metaanálisis —un estudio que reúne y analiza los resultados de otras investigaciones— realizado en el 2007, los suplementos de cromo mejoraron los niveles de hemoglobina A1c (un indicador común del control sobre el nivel de glucosa en la sangre a largo plazo) en un 0,6 por ciento de los participantes afectados por diabetes del tipo II; se trata de una mejoría bastante buena, ya que el riesgo de sufrir un infarto o derrame cerebral se disminuye en un 20 por ciento al reducirse dicho nivel de hemoglobina en un 1 por ciento. El cromo debe sus efectos al hecho de aumentar la sensibilidad del cuerpo a la insulina, que luego metaboliza la glucosa de la sangre.

Una vez más hace falta realizar estudios mejores y hasta la fecha el gobierno de los Estados Unidos no ha recomendado una cantidad diaria, así que no vaya a exagerar con los suplementos. Algunas fuentes alimenticias buenas son el melado (melaza) oscuro, el huevo, el hígado, el pollo, los *cornflakes* y la ostra.

También existen alimentos de origen vegetal que proporcionan este mineral. Un detalle sorprendente: según mi banco de datos, la fuente más rica de cromo es la rosela (*Hibiscus sabdariff*), el componente que le da su color al té *zinger* rojo. Otras buenas fuentes son el diente de león (amargón), la avena, la hierba dulce de Paraguay (*Stevia rebaudiana*), la hierba limonera, el melocotón (durazno), el enebro (nebrina, tascate) y la cebada.

★★★**Fibra** Por lo común el cuerpo logra mantener el nivel de glucosa sanguínea bastante bien dentro de un rango normal (entre 70 y 145 mg/dl) después de comer. No obstante, cuando se sufre diabetes el nivel de glucosa en la sangre probablemente se eleve. A esto los expertos le llaman el pico de glucosa posprandial, pero puede imaginárselo como un cerro altísimo que su nivel de glucosa en la sangre sube a toda velocidad. La clave está en comer de tal manera que el nivel de glucosa en la sangre se mantenga más estable después de disfrutar una comida o merienda. La fibra puede ayudar a lograrlo.

Al consumir fibra el estómago suelta la comida más lentamente, por lo que el resto del tracto digestivo libera los nutrientes de manera más gradual dentro del organismo. Además, los frijoles (habichuelas), las frutas, las verduras y los alimentos de cereales integrales repletos de fibra ofrecen otro beneficio: son buenas fuentes de vitaminas y minerales. Contienen sustancias químicas que reducen las inflamaciones, así como los efectos dañinos de los radicales libres (unas moléculas malvadas de oxígeno), los cuales resultan particularmente peligrosos para los diabéticos.

Un metaanálisis realizado en el 2004 descubrió que el nivel de glucosa sanguínea después de comer se reduce en un 21 por ciento en los diabéticos que tienen dietas altas en fibra con un contenido moderado de carbohidratos. Asimismo, su nivel total de colesterol se disminuye en un 7 por ciento; y el del colesterol lipoproteínico de baja densidad —el colesterol "malo"— en un 8 por ciento. En las personas que ingieren dietas altas en fibra con un contenido alto de carbohidratos, el nivel de glucosa sanguínea en ayunas y también después de comer se reduce en un 14 por ciento y el de hemoglobina A1c se reduce de manera significativa.

Los autores de dicho estudio recomiendan consumir entre 25 y 50 gramos de fibra al día. Antes de que se espante con la idea de pasarse todo el día agregando cucharadas de un suplemento de fibra en polvo a sus bebidas, fíjese en algunos alimentos (los cuales listo a continuación con su contenido de fibra en gramos) que pueden ayudarle a sumar fácilmente más de 40 gramos de fibra en un día.

Un producto horneado que contenga

1 taza de harina de alforjón (trigo sarraceno)	12
1 pera	10
1 taza de *chili*	9
½ taza de frijoles negros	7,5
1 taza de espaguetis de trigo integral	6

Ahí lo tiene: ¡más de 44 gramos! Fácil, ¿verdad? Sin suplementos y sin necesidad de comer un plato tras otro de cereal de salvado.

★★**Achicoria** Si vive en el sur de los Estados Unidos ya conoce la achicoria. Es muy posible que tome achicoria tostada con su café. Sin embargo, si no vive en esa región del país tiene que conocerla: se lo debe a sí mismo. Quizá sea un poco más difícil de conseguir fuera de los estados del Sur, pero vale la pena el esfuerzo.

El componente principal de la achicoria, uno de los sustitutos de café más antiguos y de uso más extendido, es la inulina. La achicoria y otras hierbas que contienen inulina, como la raíz de girasol (*Jerusalem artichoke*), el diente de león (amargón) y la endibia (lechuga escarola), pueden tostarse o quemarse y utilizarse como sustituto de café. Sin embargo, no es necesario que usted mismo haga todo eso, pues es posible comprar café mezclado con achicoria o achicoria tostada sola para preparar una bebida sabrosa.

Diversos estudios han demostrado que la achicoria puede servir para estabilizar los niveles de glucosa en la sangre. Me parece probable, por lo que indican los datos científicos, que la inulina module la insulina.

★★**Cebolla y ajo** La cebolla y el ajo, que constituyen elementos importantes de la dieta mediterránea, pueden utilizarse para prevenir o tratar la diabetes del tipo II. Desde hace mucho tiempo se utiliza la cebolla cruda para tratar la diabetes en Asia, Europa y el Medio Oriente, tradición que cuenta con cierto respaldo científico. La cebolla mejora el metabolismo de los diabéticos, gracias en parte a dos sustancias químicas que contiene (disulfuro de alil propilo y sulfóxido de S-metilcisteína). De acuerdo con diversos estudios, el ajo también ayuda a reducir los niveles de glucosa en la sangre y a prevenir las complicaciones cardiovasculares relacionadas con la diabetes, además de estimular la secreción de insulina por parte de las células beta en el páncreas.

No hace falta decirle que existen muchas formas deliciosas de disfrutar tanto la cebolla como el ajo. En este caso mi consejo fundamental es simplemente que busque más maneras de incluir ambas verduras en sus platos. O bien cómaselas crudas, si le gustan así. A algunas personas les cuesta trabajo, pero de esta forma se obtiene la mayor cantidad de ingredientes activos.

★★**Cúrcuma** Esta especia —también conocida como azafrán de las Indias— se ha usado tradicionalmente desde hace mucho tiempo para tratar la diabetes. Diversas investigaciones demuestran que los componentes activos de la cúrcuma —la curcumina y la tetrahidrocurcumina— poseen poderes antidiabéticos, antiinflamatorios y antioxidantes. En animales de laboratorio estas sustancias han ayudado a reducir los niveles de glucosa en la sangre, a elevar los de insulina y a proteger contra los daños renales.

Sin embargo, no tiene que consumir esta especia sólo en forma de *curry*. Siempre que prepare arroz puede agregar entre ¼ y ½ cucharadita de cúrcuma al agua de cocción, lo cual pintará el arroz de un hermoso color amarillo sin modificar el sabor de manera notoria. Al preparar sus platos de arroz, los cocineros hispanos a veces utilizan productos comerciales de achiote (bija), un colorante amarillo, para producir el mismo color que el del azafrán, una especia muy costosa. El problema está en que muchos de estos productos contienen grandes cantidades de sodio en forma de sal y de glutamato monosódico (o *MSG* por sus siglas en inglés). Es posible lograr el mismo color atractivo sin tanto sodio con tan sólo una pequeña cantidad de cúrcuma.

También se puede agregar un poco de cúrcuma a las papas y la coliflor.

★★**Fenogreco** Varios estudios indican que el fenogreco (alholva, rica), una especia común en las cocinas de la India y el Medio Oriente, de hecho le ayuda al cuerpo a producir más insulina. Una de las sustancias químicas que contiene (4-hidroxiisoleucina) actúa directamente sobre las células beta del páncreas para estimular la secreción de insulina.

"Ha sido bien documentado por varios estudios que agregar semillas de fenogreco a las dietas de pacientes o animales con diabetes produce un descenso significativo en la glucosa sanguínea, así como una mejoría en la tolerancia a la glucosa", apunta un autor en su artículo sobre el fenogreco en un número del 2005 de la revista científica *International Journal of Food Sciences and Nutrition*. Un estudio observó un descenso en el nivel de glucosa en la sangre, sin cambio alguno en los niveles de insulina, en 17 personas de 21 afectados por diabetes del tipo II que tomaban 15 gramos de fenogreco al día. Dentro del marco de otro estudio, unos voluntarios diabéticos ingirieron semillas de fenogreco durante 3 semanas, logrando una mejoría en sus niveles de glucosa en la sangre, menos sed y menos ganas de orinar.

★★**Habichuelas verdes** De acuerdo con varios estudios realizados en la India, las habichuelas verdes (ejotes) pueden reducir el nivel de glucosa en la sangre en los animales de laboratorio con diabetes. En lo personal nunca me ha hecho falta que alguien me anime a comer habichuelas verdes. Incluso soy capaz de comérmelas en el huerto mismo, apenas quitadas del tallo. De hecho, si tuviera que elegir mi plato de verduras favorito serían las habichuelas verdes cocinadas con cebolla a las que se les ha agregado un poco de cebolla cruda picada una vez cocidas.

★★**Hoja de laurel** De acuerdo con los estudios del Dr. Anderson, tan sólo ⅛ cucharadita de hoja de laurel llega a triplicar la eficiencia de la insulina. Es facilísimo consumir esta cantidad. Y no hace falta preparar recetas *gourmet* o caseras para lograrlo. Para mejorar el sabor de la comida y recibir muchos beneficios para la salud, basta con agregar unas pizcas de hoja de laurel en polvo a la sopa o la salsa de lata a la hora de calentarlas. También puede añadir un par de hojas de laurel enteras, pero asegúrese de sacarlas antes de disfrutar la comida, ya que tienen filos agudos y pueden atorarse en la garganta.

★★**Magnesio** A los diabéticos —sobre todo si su control de la glucosa en sangre es deficiente— con frecuencia les falta magnesio. Diversos estudios han demostrado que aumentar la cantidad de magnesio en la dieta puede ayudar al cuerpo a producir más insulina y a utilizarla de manera más eficiente, además de mejorar el nivel de colesterol y la salud de los vasos sanguíneos.

Un metaanálisis realizado en el 2006 que se publicó en la revista médica *Diabetic Medicine* observó, al juntar los resultados de nueve estudios, que después de ingerir suplementos de magnesio durante un promedio de 12 semanas, los niveles de glucosa en ayunas se reducen y se eleva el del colesterol lipoproteínico ("bueno") de alta densidad. La dosis promedio del suplemento puesto a prueba era de 360 miligramos.

El Valor Diario de magnesio es entre 400 y 420 miligramos para hombres y entre 310 y 320 miligramos para mujeres no embarazadas. No es difícil cubrir esta cantidad con una dieta saludable; a continuación algunos alimentos con una buena cantidad del mineral e indicaciones en miligramos.

½ filete de hipogloso (*halibut*)	170
1 taza de espinaca hervida	157
1 onza (28 g) de semilla de calabaza	151
1 taza de habas (frijoles, habichuelas, alubias) blancas	134
1 *muffin* de salvado de avena	89

★★Vinagre Hace mucho tiempo, la diabetes se diagnosticaba por el sabor dulce que le da a la orina. (¡Pobre de los médicos de aquella época!) En tiempos más recientes, antes de inventarse los fármacos que reducen el nivel de glucosa, la gente utilizaba el vinagre como remedio casero contra la diabetes. . . y aún sirve hoy en día. A causa del ácido acético que el vinagre contiene, el estómago se vacía de manera más lenta, lo cual puede aumentar la sensación de saciedad después de comer y retardar la absorción de carbohidratos por el cuerpo. Por lo tanto, el nivel de glucosa en la sangre sube de manera más gradual.

Dentro del marco de diversos estudios, el nivel de glucosa en la sangre disminuyó en por lo menos el 25 por ciento y la sensación de saciedad de los participantes aumentó a más del doble después de comer tan sólo por agregar una o dos cucharadas de vinagre al pan o al arroz blancos (los cuales normalmente hacen que el nivel de glucosa en la sangre salga disparado en uno de esos picos que mencioné). Una manera fácil y muy sabrosa de incluir un poco de vinagre en la comida es mezclando unas cucharadas con un poco de aceite de oliva —y quizá unas nueces trituradas— para preparar un aliño (aderezo) para la ensalada.

★Alforjón La próxima vez que se reúna con sus amigos o familiares para desayunar en su restaurante local de panqueques, pida los de alforjón (trigo sarraceno) en lugar de los normales. Son bastante sabrosos y pueden ayudar a reducir su nivel de azúcar en la sangre. Sin embargo, no vaya a exagerar con el almíbar (sirope, jarabe).

★Almendra Si su nivel de glucosa en la sangre le está causando problemas tal vez deba comer unos frutos secos. En un estudio canadiense que se realizó en el 2007, los investigadores les dieron a nueve voluntarios saludables una "comida" de pan blanco, ya sea solo o bien acompañado de 1, 2 ó 3 onzas (28 g, 56 g ó 84 g) de almendras. Las almendras redujeron el pico en el nivel de glucosa en la sangre causado por el pan de manera dependiente de la dosis: entre más almendras se consumían, más grande el efecto. No le recomiendo comerlas en cantidades muy grandes, pues contienen muchas calorías, pero es posible que empezar o terminar la comida con unas cuantas sea una buena idea.

★Arándano y mirtillo Tal vez parezca contradictorio que incluya al arándano en esta lista, pues al fin y al cabo es bastante dulce. No obstante, es posible que los beneficios que sus fitoquímicos ofrecen sean más importantes que las desventajas ocasionadas por su contenido en azúcar. Los recomiendo principalmente para prevenir la retinopatía, es decir los daños a la retina que pueden darse en los diabéticos. A menos que viva en la región oeste de los Estados Unidos probablemente no tenga acceso al mirtillo, pero en caso de ser así le brindará los mismos nutrientes beneficiosos.

★**Ciruela seca** Algunos estudios recientes realizados por el Departamento de Agricultura de los Estados Unidos indican que el mineral boro tal vez ayude a reducir la cantidad de insulina que hace falta para controlar los niveles de glucosa en la sangre. La ciruela seca es el alimento más fácilmente disponible que contiene mucho boro dietético; otros más son la ciruela, la fresa, el melocotón (durazno), el repollo (col), el espárrago y el tomate (jitomate). Además, la ciruela seca es una buena fuente de fibra.

★**Clavo** Hace mucho tiempo mi mamá aliviaba muchos de mis dolores de muelas poniéndole una gota de aceite de clavo directamente al diente. Sin embargo, el clavo sirve para más que para aliviar un dolor de muelas. Contiene eugenol, una sustancia que puede estimular la producción de insulina. Las personas afectadas por la diabetes dependiente de la insulina pueden tomar dosis razonables de clavo (se ha demostrado la eficacia de 500 miligramos) para incrementar la eficacia de su insulina sin temor a efectos negativos. Por ejemplo, ponga a remojar unos cuantos clavos enteros en una taza de té.

★**Productos lácteos** Esta información debería de hacer más refrescante aún el siguiente vaso de leche fresca que tome. Una revisión realizada en el 2007 de investigaciones anteriores encontró una conexión relativamente consistente entre un nivel bajo de vitamina D y el consumo reducido de lácteos, por una parte, y la presencia de diabetes del tipo II, por otra. Es posible que hasta la mitad de los adolescentes y adultos en los Estados Unidos padezcan una insuficiencia de vitamina D, que cumple en el cuerpo la importante tarea —entre otras— de colaborar con el calcio. Los autores especulan que el aumento en el número de diabéticos en este país tal vez se deba en parte a los bajos niveles de calcio y vitamina D de los estadounidenses.

Algunos estudios indican que los suplementos de vitamina D y calcio pueden ayudar a las personas con prediabetes a evitar que esta afección se convierta en diabetes del tipo II. Incluya mucha leche semidescremada, yogur y otros productos lácteos en su dieta. Otras fuentes de vitamina D aparte de los productos lácteos son el salmón, la caballa (escombro, macarela) y las sardinas.

★**Té no herbario** La cafeína que contienen el café y el té no herbario puede ayudar a acelerar el metabolismo y a controlar el peso. Sin embargo, según las investigaciones existen varias razones para preferir el té por encima del café si usted tiene diabetes.

En un estudio de animales de laboratorio con diabetes, un extracto de té verde ayudó a prevenir disfunciones cardíacas, a reducir el nivel de colesterol LBD (el tipo "malo") y a elevar el de colesterol LAD (el tipo "bueno"), a reducir el nivel de triglicéridos y a controlar el aumento de peso.

De acuerdo con un estudio del 2007 publicado en la revista médica *Journal of the American College of Nutrition*, los participantes ingirieron una cantidad idéntica de azúcar acompañada de agua simple, agua con cafeína o té negro. Dos horas más tarde, las personas que habían tomado el té tuvieron un nivel significativamente más bajo de glucosa en la sangre y más alto de insulina.

Con base en mi análisis de las sustancias químicas involucradas en esta investigación sería posible cambiar el té negro por verde y obtener los mismos beneficios. Y le diré una forma más de aprovechar la canela: espolvoree un poco sobre su té, agregue hierba dulce de Paraguay como sustituto de azúcar. . . ¡y disfrútelo!

(*Nota*: si encuentra en este capítulo términos que no entiende o que jamás ha visto, favor de remitirse al glosario en la página 455).

Directo del botiquín herbario

Desde hace años he sugerido que cualquiera a quien le guste el regaliz (orozuz, amolillo) puede beneficiarse de utilizarlo como edulcorante en lugar de azúcar. Y últimamente se han realizado diversos estudios científicos según los cuales sirve para prevenir o retardar el inicio del síndrome metabólico, un conjunto de afecciones que incrementan el riesgo de sufrir enfermedades cardíacas, derrame cerebral y diabetes.

Los estudios de que se trata se basaron en cantidades relativamente altas de tintura de regaliz (extracto etanólico). Tal vez quiera probar un trocito de la raíz natural de regaliz, que podrá comprar en muchas tiendas naturistas, para endulzar su café o té. A mí no me gusta mucho el sabor, pero no deje de probarlo para ver si a usted sí le agrada.

Diarrea

LA DIARREA COMÚN, CORRIENTE Y MOLIENTE, simplemente aparece de vez en cuando. Todos la hemos padecido alguna vez. Suele darse cuando unas bacterias o virus invaden el sistema digestivo o cuando ciertos alimentos no se digieren por completo, por lo que se quedan a fermentar en los intestinos. En estos casos el cuerpo acumula grandes cantidades de agua a manera de reacción y provoca el fenómeno desagradable de heces muy líquidas.

En la mayoría de los casos, la diarrea sólo dura uno o dos días, pero cuando se alarga más allá de unos cuantos días puede robarle grandes cantidades de líquidos y nutrientes esenciales al cuerpo. Esta es la razón por la que a lo mejor ha escuchado la recomendación de tomar jugo de frutas, gaseosa de cola sin efervescencia y bebidas diluidas para deportistas durante los accesos de diarrea y una vez que hayan pasado, pues todo eso sirve para reemplazar las azúcares y los minerales perdidos. Es fundamental devolverle al cuerpo lo que necesita después del desgaste sufrido por la diarrea.

Existen varias formas naturales para aliviar un acceso de diarrea; todas ellas contienen uno o varios de un total de tres ingredientes activos: los taninos, la pectina y el mucílago.

Los taninos son las sustancias químicas que les aportan a algunos alimentos su astringencia, es decir, su capacidad para estrechar y contraer los tejidos. Se adhieren a la capa proteínica de las membranas mucosas inflamadas (por ejemplo, del intestino irritado en el caso de la diarrea) y hacen que se espese, lo cual retarda la absorción de las toxinas y evita las secreciones.

La pectina es un tipo de fibra soluble que agrega volumen a las heces y desinflama el tracto digestivo. El *"pectate"* de la medicina antidiarreica *Kaopectate*, la cual se vende sin receta, contiene pectina.

El mucílago es otro tipo de fibra muy eficaz. Calma el tracto digestivo y agrega volumen a las heces al absorber agua e hincharse de manera considerable.

Curiosamente ambos tipos de fibra son anfotéricos, es decir, que les dan más firmeza a las heces cuando están muy sueltas y las suavizan cuando están demasiado duras.

Alimentos curativos para la diarrea

Varios alimentos pueden ayudar a combatir la diarrea. A continuación indico unos cuantos para que los pruebe.

★★★**Manzana** Tanto la cáscara como la pulpa de la manzana contienen mucha pectina, por lo que la fruta entera y también la compota de manzana son remedios tradicionales de uso muy extendido para la diarrea. La pectina de la manzana también ayuda a tratar el estreñimiento, dado que ablanda las heces. Comer una manzana al día realmente hace milagros para asegurar la regularidad de las evacuaciones.

★★★**Té no herbario** Uno de los remedios naturales más astringentes contra la diarrea es el té negro normal de las bolsitas de té tradicionales. La próxima vez que le dé diarrea, pruebe una rica taza de té solo, sin hierbas ni especias adicionales. Es rico en taninos, los cuales ayudan a hacer firmes las heces y retardan el impulso a evacuar el vientre.

Prefiera lo suave e insípido

Hasta que la diarrea se acabe será mejor que dé la preferencia a alimentos suaves e insípidos como los siguientes, que no intensifican la irritación del colon.

Arroz

Compota de manzana

Galleta de soda

Pan blanco

Pasta (fideos)

Plátano amarillo (guineo, banana)

Un beneficio adicional: la fibra que estos alimentos suaves contienen absorbe el agua en el intestino grueso y ayuda a agregar volumen a las heces.

★★**Ajo, cebolla y puerro** El consumo de los alimentos conocidos como "prebióticos" —elementos alimenticios indigeribles que estimulan la multiplicación de las bacterias "buenas" en el tracto digestivo— puede ayudar a prevenir la diarrea. Algunas fuentes naturales de prebióticos son el ajo, la cebolla y el puerro (poro), los cuales también son antisépticos. Ingerir una gran cantidad de estos alimentos sabrosos puede reforzar el sistema inmunitario y proteger contra las bacterias que causan la diarrea. De acuerdo con estudios realizados en la India, la conexión entre el ajo y las bacterias buenas en los intestinos asimismo mejora la digestión y la absorción de minerales por el cuerpo, lo cual representa un beneficio adicional tanto durante un ataque molesto de diarrea como después de él.

★★**Algarroba** Hace casi 30 años padecí una infección aguda de salmonella en Panamá después de haber tocado unas tortugas. Me dio una fuerte diarrea y el médico panameño me recetó algarroba, lo cual funcionó. Sin embargo, tardé hasta el año 1995 en enterarme de un estudio realizado en 1989 y publicado por la revista médica *Journal of Pediatric Gastroenterology and Nutrition* en el que participaron 41 niños afectados por diarrea bacteriana o viral. Los niños que tomaron 1,5 gramos (por kilogramo de peso corporal) de algarroba en polvo sólo sufrieron diarrea por 2 días. La algarroba aceleró el proceso de normalizar sus evacuaciones de vientre, temperatura del cuerpo y peso, además de poner fin a los vómitos más rápido.

★★**Granada** Esta fruta bíblica se usa con frecuencia para tratar la diarrea. Las semillas llenas de jugo agrio y dulce a la vez ayudan a hacer más firmes y a secar las heces. Es posible que la cáscara contenga una cantidad aún mayor de los taninos que dan firmeza, pero rara vez se come tal cual. A veces se licúa junto con el jugo, así que tomar jugo de granada es una buena opción.

OJO CON ESTOS ALIMENTOS

Ciertos alimentos hacen estragos con los intestinos. Si usted sufre diarrea crónica, será mejor que trate de reducir o de eliminar los siguientes alimentos de su dieta.

Productos lácteos. Contienen un azúcar natural, la "lactosa", que les cuesta trabajo digerir a muchas personas (intolerancia a la lactosa). No obstante, aun padeciendo intolerancia a la lactosa muchos pueden comer yogur, cuyo contenido natural en lactosa es más bajo que el de otros productos lácteos.

Alimentos preparados. Si a usted le encanta comer en restaurantes trate de evitar los alimentos que suelen prepararse a temprana hora para recalentarse después. Platos como la lasaña y la *quiche*, por ejemplo, son más propensos a la contaminación por bacterias que los que se preparan al momento y se sirven calientes.

Jugo de frutas y miel. Estos alimentos contienen un azúcar natural, la fructosa, que cuando se consume en grandes cantidades puede llegar hasta el intestino grueso sin digerirse. Ahí es posible que fermente y provoque un exceso de gases intestinales y diarrea.

Chicle y golosinas sin azúcar. El sorbitol, un edulcorante artificial que se encuentra en el chicle (goma de mascar) y las golosinas sin azúcar, puede ser difícil de digerir. Al igual que la fructosa puede fermentar en el intestino y producir diarrea. Otros edulcorantes artificiales —como el mannitol, el xilitol, el eritritol y la D-tagatosa— también pueden causar problemas. Si usted sufre accesos de diarrea con frecuencia y suele comer o masticar muchos productos "sin azúcar" (*sugarless, sugar-free*), pruebe las versiones normales de los mismos.

Vitamina C. A pesar de que la vitamina C ofrece un sinnúmero de beneficios a la salud y de hecho puede proteger el tracto digestivo al reforzar el sistema inmunitario contra las bacterias malvadas, el exceso de este nutriente puede causar diarrea. Cuando se toma en dosis grandes —sobre todo de 500 a 2.000 miligramos a través de suplementos dietéticos ingeridos con regularidad— puede producir problemas gastrointestinales.

★★Mirtillo y arándano Estas bayas son buenas contra la diarrea porque contienen muchos taninos y pectina. Son más eficaces secas, no frescas. Y diversos estudios indican que el arándano también puede reducir el peligro de sufrir cáncer de colon.

★★Zanahoria La zanahoria cocida parece desinflamar el tracto digestivo y controlar la diarrea. Asimismo repone algunos de los nutrientes perdidos a causa de la enfermedad. Resulta interesante que los habitantes de los montes Apalaches les agreguen una zanahoria entera pequeña a los frijoles (habichuelas) a la hora de cocinarlos, lo cual es una forma natural de reducir los efectos a veces desagradables de los alimentos ricos en fibra, como gases intestinales e hinchazón abdominal.

(*Nota*: si encuentra en este capítulo términos que no entiende o que jamás ha visto, favor de remitirse al glosario en la página 455).

Directo del botiquín herbario

Las siguientes hierbas pueden ayudar a prevenir o a aliviar la diarrea.

Agrimonia (*Agrimonia eupatoria*) Esta hierba contiene muchos taninos, los cuales les dan firmeza a las heces. Pruebe un té preparado con 2 ó 3 cucharaditas de hojas de agrimonia.

Fenogreco (*Trigonella foeum-graecum*) Las semillas del fenogreco (alholva, rica) contienen hasta un 50 por ciento de mucílago, el cual absorbe el agua y se hincha en los intestinos. Sin embargo, no vaya a tomar más de 2 cucharaditas de fenogreco a la vez, ya que puede producir trastornos abdominales cuando se ingiere en exceso.

Psilio (*Plantago ovata*) El psilio también contiene mucho mucílago, por lo que sirve para tratar la diarrea ya que les agrega volumen a las heces. No obstante, si sufre alergias o asma debe ejercer cuidado al ingerir este producto herbario.

Disfunción eréctil

SI SUS ERECCIONES NO SIEMPRE CUMPLEN CON SUS EXPECTATIVAS, definitivamente no es el único con este problema. Varias encuestas comunitarias han demostrado que entre el 20 y el 46 por ciento de los hombres entre los 40 y los 69 años de edad reportan padecer algún grado de disfunción eréctil, según el Instituto Nacional de Diabetes y Enfermedades Digestivas y del Riñón, uno de los Institutos Nacionales para la Salud. La disfunción eréctil se define como la incapacidad reiterada de producir o mantener una erección adecuada para sostener relaciones sexuales y eyacular. Más de un millón de hombres se encuentran en tratamiento por esta afección, ya sea por medio de fármacos vendidos con receta; implantes de pene o una hormona llamada prostaglandina E, la cual el paciente se inyecta en la base del pene.

Antes los médicos creían que los problemas de erección eran psicosomáticos en su mayoría. Actualmente los expertos están de acuerdo en que, si bien es cierto que algunos pueden tener un origen psicosomático, la mayoría se deben a causas físicas. La diabetes o las enfermedades cardíacas pueden incrementar las dificultades con la disfunción eréctil, al igual que ciertos tratamientos farmacéuticos para la diabetes, la presión arterial alta y la depresión. También pueden darse problemas de erección después de una cirugía del corazón o prostática o bien una lesión del área pélvica. En términos generales, todo lo que reduzca el flujo sanguíneo y prive de oxígeno al pene puede producir disfunción eréctil.

Si bien es posible que no controle algunas de las causas físicas de la disfunción eréctil, definitivamente querrá tratar cualquier afección crónica que padezca, como diabetes o enfermedades cardíacas. Si no cumple con esta condición, ningún alimento o hierba le servirá de manera consistente. Ciertos factores relacionados con el estilo de vida también influyen en el problema. Entre los que lo empeoran están fumar, beber alcohol en exceso, no dormir lo suficiente, tener una alimentación deficiente y subir demasiado de peso. Por fortuna, es posible cambiar todos estos factores.

Cierto estudio publicado por la revista médica *Journal of the American Medical Association* observó que el desempeño sexual de los hombres obesos mejora por el simple hecho de bajar de peso y hacer más ejercicio. Entre más ejercicio hacían los participantes y más peso bajaban, más mejoraban sus erecciones. Al finalizar el estudio, más o menos la tercera parte de los hombres estudiados ya no padecía disfunción eréctil.

¿Qué hacer si usted sospecha que su disfunción eréctil tiene orígenes psicosomáticos más que físicos? Dos posibles causas son, por ejemplo, la ansiedad en cuanto al rendimiento sexual o la depresión. Para averiguar si este es su caso puede realizar una prueba sugerida por el Dr. Andrew Weil, profesor de la Facultad de Medicina de la Universidad de Arizona en Tucson. Se trata de un ejercicio sencillo que le indicará si tiene erecciones espontáneas normales durante el sueño. De ser así, es posible que no exista ningún problema físico que le impida funcionar de manera normal.

La prueba consiste en darle la vuelta al tronco del pene con una tira de sellos (estampillas) antes de acostarse. Si la tira se encuentra intacta por la mañana no hubo erección durante el sueño y es posible que exista un problema físico. Si la tira se rompió durante la noche es muy posible que el problema sea de tipo psicosomático. La prueba no es infalible, pero se trata de un buen punto de partida.

Ya sea que en su opinión el problema sea de carácter físico o psicosomático, el siguiente paso lógico es comentar los resultados con su médico. No obstante, antes de ponerse a picar su pene con jeringas, tal vez quiera probar los remedios alimenticios que presento a continuación.

Alimentos curativos para la disfunción eréctil

★★★**Haba** ¿Acaso cree que los frijoles (habichuelas) no son *sexy*? Pues tendrá que cambiar de opinión. El haba disfruta de una reputación antiquísima como afrodisiaco y se dice que incitó a la pasión al poeta Cicerón de la antigua Roma.

Si bien el haba no ha sido estudiada científicamente de manera específica con respecto a su potencial como remedio para la disfunción eréctil, se trata de la mejor fuente alimenticia del compuesto L-dopa, el cual participa en la fabricación de la dopamina, un neurotransmisor cerebral relacionado con el placer, el movimiento, la emoción y la motivación. La L-dopa se ha estudiado ampliamente en cuanto a su capacidad para tratar la enfermedad de Parkinson, por lo que sabemos que cuando se ingiere en grandes cantidades puede causar priapismo, una erección continua y dolorosa. Sin embargo, no vaya a rechazar el haba por ello. De acuerdo con las investigaciones, la L-dopa sólo produce priapismo en el 3 por ciento de las personas; además, le resultaría muy difícil consumir una cantidad suficiente de habas para provocar este problema.

Sospecho que una gran porción de habas —de 8 a 16 onzas (112 g a 224 g)— contendrá una cantidad suficiente de L-dopa para ayudar a convertir la disfunción en una función. Pruébelas al estilo mediterráneo con un poco de *pancetta* (un tocino ahumado levemente condimentado), cebolla picada, aceite de oliva extra virgen y pimienta negra. Si tiene la impresión de que le funciona puede probar los brotes de haba también, los cuales contienen casi 10 veces más L-dopa. Además, es más fácil comer 2 gramos de brotes que una libra (450 g) de haba cocida.

★★**Ajo** Disfrutar un entremés de ajo antes de una cita ardiente tal vez parezca mala idea si su meta es resultar atractivo para los besos. No obstante, es posible que esta planta aromática les ofrezca beneficios eréctiles a los hombres más ambiciosos, de acuerdo con diversas tradiciones populares y también con fuentes científicas.

En la India el ajo cuenta con una larga historia folklórica como afrodisíaco. Cuando los hombres santos preparaban sus alimentos en los templos tenían prohibido usar ajo u otras plantas de la familia de las aliáceas por temor a provocar encuentros apasionados.

Las investigaciones recientes acerca de cómo prevenir y tratar las enfermedades cardíacas indican que el ajo tal vez afecte el flujo sanguíneo de manera positiva. Se ha demostrado que la alicina, una sustancia química que el ajo contiene, produce ácido sulfhídrico, el cual relaja los vasos sanguíneos. Este efecto también puede ayudar a prevenir la disfunción eréctil, según un estudio llevado a cabo por la Universidad Nacional de Singapur.

Si piensa experimentar con este remedio le recomiendo compartir el ajo con su pareja para que ninguno de los dos repare en el olor. La combinación ideal podría ser, por ejemplo, una cena de ostras con salsa de ajo y un poco de perejil para ayudar a refrescar el aliento, servida a la luz de las velas. También comparta una o dos copas de vino tinto (que en términos generales es mejor para los vasos sanguíneos que el blanco). Para un empujoncito adicional usted puede tomar una dosis de ginsén al terminar.

★★**Granada** Además de otros muchos beneficios que ofrece esta fruta, la cual se está volviendo de moda, es posible que su jugo rico en antioxidantes mejore la función eréctil en los hombres que padecen una disfunción entre leve y moderada. No pierde nada probándolo a la hora del desayuno o en lugar de una gaseosa a la hora del almuerzo, para ver si le funciona.

En una prueba clínica con grupos seleccionados al azar, doble ciego, con control de placebo y de validación cruzada, unos investigadores de la Clínica para Varones de Beverly Hills estudiaron a 53 hombres que padecían disfunción eréctil entre leve y moderada a lo largo de 6 semanas. La probabilidad de mejorar los resultados obtenidos en el Índice Internacional de Función Eréctil y de reportar una mejoría en los Cuestionarios de Evaluación Global aumentaba en quienes tomaban jugo de granada. Si bien se trató de un estudio pequeño y los resultados no fueron estadísticamente significativos, los investigadores opinan que sería posible mejorarlos a través de estudios más amplios de duración más larga.

Además, a diferencia del jugo de toronja (pomelo), el jugo de granada puede beberse sin riesgo para la salud aunque se estén tomando fármacos vendidos con receta. Diversos estudios previos con animales e in vitro habían sugerido que el jugo de la granada posiblemente inhibía la enzima CYP3A, la cual le permite al metabolismo humano asimilar los fármacos. No obstante, en el 2007 un grupo de investigadores de la Facultad de Medicina de la Universidad Tufts publicó un estudio que refutaba las pruebas anteriores en la revista médica *Journal of Clinical Pharmacology*. Fue el primer estudio en analizar la posible interacción entre el jugo de granada y los fármacos.

Ambos estudios se basaron en el jugo de la marca *POM Wonderful*, la cual se consigue fácilmente en todo el país.

★**Calabaza** Como si hiciera falta una razón especial para disfrutar un pay de calabaza salidito del horno, esta delicia encabeza la lista de alimentos con aromas excitantes más capaces de condimentar la vida sexual del hombre. De acuerdo con un estudio intrigante ni siquiera hay que comérselo para gozar sus efectos. El Dr. Alan Hirsch, director neurológico de la Fundación para la Investigación y el Tratamiento a través del Olor y el Gusto en Chicago, observó que muchos pacientes que habían perdido su sentido del olfato también perdían todo interés en el sexo. Esta circunstancia despertó su curiosidad en cuanto al poder del aroma para intensificar el deseo sexual. A fin de descubrir cuáles aromas eran capaces de producir una respuesta sexual, si es que había alguno, el Dr. Hirsch le pidió a un grupo de 31 hombres sentarse en un laboratorio con los penes conectados a una máquina que mide el flujo sanguíneo. Luego les dio a oler 30 aromas.

Descubrió lo siguiente: los hombres respondían de manera sexual (con un mayor flujo sanguíneo hacia el pene) a todos los aromas, lo cual prueba la certeza de la teoría de que no hace falta mucho para provocar tal reacción. No obstante, el ganador absoluto del primer lugar por el aroma más excitante (incrementó el flujo sanguíneo hacia el pene en un 40 por ciento) fue una combinación del aroma del pay de calabaza con el de la lavanda (espliego, alhucema). El segundo y tercer lugares les correspondieron al *donut* con regaliz (orozuz, almolillo) negro (32 por ciento) y al pay de calabaza con *donut* (20 por ciento).

(*Nota*: si encuentra en este capítulo términos que no entiende o que jamás ha visto, favor de remitirse al glosario en la página 455).

Directo del botiquín herbario

En los países asiáticos el *ginkgo* aparece con frecuencia en las recetas y también se le conoce por otros nombres, como albaricoque (chabacano, damasco) de plata o nuez blanca. En los Estados Unidos se le conoce más como una hierba que mejora el flujo sanguíneo al cerebro, pero son pocas las personas enteradas de que tal vez también incremente la irrigación sanguínea del pene.

En varios estudios pequeños los investigadores obtuvieron buenos resultados con entre 60 y 240 miligramos diarios de un extracto estandarizado de *ginkgo*. En un estudio con duración de 9 meses, el 78 por ciento de un grupo de hombres que padecían disfunción eréctil a causa de la obstrucción ateroesclerótica de la arteria del pene reportaron una mejoría significativa sin efectos secundarios. La arteroesclerosis es la misma enfermedad que obstruye los vasos sanguíneos que llevan sangre al corazón, produciendo infartos.

Los extractos de *ginkgo* se consiguen en muchas tiendas de productos naturales y herbarios. Los compuestos activos de las hojas de *ginkgo* están muy diluidos para servir de gran cosa, por lo que convienen los extractos estandarizados que los concentran: un extracto de 50:1 significa que se utilizaron 50 libras (22,5 kg) de hojas para producir 1 libra (450 g) de extracto. Puede probar entre 60 y 240 miligramos diarios, pero no vaya a tomar más; en cantidades grandes el *ginkgo* puede causar diarrea, irritabilidad y agitación. Consulte a su médico antes de ingerir *ginkgo* si toma un fármaco anticoagulante como el *Coumadin* (warfarina). Y dele algo de tiempo; tendrá que esperar unos 6 meses para saber si funciona.

Diverticulitis

NUESTROS ANTEPASADOS CONSUMÍAN MUCHA FIBRA y a cambio disfrutaban de un colon saludable. No obstante, conforme la dieta estadounidense empezó a tender hacia los alimentos procesados a principios del siglo XX, el consumo de fibra disminuyó y con él nuestra capacidad para prevenir los trastornos digestivos como la diverticulitis.

La diverticulitis se refiere a la formación de bolsas o sacos pequeños, los llamados divertículos, en las paredes del colon. Trocitos de comida digerida o semillitas pueden atorarse en estas bolsitas. Si luego se inflaman o se infectan se puede dar toda una serie de síntomas desagradables como dolor crónico en el bajo abdomen, calambres, gases intestinales, hinchazón abdominal y accesos alternados de diarrea y estreñimiento.

La diverticulitis es una afección sumamente desagradable, pero es rara en las regiones del mundo donde las dietas aún contienen mucha fibra, como en África y Asia. Desafortunadamente, en los Estados Unidos se ha vuelto muy común. Más o menos el 10 por ciento de los habitantes mayores de 40 años y más o menos la mitad de los mayores de 60 años padecen diverticulosis —precursora de la diverticulitis en sí (el sufijo "itis" significa "inflamado" o "infectado")— en los Estados Unidos actualmente.

Unas bolsas dolorosas

¿Entonces cómo es que aparecen esas bolsitas tan molestas en el colon? Una vez más la respuesta se encuentra en la alimentación. La mayoría de las personas a quienes les da diverticulitis llevan un estilo de vida que el Dr. Andrew Weil, experto en Nutrición y profesor de la Facultad de Medicina de la Universidad de Arizona en Tucson, llamaría "no tan saludable". Tienden a consumir muy poca fibra y con frecuencia están estreñidas o tienen evacuaciones difíciles y heces duras. Tanto esfuerzo y pujo para obrar hacen que las paredes del colon se debiliten y desarrollen divertículos. A continuación estas bolsas atrapan partículas de comida que fermentan y se descomponen, causando todo tipo de trastorno gastrointestinal.

Las buenas noticias son que la diverticulitis se previene con facilidad si se come lo adecuado, y los alimentos con mucha fibra constituyen el secreto para mantener la salud del colon. El detalle está en comer muchas frutas, verduras, frijoles (habichuelas), cereales integrales y pan integral todos los días. Y en tomar mucha agua, la cual es importante para que toda esa fibra excelente siga en movimiento. Recuerde que si evita el estreñimiento, evitará la diverticulitis.

Por el contrario querrá reducir su consumo de fibra si sufre un acceso de diverticulitis, para darle al colon tiempo para curarse. Pruebe una alimentación baja en fibra con líquidos solos por varios días. Luego acostumbre su cuerpo lentamente a la fibra otra vez aumentando la cantidad que consume en entre 5 y 15 gramos diarios, para que su colon se vaya ajustando poco a poco.

Alimentos curativos para la diverticulitis

★★**Ciruela seca** La ciruela seca contiene mucha fibra y se le considera el remedio alimenticio más eficaz contra el estreñimiento, el factor de riesgo más grande para la diverticulitis. Asimismo contiene una sustancia llamada isatina de dihidroxifenil, la cual estimula las contracciones intestinales que se requieren para evacuar el vientre de manera regular. La ciruela seca cuenta con un azúcar natural, el sorbitol, que al igual que la fibra absorbe grandes cantidades de agua en el tracto digestivo y mantiene las cosas en movimiento.

★★**Cúrcuma** Parece extraño que la comida hindú condimentada sirva contra la diverticulitis, pero así es. La cúrcuma (azafrán de las Indias), el ingrediente principal del *curry* (un condimento hindú muy picante), es un antiinflamatorio realmente poderoso que se usa como medicamento natural desde hace miles de años. Los médicos ayurvédicos tradicionales de la India lo emplean contra todo tipo de hinchazón y le adjudican varios beneficios gastrointestinales, entre ellos reducir la hinchazón de las bolsas en el colon que caracterizan a la diverticulitis.

OJO CON ESTOS ALIMENTOS

Las semillas y los alimentos con semillas pueden causar muchas molestias cuando se padece diverticulitis, porque a veces se atoran en los divertículos e irritan el colon, sobre todo durante un ataque. A continuación indico unos cuantos que será mejor evitar.

Semillas:

Amapola

Girasol

Sésamo (ajonjolí)

Alimentos con semillas:

Frambuesa

Fresa

Granada

Tomate (jitomate)

Las palomitas (rositas) de maíz (cotufo) también pueden causar molestias, así que será mejor evitar esta merienda.

Es muy grande el poder curativo de la curcumina, el ingrediente más activo de la cúrcuma. Jonny Bowden, PhD, un experto en cuestiones de nutrición y salud, alaba la curcumina por su enorme poder antiinflamatorio e indica que es de gran ayuda para tratar los divertículos hinchados e inflamados. Si usted padece diverticulitis le sugiero comer más *curry* con mucha cúrcuma.

★★**Manzana** Es posible que una manzana al día mantenga lejos al doctor diverticular. Tanto la fibra soluble como la insoluble (una manzana de 10 onzas/140 g llega a contener 6 gramos de fibra), que mantienen el buen funcionamiento del sistema digestivo, pueden prevenir el estreñimiento y también su secuela, la diverticulitis. James Joseph, PhD, un buen amigo mío, coloca a la colorida manzana en el primer lugar del combate contra la diverticulosis en un libro que escribió sobre el tema.

★★**Manzanilla** Huele a manzana, su nombre la conecta con la manzana y es posible que sea igual de útil que esta fruta. Los destacados fitoterapeutas Simon Mills y Kerry Bone recomiendan la manzanilla más como medida preventiva que como cura en su libro sobre la fitoterapia.

La fórmula de Robert

Durante un ataque de diverticulitis es posible tomar varias hierbas conocidas como demulcentes para recubrir y reducir la inflamación en las paredes del intestino grueso y ayudar a aliviar los tejidos hinchados e irritados. Un producto llamado *Robert's Formula* es una combinación herbaria de calidad conocida para aliviar la irritación gastrointestinal. La mezcla contiene remedios herbarios como el olmo (olmo americano, olmedo), la raíz de malvavisco (altea) y el geranio. A veces también incluye equinacia (equiseto) e hidraste (sello dorado, acónito americano) para ayudar a reforzar el sistema inmunitario. La fórmula se consigue en algunas tiendas de productos naturales; los ingredientes herbarios varían.

David Hoffman, un herbolario médico que estudió en Inglaterra, sugiere tomar té de manzanilla o de menta durante todo el día como medida antiinflamatoria. Considera la menta un antiácido. Uno se imaginaría que los salicilatos (compuestos parecidos a la aspirina) que contiene la manzanilla estarían contraindicados para la diverticulitis, pero según Hoffman la hierba es especialmente valiosa para la diverticulitis, así como los problemas del colon en general. Al contener una gran cantidad de apigenina, un inhibidor COX-2, así como varios compuestos calmantes, es posible que la manzanilla también alivie el dolor de un ataque. Su efecto antiinflamatorio es particularmente útil en el sistema digestivo, donde la infusión libera aceites calmantes. El experto sugiere poner 2 cucharaditas de la hierba en infusión durante 5 a 10 minutos en agua hirviendo y tomarla después de comer.

★★**Menta** Si bien hasta la fecha la eficacia de esta planta para tratar la diverticulitis sólo cuenta con pruebas folklóricas, ha sido aprobada para la dispepsia por parte de la Comisión E alemana, una institución gubernamental que evalúa la seguridad y la eficacia de las hierbas medicinales. Con más de una docena de compuestos antiinflamatorios, analgésicos y sedantes y media docena de carminativos, la menta (hierbabuena) tiene buenos argumentos fitoquimicos a su favor. Según lo mencioné arriba, David Hoffman recomienda tomar té de menta contra la diverticulitis.

★★**Salvado de trigo** Desde hace mucho tiempo, tanto los médicos como los nutriólogos consideran el salvado de trigo la forma más inofensiva, barata y eficaz para prevenir y tratar el estreñimiento y, por lo tanto, la diverticulitis. El Dr. Neil Painter, un investigador inglés cuyo estudio innovador indicó en 1972 que la enfermedad diverticular posiblemente se debía a una deficiencia de fibra dietética, calculó que el salvado de trigo contiene más de cinco veces más fibra que el pan de trigo integral, lo cual lo convierte en un superalimento en lo que se refiere a la fibra. Comer salvado de trigo es irle a la segura.

Cuando quiero tomar salvado de trigo a veces me preparo un té de olmo (olmo americano, olmedo) con menta, edulcorado hasta adquirir la consistencia de un almíbar (sirope, jarabe), y le agrego 15 gramos de hojuelas de salvado. Para preparar el almíbar, ponga a calentar un puñado de corteza de olmo y dos puñados de hojas frescas de menta con apenas el agua suficiente para cubrirlos hasta que suelten el hervor. Retire la cacerola inmediatamente del calor y espese la mezcla con miel. Guarde el almíbar en el refrigerador y tómelo como acompañante para las hojuelas de salvado de trigo.

★★**Semilla de cáñamo** Tengo a mi lado una lata de *Nutiva* (una marca de semilla de cáñamo sin cáscara, rica en ácidos grasos omega-3) de Sebastopol, California. De acuerdo con la etiqueta, la ración recomendada de 2 cucharadas (19 gramos) contiene 5.360 miligramos de ácidos grasos omega-6, 1.500 miligramos de ácidos grasos omega-3 y 3 miligramos de ácido gamma-linolénico. Las semillas saben ricas con el cereal, la ensalada y la sopa. Calculo que la semilla sin cáscara cuesta $13 por libra (450 g). El aceite de pescado que tomo anda por los $20 por libra, así que saque la cuenta. Puede pedir el producto en línea a www.nutiva.com.

★★**Semilla de lino** En su libro sobre la medicina natural, Steven Foster y Rebecca L. Johnson recomiendan el lino (y yo agregaría la semilla de lino/linaza triturada) como un laxante seguro y suave para el estreñimiento crónico, la diverticulitis y el síndrome del intestino irritable. La Comisión E, un grupo de expertos que evalúan la seguridad, la eficacia y la dosis de las hierbas medicinales para el gobierno alemán, aprueba tomar de 1 a 3 cucharadas de semilla de lino triturada (no entera, ya que podrían atorarse en los divertículos) dos o tres veces al día con mucha agua como tratamiento para la diverticulitis. La semilla de lino contiene una gran cantidad de fibra, que resulta clave para tener un colon saludable. De manera igualmente importante se trata de una buena fuente vegetariana de ácido alfa-linolénico (AFA), uno de los ácidos grasos omega-3.

En el libro sobre los ácidos grasos omega-3 del Dr. Donald O. Rudin, así como en otras publicaciones más recientes, se indica que los ácidos grasos omega-3, cuando se consumen en la proporción correcta con respecto a los ácidos grasos omega-6, probablemente ayuden a tratar más de 50 afecciones, entre ellas la diverticulitis. La mayoría de las personas no ingerimos la proporción correcta de ácidos grasos omega-3 con respecto a ácidos grasos omega-6 y, ya que parece evidente que los ácidos grasos omega-3 ayudan contra las inflamaciones, es posible que restablecer el equilibrio entre los dos ayude a evitar que se agudice la diverticulitis. Otras buenas fuentes de ALA son el cáñamo, la chía, el *chiso* (albahaca japonesa), la nuez y la sacha inchi (inca inchi).

★★**Tomillo** El tomillo es una buena opción para agregar a su arsenal contra la diverticulitis, ya que constituye una excelente fuente de fibra, además de contener docenas de compuestos analgésicos, antiinflamatorios y antiespasmódicos. Pruébelo como condimento para sus salsas, sopas y ensaladas.

(*Nota*: si encuentra en este capítulo términos que no entiende o que jamás ha visto, favor de remitirse al glosario en la página 455).

Directo del botiquín herbario

El barbasco puede ayudar a aliviar el dolor y la inflamación de la diverticulitis. Es antiespasmódico (reduce los calambres repetidos) y antiinflamatorio (reduce la hinchazón), por lo que resulta útil para tratar las molestias gastrointestinales que muchas veces acompañan la diverticulitis. También se ha demostrado que ayuda a calmar el síndrome del intestino irritable.

El barbasco es una enredadera perenne que crece en áreas boscosas y húmedas. Se encuentra en las tiendas de productos naturales.

La herbolaria Kathi Keville de California, autora de varias guías herbarias, ofrece una fórmula buena con el barbasco:

2 partes de barbasco (antiespasmódico y antiinflamatorio)

1 parte de valeriana (relaja y reduce la irritación del tracto digestivo)

1 parte de viburno (antiespasmódico)

1 parte de menta (antiespasmódico y antiinflamatorio)

Si yo padeciera diverticulitis, tal vez me prepararía un par de cucharadas de esta mezcla herbaria en infusión en un cuarto de galón (946 ml) de agua.

Dolor de cabeza y migrañas

EL DOLOR DE CABEZA ES UNO DE LOS MALES MÁS COMUNES que sufre la humanidad. En los Estados Unidos, aproximadamente el 15 por ciento de los habitantes —unos 45 millones de personas— lo padecen por lo menos una vez a la semana.

La gran mayoría de estos ataques —más o menos el 90 por ciento— corresponden al dolor de cabeza por tensión, que empieza con músculos tensos en la nuca y el cuero cabelludo y emana un dolor sordo por todo el cráneo. El 10 por ciento restante son los más molestos: las migrañas y las neuralgias causadas por el ensanchamiento y el encogimiento (la dilatación y la constricción) de los vasos sanguíneos en el cerebro, lo cual realmente fuerza los nervios.

Más o menos 28 millones de estadounidenses sufren migrañas entre moderadas y severas y la afección es aproximadamente tres veces más común en las mujeres que en los hombres. El dolor normalmente comienza de un lado de la cabeza — precedido a menudo por trastornos visuales conocidos como auras (escotomas centelleantes)— y se convierte en un dolor de cabeza intenso y pulsante que puede durar horas o incluso días. También puede estar acompañado de náuseas y vómitos. En las mujeres, las migrañas aparecen muchas veces antes de la menstruación y desaparecen después de la menopausia.

Las neuralgias —de duración más breve pero que pueden ser aún más dolorosas— son siete veces más comunes en los hombres que en las mujeres. A veces les llegan a decir "dolores de cabeza suicidas" a causa de su intensidad. Afectan a más o menos un millón de estadounidenses.

El dolor de cabeza es la fuente más intensa de dolor que experimenta aproximadamente 1 de cada 10 personas, según una encuesta realizada en el 2005 entre 1.200 adultos por la Facultad de Medicina de la Universidad Stanford. A pesar de que los encuestados recurrían con mayor frecuencia a fármacos vendidos con receta y a la oración para tratar su dolor, sólo el 50 por ciento afirmó que se trataba de métodos eficaces. Más o menos 1 de cada 10 encuestados tomaba analgésicos vendidos sin receta diariamente, mientras que 2 de cada 10 ingerían analgésicos vendidos con receta todos los días. Esto significa que un número considerable de personas radicadas en los Estados Unidos toma una gran cantidad de fármacos todos los días sin que le brinden muchos beneficios.

Si usted toma fármacos frecuentemente para tratar el dolor de cabeza, ya sea vendidos con o sin receta, es posible que corra un riesgo particularmente grande de desarrollar una afección debilitante y difícil de tratar que se llama "dolor de cabeza diario crónico", el cual afecta a entre el 3 y el 5 por ciento de las personas que viven en los Estados Unidos, según un estudio de revisión que se publicó en el 2004 en la revista médica *Headache Currents*.

Alimentos curativos para el dolor de cabeza y las migrañas

Muchos remedios alimenticios sirven para ayudar a prevenir o a controlar el dolor de cabeza y las migrañas.

★★★La espinaca y otros alimentos ricos en magnesio Las personas a quienes

les dan migrañas con frecuencia andan bajas en magnesio. En un estudio, los investigadores les dieron magnesio por vía intravenosa a unos pacientes con deficiencia de magnesio en medio de un ataque de migraña y observaron que el 85 por ciento obtuvo alivio al cabo de unos cuantos minutos. En otro estudio, los investigadores asignaron al azar a un grupo de pacientes con migraña a tomar 600 miligramos de magnesio al día o bien un placebo. Al cabo de 12 semanas, el grupo que tomaba magnesio había logrado reducir sus síntomas de migraña en un impresionante 42 por ciento, en comparación con la reducción del grupo que tomaba el placebo, que sólo correspondió a un 15,8 por ciento.

Algunas fuentes dietéticas buenas de magnesio son la espinaca, el pescado, el alforjón (trigo sarraceno), el aguacate (palta), la cebada, la quinua, el amaranto, la almendra, el coquito del Brasil (castaña de Pará), la semilla de girasol, la semilla de calabaza (pepita) y la ostra. Si bien los frutos secos son buenas fuentes de magnesio, muchos informes anecdóticos sugieren que desencadenan migrañas, así que tenga cuidado con ellos.

Es posible cubrir fácilmente el Valor Diario de 400 miligramos de magnesio comiendo, por ejemplo, 1 taza de espinaca cocida (que contiene casi el 40 por ciento del Valor Diario), un filete de 3 onzas (84 g) de hipogloso (*halibut*) al horno o asado al horno (el 23 por ciento) y cualquier plato preparado con 1 taza de harina de alforjón (un impresionante 75 por ciento).

Tal vez también quiera probar mi "Mezcla de Magnesio" de verduras (vea la página 105), la cual es particularmente rica no sólo en magnesio sino también en muchos compuestos antiinflamatorios.

★★Ajo Este "bulbo prodigioso", según he oído que se describe a veces, desempeña

un papel clave en inhibir la actividad de las plaquetas, las células sanguíneas que intervienen en la aparición de las migrañas. Con frecuencia los naturópatas sugieren consumir más ajo por su efecto anticoagulante y porque es posible que reduzca el riesgo de sufrir un infarto. Tal vez este efecto anticoagulante también ofrezca el beneficio de disminuir la intensidad de los dolores de cabeza.

Si usted soporta el olor, le recomiendo comer uno o dos dientes enteros de ajo crudo al día. Si no lo soporta tal vez prefiera tomar tabletas con capa entérica o cápsulas que contengan aproximadamente un 1,3 por ciento de *allicin* (alicina), el ingrediente activo del ajo. La mayoría de los estudios clínicos relacionados con el ajo se basan en un consumo diario de 600 a 900 miligramos tomados en dos o tres dosis.

★★Jengibre Desde la antigüedad el jengibre se ha utilizado para tratar diversos

males, entre ellos el dolor de cabeza. Ayuda a evitar que los vasos sanguíneos del cerebro se dilaten, un proceso que frecuentemente antecede los dolores de cabeza y

OJO CON ESTOS ALIMENTOS

Entre todos los alimentos que provocan dolores de cabeza, los más fastidiosos probablemente sean los ricos en tiramina, una sustancia que resulta de la descomposición natural del aminoácido tirosina. Algunos ejemplos son el chocolate, la cerveza y otras bebidas alcohólicas, los quesos maduros, el plátano amarillo (guineo, banana), los frutos secos y los frijoles (habichuelas). Otro grupo de alimentos problemáticos son los que contienen una gran cantidad de nitratos, como las carnes curadas, los perritos calientes y la salchicha de Bolonia.

Hasta hace poco, la comida china de restaurante muchas veces contenía altos niveles de glutamato monosódico (GMS), el cual se utilizaba para realzar los sabores pero de manera inadvertida también provocaba migrañas. Por fortuna muchos restaurantes han eliminado el ingrediente desde entonces. Como sea, si sale a comer comida china pregunte si se ha comprobado que su selección del menú no contiene GMS. Si su mesero o mesera simplemente le pregunta al cocinero si la comida contiene GMS o sólo revisa la receta, no es lo mismo que comprobar que el plato esté libre de GMS.

Tal vez también quiera cuidar su consumo de carbohidratos. En un estudio realizado en el 2006, un grupo de investigadores del Colegio de Medicina Albert Einstein de la ciudad de Nueva York observaron que el 50 por ciento de las personas que padecen dolores de cabeza obtienen el mismo alivio de una dieta baja en carbohidratos que de un fármaco común para tratar las migrañas. Según sugirieron, el motivo tal vez sea que las personas propensas a sufrir dolores de cabeza son más sensibles a los alérgenos presentes en los carbohidratos, como el gluten y la proteína de trigo.

Si yo fuera propenso a sufrir migrañas u otro tipo de dolor de cabeza, apuntaría diariamente todo lo que como para mantenerme al tanto de –o evitar– los alimentos que parezcan provocarme molestias.

las migrañas. Asimismo ayuda a inhibir la formación de las prostaglandinas, un grupo de ácidos grasos complejos que producen inflamación, dolor e hinchazón.

Una investigación preliminar realizada en Dinamarca indica que el jengibre puede prevenir la migraña de manera tan eficaz como los fármacos usuales contra el mal, pero sin ninguno de sus efectos secundarios adversos. Yo seguiría el mismo régimen aplicado por los investigadores daneses de la Universidad de Odense: ⅓ cucharadita de jengibre fresco o en polvo al día.

Agregue jengibre a su dieta siempre que pueda. Pruebe beber té de jengibre, agregar jengibre rallado al jugo, tomar una merienda de jengibre japonés en escabeche, utilizar jengibre fresco o en polvo a la hora de cocinar o disfrutar uno o dos trozos de jengibre cristalizado.

Puede preparar un sabroso té de jengibre poniendo tres o cuatro rebanadas de jengibre fresco en infusión en una taza de agua hirviendo. O bien agregue ½ cucharadita de jengibre en polvo o aproximadamente 6 cucharaditas de jengibre fresco a su alimentación diaria.

Es posible que el jengibre y la hierba matricaria (margaza) sean aún más eficaces cuando colaboran para combatir los dolores de cabeza. Unos investigadores del Centro para la Atención a los Dolores de Cabeza de Springfield, Misuri, reclutó a 30 personas con antecedentes de migraña para probar un producto, GelStat, que contiene ambas hierbas. Los participantes tomaron GelStat al iniciar una migraña, cuando los síntomas aún eran poco intensos. Al cabo de 2 horas el dolor había desaparecido en el 48 por ciento de los participantes y la intensidad había bajado en otro 34 por ciento.

★★**Menta** Tome té de menta (hierbabuena) dos o tres veces al día. A pesar de que es posible conseguir muchos tés de menta comerciales, le recomiendo prepararlo usted mismo virtiendo 1 taza de agua hirviendo sobre 1 cucharadita colmada (copeteada) —unos 5 gramos— de hojas secas de menta y dejarlas en infusión durante 5 a 10 minutos. Tome de tres a cuatro tazas al día.

★★**Nuez** Es posible que la nuez real del jardín del rey Salomón ayude a aliviar los dolores de cabeza o las migrañas reales. No soy un fiel devoto de los "alimentos cerebrales", pero la nuez —arrugada y plegada como el cerebro— contiene un nivel alto de serotonina, una de las sustancias químicas del cerebro que a veces intervienen en la migraña. Además, la nuez ofrece una docena de compuestos analgésicos diferentes.

★**Cúrcuma** Esta especia amarilla (también conocida como azafrán de las Indias) es una fuente abundante de curcumina, un antioxidante poderoso que protege contra los daños ocasionados por los radicales libres. La curcumina contiene unas sustancias calmantes llamadas inhibidores COX-2. Por lo tanto, es una buena alternativa natural y sin efectos secundarios a los inhibidores COX-2 vendidos con receta, como el fármaco celecoxib (*Celebrex*). Asimismo reduce las inflamaciones al hacer bajar los niveles de histamina y posiblemente al estimular las glándulas de adrenalina para producir más cortisona, el analgésico natural del cuerpo.

Siempre que sea posible, yo prefiero ingerir los alimentos en su estado natural en vez de tomar suplementos dietéticos, ya que estoy convencido de que el poder curativo de los alimentos es mayor que el de sus componentes individuales. Por eso suelo agregar grandes cantidades de *curry* (un condimento hindú) al arroz y otros platos y consideraría comer otros alimentos antiinflamatorios, como la piña (ananá) y la papaya (fruta bomba, lechosa). También es posible preparar un té de cúrcuma.

Desafortunadamente es difícil obtener una dosis medicinal de curcumina tan sólo a través de la dieta. De acuerdo con los naturópatas, tal dosis consistiría en 250 a 500 miligramos de curcumina pura al día, tomada entre comidas, es decir, entre 5 y 25 cucharaditas de cúrcuma en polvo al día. Es mucho más de lo que incluso un gran aficionado al *curry* como yo quisiera agregar a la comida. Recomiendo agregar la mayor cantidad posible de cúrcuma a su alimentación, para ayudar a prevenir el dolor, y tomar suplementos de cúrcuma —estandarizados en un 90 a un 95 por ciento de curcumina— para ayudar a aliviar los accesos agudos de dolor.

(*Nota*: si encuentra en este capítulo términos que no entiende o que jamás ha visto, favor de remitirse al glosario en la página 455).

Directo del botiquín herbario

La matricaria (margaza) y la petasita son los únicos dos remedios herbarios contra los dolores de cabeza y la migraña cuyas propiedades curativas han sido evaluadas de acuerdo con el patrón de oro de las investigaciones médicas: la prueba doble ciego con control de placebo y grupos seleccionados al azar. De acuerdo con algunos estudios, la matricaria —la hoja seca, no los extractos de alcohol— puede reducir la severidad, la duración y la frecuencia de las migrañas, así como posiblemente también las náuseas y los vómitos. Otras investigaciones han demostrado que la petasita puede ayudar a disminuir la frecuencia de los ataques de migraña, pero no su duración.

La matricaria contiene un compuesto llamado partenolida, el cual previene la acumulación excesiva de las células sanguíneas conocidas como plaquetas. Lo que es más importante, impide que las plaquetas liberen el neurotransmisor serotonina, aparentemente uno de los factores que causan las migrañas.

Si fuera propenso a sufrir migrañas, empezaría un tratamiento de prevención comiendo de una a cuatro hojas de matricaria fresca diariamente o bien preparándome todos los días un té con entre dos y ocho hojas frescas puestas en infusión en agua hirviendo. Tal como sucede con muchos remedios herbarios, es posible que necesite tomar matricaria durante 4 a 6 semanas antes de notar un beneficio.

La petasita contiene un compuesto llamado petasina, la cual ayuda a relajar los vasos sanguíneos y los músculos lisos, como los de los pulmones o el útero. También ayuda a reducir las inflamaciones. Todo ello indica por qué la petasita ha demostrado ser más eficaz para tratar las migrañas que el placebo. Si fuera propenso a sufrir migrañas tomaría una o dos cápsulas de un extracto de rizoma de petasita —estandarizado en 7,5 miligramos de petasina por cápsula— tres veces al día. Este tipo de extracto no contiene alcaloides de la pirrolizidina, unos componentes de la petasita que pueden dañar el hígado.

Dolor de espalda

Desde hace mucho tiempo padezco problemas de la espalda, pero no deja de asombrarme el número de personas que comparten mi afección en los Estados Unidos. Los cálculos más recientes, publicados por la revista médica *Arthritis and Rheumatism* en el 2008, demuestran que ¡el número impresionante de 59 millones de habitantes del país sufrieron dolor en la parte baja de la espalda durante los últimos 3 meses! Otros 30 millones padecieron dolor en el cuello en este mismo lapso. Esto significa que en cualquier momento dado casi uno de cada tres estadounidenses enfrenta molestias que pueden afectar su calidad de vida dramáticamente y discapacitarlo por completo, en el peor de los casos.

De acuerdo con un grupo de investigadores de la Facultad de Medicina de la Universidad de Stanford, quienes llevaron a cabo una encuesta de 1.200 adultos a nivel nacional en el 2005, el 25 por ciento de los encuestados indicaron la espalda como la causa más común de dolor físico en su vida. Afirmaron que esta situación afectaba de manera adversa su trabajo y otras obligaciones, estado anímico, actividades cotidianas, sueño y capacidad para disfrutar de la vida en general.

Desafortunadamente es difícil encontrar una manera eficaz de aliviar el dolor. Si bien los encuestados recurrían con mayor frecuencia a los fármacos vendidos con receta y a la oración, sólo el 50 por ciento opinó que se trataba de métodos eficaces. Más o menos 1 de cada 10 tomaba analgésicos vendidos sin receta diariamente, mientras que 2 de cada 10 ingerían analgésicos vendidos con receta todos los días. Esto significa que un número considerable de personas radicadas en los Estados Unidos toma una gran cantidad de fármacos todos los días sin que le brinden muchos beneficios.

Hace relativamente poco tiempo, los médicos trataban el dolor de espalda con reposo, tratamientos farmacéuticos a largo plazo e intervenciones quirúrgicas. Por fortuna la cirugía ya no se recomienda de manera tan frecuente, pero la probabilidad de operarse por causa del dolor de espalda es aún 20 veces más frecuente en los Estados Unidos que en Canadá o Europa.

Si su médico le sugiere la cirugía, le recomiendo encarecidamente pedir otras opiniones profesionales. Me arrepiento de no haberlo hecho yo mismo antes de someterme a una fusión cervical a instancias de mi organización de mantenimiento de la salud. La operación resultó un desperdicio de sangre, suturas y tiempo de recuperación. No me ayudó a sentirme mejor. No me enteré hasta después de que el 80 por ciento de los pacientes que reciben el mismo diagnóstico —y tienen la sabiduría de pasar por alto la opción quirúrgica— logran librarse del dolor poco a poco en tan sólo 4 meses.

Una vez dicho esto, no sostengo la misma opinión negativa con respecto al consumo de fármacos —vendidos ya sea con o sin receta— para tratar un acceso agudo de dolor de espalda por poco tiempo. Es posible obtener alivio temporal a través de la aspirina y otros medicamentos antiinflamatorios no esteroideos así como, en los casos graves, la codeína o la morfina de liberación lenta (ambas provienen de una fuente herbaria, la amapola de opio).

Alimentos curativos para el dolor de espalda

Varios remedios alimenticios sirven para ayudar a prevenir el dolor de espalda o bien para controlar el dolor si ya duró mucho tiempo o si va disminuyendo.

★★★**Chile** El chile contiene una sustancia resinosa y acre conocida como capsaicina. Se trata del número uno entre mis analgésicos personales. Cuando la capsaicina se aplica de manera tópica, agota temporalmente la sustancia P, una sustancia química en los nervios que trasmite la sensación de dolor. Sin ella, las señales de dolor ya no se envían. Docenas de estudios han demostrado que la capsaicina puede aliviar muchas afecciones dolorosas por algún tiempo, entre ellas el dolor de espalda.

Un remedio triple para el dolor de espalda

Sólo le asignaría dos estrellas a este remedio porque aún no lo he puesto a prueba. No obstante, si un dolor de espalda me estuviera matando y tuviera que atacarlo con todo el arsenal a mi disposición, empezaría por comer unas hojas de ortiga mayor, un alimento analgésico excelente que desafortunadamente se tiene que cultivar o recoger en estado silvestre; nunca lo he visto en el supermercado (las hojas no pican cuando se cocina). Luego me prepararía una pomada de chile machacado, semilla molida de mostaza y vinagre, agregando quizá un poco de esencia de gaulteria (que contiene el analgésico salicilato de metilo), aceite de clavo (que contiene el analgésico eugenol) y uno de los aceites de menta señalados en la página 184. Después de frotarme la espalda adolorida con este preparado picante le daría una mordida a un chile rojo (que además de capsaicina contiene salicilatos analgésicos) o comería una cucharada de rábano picante o de mostaza (ambos contienen el analgésico isotiocianato). Creo que este remedio superpoderoso puede ser excelente para una espalda averiada.

Es possible comprar una crema comercial tópica que contiene entre un 0,025 y un 0,075 por ciento de capsaicina y aplicarla a la espalda adolorida tres o cuatro veces al día. También puede hacer lo que con frecuencia se practica fuera de los Estados Unidos: comprar un chile, aplastarlo y aplicarlo directamente. Otra posibilidad es mezclar un chile machacado con una crema neutra para el cutis. Ambas opciones le permitirán ahorrar dinero. Un chile fresco cuesta unos cuantos centavos, mientras que un producto comercial de capsaicina como el *Zostrix* cuesta hasta $16.

Independientemente de la opción que elija, es posible que la capsaicina le provoque ardor las primeras veces que la aplique, pero por lo común la sensación disminuye conforme las aplicaciones se repiten. Sólo asegúrese de lavarse las manos muy bien después de habérsela puesto. Si la capsaicina se le llega a meter en los ojos, la nariz o la boca, el dolor puede ser casi tan fuerte como el de la espalda.

Si bien lo mejor es usar la capsaicina de manera tópica, tal vez también le dé buenos resultados agregar más chile, salsas picantes con chile y pimienta de Cayena en polvo a su alimentación. Otra opción es tomar una tintura de pimienta de Cayena (0,3 a 1 mililitro) tres veces al día. Asimismo puede preparar una infusión mezclando ½ a 1 cucharadita (2,5 a 5 gramos) de pimienta de Cayena en polvo con

1 taza de agua hirviendo, dejarla reposar 10 minutos y tomar 1 cucharadita de este líquido mezclado con agua tres o cuatro veces al día.

Además de ser un poderoso inhibidor COX-2, el chile es una fuente bastante buena de salicilatos analgésicos (unos compuestos parecidos a la aspirina). Desde luego se lo agrego al analgésico alimenticio que preparo con apio y *curry*. (Vea mi receta de "Apio Analgésico" en la página 320 y mi "Calmante Picante" en la página 77).

★★★**Jengibre** El jengibre contiene grandes cantidades de una sustancia antiinflamatoria poderosa, la cingibina. De acuerdo con algunos expertos es aún más potente que la bromelina de la piña (ananá) o la papaína de la papaya (fruta bomba, lechosa). El jengibre llega a contener 180 veces más enzimas proteolíticas que la planta de la papaya y es posible que sea aún más eficaz que esta para aliviar las afecciones inflamatorias, entre ellas el dolor de espalda. También ofrece por lo menos cuatro inhibidores COX-2 naturales y no se le conocen efectos secundarios graves, a diferencia de los inhibidores COX-2 que se venden con receta, como el celecoxib (*Celebrex*).

Es fácil agregar una cantidad suficiente de jengibre a la alimentación como para ayudar a reducir el dolor. Se puede tomar como planta curativa fresca poniendo tres o cuatro rebanadas de jengibre fresco en infusión en una taza de agua hirviendo o bien, si lo prefiere, ingerir dosis medicinales por medio de tinturas o cápsulas. A mí me gusta más agregar el sabroso jengibre abundantemente a mi alimentación diaria. Con espolvorear ½ cucharadita de jengibre en polvo sobre sus alimentos o comer más o menos una onza (14 g) o 2 cucharadas de jengibre fresco recibirá una dosis medicinal todos los días. Incluso el *ginger ale* ayuda y es fácil tomarlo. . . pero asegúrese de que sea de verdad, o sea, realmente preparado con jengibre.

OJO CON ESTOS ALIMENTOS

Si bien no existe ningún alimento específico que aumente el riesgo de sufrir dolor de espalda, sí sucederá si consume un exceso de comida de manera regular. El sobrepeso o la obesidad somete la baja espalda a un gran esfuerzo. Lo mismo pasa por la falta de ejercicio. Aunque suene contradictorio, lo peor que puede hacer si le duele la espalda es dejar de hacer ejercicio. La YMCA ofrece un programa excelente para las personas que sufren dolor de espalda, el cual combina los estiramientos con los ejercicios con pesas y técnicas de relajamiento.

Recientemente he disfrutado la pomada comercial de jengibre con miel de la compañía New Chapter. Me recuerda un remedio exótico contra el dolor con el que me topé durante uno de mis viajes por el río Amazonas. Le puse "El Secreto de Socorro", por Socorro Guerrero, quien lo preparaba en su cocina. Su pomada contenía jengibre, miel, ron y otros ingredientes, entre ellos la hierba sangre de dragón. Desde luego siempre puede probar un té preparado con una cucharada de jengibre en polvo endulzado con miel o bien —si se siente audaz— con un chorrito de ron.

★★★**Menta** La menta (hierbabuena), la menta verde, la menta china y otros aceites de menta contienen grandes cantidades de mentol, el cual puede ayudar a aliviar el dolor y la tensión muscular que caracterizan los dolores de espalda cuando se aplica de manera tópica. Si bien es posible comprar productos comerciales que contienen mentol, quizá sea mejor (y más barato) aplicar los aceites de menta directamente a la espalda, pero tenga presente que este tipo de aceites son tóxicos cuando se ingieren. Otra opción es tomar té de menta dos o tres veces al día. Si bien es posible conseguir muchos tés de menta comerciales, le recomiendo prepararlo usted mismo virtiendo 1 taza de agua hirviendo sobre 1 cucharadita colmada (copeteada) —unos 5 gramos— de hojas secas de menta y dejándolo en infusión de 5 a 10 minutos; tome tres o cuatro tazas al día. Para aumentar sus beneficios puede revolver un té delicioso de menta y manzanilla con una raja (rama) de regaliz (orozuz, amollillo), el cual le brindará una gran cantidad de compuestos analgésicos y antiinflamatorios. Otra opción es tomar de 3 a 6 gramos de tabletas o cápsulas de hoja de menta al día. Tanto en mi huerto como en otros huertos de plantas medicinales que suelo visitar en el Amazonas hay muchas mentas que crecen como mala hierba y con frecuencia simplemente recojo un puñado de hojas, las machaco con las manos y me las pongo donde me duele.

★★**Cerezas** Si la espalda le duele muchísimo dudo que comer unas cerezas lo haga sentirse mejor. Sin embargo, si es propenso a sufrir dolores de espalda consumir cerezas de manera regular puede ayudar a prevenir en parte que se lesione su músculo cuadrado lumbar, el músculo que con mayor frecuencia está involucrado en el dolor de la baja espalda. En una prueba del 2006 publicada por la revista médica *British Journal of Sports Medicine*, los investigadores estudiaron a 14 universitarios varones sanos que tomaron o bien una botella de jugo de cereza agria (que contenía el equivalente a entre 50 y 60 cerezas agrias) o una bebida placebo antes de realizar ejercicios que lesionaban los músculos. Observaron que el dolor muscular y los indicadores de dolor eran muchísimo menores entre los estudiantes que habían tomado el jugo de cereza. (Encontrará más información sobre la cereza en las páginas 239–240).

★★Cúrcuma Esta especia amarilla —también conocida como azafrán de las Indias— es un antioxidante poderoso que protege el cuerpo contra los daños ocasionados por los radicales libres. La curcumina también es un inhibidor COX-2 analgésico natural, por lo que se convierte en una opción atractiva y libre de efectos secundarios para los inhibidores COX-2 vendidos con receta, como el *Celebrex*. Asimismo reduce las inflamaciones al reducir los niveles de histaminas y posiblemente también por estimular la producción de cortisona, el analgésico natural del cuerpo, por parte de las glándulas suprarrenales. Hace poco dos de mis estudiantes cambiaron el *Celebrex* por curcumina o bien por apio al *curry* (vea mi receta de "Apio Analgésico" en la página 320 y la receta "Calmante Picante" en la página 77) y les pareció una buena decisión. (*Nota*: el *curry* es un condimento hindú).

En diversos estudios de la curcumina hechos con personas se observó que este condimento puede reducir el dolor y la rigidez provocados por la artritis reumatoidea, así como ayudar a aliviar las inflamaciones posquirúrgicas. Ya que prefiero consumir alimentos enteros siempre que sea posible, porque estoy convencido de que su poder curativo es mayor que el de los componentes individuales, muchas veces agrego cantidades abundantes de *curry* al arroz y otros platos; también consideraría añadirlo a otros alimentos antiinflamatorios, como la piña (ananá) o la papaya (fruta bomba, lechosa). Asimismo es posible preparar té de cúrcuma.

Desafortunadamente es difícil obtener dosis medicinales de curcumina tan sólo a través de la alimentación. De acuerdo con los naturópatas, una dosis medicinal equivale a entre 250 y 500 miligramos de curcumina pura al día, tomada entre comidas, lo cual corresponde a entre 5 y 25 cucharaditas de cúrcuma en polvo al día. Se trata de una cantidad mucho mayor a la que incluso un aficionado al *curry* como yo quisiera agregar a la comida. Recomiendo añadir la mayor cantidad posible de cúrcuma a la dieta para ayudar a prevenir el dolor y tomar suplementos de cúrcuma —estandarizada en un 90 a un 95 por ciento de curcumina— para ayudar a aliviar los accesos agudos de dolor. Y acompáñela siempre de pimienta negra recién molida, la cual aumenta su absorción considerablemente.

★★Piña Esta fruta exótica es rica en varias sustancias que pueden ayudar a las personas con afecciones como el dolor de espalda. La más importante es la bromelina, una enzima proteolítica que ayuda a reducir la hinchazón y la inflamación de muchos males dolorosos que terminan con el sufijo "itis" (inflamatorios). Sus efectos antiinflamatorios son tan grandes que el gobierno alemán ha aprobado su uso como remedio para las lesiones y después de las intervenciones quirúrgicas. La piña (ananá) también contiene grandes cantidades de manganeso, una sustancia esencial para que se forme el colágeno, la proteína fibrosa y resistente que integra los tejidos conjuntivos como el hueso, la piel y el cartílago. Es posible cubrir el 100 por ciento del Valor Diario de manganeso (2 miligramos) con una sola taza de piña fresca en trozos o de jugo de piña. La piña también es una fuente muy buena de vitamina C, que asimismo hace falta para formar el colágeno: una taza de piña fresca en trozos contiene 24 miligramos, o sea el 40 por ciento del Valor Diario. Para obtener los mayores beneficios antioxidantes pruebe la piña "Gold" importada de Costa Rica, la cual contiene cuatro veces más vitamina C que otras piñas.

Desafortunadamente algunas investigaciones recientes indican que tanto el nivel de bromelina que se encuentra en la piña como el de papaína —una enzima semejante— en la papaya (fruta bomba, lechosa) tal vez sean muy bajos para aliviar un acceso grave de dolor de espalda. Si bien le recomiendo saborear estas frutas —ya sea enteras o en jugo—, probablemente tenga que recurrir a suplementos para obtener cantidades realmente eficaces. O bien condimente su alimentación con jengibre, que contiene la enzima proteolítica cingibina. Los naturópatas sugieren ingerir entre 250 y 750 miligramos de bromelina tres veces al día. En estudios realizados con seres humanos no se ha demostrado que una dosis diaria de hasta 2.000 miligramos haga daño.

(*Nota*: si encuentra en este capítulo términos que no entiende o que jamás ha visto, favor de remitirse al glosario en la página 455).

Directo del botiquín herbario

Los resultados de muchos estudios indican que la uña del diablo puede ser una opción eficaz ante los fármacos convencionales para el dolor de espalda. En uno de ellos se observó que una dosis de entre 600 y 1.200 miligramos al día reduce el dolor en la baja espalda. Otro estudio, en el que participaron 316 pacientes, descubrió que la uña del diablo alivia el dolor de espalda de manera tan eficaz como una dosis estándar de rofecoxib (*Vioxx*), el inhibidor COX-2 que se dejó de vender por aumentar el riesgo de sufrir un infarto. Cuando le empiecen a dar esas punzadas, pruebe 1.200 miligramos de uña del diablo al día. Sólo asegúrese de que se trate de un extracto soluble en agua que contenga 50 miligramos del compuesto harpagosida. Ya que la hierba puede ser peligrosa para las personas que sufren presión arterial baja y para quienes toman anticoagulantes, será mejor consultar a su médico antes de probar este remedio.

Dolor de garganta y laringitis

DURANTE LA CAMPAÑA PRESIDENCIAL DEL 2008 se informó que los candidatos habían recibido indicaciones precisas por parte de sus médicos: guarden silencio siempre que sea posible, tomen muchos líquidos y, hagan lo que hagan, no vayan a susurrar. Susurrar somete las cuerdas vocales a un esfuerzo adicional y, en vista de que los candidatos hablaban muchísimo durante su campaña, corrían un grave riesgo de contraer laringitis.

No sorprende que hayan optado por remedios naturales para proteger sus voces. Los periódicos *Wall Street Journal* y el *New York Times* reportaron que el senador Barack Obama disfrutaba agua caliente con limón, miel y jengibre para cuidar su voz. Por otra parte, se supo que el senador John McCain tomaba una cucharada de aceite de oliva antes de los debates.

Como se imaginarán es posible que los candidates se hubieran puesto muy roncos de no haber tomado esas medidas preventivas. Además, la laringitis, que es la inflamación e irritación de las cuerdas vocales, puede ser indicio de una infección. Las cuerdas vocales se encuentran en la laringe. Cuando uno habla se abren y se cierran para formar los sonidos. Si están inflamadas e hinchadas, los sonidos que produzcan sonarán distorsionados y roncos y en algunos casos es posible que casi no se oigan.

El dolor de garganta, por otra parte, no afecta las cuerdas vocales directamente, pero sí resulta doloroso hablar y tragar. A veces representa una advertencia, pues con frecuencia es la primera señal de una enfermedad inminente. En la mayoría de los casos se debe a una infección viral, como un resfriado (catarro), la gripe o el sarampión, pero a veces lo acompaña una infección bacteriana, por ejemplo por estreptococos (inflamación de la garganta) o amigdalitis. Y puede haber otras causas. Hasta las alergias, el aire seco, la contaminación y el reflujo ácido pueden provocar dolor de garganta.

Si usted tiene dolor de garganta y fiebre, consulte a su médico. Tal vez se deba a una infección por estreptococos, la cual su médico necesitará tratar con medicamentos para evitar que se convierta en fiebre reumática. En los demás casos, el dolor de garganta tiende a desaparecer solo al cabo de unos 5 a 7 días.

Las personas acostumbran chupar pastillas para la tos para aliviar la garganta adolorida o ronca, pero lo único que logran con eso es anestesiar las células nerviosas en la garganta y aliviar el dolor temporalmente. Quizá sería mejor desinflamar los tejidos inflamados con alimentos y hierbas.

Alimentos curativos para el dolor de garganta y la laringitis

Cuando se vuelven crónicos, el dolor de garganta o la laringitis merecen visitar al médico para asegurarse de que no sean indicio de algo más grave. Sin embargo, si no son crónicos puede probar los siguientes alimentos que desinflaman los tejidos de la laringe directamente. Si el dolor de garganta es producto de un resfriado o de gripe encontrará más remedios en el capítulo al respecto.

★★★**Ajo** Esta "penicilina rusa", mi remedio favorito como antiséptico y para reforzar el sistema inmunitario, es una de las primeras cosas a las que recurro para tratar las inflamaciones del tracto respiratorio.

El ajo puede prepararse como té para hacer gárgaras. Sospecho que los parientes del ajo, como la cebolla y el puerro (poro), darían resultados semejantes, sobre todo porque la cebolla contiene más quercetina que el ajo. Los judíos de Kochin (una antigua colonia judía en la India) usaban una decocción de cebolla y jugo de limón para curar el dolor de garganta.

★★★**Cardamomo** El cineol combate tanto la laringitis como la faringitis. Dado que el cardamomo es la fuente de cineol más rica por mucho que he encontrado, por lo tanto esta hierba resulta un candidato lógico para tratar el dolor de garganta.

★★★**Granada** Esta fruta bíblica —que tal vez haya sido la "manzana" del jardín del Edén— se utiliza desde hace muchísimo tiempo para tratar el dolor de garganta desde los Andes hasta la India. Es un antiséptico de amplio espectro y contiene por lo menos nueve compuestos que refuerzan al sistema inmunitario. Puede tomar el jugo a lo largo del día, alternándolo con agua.

★★★**Jengibre** Al igual que el ajo, el jengibre es excelente para el dolor de garganta y sirve para hacer gárgaras cuando se prepara con jugo de limón, vinagre y miel. Yo disfruto la miel con jengibre mencionada por la famosa cocinera y columnista sobre temas herbarios Sue Belsinger y vendida por la empresa New Chapter.

Ya que me gusta el jengibre con jugo de piña (ananá), también he combinado ambos ingredientes con varias de las hierbas y especias ricas en cineol que enumero a continuación, para preparar lo que llamo una "Cineolada". El expectorante cineol ha sido señalado como remedio para la laringitis. Entre las plantas que ofrecen una alta concentración de cineol figuran la albahaca, la canela, el cardamomo, la cúrcuma, el estragón, el eucalipto, el hinojo, el hisopo, la hoja de limón, el jengibre, la lavanda (espliego, alhucema), la menta, la menta verde, la milenrama (real de oro, alcaína, alcanforina), la monarda escarlatina (té de Osweogo), la nuez moscada, el

OJO CON ESTOS ALIMENTOS

Probablemente haya muchas cosas que usted no tiene ganas de comer ni de beber cuando sufre dolor de garganta o laringitis. He aquí algunos que debe evitar en particular.

Bebidas con cafeína. Es importante tomar muchos líquidos cuando se tiene dolor de garganta, pero las gaseosas y otras bebidas con cafeína causan deshidratación. Es mejor optar por agua, sopa, consomé o incluso trocitos de hielo.

Demasiado alcohol. Tomar mucho alcohol puede irritar la garganta y las cuerdas vocales, lo cual a su vez puede producir laringitis.

Alimentos que provocan reflujo ácido. Cuando el ácido estomacal sube por el esófago puede irritar la garganta y provocar dolor. Incluso es posible que cause laringitis, así que es importante evitar los alimentos que provocan reflujo, particularmente los alimentos ácidos como el jitomate (tomate) y la comida pesada con mucha grasa, como las papas a la francesa y las salsas espesas.

romero, la *sweet Annie* (*qing hao*, *Artesmesia annua*), el tanaceto (hierba lombriguera) y el toronjil.

★★★**Salvia** Si bien no estoy seguro de qué sabor tendría el siguiente remedio, recomendaría mezclar la salvia con varios alimentos antifaringíticos prometedores como el ajo, el jengibre y la cebolla, y quizá incluso algo de aceite, miel o vinagre. O bien prepararía un té de salvia con jugo de limón y miel.

Una prueba clínica realizada en el 2006 respalda mi convicción de que la salvia sirve para aliviar el dolor de garganta. Los investigadores rociaron una solución que contenía un 15 por ciento de salvia en las gargantas adoloridas de los participantes en el estudio y luego evaluaron la intensidad del dolor cada 15 minutos durante 2 horas después de la primera aplicación. De acuerdo con los resultados obtenidos, los pacientes disfrutaron un alivio significativo del dolor y pocos o ningún efecto secundario leve.

★★★**Tomillo** Mi amiga Martha Libster, una enfermera y autora de una guía herbaria, ha señalado que muchos medicamentos de patente para la laringitis, el dolor de garganta, la bronquitis y la tos ferina contienen tomillo. La hierba ayuda a sacar la mucosidad del tracto respiratorio, funciona como antiséptico y refuerza el sistema inmunitario.

A continuación una forma de cosechar los beneficios del tomillo: prepare una decocción hirviendo la hierba en agua, a borbotones o a fuego lento, durante 10 a 20 minutos. Si desea puede agregarle limón y miel estando caliente para mejorar el sabor. Deje enfriar la mezcla y úsela para hacer gárgaras. También puede disfrutar el tomillo en forma de té, sobre todo si lo toma más o menos media hora después de haber comido alguna especia picante como ajo, chile, rábano picante o *wasabi*.

★★**Rábano picante y mostaza** Además del ajo y el jengibre, las especias picantes como el rábano picante y la mostaza pueden ayudar a aliviar la laringitis.

★★**Líquidos** La Clínica Mayo les indica a sus pacientes con dolor de garganta que beban el doble de los líquidos que toman normalmente, porque sirven para diluir los mocos en la garganta y así facilitan despejarla. Aumentar la humedad del aire con un humidificador también puede brindar alivio.

★★**Miel y jugo de limón** Barack Obama no es el único en buscar alivio con este brebaje, pues se trata de un remedio tradicional para el dolor de garganta y la laringitis. La Clínica Mayo recomienda agregar jugo de limón y miel a un vaso con agua caliente y dejarla enfriar antes de tomársela. El limón ayuda a despejar la mucosidad y la miel recubre la garganta.

★**Aceite de oliva** No perjudicará a nadie probar el remedio del senador McCain de tomarse una cucharada de aceite de oliva para prevenir la laringitis. Si soy capaz de pasar una cucharada de aceite de pescado (y lo soy), definitivamente puedo pasar una cucharadita de aceite de oliva. (Después de haberlo pensado por menos de un minuto, abandoné mi computadora aburrida, me dirigí a la cocina tan interesante y tomé una cucharada de mi aliño/aderezo de ajo, aceite de oliva y vinagre balsámico para las ensaladas y el pan. No sabe mal, pero es aún más sabroso acompañado de pan tostado de granos integrales con o sin mantequilla). El aceite de oliva es un remedio tradicional que no cuenta con el respaldo de pruebas científicas amplias, pero se trata de una fuente saludable de grasa monoinsaturada, así que no le hará daño tomar una cucharada.

★**Fruta congelada o helado de frutas** Pruebe el plátano amarillo (guineo, banana), la uva, la fresa, el arándano o el melón congelados como una manera sabrosa de desinflamar la garganta. Es posible que el helado de frutas, las paletas y los trocitos de hielo también sirvan. La Sociedad Estadounidense contra el Cáncer recomienda los alimentos fríos y congelados para el dolor de garganta.

★**Semilla de anís** La Comisión E alemana, una institución gubernamental que evalúa la seguridad y la eficacia de las hierbas medicinales, recomienda el anís para los problemas respiratorios y la tos con flemas porque ayuda a despejar la congestión. Sugiero triturar 1 ó 2 cucharaditas de semilla de anís, verter agua hirviendo encima y dejarla en infusión de 10 a 15 minutos. Cuélela antes de tomársela. Si no padece presión arterial alta ni un nivel bajo de potasio puede agregarle regaliz (orozuz, amolillo) a este té.

(*Nota*: si encuentra en este capítulo términos que no entiende o que jamás ha visto, favor de remitirse al glosario en la página 455).

Directo del botiquín herbario

Ciertas hierbas obran milagros con una garganta rasposa e irritada. Las siguientes son algunas de mis favoritas.

Marrubio (*Marrubium vulgare*) El marrubio es una de las primeras hierbas que recomiendo para los problemas de la garganta. La Comisión E alemana, una institución gubernamental que evalúa la seguridad y la eficacia de las hierbas medicinales, lo aprobó para la laringitis y otros problemas bronquiales. La dosis sugerida son 2 cucharaditas de hierba seca por 1 taza de agua hirviendo, tomado como té. Recomiendo agregarle limón, regaliz y hierba dulce de Paraguay (*Stevia rebaudiana*).

Regaliz (orozuz, amolillo, *Glycyrrhiza glabra*) El regaliz desinflama la garganta adolorida y ayuda a despejar los mocos. En Europa y en China se utiliza desde hace siglos. Albert Leung, PhD, un farmacéutico y farmacognosista (farmacéutico de productos naturales) distinguido, incluye referencias científicas que comprueban la eficacia del regaliz para tratar el asma y su uso tradicional para el dolor de garganta en su libro sobre las comidas y hierbas chinas curativas. Recomienda agregar de 5 a 7 cucharaditas de raíz de regaliz en trozos a 3 tazas de agua y ponerla a hervir. Déjela hervir a fuego lento hasta que se reduzca a la mitad.

Es posible que el té de regaliz brinde alivio, pero asegúrese de no tomar demasiado. Cuando se ingiere a largo plazo —es decir, por más de 6 semanas— puede causar o agravar la presión arterial alta (hipertensión), entre otros efectos. ¡Además, si su dolor de garganta dura tanto definitivamente tiene que consultar a su médico!

Dolores menstruales

MÁS DE LA MITAD DE LAS MUJERES SUFREN DOLORES MENSTRUALES cada mes. Más o menos del 5 al 15 por ciento padecen dolores tan intensos que interfieren con sus actividades cotidianas. Los dolores menstruales se deben a las prostaglandinas, unas sustancias parecidas a hormonas que el útero produce. Las prostaglandinas provocan contracciones en los músculos uterinos para desechar la membrana mucosa que se forma durante el ciclo menstrual.

Algunas mujeres producen más prostaglandinas que otras o son más sensibles a ellas. Por lo tanto, sufren contracciones uterinas más fuertes, más frecuentes y más dolorosas, lo cual les causa cólicos y dolor durante el primer o segundo día de su período. Estos dolores menstruales a veces se ven acompañados por náuseas, vómito, diarrea, dolores de cabeza, debilidad e incluso desmayos.

A fin de disminuir la actividad de las prostaglandinas, el tratamiento común consiste en fármacos antiinflamatorios no esteroideos (AINE) como la aspirina y el ibuprofeno. Sin embargo, hay mujeres —y quizá usted sea una ellas— a quienes los analgésicos normales no les sirven para aliviar el dolor. A veces ayuda reposar un poco y ponerse una almohadilla térmica o bolsa de agua caliente sobre el bajo vientre o en la parte baja de la espalda. Además, a algunas mujeres les funciona cuidar que su alimentación esté balanceada y consumir los siguientes alimentos curativos.

Alimentos curativos para los dolores menstruales

★★★**Nuez, lino, cáñamo, chía, *chiso*** Todos estos alimentos contienen ácidos grasos omega-3, los cuales pueden ayudar a aliviar los dolores un poco. Son fuentes buenas, específicamente, de los ácidos grasos omega-3 de cadena corta, como el ácido alfa-linolénico. No obstante, es posible que la mejor opción sean los ácidos grasos de cadena más larga que se encuentran en pescados como la caballa (escombro, macarela), la trucha de agua dulce, el arenque, la sardina, el atún albacora blanco y el salmón. De acuerdo con un gran número de estudios, el aceite del pescado de aguas frías tiene un efecto positivo sobre los síntomas del dolor. Y los pescados de aguas frías que acabo de mencionar contienen una gran cantidad de ácidos grasos omega-3, ácido eicosapentanoico y ácido docosahexaenoico (AEP y ADH), los cuales reducen las inflamaciones y el dolor. Es posible que esto también incluya a los dolores menstruales.

En un estudio, unos científicos del Departamento de Medicina Adolescente del Centro Médico Hospitalario Infantil de Cincinnati, Ohio, dividieron a 42 niñas adolescentes que sufrían dolores menstruales entre dos grupos de manera aleatoria. Las 21 muchachas del primero tomaron suplementos de aceite de pescado (1.080 miligramos de ácido eicosapentanoico, 720 miligramos de ácido docosahexanoico y 1,5 miligramos de vitamina E) diariamente durante 2 meses y luego un placebo por 2 meses más. El otro grupo de 21 muchachas tomó un placebo durante los primeros 2 meses y luego suplementos de aceite de pescado durante 2 meses más. Tras 2 meses de tratarse con el aceite de pescado, los síntomas experimentados por las jóvenes se redujeron de manera notable.

Además de comer más pescado, tal vez se esté preguntando qué suplemento de aceite de pescado es el mejor. Si mi hija estuviera buscando uno, le sugeriría el aceite del krill de la Antártida (un crustáceo planctónico).

★★Brócoli, col rizada, berzas, *bok choy* y otros miembros de la familia del repollo Es posible que estos alimentos, debido a su contenido en calcio, ayuden a impedir las contracciones musculares que causan los dolores, en opinión del psicólogo investigador James G. Penland, PhD, profesor del Centro de Investigación en Nutrición Humana del Departamento de Agricultura de los Estados Unidos en la Universidad de Dakota del Norte.

La mayoría de las personas, al pensar en el calcio, lo relacionan automáticamente con los productos lácteos, y desde luego es posible cubrir las cantidades recomendadas del mineral consumiendo alimentos como yogur bajo en grasa y leche descremada o semidescremada. Sin embargo, tenga presente que en opinión de algunos médicos los estrógenos de la leche de vaca pueden empeorar los síntomas premenstruales. Si usted sospecha que sus síntomas tal vez se deban a la leche de vaca, pruebe reemplazarla por verduras de hoja verde. Tomando en cuenta su peso en seco se trata de las mejores fuentes de calcio a nuestra disposición. Otros alimentos que contienen calcio son la almendra, el frijol (habichuela) negro, el frijol blanco pequeño, el haba, el berro, el regaliz (orozuz, amolillo), la ajedrea, los brotes de trébol rojo, el tomillo, el repollo chino, la albahaca, el apio (su semilla) y el diente de león (amargón).

OJO CON ESTOS ALIMENTOS

A pesar de que las pruebas científicas no son concluyentes, algunas mujeres han observado que sufren menos dolores durante la semana anterior a su período si reducen su consumo de sal, azúcar y cafeína. Disminuir el consumo de sal posiblemente también ayude a reducir la hinchazón abdominal.

★★Jengibre El té de jengibre es un remedio confiable para los dolores menstruales. A comienzos del siglo XX, los médicos eclécticos —quienes promovían el uso de productos botánicos, sobre todo de los remedios herbarios ancestrales de los indios norteamericanos— recetaban jengibre para tratar las menstruaciones dolorosas. De acuerdo con dos eclécticos famosos, el Dr. H.W. Felter y J.I. Lloyd, PhD, el té de jengibre es un remedio popular y eficaz para "aliviar las punzadas de la menstruación trastornada". El jengibre, que se utiliza desde Venezuela hasta Vietnam para estimular el flujo menstrual, contiene por lo menos seis compuestos analgésicos y seis que sirven contra los calambres.

Puede rebanar la raíz fresca de jengibre para preparar un té, agregándole unas gotas de miel y limón a gusto. O bien, mézclelo con otras hierbas de reconocido poder para aliviar los dolores menstruales, como el agnocasto (sauzgatillo) y las flores de trébol. El trébol rojo (*Trifolium pratense*) contiene muchos fitoestrógenos, unas sustancias químicas vegetales que afectan al cuerpo de la misma manera que la hormona femenina estrógeno. De acuerdo con los herbolarios, los fitoestrógenos establecen un mejor equilibrio en los niveles hormonales del cuerpo y así ayudan a minimizar los dolores menstruales.

★Guayaba, pimiento y tomillo Estos alimentos contienen una cantidad sorprendente de fibra, la cual posiblemente afecte de manera positiva los dolores menstruales. Un pequeño estudio japonés analizó la relación que existe entre los dolores menstruales y el consumo de fibra dietética, soya y grasa con el fin de evaluar sus efectos biológicos sobre los estrógenos o la producción de prostaglandina. Los investigadores llegaron a la conclusión de que el dolor menstrual es significativamente más bajo en las mujeres que consumen más fibra que en quienes no ingieren tanta.

(*Nota*: si encuentra en este capítulo términos que no entiende o que jamás ha visto, favor de remitirse al glosario en la página 455).

Directo del botiquín herbario

Viburno (*Viburnum prunifolium*) El viburno, un pariente de la madreselva y la baya de saúco, es un arbusto de ramas extendidas que produce racimos de flores blancas. Esta planta (a la que también se le dice "corteza para calambres") se citaba como tratamiento para los dolores menstruales en la mayoría de los libros de consulta farmacológicos a lo largo del siglo XIX. La corteza contiene por lo menos cuatro sustancias que ayudan a relajar el útero. Dos de ellas (la esculetina y la escopoletina) también sirven para aliviar los espasmos musculares. En vista de la cantidad de referencias tradicionales y científicas que lo distinguen, el viburno sería uno de los primeros remedios que le sugeriría a mi hija si viniera conmigo a quejarse de sus dolores menstruales.

Enfermedades cardíacas

SI PUDIÉRAMOS ELIMINAR TODAS LAS ENFERMEDADES cardíacas graves, la expectativa de vida aumentaría en 7 años en los Estados Unidos. Compare esta circunstancia con la del cáncer: eliminar todas las formas de cáncer sólo alargaría la expectativa de vida en 3 años. No obstante, a pesar de nuestros mayores esfuerzos médicos, las enfermedades cardíacas —entre las que figuran la arteroesclerosis, el infarto, la insuficiencia cardíaca congestiva y la arritmia— aún matan a unos 2.400 habitantes de este país todos los días, lo cual equivale en promedio a una muerte cada 37 segundos. ¡Cada año las enfermedades cardíacas matan al mismo número de personas que el cáncer de cualquier tipo, las enfermedades de las vías respiratorias bajas, los accidentes y la diabetes *en conjunto!*

La buena noticia es que ahora somos mucho más capaces de identificar las causas subyacentes de las enfermedades cardíacas y de abordarlas con anticipación por medio de la alimentación, ciertos cambios en el estilo de vida y los medicamentos. Quiero concentrarme en dos factores: las inflamaciones y los daños por oxidación. Las inflamaciones son como las consecuencias imprevistas que a veces se dan cuando uno trata de ser un Buen Samaritano. Ocurren cuando ciertos elementos del sistema inmunitario corren a "arreglar" algo que anda mal o a expulsar a un invasor. El mismo intento de proteger el cuerpo desencadena una avalancha química que sin querer puede dañar los tejidos.

Si alguna vez se ha cortado sabe lo que es una inflamación. La cortada se curó, pero sólo después de haberse puesto roja y caliente y tal vez de hincharse. Imagínese que ese mismo efecto se diera en sus vasos sanguíneos. No es una idea muy agradable, ¿verdad?

Cuando los vasos sanguíneos se lesionan, las células inmunitarias llegan corriendo a reparar los daños, pero quieren hacerlo a través de un proceso inflamatorio que de hecho daña los vasos sanguíneos aún más, espesa la sangre y ayuda a la formación de cóagulos. Por eso muchos de los remedios alimenticios que conocerá en este capítulo pretenden reducir las inflamaciones.

Una de las razones por las que muchas veces las células inmunitarias se sienten obligadas a acudir a las paredes de los vasos sanguíneos es porque ahí se acumula la plaqueta, por ejemplo cuando el colesterol lipoproteínico de baja densidad (LBD) es oxidado o dañado por radicales libres, unas moléculas que son como el gas de escape de su auto: un producto secundario inevitable pero peligroso del proceso de creación de energía. En el caso ideal otros compuestos de las células, los antioxidantes, neutralizan a los radicales libres antes de que provoquen mucho daño, de la misma forma en que el convertidor catalítico de un auto tiene la función de impedir que la mayor parte de los gases producidos por la combustión de la gasolina lleguen al aire. No obstante, si el colesterol LBD se oxida le resulta mucho más fácil adherirse a las paredes arteriales y cavar en ellas. De tal forma atrae las células inmunitarias y se produce una inflamación, la cual conduce a una mayor acumulación de mugre en las paredes arteriales, aumenta el riesgo de formación de coágulos y crea más radicales libres.

Se trata de un círculo vicioso muy desagradable. La meta es interrumpir el proceso a través de una dieta repleta de alimentos y hierbas que reduzcan las inflamaciones y el proceso de oxidación y brinden otros beneficios para reforzar la salud del corazón.

Alimentos curativos para las enfermedades cardíacas

★★★**Aceite de oliva** Siempre tengo una botella de aceite de oliva en la encimera (mueble de cocina), a plena vista y al alcance de la mano, porque lo uso muchísimo. Lo uso para freír los huevos revueltos, para remojar el pan, para preparar el aliño (aderezo) para la ensalada y para sofreír (saltear) las pechugas de pollo. Las personas que me ayudan en el huerto y yo remojamos el pan todos los días con una mezcla de aceite de oliva, vinagre, ajo picado y chile. De hecho, es prácticamente el único aceite o grasa que uso para cocinar. ¿Por qué? Porque el aceite de oliva es, para las enfermedades cardíacas, lo que un aguacero repentino para un fuego forestal. Calma las inflamaciones, reduce la oxidación y reduce los niveles de colesterol.

El aceite de oliva forma la base de la llamada dieta mediterránea, la cual se basa en una gran cantidad de verduras, cereales integrales, legumbres y frutas y puede reducir el riesgo de sufrir enfermedades cardíacas de manera significativa, según se ha comprobado en diversos estudios. Esta forma de comer utiliza el aceite de oliva, una grasa monoinsaturada, como una alternativa más saludable para las grasas saturadas que elevan el nivel de colesterol, como la mantequilla. A diferencia de la grasa saturada la grasa monoinsaturada no eleva el nivel de colesterol, sino lo reduce. De hecho, al sustituir la grasa saturada por el aceite de oliva, uno puede reducir su nivel total de colesterol a tal punto que la reducción equivale a la mitad de la cantidad en que lo eleva la grasa saturada.

De acuerdo con estudios recientes, es posible que cuando se trata de mantener el aparato circulatorio en buena forma la capacidad del aceite de oliva para reducir la oxidación del colesterol LBD sea aún más importante. Dentro del marco de un estudio español de grandes alcances, en el que participaron 372 personas que enfrentaban un alto riesgo de sufrir una enfermedad cardíaca, la tercera parte de los participantes siguió una dieta baja en grasa mientras que los demás observaron una dieta mediterránea tradicional en la que el aceite de oliva virgen o bien los frutos secos representaban la fuente principal de grasa (al igual que el aceite de oliva, los frutos secos contienen mucha grasa monoinsaturada saludable). Al cabo de 3 meses, los niveles de oxidación del colesterol LBD se redujeron de manera significativa en las personas que seguían las dietas mediterráneas con aceite de oliva o frutos secos, pero no en quienes ingerían una dieta baja en grasa.

Además, el aceite de oliva reduce las inflamaciones de varias maneras. En primer lugar es menor la probabilidad de que los radicales libres oxiden los ácidos grasos que el aceite contiene. Por otra parte, algunos compuestos del aceite de oliva tienen efectos antioxidantes.

Podría extenderme mucho más, pero el tema de este capítulo no es el aceite de oliva. Basta con indicar que los beneficios ofrecidos por su grasa monoinsaturada son tan importantes que la Dirección de Alimentación y Fármacos les permite a los fabricantes de aceite de oliva señalar, en las etiquetas de sus productos, los beneficios que este aceite brinda para reducir el riesgo de padecer enfermedades cardíacas.

★★★**Cebolla y ajo** La cebolla y el ajo, dos elementos importantes de la dieta mediterránea, sirven para prevenir o tratar la cardiopatía coronaria, la obesidad, un nivel alto de colesterol y la presión arterial alta, entre otras afecciones. Sus efectos se deben en parte a los tiosulfinatos, unos compuestos volátiles acres de azufre. Consumir ambos bulbos en crudo es excelente para el corazón, pero sus compuestos protectores también se agregan al arsenal del cuerpo cuando se ingieren cocidos. Si lo que quiere son los glucósidos de quercetina de la cebolla (la piel exterior probablemente sea la mejor fuente), se absorben mejor acompañados de aceite (aceite de pescado, aceite de soya, sebo o "lo mejor de todo" lecitina). Tanto más razón para agregar ajo y cebolla al aliño (aderezo) para ensaladas.

★★★**Frijoles** Algunos panes muy ricos en nutrientes no sólo contienen cereales integrales sino también frijoles (habichuelas). Desde hace décadas he explicado que el riesgo de morir de cáncer —así como de desarrollar cataratas, insuficiencia cardíaca y diabetes— se reduciría al sustituir el 90 por ciento de la carne roja que comemos por una amplia variedad de frijoles, entre más oscuros, mejor. ¿Cómo? Los frijoles contienen mucho folato, una vitamina del complejo B que hace bajar los niveles de homocisteína, la cual es una sustancia que es un factor de riesgo inflamatorio para sufrir enfermedades cardíacas. El folato logra convertir la homocisteína en metionina, una sustancia que no daña las arterias. Si bien los naturópatas sugieren ingerir 5 miligramos de ácido fólico (la presentación sintética del folato) al día bajo supervisión médica, el Valor Diario es 400 microgramos. Es fácil cubrir esta cantidad porque muchísimos de los alimentos que consumimos actualmente vienen enriquecidos con ácido fólico, entre ellos el cereal de caja, el pan y otros productos de cereales. Me estoy concentrando en los frijoles no sólo a causa de su alto contenido de folato (180 microgramos en ½ taza de frijoles de caritas o lentejas, 140 microgramos en ½ taza de garbanzos y 136 microgramos en ½ taza de habas blancas), sino también porque se trata de una fuente excelente de fibra. La fibra ayuda a reducir los niveles sanguíneos de colesterol y a mantener un peso sano. Estos beneficios resultan importantes cuando se trata de reducir el riesgo de padecer una enfermedad cardíaca o de controlar un mal cardíaco existente.

★★★**Granada** La granada se utiliza tradicionalmente desde hace mucho tiempo a causa de sus beneficios para el corazón. Hace poco unas pruebas clínicas llevadas a cabo en Israel demostraron que en efecto protege este órgano. Sirve para reducir la presión arterial y para prevenir la arteroesclerosis y tiene propiedades semejantes a los fármacos llamados inhibidores de la ECA (enzima de conversión de la angiotensina).

★★★**Nuez** La nuez nos brinda mucho más que ácidos grasos omega-3 e inhibidores COX-2, pues se ha demostrado clínicamente que también protege el corazón. Ofrece una colección de compuestos inhibidores de la ECA, anticoagulantes y diuréticos. Un puñado diario le ayudará a evitar las visitas al cardiólogo.

★★★**Sardina** La sardina es una fuente excelente de la coenzima Q_{10}, a la que también se le dice CoQ10. Esta sustancia parecida a las vitaminas existe en todas las células del cuerpo, pero cobra mayor importancia en las del corazón. No sólo ayuda a las células a producir energía sino que también brinda considerable protección antioxidante contra los daños por radicales libres. Si usted toma unos fármacos llamados estatinas para reducir sus niveles de colesterol, es posible que sin querer esté reduciendo también sus niveles de CoQ10.

Los estudios que examinan la función de la CoQ10 en relación con las enfermedades cardíacas se concentran principalmente en sus beneficios con respecto a la insuficiencia cardíaca congestiva, que es cuando el corazón se debilita y no puede bombear muy bien la sangre. No obstante, diversas investigaciones han comprobado niveles bajos de CoQ10 en personas afectadas por todo tipo de enfermedad cardíaca, no sólo la insuficiencia cardíaca congestiva. Por ejemplo, un estudio de pacientes que se habían sometido a cirugía cardíaca observó que tres cuartas partes manifestaban una deficiencia de CoQ10 en sus tejidos cardíacos. Otros estudios han descubierto también que los suplementos de CoQ10 reducen la oxidación del colesterol.

Otras fuentes alimenticias de CoQ10 son las vísceras como el riñon, el hígado y las mollejas, así como la carne de res, el aceite de soya, la caballa (escombro, macarela) y el cacahuate (maní). Si va a comer carne de res le recomiendo que sea de ganado de granja alimentado con pasto. La carne del ganado alimentado con pasto contiene menos grasa y más nutrientes saludables que la del ganado que se alimenta con cereales.

La sardina y otro tipos de pescado también son una buena fuente de L-carnitina, otro nutriente esencial que hace falta para que las células produzcan energía. La L-carnitina se ha evaluado en personas que sufren diversos problemas cardíacos, entre ellos angina de pecho (dolor en el pecho debido a que la sangre no puede pasar por las arterias bloqueadas), ritmos cardíacos erráticos, enfermedades vasculares periféricas (una especie de angina de las piernas a la que también se le dice claudicación intermitente), insuficiencia cardíaca congestiva e infartos. En un estudio basado en 81 personas que habían sufrido infartos poco tiempo antes, la probabilidad de sobrevivir aumentó 12 veces en quienes tomaron 4 gramos de L-carnitina diariamente durante los 4 meses siguientes, en comparación con quienes recibieron un placebo. El suplemento mejoró el índice cardíaco, la presión arterial, la angina de pecho y los niveles de colesterol de los participantes.

★★★**Vino** Un conjunto convincente de pruebas indica que una copa de vino de 5 onzas (150 ml) al día, en el caso de las mujeres, y dos copas, en el caso de los hombres, posiblemente mantengan lejos al cardiólogo. No pretendo sugerir que empiece a beber si usted no toma alcohol. Sin embargo, es cierto que diversos estudios parecen indicar que la probabilidad de morir de una enfermedad cardíaca es mayor si no bebe en absoluto que si bebe con moderación. Además, más de 30 estudios de largo plazo indican que beber de forma moderada reduce el riesgo de sufrir un infarto entre el 25 y el 40 por ciento, mientras que un grupo de investigadores finlandeses descubrió que el riesgo de padecer un derrame cerebral a causa de un coágulo se reduce a la mitad en los hombres que toman hasta 12 tragos a la semana (sigue siendo una cantidad moderada), en comparación con quienes no toman. No obstante, una vez que se rebasa una cantidad moderada el riesgo de morir por causas relacionadas con el alcohol empieza a aumentar.

Por cierto, los beneficios para la salud son menores si toma cerveza u otras bebidas alcohólicas. Varios estudios indican que un compuesto específico del vino tinto mejora en mucho los beneficios cardíacos que ofrece. En relación con las enfermedades cardíacas es probable que los beneficios del vino se deban a la gran cantidad de flavanoles y de bioflavonoides que se encuentran en la uva y la piel de la uva. Estas sustancias químicas de origen vegetal tienen muchos efectos saludables para el corazón. Incrementan, por ejemplo, la producción de óxido nítrico por parte de las células arteriales, lo cual les ayuda a los vasos sanguíneos a dilatarse. También bloquean la producción de otras sustancias químicas que favorecerían la acumulación de plaqueta en las paredes de las arterias. Los flavonoides del vino tinto al parecer son aún más eficaces que la vitamina E en impedir la oxidación del colesterol LBD y también funcionan de manera muy efectiva para prevenir la formación de coágulos.

★★**Almendra** Creo que la vitamina E es un antioxidante importante, sobre todo cuando se trata de prevenir las enfermedades cardíacas. No obstante, hace poco unas extensas pruebas clínicas descubrieron que los suplementos que contienen dosis grandes de vitamina E de hecho *incrementan* el riesgo de sufrir enfermedades cardíacas a lo largo del tiempo. Estoy convencido de que la razón por la que los suplementos antioxidantes han dado una y otra vez resultados negativos en las pruebas científicas es que no deben extraerse de los alimentos y tomarse de manera individual, sino que funcionan de manera sinérgica con otros nutrientes. Por eso no recomiendo tomar muchas píldoras de vitamina E. En cambio sugiero que se coma un puñado de almendras al día. La almendra proporciona la impresionante cantidad de 7,4 miligramos de vitamina E por ración de 1 onza (14 g). Además, si bien los suplementos de vitamina E no destacan por su capacidad para reducir las enfermedades cardíacas, un estudio en el que participaron 5.133 hombres y mujeres finlandeses entre las edades de 30 y 69 años encontró que entre más vitamina E contenían sus dietas, menos riesgo enfrentaban de morir de enfermedades cardíacas. Pruebe la almendra como merienda a media mañana o antes de cenar o bien tuéstela y agréguela a sus ensaladas y pasta.

★★**Germen de trigo** Sugiero agregar una o dos cucharadas de germen de trigo al cereal por la mañana, al yogur o a las ensaladas; incluso puede espolvorearlo sobre el helado. El germen de trigo contiene muchas vitaminas, minerales y otros nutrientes que hacen falta para tener un corazón sano. Uno de ellos es el aminoácido L-arginina, el cual ayuda a reducir las inflamaciones y a mejorar el funcionamiento de los vasos sanguíneos. Y el cuerpo también lo utiliza —lo que es más importante aún— para crear óxido nítrico, una enzima que ayuda a dilatar los vasos sanguíneos, inhíbe la coagulación de la sangre, mejora la producción de músculo liso en los vasos sanguíneos, reduce la oxidación e impide que los glóbulos blancos se queden pegados a los vasos sanguíneos y caven en ellos. Un análisis demostró que los participantes en 12 de 16 estudios realizados en torno a la ingesta de suplementos de L-arginina obtuvieron beneficios para el corazón. Me gustaría que alguien efectuara una comparación analítica directa entre el aceite del germen de trigo y el del germen de palma. Apuesto a que este último contiene más carotenoides y tocotrienoles, pero ambos son recomendables.

★★**Romero** Me encanta esta hierba. Es muy fácil de cultivar y pasa el invierno de maravilla en muchas de las partes más cálidas del país. Su aroma enriquece casi todos los platos de aves, caza o pescado, así que no debería ser demasiado difícil incluirlo en la alimentación diaria. Y créame, querrá empezar a agregarlo a sus sopas, caldos y papas o bien a espolvorearlo sobre las verduras. El romero representa una fuente muy buena de antioxidantes. Antiguamente se usaba para preservar la carne, pues evitaba que la grasa se volviera rancia. La rancidez se debe al mismo proceso de oxidación que conduce a la arteroesclerosis, así que si el romero puede impedir la oxidación de la carne, ¡imagínese lo que hará por su corazón!

★★**Té** No me refiero aquí a ningún té herbario extravagante, aunque podría recomendar varios para las enfermedades cardíacas. Me refiero a las bolsitas de té no herbario comunes, ya sea negro o verde. El té contiene polifenoles y flavonoides, unos compuestos que reducen los daños por oxidación causados por los radicales libres. Los flavonoides también mejoran la capacidad de los vasos sanguíneos para dilatarse y contraerse y es posible que ofrezcan algunos beneficios anticoagulantes. Un estudio holandés que involucró a casi 5.000 personas descubrió que el riesgo de sufrir un infarto se reduce a más o menos la mitad en quienes toman una taza y media de té al

OJO CON ESTOS ALIMENTOS

La carne roja grasa, la mantequilla y los productos lácteos de grasa entera contienen grandes cantidades de grasa saturada. Una forma de saber si algo contiene grasa saturada es ver si se mantiene sólida a temperatura ambiente (acuérdese de lo que sucede con la grasa que queda en el sartén después de sofreír/saltear carne molida). Esta grasa estimula la producción de colesterol LBD que subyace tras la arteroesclerosis. Un sinnúmero de estudios han comprobado que reducir la cantidad de grasa saturada en la alimentación sirve para proteger contra las enfermedades cardíacas.

día, en comparación con las personas que no lo toman. Y cuando los tomadores de té no herbario sí sufren un infarto, su probabilidad de morir por esta causa se ubica en sólo la tercera parte del riesgo enfrentado por quienes no toman té.

Mientras tanto, un estudio en el que participaron 1.900 personas que ya habían sufrido infartos observó que la probabilidad de morir durante los 3 años y medio que siguieron a sus infartos se redujo en un 44 por ciento en quienes tomaban mucho té (14 tazas o más a la semana), en comparación con quienes no lo tomaban.

Si esta argumentación lo convence de empezar a tomar té no herbario, le recomiendo meter y sacar la bolsa de té del agua varias veces. Cuando los investigadores compararon los resultados de este método con el simple remojo de la bolsa de té en el agua, observaron que si la bolsa se mete y se saca del agua una y otra vez durante 3 minutos suelta hasta cinco veces más polifenoles que cuando simplemente se deja remojando en el agua caliente.

★★**Tomate** Estoy acostumbrado a pensar en el tomate (jitomate) como un alimento bueno para prevenir el cáncer de próstata gracias a un antioxidante llamado licopeno (si bien investigaciones recientes ponen en duda este beneficio). Sin embargo, resulta que el licopeno también es bastante bueno para prevenir las enfermedades cardíacas. Cuando unos investigadores participantes en el Estudio Harvard de la Salud de las Mujeres examinaron los niveles de licopeno en la sangre de 485 mujeres que habían desarrollado enfermedades cardíacas y 485 que no las sufrían, observaron que la probabilidad de desarrollar enfermedades cardíacas bajaba más o menos en la tercera parte en las mujeres con los niveles más altos de licopeno, en comparación con las que los tenían más bajos. El licopeno también nos protege a los hombres. De hecho, el riesgo de sufrir un infarto o un derrame cerebral aumenta en más de tres veces en los hombres que incluyen la menor cantidad de licopeno en su alimentación, en comparación con quienes consumen cantidades más altas. ¿Quiere otra razón para consumir tomate? Contiene un compuesto, el ácido gama-aminobutírico, que puede ayudar a reducir la presión arterial y a fortalecer el músculo cardíaco. Otras fuentes buenas de licopeno son la guayaba, la toronja (pomelo) roja y la sandía, todas disponibles en el supermercado. Y le recomiendo probarlas todas, ya que cada una ofrece su combinación especial de nutrientes.

★★**Verduras de hoja de color verde oscuro** Este tipo de verduras incluye la espinaca, la col rizada, las hojas de mostaza y las de nabo. Todas están repletas de magnesio, un mineral que relaja el músculo cardíaco y mejora el funcionamiento del corazón. Procuraría comer por lo menos una ración (más o menos ½ taza) al día; ¡dos sería mejor, desde luego! Puede preparar ensaladas de espinaca, agregar un puñado de hojas a la sopa y ponérselas a su sándwich (emparedado) en lugar de lechuga.

★**Verdolaga** Cuando la sangre se espesa y se vuelve más susceptible de coagularse existe un alto riesgo de sufrir un infarto. Un gran número de remedios naturales y alimentos sirven para reducir el riesgo de formación de coágulos, entre ellos los ácidos grasos omega-3. Ya sabemos que el pescado graso es una fuente maravillosa de ácidos grasos omega-3, pero pocas personas están enteradas de que la verdolaga, una verdura deliciosa que se encuentra en muchos supermercados y mercados de agricultores, es la mejor fuente vegetal de ácidos grasos omega-3 verdes. En esta planta, la grasa existe principalmente en forma de ácido alfa-linolénico. Según se menciona varias veces en este libro, otras fuentes buenas son ciertas semillas o bien los aceites derivados de ellas, como la chía, el *chiso* (albahaca japonesa), el lino, la sacha inchi (sacha maní, maní del inca) y la nuez.

La verdolaga es fácil de cultivar e incluso se considera una mala hierba en muchos lugares. Asimismo contiene mucha vitamina C y glutatión, dos antioxidantes excelentes que ayudan a contener las enfermedades cardíacas. ¿Quiere otra razón para agregar la verdolaga a su huerto? También se trata de una fuente extraordinaria de calcio y de magnesio, que cuando se ingieren juntos por partes iguales reducen de manera significativa el riegos de sufrir un infarto.

(*Nota*: si encuentra en este capítulo términos que no entiende o que jamás ha visto, favor de remitirse al glosario en la página 455).

Estreñimiento

LAS VACAS PUEDEN ENSEÑARNOS MUCHO acerca de cómo evitar el estreñimiento. Consumen toneladas de fibra, beben muchos galones de agua y evacúan el vientre con una regularidad increíble. Me fijo muchísimo en la fibra desde que le escuché decir al difunto Dr. Denis Burkitt, un respetado cirujano inglés, con el estilo pintoresco que lo caracterizaba: "Las heces deben hacer plaf, como las de una vaca". Sé que no se trata del tema más agradable del mundo, pero es cierto.

Durante toda su vida de trabajo en la región oriental de África, el Dr. Burkitt observó que las personas de las sociedades no industrializadas consumen dietas con muchísima fibra y rara vez padecen estreñimiento. El otro extremo lo ocupamos los habitantes de los Estados Unidos, pero si comiéramos correctamente probablemente no tendríamos que gastar casi $140 millones al año en laxantes vendidos sin receta. Consumimos mucha carne, productos lácteos y alimentos grasos: justo lo que se necesita para sufrir del estreñimiento. Las hamburguesas con queso y las papas a la francesa, las costillas y el pollo, así como las grasosas pizzas, ofrecen muy poca o nada de fibra. ¡Con razón más de cuatro millones de personas sufren estreñimiento crónico en los Estados Unidos! Si usted es una de ellas, lo primero que debe hacer es revisar el contenido en fibra de su alimentación.

El poder de la fibra

Existen dos tipos de fibra, la soluble y la indisoluble, y el tracto digestivo no absorbe ninguna de las dos. La fibra soluble forma un gel pegajoso que funciona como un recubrimiento protector del intestino. La fibra indisoluble absorbe el agua al pasar por el intestino, lo cual sirve para que las heces adquieran mayor volumen y peso y se suavicen; de esta forma avanzan y salen de manera más rápida y fácil y no hay que hacer tanto esfuerzo para evacuar.

Ambos tipos de fibra son importantes para prevenir el estreñimiento, porque entre las dos ayudan a llevarse el contenido del estómago por los intestinos y a sacarlo del cuerpo. Además, una alimentación con mucha fibra sirve para prevenir una plétora de otros trastornos digestivos, como las hemorroides (almorranas), la diarrea, el síndrome del intestino irritable y la enfermedad diverticular. La fibra es la reina de la digestión.

Lo mejor para prevenir y aliviar el estreñimiento son las frutas y las verduras que contienen mucha fibra. Algunas de las frutas que más fibra ofrecen son el aguacate (palta), el albaricoque (chabacano, damasco), la frambuesa, la fresa, la guayaba y la manzana. La alcachofa, el chícharo (guisante, arveja) y las coles (repollitos) de Bruselas encabezan la lista de las verduras con mucha fibra.

Michael Murray, ND, un experto en medicina natural que ha escrito libros sobre el tema, sugiere comer rábanos frescos cuando se padece estreñimiento. El rábano contiene diversas sustancias químicas que ayudan a mejorar la digestión (además de mantener la salud de la vesícula biliar y de proteger contra el cáncer).

Si usted sufre estreñimiento crónico trate de consumir cinco frutas y cinco verduras al día, pero empiece poco a poco. Cuando se ingiere mucha más fibra de la que el cuerpo está acostumbrado a recibir, a uno le puede dar dolores de estómago y gases. Empiece lentamente y vaya agregando cada vez más fibra a su alimentación a lo largo de varias semanas o meses.

Prefiéralos integrales

Se habla mucho de los alimentos integrales, y con buena razón. Los alimentos preparados con cereales integrales —aquellos a los que no se les ha extraído el salvado ni el germen al molerlos— son fuentes excelentes de fibra. Muchos fabricantes de alimentos producen versiones integrales de productos populares como la pasta, las galletas, las tortillas e incluso las galletitas.

A los amantes del pan blanco, que tradicionalmente contiene muy poca fibra, muchas panaderías se lo ofrecen actualmente en versión integral. Incluso los aficionados empedernidos al pan de la marca *Wonder* pueden conseguir este pan tan popular en las presentaciones de pan blanco integral (*whole-grain white*) o de trigo integral (*whole-grain wheat*).

Todos estos productos son fáciles de encontrar; simplemente busque la palabra "*whole*" en la etiqueta. Para que un producto realmente sea de cereales integrales, uno de los primeros tres ingredientes debe decir "*whole*". Algunos de los cereales integrales que más fibra contienen son el alforjón (trigo sarraceno), la avena, la cebada, el centeno, el millo (mijo), el trigo *bulgur* y el trigo quebrado. La avena, por ejemplo, brinda una gran cantidad de fibra soluble y también indisoluble, de modo que los productos de avena integral son una fuente excelente de fibra. El trigo *bulgur*, que es un tipo de trigo integral, es uno de los alimentos más saludables que hay. Diversos estudios demuestran que el trigo *bulgur*, además de ofrecer una cantidad muy grande de fibra, posiblemente ayude también a prevenir el cáncer de colon y de mama, así como las enfermedades cardíacas y la diabetes.

La conexión agua-fibra

Para evacuar de manera eficiente, el agua y la fibra van de la mano. Las heces absorben mucha agua; cuando no reciben la cantidad suficiente, se ponen duras y secas y avanzan con mayor dificultad. Cuando se consume más fibra para combatir el estreñimiento es indispensable tomar mucha agua para realmente poner las cosas en movimiento.

Unos investigadores italianos estudiaron a dos grupos de personas estreñidas de los que el primero ingería aproximadamente 25 gramos de fibra al día y tomaba agua a gusto (no la suficiente, por cierto), mientras que el segundo consumía la misma cantidad de fibra pero tomaba más o menos medio galón (2 litros) de agua mineral al día. Observaron que si bien el consumo diario de fibra sin duda ayudó a aliviar el estreñimiento en ambos grupos, las personas que bebían más agua obtenían mejores resultados.

Para ayudar a prevenir el estreñimiento, tome de seis a ocho vasos completos de agua al día. Tal vez suene (y lo sienta) como mucho, pero es lo que le hará falta para evacuar con regularidad. Si no le gusta tomar tanta agua, compense la diferencia con sopas y jugos que contengan mucha fibra o bien coma mucha sandía y pepino, en los que casi el 100 por ciento del peso corresponde al agua.

Un buen truco es medir medio galón de agua todas las mañanas y acabársela sin falta antes de acostarse. Otro sería tomar dos vasos con agua media hora antes de desayunar. De esta manera el organismo se limpiará de desechos y se preparará para recibir la comida, poniéndose al punto. Un colega mío es un seguidor entusiasta de esta rutina matutina.

Alimentos curativos para el estreñimiento

Muchos alimentos contienen una gran cantidad de fibra y pueden ayudar a prevenir o a aliviar el estreñimiento. Pruebe las siguientes opciones óptimas.

★★★**Bayas** Además de ser deliciosas, las bayas son un remedio estupendo para el estreñimiento. Ofrecen grandes cantidades de fibra, de un tipo que también ayuda a evitar que el ácido biliar —una sustancia química que el cuerpo utiliza para el proceso digestivo— adquiera una forma más peligrosa y posiblemente cancerígena.

La baya de saúco ocupa el primer lugar en la lucha contra el estreñimiento, pues nos brinda el poder nutritivo de 5 gramos de fibra por ración de ½ taza. Le sigue la zarzamora con más de 3 gramos por ración, mientras que a la frambuesa, con 4 gramos, le corresponde el tercer puesto. El arándano y la fresa también son buenas opciones. En cuanto al jugo hecho de bayas, los de mora y de baya de boysen son buenos laxantes.

★★★**Ciruela seca** La ciruela seca es el remedio alimenticio más antiguo y eficaz contra el estreñimiento. Contiene tres ingredientes que ayudan a mantener evacuaciones regulares. En primer lugar está una gran cantidad de fibra: hay 3 gramos en sólo tres ciruelas secas. En segunda instancia ofrece un compuesto llamado isatina de dihidroxifenil, el cual estimula las contracciones intestinales que hacen falta para evacuar de manera regular. En tercer lugar brinda un azúcar natural conocida como sorbitol, la cual —al igual que la fibra— absorbe grandes cantidades de agua en el tracto digestivo y de esta manera mantiene las cosas en movimiento.

La mayoría de las frutas contienen menos del 1 por ciento de sorbitol. En la ciruela seca, por el contrario, esta azúcar corresponde aproximadamente al 15 por ciento, lo cual explica, entre otras razones, por qué se trata de un remedio natural tan potente contra el estreñimiento. También es mucho más agradable al paladar que un laxante de la farmacia.

Otras frutas secas —como la pasa y el higo— también obran milagros cuando se trata de aliviar el estreñimiento. La pasa contiene un compuesto llamado ácido tartárico, el cual funciona como laxante natural. Por su parte, el higo es una fuente excelente de fibra, ya que proporciona casi 5 gramos por sólo tres higos secos o frescos.

OJO CON ESTOS ALIMENTOS

Ciertos alimentos y hábitos alimenticios no ayudan cuando se padece estreñimiento.

Queso. Hoy en día es muy conocido el hecho de que el queso es un alimento que liga, al igual que otros productos lácteos como el helado y la leche. Estos alimentos contienen poco o nada de fibra, pero sí una proteína indisoluble llamada caseína, la cual retarda la digestión y empeora el estreñimiento. Evite la sección de productos lácteos si sufre estreñimiento.

Té no herbario. Al contrario de lo que algunas personas creen, el té no es un laxante natural. Contiene una gran cantidad de taninos, los cuales sirven más bien cuando se padece diarrea, porque ayudan a solidificar las heces y a retardar las evacuaciones. Si padece estreñimiento evite el té no herbario.

Aceites "solos". Si sufriera estreñimiento crónico haría lo posible por evitar los aceites "solos", es decir, separados de sus fuentes originales, como los de oliva, de soya y vegetal. La semilla de lino (linaza), por ejemplo, es una fuente excelente de fibra, pero el aceite de semilla de lino casi no ofrece nada de fibra. Cuando se ingieren solos, estos aceites forman una película en el estomágo que dificulta la digestión de ciertos alimentos y puede causar acumulaciones en el colon y el intestino grueso. Es preferible consumirlos junto con su la fuente alimenticia mlsma, como el aguacate (palta), la aceituna, los frutos secos y el pescado.

Jugos exprimidos con máquina. Para que funcionen contra el estreñimiento, los jugos de frutas y verduras deben conservar su fibra. El jugo de ciruela pasa es el que mejor lo logra; de acuerdo con algunos expertos en jugos el combinado de manzana y pera también es un buen laxante. En cuanto a los jugos de verduras, pruebe los de espárrago y papa. No obstante, un exprimidor de jugos (juguera) potente llega a extraer la mayor parte de la fibra, así que use una simple licuadora (batidora) o bien exprima sus jugos a mano y bébalos de inmediato para obtener los mayores beneficios.

★★★**Frijol** El frijol (habichuela) es un superalimento. Con su gran contenido de proteínas, minerales y antioxidantes combate muchas enfermedades. Sin embargo, lo que lo hace aún más especial y lo convierte en un arma excelente contra el estreñimiento es el hecho de ofrecer mucha fibra soluble e indisoluble.

El frijol negro contiene 6 gramos de fibra por ración. El garbanzo, el frijol colorado y el haba blanca brindan aproximadamente 7 gramos por ración, mientras que el frijol de caritas ocupa el primer lugar con 8 gramos por ración de ½ taza. Todas estas variedades de frijol son muy versátiles. Se pueden agregar a las sopas, las ensaladas, las cacerolas (guisos), los *dips*. . . a lo que usted quiera.

Para ser sincero, el frijol también tiene sus desventajas, pues no por nada se le dice el "fruto musical". Así que le revelaré un truco: condimente sus frijoles con jengibre fresco o en polvo (otro laxante natural), pues se ha demostrado que el jengibre ayuda a reducir la producción de gases. De hecho, le servirá cualquier carminativo, es decir, cualquier hierba o especia que calme el tracto digestivo, como por ejemplo el ajo, la albahaca, la canela, la cebolla, el cilantro, el clavo, el comino, el eneldo, el estragón, el hinojo, el limón, la menta (hierbabuena, la nuez moscada, el orégano, la pimienta de Jamaica, el romero, la salvia y el tomillo, por mencionar unos cuantos.

★★★**Manzana** La manzana es una opción excelente para el estreñimiento porque contiene ambos tipos de fibra. La cáscara brinda fibra indisoluble, así como un gran

Alimentos de doble filo digestivo

A veces el mismo alimento funciona como laxante natural o bien para dar firmeza a las heces, según lo que el cuerpo requiera. Los siguientes alimentos comunes son conocidos "anfotéricos", lo cual significa que funcionan de ambas maneras. O sea, bien pueden "cerrar la llave" si el estómago está suelto o bien pueden abrirla si uno está estreñido.

Café	Moras y grosellas
Leche	Plátano amarillo
Manzana	Psilio

Acuérdese de que ciertos alimentos causan estreñimiento en algunas personas, pero no en otras. La leche, por ejemplo, puede estreñir mucho a algunas personas y provocarles diarrea a otras. A veces el problema está en haber comido en exceso un alimento que en cantidades menores no causa dificultades.

poder antioxidante, ya que incluso inhíbe el crecimiento de las células del cáncer, según se ha comprobado en diversos estudios. Sin embargo, eso no lo es todo: también ayuda a reducir el nivel de colesterol y a su vez disminuye el riesgo de padecer enfermedades cardíacas y derrame cerebral.

La fibra indisoluble de la manzana es muy buena y un remedio excelente para el estreñimiento. Asimismo ayuda a prevenir otros trastornos digestivos, como la enfermedad diverticular y posiblemente incluso el cáncer de colon. Uno de sus otros beneficios se debe a la pectina, un tipo particular de fibra soluble de la manzana, la cual al parecer reduce la cantidad de colesterol producida por el hígado. No sorprende, entonces, el refrán castellano que dice "A diario la manzana es una cosa sana".

Si a usted le hace falta una buena limpieza general del organismo pruebe comer tres o cuatro manzanas pequeñas al día hasta que se le haya quitado el estreñimiento. Asegúrese de consumirlas con cáscara y opte por manzanas de cultivos ecológicos, de ser posible, para no ingerir pesticidas.

★★★**Semilla de lino** La semilla de lino (linaza), que en inglés se conoce como *flaxseed* o *linseed*, contiene muchísima fibra, así como una gran cantidad de los benéficos ácidos grasos omega-3, y ambos sirven contra el estreñimiento. Tres cucharadas de semilla de lino brindan aproximadamente 3 gramos de fibra. Su sabor es dulce, como a nuez, y puede agregarse a casi todo; sabe particularmente buena con las ensaladas, los cereales, las cacerolas (guisos) y los panes.

Sin embargo, la semilla de lino entera ofrece pocos beneficios, ya que el tracto digestivo es incapaz de abrir la cáscara dura que la envuelve (y guarda todos los beneficios en su interior). Opte por la semilla molida o triturada para facilitar su digestión y disfrutar de su sabor y crujido agradables.

Por cierto, no se deje engañar por la afirmación común de que el aceite de semilla de lino es igualmente bueno para la salud. Si bien ofrece algunos beneficios de nutrición, no contiene la fibra que hace falta para ayudar contra el estreñimiento.

Si opta por la semilla de lino para lograr evacuaciones regulares, asegúrese de tomar mucha agua —ocho vasos completos al día— para que toda esa fibra pueda avanzar a través de su tracto digestivo.

★★**Jengibre** El jengibre, que se conoce desde hace mucho tiempo por el gran número de propiedades curativas que ofrece, es una forma sabrosa de combatir el estreñimiento. La especia contiene unas sustancias químicas que estimulan el sistema digestivo al incrementar las contracciones musculares repetidas (peristalsis) que hacen avanzar los alimentos a través de los intestinos.

Hay muchas formas de cosechar los beneficios que el jengibre ofrece a la salud, pues se obtiene en diversas presentaciones, como por ejemplo fresco, seco, cristalizado, en dulce, en escabeche y en polvo. El mejor es el jengibre fresco y lo sigue el cristalizado. Al comprarlo fresco busque raíces firmes de piel lisa y aroma picante. El jengibre en escabeche se encuentra frecuentemente en los restaurantes asiáticos, se sirve para acompañar el *sushi* y brinda los mismos beneficios que el fresco. El dulce de jengibre es una confitura sabrosa que puede disfrutarse entre comidas y agregarse muy bien a productos horneados. También es una buena opción condimentar la carne y los platos de verduras sofritas al estilo asiático con jengibre fresco.

Por último está el *ginger ale*. Si bien algunas variedades no se preparan con jengibre auténtico y muchas contienen aditivos poco saludables, sí es posible conseguir gaseosas que contienen jengibre de verdad; en este caso es una opción refrescante. Una marca, *Reed's Ginger Brew*, se fabrica con jengibre verdadero (hasta 25 gramos en una de sus variedades) y otros ingredientes naturales —como manzana, frambuesa, piña (ananá) y miel— que también combaten el estreñimiento.

★★**Miel** La miel contiene grandes cantidades de fructosa, un azúcar que puede funcionar como laxante natural al ayudar a atraer agua a los intestinos y a suavizar el extremento. La miel contiene más fructosa que casi cualquier otro alimento. Si estuviera estreñido cambiaría los edulcorantes artificiales por miel. Écheles miel a unas bayas frescas para duplicar los beneficios digestivos.

★★**Ruibarbo** Desde hace mucho tiempo la medicina popular recurre a los tallos de ruibarbo para aliviar el estreñimiento. El ruibarbo pertenece a la familia del alforjón (trigo sarraceno) y resulta que hay muchas otras buenas fuentes de fibra entre los demás miembros de esta familia. En todo caso, media taza de tallos de ruibarbo contiene una gran cantidad de fibra indisoluble, del tipo que se necesita para evacuar los intestinos con regularidad.

Especias que ayudan

Ciertas hierbas y especias ayudan a combatir el estreñimiento al facilitar la digestión (y mejorar el sabor) de los alimentos. A continuación están las mejores.

Albahaca (la semilla, no las hojas)	Cúrcuma (azafrán de las Indias)
Asa fétida (una especia india con	Hinojo
sabor a ajo y cebolla)	Jengibre
Cilantro	Perejil
Comino	Pimienta roja molida

Es importante saber que sólo los tallos deben comerse, porque las hojas contienen cantidades muy grandes de unas toxinas conocidas como oxalatos, las cuales irritan el estómago y pueden causar problemas renales. Un amigo mío, el Dr. Ronald L. Hoffman, director del Centro Hoffman para Medicina Holística en la ciudad de Nueva York, recomienda la siguiente receta de ruibarbo para aliviar el estreñimiento: pique tres tallos de ruibarbo fresco (quite y deseche las hojas), póngalo en una licuadora (batidora) con 1 taza de jugo de manzana, un cuarto de limón pelado y 1 cucharadita de miel y muélalo todo hasta obtener una mezcla uniforme. Tómela según le haga falta para poner las cosas en movimiento. Si esta bebida espesa se le hace demasiado ácida puede agregarle otros jugos de fruta. Acuérdese de que el efecto laxante del ruibarbo llega a ser muy fuerte, así que tal vez sería mejor probar primero otros remedios alimenticios menos poderosos.

★★*Squash* Los investigadores apenas están empezando a descubrir el increíble potencial curativo de esta familia de calabazas norteamericanas, sobre todo de sus variedades invernales como el *acorn squash*, el *butternut squash* y el *Hubbard squash*. En lo que se refiere a la digestión, la fibra que se encuentra en el *squash* invernal de color amarillo y anaranjado oscuro resulta particularmente eficaz contra el estreñimiento. El *squash* pálido veraniego, por el contrario, contiene menos fibra y no ofrece tantos beneficios.

★★**Verduras de hoja verde oscura** Una ensalada mixta de varias verduras de hoja verde oscura es una buena opción para combatir el estreñimiento. Si le agrega unos puñados de manzana en rebanadas, pasas, zarzamoras, repollo (col) colorado y semilla de lino tostada tendrá una maravilla digestiva. Las verduras de hoja oscura son una fuente excelente de ácidos grasos omega-3, que ayudan muy bien a mantener en movimiento los intestinos.

Algunas opciones buenas son la col rizada, la acelga, la endibia (lechuga escarola), las hojas de diente de león (amargón), de remolacha (betabel) o de nabo, la verdolaga, la achicoria y la espinaca. En cuanto al color, entre más oscuro, mejor. Los matices más oscuros son los que más beneficios ofrecen.

Sobre todo el diente de león es mucho más que una hierba mala. Desde hace mucho tiempo se considera un laxante natural eficaz que incrementa el flujo de la bilis hacia el intestino grueso, lo cual ayuda a evitar el estreñimiento. Las hojas de diente de león se encuentran en una combinación popular de hojas para ensalada que muchos restaurantes y supermercados ofrecen como "mezcla de primavera" o *spring mix*.

★**Café** Además de despertarlo por la mañana, una taza de café también puede ayudarlo a mantener la regularidad de sus evacuaciones. La cafeína del café le manda a su intestino grueso la señal de contraerse, lo cual mantiene despierto y funcionando a su vientre. No obstante, el exceso de café extrae más líquidos del cuerpo de los que le agrega, y en cuanto se convierte en una adicción la cafeína les impide a los intestinos mantener su ritmo natural. Si toma café, trate de limitarse a cuatro tazas diarias como máximo.

(*Nota*: si encuentra en este capítulo términos que no entiende o que jamás ha visto, favor de remitirse al glosario en la página 455).

Directo del botiquín herbario

Las diminutas semillas del psilio contienen una cantidad muy grande de fibra y forman el ingrediente principal de muchos laxantes vendidos sin receta. Contienen un tipo de fibra que se llama mucílago, el cual absorbe mucho líquido en los intestinos. Al hacerlo las semillas se hinchan y agregan volumen a las heces, lo cual ayuda a estimular el impulso de ir al baño. Para que la semilla de psilio funcione le hace falta agua, así que tome bastante si decide probarla.

Si usted sufre alergias o asma, no tome esta hierba. Se han reportado algunas reacciones alérgicas al psilio, entre ellos unos cuantos casos de ataques graves de asma por haber inhalado el polvo de la semilla.

En mi huerto de plantas medicinales contamos con un familiar del psilio, una hierba mala con el pintoresco nombre de "huella del hombre blanco" (o sea, el llantén común); he utilizado sus semillas en lugar del psilio en las raras ocasiones en que me aparté de mi dieta rica en fibra y necesité ayuda. Esta semilla funciona igual de bien. Le agrego leche y hierba dulce de Paraguay (*stevia rebaudiana*) para comérmela de la misma forma que el cereal de la marca *Kellogg's All-Bran*.

Fatiga

MÁS O MENOS LA MITAD DE LOS ADULTOS que buscan tratamiento médico mencionan la fatiga como uno de sus síntomas. No sorprende que la fatiga sea tan común si se toman en cuenta todos los factores, grandes y pequeños, que pueden causarla. El estrés. El exceso de trabajo. La falta de sueño. El aburrimiento por no tener nada que hacer. El exceso de ejercicio. La depresión y otras afecciones médicas, entre ellas la anemia y la insuficiencia de la glándula tiroidea. La mayoría de las personas probablemente nos topemos con por lo menos una de estas dificultades en algún momento de nuestras vidas.

Además, un millón de personas en los Estados Unidos resienten los efectos de un tipo de fatiga más bien crónico que lleva el nombre muy apropiado de síndrome de fatiga crónica (SFC). A causa de esta afección se puede sentir tanto cansancio que resulta difícil mantener una rutina normal. Los afectados también padecen síntomas como problemas para pensar, nódulos linfáticos adoloridos, dolores musculares y dificultades para dormir. No se conoce una cura para la SFC, pero algunos medicamentos y ejercicio moderado pueden ayudar a aliviar los síntomas. Si bien durante mucho tiempo se disputaba que el diagnóstico fuera legítimo, está creciendo su aceptación dentro de la comunidad médica.

Una manera sencilla de mantener un nivel constante de energía a lo largo del día es escogiendo los alimentos con prudencia. El consumo de alimentos dulces provoca una descarga repentina de glucosa en la sangre, lo cual le indica al cuerpo que debe liberar insulina. La insulina hace bajar los niveles de glucosa sanguínea y el resultado es la fatiga. Una idea mejor sería comer de tal manera que se evitaran los altibajos repetidos en el nivel de glucosa en la sangre a lo largo del día. En lugar de *donuts* y barras de confitura, por ejemplo, puede comer carbohidratos derivados de cereales integrales combinados con un poco de proteína. Pruebe pan tostado de trigo integral con queso crema o mantequilla de maní (crema de cacahuate) como desayuno, por decir algo, y un sándwich (emparedado) de pollo asado a la hora del almuerzo.

Otras tácticas para incrementar el nivel de energía pueden ser, por ejemplo, dormir más, practicar alguna estrategia para aliviar el estrés, como la meditación, y agregar algunos de los alimentos siguientes a su dieta diaria.

Alimentos curativos para la fatiga

★★**Ajo** Diversas investigaciones han demostrado que el ajo les ayuda a los animales a aguantar sesiones más largas de ejercicio, mientras que en el ser humano reduce los síntomas de fatiga física y de fatiga debida al frío. Es fácil agregar ajo a las salsas o bien sofreírlo (saltearlo) con diversos alimentos (como por ejemplo los hongos *shiitake*). O bien pique unos dientes y espolvoréelos sobre una rebanada de pan tostado untado con margarina.

★★**Canela y jengibre** Ya que me gustan la canela, con la energía que brinda a través del cinamaldehído, y el jengibre, con su zingerona que combate la fatiga, combinaría ambas especias con varias hierbas y condimentos que contengan mucho cineol, un estimulante suave, para preparar una "Cineolada Sinérgica". Para disfrutar sus efectos estimulantes y refrescantes, agregue canela, jengibre, clavo, menta (hierbabuena) y menta verde a una bebida. Este remedio brinda un aumento rápido y sería mejor tomarlo sólo ocasionalmente en caso de fatiga aguda que de manera frecuente para combatir la fatiga crónica.

★★**Crucíferas** Las personas que padecen fatiga crónica por lo común tienen un nivel bajo de vitaminas del complejo B, sobre todo de la vitamina B_6. Por lo tanto, es posible que les sirva incrementar su consumo de alimentos ricos en vitamina B. Las mejores fuentes de origen vegetal de la vitamina B_6 pertenecen a la familia del repollo (col), la coliflor y el mastuerzo y destacan entre ellas la coliflor, el berro y la espinaca. Otras fuentes buenas son el aguacate (palta) y el plátano amarillo (guineo, banana). A manera de referencia, el Valor Diario de vitamina B_6 son 1,7 miligramos para los hombres y 1,5 miligramos para las mujeres.

★★**Hojas de mostaza** Se ha establecido una conexión entre un nivel bajo de la sustancia química cerebral dopamina y la fatiga. Un aminoácido llamado tirosina es un precursor —una especie de piedra angular— de la dopamina, así que es posible que el consumo de alimentos ricos en tirosina ayude a estimular la creación de dopamina. De acuerdo con mis investigaciones, las hojas de mostaza encabezan la lista de los alimentos con tirosina. Otras fuentes buenas de origen vegetal son la semilla del ojo de buey, los brotes de frijol (habichuela), la soya, la avena, el cacahuate (maní) y el berro. Si les hace un espacio a estos alimentos en su dieta a lo mejor le ayudan a disminuir su fatiga.

★★**Pescado** Los ácidos grasos omega-3 que se encuentran en pescados como el salmón pueden ayudar a reducir la fatiga que acompaña la SFC (y posiblemente también aliviar la depresión que a veces acompaña esta afección). Si yo sufriera

OJO CON ESTOS ALIMENTOS

La cafeína tiene una reputación bien merecida como estimulante. ¿Por qué otra razón habría una cafetera y una máquina expendedora de gaseosas en la zona de descanso de los lugares de trabajo? No obstante, tomar estas bebidas de manera constante como estimulante de hecho puede crear más fatiga. Si usted ingiere cafeína de manera habitual y se siente amodorrado, trate de minimizar el consumo de café y de gaseosa o de evitar ambos por completo.

Sin embargo, cuídese de no dejar de tomar estas bebidas de repente si acostumbra consumirlas de manera regular, pues la abstinencia de la cafeína también puede causar fatiga, así como dolor de cabeza, depresión y dificultades para concentrarse. Vaya sustituyendo su bebida usual con cafeína por agua, té descafeinado o mi "Cineolada Sinérgica" poco a poco a lo largo de un par de semanas hasta que termine de acostumbrarse a vivir sin el subidón.

fatiga crónica probablemente comería varias raciones de pescado a la semana. La nuez y la semilla de lino (linaza) también son buenas fuentes de ácidos grasos omega-3, así que tal vez sea prudente disfrutarlas de manera regular también.

★**Avena** Algunos estudios —si bien no todos— han observado que la deficiencia de magnesio es común entre las personas que sufren fatiga crónica y que los suplementos les ayudan a mejorar los síntomas. Si usted desea elevar sus niveles de magnesio de manera natural, los siguientes alimentos le ayudarán: el salvado de avena, el chocolate semiamargo, la harina de maíz (choclo), la pasta de tomate (jitomate) y el coquito del Brasil (castaña de Pará).

Además, en el caso de la verdolaga —que muchas personas pasan por alto considerándola una hierba mala común— casi el 2 por ciento de su peso en seco corresponde al magnesio. La habichuela verde (ejote), la semilla de amapola y el frijol de caritas también son fuentes buenas de este mineral. He llegado a preparar una cacerola de mi "Magnesisopa" con verduras ricas en magnesio como verdolaga picada, habichuela verde, frijol de caritas, espinaca y ortiga, agregándole semillas de amapola para incrementar el sabor.

★**Cereal** Una de las posibles causas de la fatiga es la anemia, cuya forma más común es la anemia por deficiencia de hierro. Más o menos una de cada cinco mujeres padece una deficiencia de hierro (el problema es mucho menos común entre los hombres). Si usted es una mujer en edad reproductiva es posible que esta situación se deba a la menstruación. Su médico podrá hacer un diagnóstico y tal vez le recomiende tomar suplementos de hierro.

Los hombres adultos necesitamos 8 miligramos diarios de hierro. A las mujeres les hacen falta 18 miligramos diarios hasta los 50 años de edad y 8 miligramos diarios de ahí en adelante. Es posible obtener mucho hierro a través del cereal enriquecido con hierro, el frijol (habichuela) de soya, el bistec de diezmillo y la carne oscura de pavo (chompipe).

Además, he leído que los brotes de legumbres pueden ser una fuente excelente de hierro hemo, la forma de hierro más fácil de absorber que normalmente se obtiene a través de la carne, el pescado y la carne de ave. Si usted es vegetariano tal vez valga la pena aprender a cultivar brotes de legumbres, un proceso sencillo que consiste en enjuagar y remojar.

★**Cítricos** Diversas investigaciones han observado que las personas que ingieren por lo menos 400 miligramos de vitamina C al día padecen menos fatiga que quienes consumen una cantidad menor de esta vitamina. Además es posible que consumir mucha vitamina C para combatir la fatiga crónica le ayude al sistema inmunitario a funcionar mejor e incremente la resistencia.

Los nutriólogos muchas veces sugieren el jugo de naranja (china), la fresa, la piña (ananá) y el cantaloup (melón chino) como fuentes frutales excelentes de vitamina C, pero si le gustan los alimentos exóticos podrá disfrutar fuentes mucho más ricas. Un amigo tropical mío, el *camu-camu* —que hasta el momento sólo se consigue a través de Internet en los Estados Unidos— tal vez sea la fuente comestible de vitamina C más rica del planeta. Esta fruta parecida a la cereza se da en un árbol de la región amazónica. Otros alimentos menos comunes pero también ricos en vitamina C son el melón amargo, los escaramujos y los brotes de hierba carmín.

★**Hongos *shiitake*** Estos hongos de sabor ahumado están disponibles como alimento en el supermercado y desde hace mucho tiempo se utilizan con fines medicinales en la China. Es posible que sirvan para reducir los efectos del síndrome de fatiga crónica. Dos formas buenas de disfrutarlos sería agregándolos a las sopas o sofriéndolos con cebolla y ajo.

(*Nota*: si encuentra en este capítulo términos que no entiende o que jamás ha visto, favor de remitirse al glosario en la página 455).

Fibromialgia

EL SÍNDROME DE LA FIBROMIALGIA ES UNA AFECCIÓN PROGRESIVA que provoca dolor extenso en los músculos y las articulaciones, fatiga y dificultades para dormir. Los síntomas típicos son la aparición de múltiples "puntos de dolor" en áreas como el cuello, la columna vertebral, los hombros y la cadera. Asimismo puede haber rigidez por la mañana, fatiga, dolores de cabeza o dolor facial más frecuentes e intensos, síndrome del intestino irritable, depresiones, ansiedad, dificultades para concentrarse o problemas de memoria e incapacidad para llevar a cabo tareas múltiples. Todo ello le cortaría las alas a cualquiera, incluyéndome a mí.

En vista de que no existen pruebas de laboratorio específicas para identificar la fibromialgia solía pensarse que se trataba de un trastorno psicosomático, es decir, que sólo existía "en la cabeza". La mayoría de los expertos la reconocen actualmente como una afección médica particular, si bien algunos aún opinan que las causas son más bien de tipo psicológico que físico. Es posible que esta convicción se deba a investigaciones recientes según las cuales las personas afectadas por fibromialgia padecen umbrales de percepción de dolor anormales en comparación con personas sanas, personas deprimidas y personas afectadas por el síndrome de la fatiga crónica.

De acuerdo con los cálculos más recientes, publicados en el 2008 por la revista médica *Arthritis and Rheumatism*, el número impresionante de cinco millones de estadounidenses —en su gran mayoría mujeres— sufren fibromialgia. Por lo tanto, en cualquier momento dado casi 1 de cada 60 habitantes de los Estados Unidos enfrenta molestias capaces de afectar su calidad de vida de manera dramática e incluso de discapacitarlo por completo.

Desafortunadamente se trata de un dolor difícil de curar de manera eficaz. Según una encuesta llevada a cabo a nivel nacional en el 2005 por un grupo de investigadores de la Facultad de Medicina de la Universidad de Stanford, el 50 por ciento de las personas encuestadas indicaron que los medicamentos que tomaban contra el dolor no les servían.

Cuando se padece fibromialgia se llega a dar una resistencia particularmente fuerte a este tipo de medicamentos. Los médicos han observado desde hace mucho que incluso opiáceos fuertes como la morfina tienen poco efecto sobre la fibromialgia.

Es posible que unos investigadores de la Universidad de Michigan hayan identificado el motivo, según los resultados de un estudio realizado en el 2007 que se publicó en la revista médica *Journal of Neuroscience*. Después de hacerles una tomografía por emisión de positrones a 17 mujeres con fibromialgia y a 17 mujeres sin esta afección, descubrieron que en los cerebros de las primeras los receptores de dolor eran menos capaces de ligar con los opiáceos. Cuando tal proceso de conexión no funciona adecuadamente, el efecto de este tipo de medicamentos sobre el dolor es escaso o nulo.

Sin embargo, esta circunstancia puede mejorar si se baja de peso, por lo menos en el caso de las personas con sobrepeso u obesas. De acuerdo con un estudio del 2006 publicado por la revista médica *Journal of Psychosomatic Research*, bastó con que un grupo de afectados por fibromialgia con sobrepeso bajaran el 4,4 por ciento de su peso corporal para que lograran mejorías importantes en su estado de ánimo, intensidad de dolor y calidad de vida.

Alimentos curativos para la fibromialgia

Varios remedios alimenticios pueden servir para prevenir la fibromialgia o por lo menos para controlar el dolor. Si bien ningún estudio nos ha dado resultados sólidos, la Asociación Nacional de Fibromialgia ha publicado informes anecdóticos sobre los beneficios de una dieta basada en alimentos crudos —frutas, verduras, frutos secos y semillas, todo orgánico y sin cocer— para ayudar a reducir el dolor de las articulaciones, la fatiga, la depresión, los puntos adoloridos y los problemas cognitivos relacionados con la fibromialgia. Si bien no he sabido que tal dieta se ponga a prueba científicamente, la recomendación tiene sentido porque los alimentos integrales sin cocer contienen una mayor cantidad de enzimas naturales y posiblemente también de compuestos antiinflamatorios y antioxidantes. Si usted está pensando en cambiar su dieta de manera tan radical —se trata de un régimen difícil de mantener—, asegúrese de consultar primero a un profesional de la salud o a un nutriólogo para garantizar que vaya a obtener la combinación correcta de proteínas, grasas y carbohidratos. A continuación algunos alimentos específicos que puede probar.

★★★**Alforjón** El ácido málico es esencial para que los músculos funcionen de manera normal. De acuerdo con una prueba clínica preliminar, la combinación de 1.200 a 2.400 miligramos de ácido málico más 300 a 600 miligramos de magnesio, ingerida diariamente durante 8 semanas, reduce el dolor muscular que sufren las personas con fibromialgia.

El cuerpo produce un poco de ácido málico, pero el resto debe provenir de la comida. Si bien el término "ácido málico" deriva del género *malus*, que corresponde a la manzana, habría que comer más o menos tres manzanas al día para cubrir la cantidad recomendada. Otras fuentes excelentes son el alforjón (trigo sarraceno), el mango, el albaricoque (chabacano, damasco) y el higo (hablaré de estas opciones con mayores detalles más abajo). Le sugiero que se prepare unos panqueques (*hotcakes*) de alforjón para desayunar, quizá acompañados de mango o albaricoque en rebanadas.

Si prefiere las manzanas, la mejor opción son las Granny Smith; de hecho, deben su sabor ácido al ácido málico.

★★★**Espinaca** Muchas verduras de hoja verde contienen una gran cantidad de magnesio, un mineral que estimula la producción de energía y el funcionamiento celular. Una taza de espinaca cocida, por ejemplo, contiene 157 miligramos de magnesio, casi el 40 por ciento del Valor Diario. Si yo padeciera fibromialgia trataría de incluir mas verduras de hoja verde en mi dieta, sobre todo espinaca, pero también habichuelas verdes (ejotes), aguacate (palta), almendra, coquito del Brasil (castaña de Pará), semilla de girasol, cebada, quinua y amaranto. Incluso el chocolate oscuro proporciona una cantidad razonable de magnesio.

★★★**Higo** Además de ácido málico, el higo contiene ficina, una enzima proteolítica que puede ayudar a reducir el dolor de muchas afecciones terminadas en "itis" (o sea, inflamatorias) aparte de la fibromialgia. Me sorprendió verlo obtener mejores calificaciones que las demás frutas y verduras que estudié en relación con la fibromialgia.

★★**Chile** El chile contiene una sustancia acre conocida como capsaicina, el número uno entre mis analgésicos personales. Cuando la capsaicina se aplica de manera tópica a los puntos adoloridos, agota temporalmente la sustancia P, una sustancia química en los nervios que trasmite la sensación de dolor. Sin ella, las señales de dolor se suspenden. Docenas de estudios han demostrado que la capsaicina puede aliviar muchas afecciones dolorosas de manera temporal, entre ellas la fibromialgia. Es aún más poderosa que los inhibidores COX-2 vendidos con receta.

Puede comprar una crema de capsaicina comercial para la aplicación tópica y untarla en los lugares adoloridos tres o cuatro veces al día o bien, como alternativa económica, machacar un chile fresco y frotarlo sobre la piel.

Sin importar qué opción elija, es posible que experimente una sensación de ardor las primeras veces que use capsaicina, pero normalmente se vuelve menos al repetirse las aplicaciones. Sólo asegúrese de lavarse las manos muy bien después de ponérselo. Si se le mete en los ojos, la nariz o la boca, es posible que duela aún más que en sus puntos adoloridos.

A pesar de que lo mejor es usar la capsaicina de manera tópica, tal vez sirva agregar más chiles enteros, salsa picante con chile y pimienta de Cayena a su dieta. También puede tomar una tintura de pimienta de Cayena (0,3 a 1 mililitro) tres veces al día. Asimismo puede preparar una infusión (té) mezclando entre ½ y

1 cucharadita (2,5 a 5 gramos) de pimienta de Cayena en polvo a con 1 taza de agua hirviendo; déjela remojar durante 10 minutos y tome 1 cucharadita mezclada con agua tres o cuatro veces al día.

★★**Cúrcuma** Esta especia amarilla es uno de los ingredientes del *curry* (un condimento hindú) y representa una fuente muy buena de curcumina, un antioxidante poderoso que protege el cuerpo contra los daños ocasionados por los radicales libres. La curcumina contiene inhibidores COX-2 analgésicos naturales, por lo que se convierte en una opción atractiva y libre de efectos secundarios para los inhibidores COX-2 vendidos con receta. Asimismo reduce las inflamaciones al reducir los niveles de histaminas y posiblemente también por estimular la producción de cortisona, una de las sustancias antiinflamatorias naturales del cuerpo, por parte de las glándulas adrenales. Hace poco dos de mis estudiantes cambiaron el *Celebrex* por curcumina o bien por apio al *curry* (vea mi receta "Apio Analgésico" en la página 320) y les pareció una buena decisión.

En diversos estudios de la curcumina hechos con personas se observó que este condimento puede reducir el dolor y la rigidez provocados por la artritis reumatoidea, así como ayudar a aliviar las inflamaciones posquirúrgicas. Personalmente yo prefiero consumir alimentos en sus estados naturales siempre que sea posible, ya que estoy convencido de que el poder curativo de muchos fitoquímicos *combinados* es mayor que el de los componentes individuales tomados por separado. Por lo tanto, muchas veces agrego cantidades abundantes de *curry* al arroz y otros platos; también consideraría añadirlo a otros alimentos antiinflamatorios, como la piña (ananá) o la papaya (fruta bomba, lechosa). Asimismo es posible preparar té de cúrcuma.

Desafortunadamente es difícil obtener dosis medicinales de curcumina tan sólo a través de la dieta. De acuerdo con los naturópatas, una dosis medicinal equivale a entre 250 y 500 miligramos de curcumina pura al día, tomada entre comidas, lo cual corresponde a entre 5 y 25 cucharaditas de cúrcuma en polvo al día. Es muchísima. Recomiendo añadir la mayor cantidad posible de cúrcuma a la dieta para ayudar a prevenir el dolor y tomar suplementos de cúrcuma —estandarizada en un 90 a un 95 por ciento de curcumina—, como excepción a mi regla normal de preferir los alimentos enteros, para ayudar a aliviar los accesos agudos de dolor. La Ayurveda, el arte curativo tradicional de la India, recomienda cocinar la cúrcuma con leche para aumentar su absorción, así que tal vez quiera agregar leche y pimienta negra recién molida a mi receta de apio analgésico al curry.

★★**Jengibre** El jengibre contiene grandes cantidades de la enzima digestiva cingibina, a la que le corresponde hasta el 2 por ciento del peso de la raíz. La cingibina posee grandes propiedades antiinflamatorias. De acuerdo con algunos expertos es incluso más poderosa que la bromelina de la piña o la papaína de la papaya. Asimismo ofrece por lo menos cuatro inhibidores COX-2 naturales que no provocan los efectos secundarios graves producidos por los inhibidores COX-2 vendidos con receta, como el celecoxib (*Celebrex*).

Es fácil de incluir en la dieta una cantidad suficiente de jengibre para ayudar a reducir el dolor. Puede tomarlo en forma de té herbario poniendo a remojar tres o cuatro rebanadas de jengibre fresco en una taza de agua hirviendo. Si lo prefiere también puede ingerir dosis medicinales a través de tinturas o cápsulas. A mí el jengibre me gusta como un condimento abundante y sabroso para mis comidas. Para obtener una dosis adecuada puede espolvorear ½ cucharadita de jengibre en polvo sobre la comida o bien ingerir una onza (14 gramos o 6 cucharaditas) de jengibre fresco al día. Si tiene prisa puede probar el *Zyflamend*, un producto de la empresa New Chapter. De esta forma recibirá también otros inhibidores COX-2 comestibles, como cúrcuma, orégano, romero, té verde y albahaca morada.

★**Piña** Esta fruta exótica es rica en varias sustancias que pueden ayudar a las personas que sufren afecciones como la fibromialgia. La más importante es la bromelina, una enzima proteolítica que ayuda a reducir la hinchazón y la inflamación de muchos males dolorosos terminados en "itis" (inflamatorios). Sus efectos antiinflamatorios son tan grandes que el gobierno alemán ha aprobado su uso como remedio para las

OJO CON ESTOS ALIMENTOS

El ácido araquidónico es una sustancia inflamatoria que interviene en muchas afecciones crónicas, entre ellas la fibromialgia. Por lo tanto, trate de reducir su consumo de alimentos que contengan mucho ácido araquidónico, como las carnes de res, cordero, cerdo y pollo. Hace poco me enteré de que el huevo es particularmente malo en este sentido. La Asociación Nacional de Fibromialgia también reporta que muchos pacientes se han aliviado eliminando toda el azúcar de su dieta durante 1 mes. Soy capaz de lograrlo si la sustituyo por hierba dulce de Paraguay (*Stevia rebaudiana*), pero al igual que a la mayoría de las personas el sabor de esta no me gusta tanto como el del azúcar. Asimismo puede beneficiarse de reducir la cantidad o de evitar por completo la cafeína, el alcohol, los alimentos fritos, la carne roja y los alimentos muy procesados, ya que todos tienden a irritar los músculos adoloridos y a someter el sistema inmunitario a un gran estrés.

lesiones y después de las intervenciones quirúrgicas. La piña (ananá) también contiene grandes cantidades de manganeso, una sustancia esencial para que se forme el colágeno, la proteína fibrosa y resistente que integra los tejidos conjuntivos como el hueso, la piel y el cartílago. Es posible cubrir el 100 por ciento del Valor Diario de manganeso (2 miligramos) por medio de una sola taza de piña fresca en trozos o de jugo de piña. La piña es una fuente muy buena de vitamina C, que también hace falta para formar el colágeno. Una taza de piña fresca en trozos contiene 24 miligramos, o sea el 40 por ciento del Valor Diario de vitamina C, más que la manzana, el arándano agrio o el jugo de tomate (jitomate). Los mayores beneficios antioxidantes los ofrece la piña "Gold" importada de Costa Rica, la cual contiene cuatro veces más vitamina C que otras piñas.

Desafortunadamente algunas investigaciones recientes indican que tanto el nivel de bromelina que se encuentra en la piña como el de papaína —una enzima semejante— en la papaya (fruta bomba, lechosa) fresca tal vez sean muy bajos para aliviar un acceso grave de fibromialgia. Si bien le recomiendo saborear estas frutas —ya sea enteras o en jugo—, probablemente tenga que recurrir a suplementos para obtener cantidades realmente eficaces. Como sea, quizá quiera tomar el jugo de estas frutas además de las píldoras a fin de disfrutar los beneficios de los compuestos que colaboran con la bromelina. Los naturópatas sugieren ingerir entre 250 y 500 miligramos de bromelina tres veces al día. En estudios realizados con seres humanos no se ha demostrado que una dosis diaria de hasta 2.000 miligramos haga daño.

(*Nota*: si encuentra en este capítulo términos que no entiende o que jamás ha visto, favor de remitirse al glosario en la página 455).

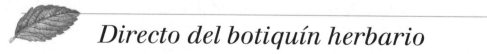

Directo del botiquín herbario

De acuerdo con varios estudios doble ciego con control de placebo realizados hace algún tiempo, es posible que una dosis diaria de 800 miligramos de S-adenosilmetionina o SAMe, tomada durante 6 semanas, sirva para reducir el dolor, la fatiga y la rigidez, así como para mejorar el estado de ánimo.

Según datos más recientes hay otros remedios aún más prometedores. Uno de ellos es la D-ribosa (*Corvalen*), un componente esencial de la fuente principal de energía del cuerpo, el trifosfato de adenosina. Dentro del marco de un estudio realizado en el 2007 que se publicó en la revista médica *Journal of Alternative and Complementary Medicine*, los investigadores dieron 5 gramos de D-ribosa tres veces al día durante 25 días a 36 pacientes con fibromialgia, síndrome de fatiga crónica o ambas afecciones. Los pacientes reportaron un aumento impresionante del 45 por ciento en su nivel de energía, así como una mejoría en su patrón del sueño, claridad mental y dolor. Si bien la D-ribosa se encuentra de manera común en diversos alimentos, sobre todo en los que contienen mucho ácido ribonucleico (ARN), como la levadura de cerveza, probablemente se trate de concentraciones demasiado bajas como para brindar valor terapeutico. No obstante, puede adquirirla en forma de suplementos.

Un remedio aún más aventurado —el Cóctel de Myers— resulta prometedor también, pero no es para pusilánimes. Desde el 2001, el Centro para Medicina Integral del Hospital Griffin en Derby, Connecticut, ha dado este cóctel —una solución intravenosa que contiene calcio, las vitaminas B_5 (ácido pantoténico), B_6 y B_{12}, así como otros nutrientes esenciales— a sus pacientes con fibromialga. Los primeros resultados han sido libres de efectos secundarios graves y tan prometedores que el Centro Nacional para Medicina Complementaria y Alternativa ha proporcionado recursos para realizar una prueba controlada con selección al azar a fin de probar la eficacia del cóctel.

Fiebre del heno

A LA MAYORÍA DE LAS PERSONAS LAS PRIMERAS SEÑALES de la primavera nos brindan una gran descarga de energía, cuando al despertar escuchamos cantar los pájaros y los azafranes de primavera asoman sus cabezas. No obstante, justo cuando nos disponemos a guardar los abrigos de invierno e inhalamos el aire fresco de primavera, los síntomas de la fiebre del heno obligan a algunos a volver al interior de la casa con mocos y sintiéndose muy mal.

La fiebre del heno es una de las alergias más comunes. Durante la primavera, el verano o el otoño, uno de cada cinco habitantes de los Estados Unidos padece sus síntomas, como goteo nasal, congestión nasal, estornudos, comezón en los ojos y las orejas, presión en los senos nasales, insomnio y fatiga. En la mayoría de las personas, la fiebre del heno es una reacción al polen, el cual es suficientemente ligero para que el viento lo lleve a cualquier parte, incluso a través de la puerta de la casa. No obstante, otros alérgenos que también existen al aire libre, como el pasto, algunas hierbas malas y el moho, pueden provocar los mismos síntomas. De igual manera, algunas personas son sensibles a ciertos alérgenos que hay en el interior de las casas, como los ácaros del polvo, las cucarachas y el polvillo desprendido por la piel de los animales. Y algunas sustancias irritantes, como el humo del cigarrillo, el perfume y los desodorantes ambientales, pueden empeorar los síntomas de la fiebre del heno.

La fiebre del heno se confunde fácilmente con el resfriado (catarro) porque los síntomas son semejantes, pero en realidad se trata de afecciones muy diferentes. El resfriado se debe a los virus y suele mejorar en 5 a 7 días. La fiebre del heno se debe a la reacción del cuerpo ante sustancias comunes en el aire. El sistema inmunitario identifica el polen y el polvo como invasores y a manera de respuesta libera histamina, una sustancia química que produce un estado de alerta, pero desafortunadamente también causa síntomas de alergia.

Además de producir un gran malestar en general, la fiebre del heno aumenta la probabilidad de padecer asma, ezcema y sinusitis.

Según los expertos, ¿cuál es la mejor manera de controlar la fiebre del heno? Evitar los alérgenos culpables. Del dicho al hecho hay mucho trecho, desde luego. Aunque las alergias de alguien fueran tan graves que decidiera empacar sus cosas y mudarse a otra parte del país, podría desarrollar sensibilidad a otras sustancias en el nuevo lugar de residencia.

Los antihistamínicos, los decongestivos y los atomizadores nasales ayudan a aliviar los síntomas, pero no modifican la causa de las alergias: la respuesta inapropiada del sistema inmunitario. En casos graves es posible que las inyecciones contra las alergias sirvan de algo, pero a veces hace falta un tratamiento de años para obtener algún resultado.

Leigh Broadhurst, PhD, una nutrióloga con estudios en bioquímica a quien invité a ayudarme a estructurar este capítulo, cuenta con un protocolo excelente para las alergias. En el caso de las más leves recomienda un tratamiento nutricional para reforzar el sistema inmunitario y reducir los síntomas sin medicamentos. Minimice o elimine de su dieta el alcohol, los colorantes y los saborizantes artificiales, los conservantes de alimentos, la cafeína, los productos lácteos, las yemas de huevo, el aldehído fórmico (*formaldehyde*), el glutamato monosódico (GSM o *MSG* por sus siglas en inglés), la carne, el azúcar refinada, las gaseosas, los sulfitos y las transgrasas y listo: sienta la euforia de inhalar el dulce aire de primavera sin temor a las alergias.

Alimentos curativos para la fiebre del heno

Además de seguir las sugerencias de la Dra. Broadhurst, puede agregar los siguientes alimentos a su dieta diaria para tratar de mantener a raya la fiebre del heno.

★★★**Baya de saúco** La baya de saúco refuerza el sistema inmunitario y se usa desde hace mucho tiempo como remedio popular para tratar las alergias, así como la fiebre, la gripe, el resfriado (catarro) y la tos. Contiene flavonoides y anitocianinas, los cuales estimulan el sistema inmunitario y reducen las inflamaciones. De acuerdo con diversos estudios el *Sambucol*, un extracto de baya de saúco vendido en las farmacias, es un remedio eficaz, pero le recomiendo disfrutar el vino, el jugo y la mermelada de baya de saúco. Apuesto a que el vino de baya de saúco es igual de bueno que el *Sambucol*, aunque no se hayan realizado estudios para demostrarlo. Siempre confíaré más en un alimento que en su extracto.

★★★**Berzas y col rizada** Las berzas (bretones, posarnos) y la col rizada, dos verduras de hoja verde, tienen un par de cosas a su favor cuando se trata de aliviar la fiebre del heno: son crucíferas, un tipo de verdura que despeja los senos nasales, y están repletas de carotenoides, los cuales disminuyen los problemas con las alergias.

★★★**Brócoli** El brócoli contiene una gran cantidad de vitamina C, la cual funciona como antihistamínico al bloquear la inflamación que produce los síntomas de la alergia. De acuerdo con diversos estudios, consumir hasta 500 miligramos de vitamina C al día, ya sea a través de la alimentacion o de suplementos, puede aliviar las alergias, el asma, las infecciones respiratorias, la congestión nasal y los ojos

¡Una sopa contra las alergias, al momento!

En vista de que el Dr. Andrew Weil, profesor de la Facultad de Medicina de la Universidad de Arizona en Tucson, recomienda la ortiga mayor por ser uno de los remedios más eficaces contra las alergias, y mi banco de datos señala la cebolla y la prímula (primavera) nocturna como fuentes importantes del antihistamínico quercetina, creé una sopa a la que le puse "AlergiSopa" o "AlergiAlivio". Ponga a hervir una cebolla entera (con su piel) y un diente de ajo. Agregue ½ taza de hojas y raíces primarias picadas de prímula nocturna y deje hervir de 3 a 5 minutos. Entonces añada una taza de hojas de ortiga y una taza de tallos de apio picados (con las hojas) y deje hervir a fuego lento de 3 a 10 minutos más. Antes de servir la sopa, saque la piel de cebolla. Condiméntela a gusto con vinagre de vino, pimienta negra, cebolla cruda picada, chile, cúrcuma (azafrán de las Indias), *curry* en polvo o semilla de apio y disfrútela caliente.

OJO CON ESTOS ALIMENTOS

Si usted tiene fiebre del heno es posible que padezca algo que los médicos llaman "sensibilidad cruzada", lo cual significa que ciertos alimentos pueden provocar los síntomas de la fiebre del heno.

Leche y carne. Richard Firshein, DO, director del Centro Firshein para Medicina Integral en la ciudad de Nueva York, recomienda volver más vegetariana la dieta y consumir más pescado y verduras que carne y productos lácteos. La razón es que las vacas consumen hierba, la cual contiene los alérgenos de la fiebre del heno, y es posible que tomar leche o comer carne agrave la fiebre del heno de quien consuma estos alimentos. Además, la leche y la carne de res contienen grasa saturada, la cual puede producir inflamaciones.

Trigo y frutas de árbol. La sensibilidad cruzada puede hacer que una persona con fiebre del heno desarrolle una alergia al trigo o a las frutas que crecen en árboles, como la pera y la manzana. Sobre todo en la primavera, cuando se da la mayor cantidad de alérgenos, es posible que sufra los síntomas de la fiebre del heno al comer estas frutas.

Alimentos que causan reflujo ácido. Las personas que padecen alergias y asma muchas veces tienen problemas digestivos que pueden intensificar el reflujo ácido, lo cual a su vez llega a empeorar las alergias, según indica el Dr. Firshein. A fin de prevenir el reflujo es buena idea evitar los alimentos ácidos así como las salsas y los platos pesados que contengan mucha grasa.

---

llorosos. Además, el brócoli pertenece a la familia de las crucíferas, unas verduras cuyas propiedades pueden ayudar a despejar los senos nasales.

★★★**Cebolla y ajo** La cebolla y el ajo contienen quercetina, otro antihistamínico que al igual que la vitamina C reduce las inflamaciones y brinda alivio contra las alergias. Se trata de ingredientes importantes de mi "SinuSopa", la cual también incluye especias picantes como el *curry*, el rábano picante, el chile, la semilla de mostaza y la pimienta negra.

★★★**Cítricos** La naranja (china), la toronja (pomelo), el limón y el limón verde (lima) también contienen vitamina C y ayudan a aliviar los síntomas de las alergias.

Le recomiendo consumir toda la vitamina C que pueda, no sólo por medio de bró-coli y de cítricos sino también a través de otros alimentos, como la guayaba, la fresa, el cantaloup (melón chino), el jugo de tomate (jitomate), el mango, la papa, las ver-duras de la familia del repollo (col) y la espinaca cruda. Si le gustaría incrementar su consumo de vitamina C aún más después de haber ingerido toda la posible a tra-vés de la comida, quizá quiera tomar un suplemento.

★★★**Té no herbario** De acuerdo con mi revisión de bancos de datos, la cebolla contiene la cantidad más grande de quercetina y el té no herbario le sigue en segundo lugar. Los cítricos, la manzana, el perejil, el aceite de oliva, la uva, la cereza oscura, el arándano, la zarzamora y el mirtillo también brindan concentraciones importan-tes de este antihistamínico.

★★**Calabaza** Ya sea que la ase o la haga puré para una sopa, la calabaza (calabaza de Castilla) contiene grandes cantidades de tres carotenoides específicos, un tipo de vitamina A que se encuentra en las frutas y las verduras de colores y que puede ayu-dar a aliviar las alergias. De acuerdo con un estudio en el que participaron 547 adultos, un nivel sanguíneo alto de carotenoides va de la mano con una disminución en los síntomas de las alergias. La zanahoria también ocupa uno de los primeros lugares en cuanto a contenido de carotenoides.

★★**Perejil** De acuerdo con Michael Castleman, quien ha escrito varios libros sobre remedios herbarios, esta hierba culinaria inhíbe la secreción de histamina, la cual produce los síntomas de las alergias. Si le da uticaria (ronchas) por la fiebre del heno, pruebe agregar perejil a su alimentación.

★**Apio** Al buscar alimentos que sirvieran para tratar la fiebre del heno, el apio des-tacó por haberse reunido en torno a él la mayor cantidad de pruebas de que alivia los síntomas de las alergias. Asimismo entraron a la lista la zanahoria, el jengibre, la menta (hierbabuena), el perejil, la cúrcuma (azafrán de las Indias), la manzanilla y el repollo (col).

★**Chile, rábano picante, jengibre, pimienta de Cayena y mostaza** La conges-tión nasal crónica es un efecto secundario desafortunado de las alergias, pero los alimentos picantes pueden brindar alivio en este caso. El chile dilata los vasos sanguíneos para despejar la congestión. También hace que la nariz y la garganta produzcan una secreción acuosa que ayuda a eliminar los mocos y las flemas al toser o sonarse la nariz. Los mayas usaban chile tradicionalmente con estos fines e incluso lo agregaban a su bebida de chocolate caliente. El Dr. Irwin Ziment de la Facultad de Medicina de la Universidad de California en Los Ángeles reco-mienda comer un chile al día a la hora de la comida. Yo sugiero agregar uno al caldo de pollo como descongestionante. El rábano picante y el *wasabi* también son opciones buenas.

★**Menta** Los eclécticos, un grupo de médicos que a fines del siglo XIX y comienzos del XX empleaban remedios botánicos con sus pacientes en los Estados Unidos, aliviaban la fiebre del heno, el asma y las náuseas matinales del embarazo con los vapores de mentol de diversas sustancias para inhalar y fricciones de pecho, según Castleman. El mastranzo (mentastro) es la hierba que más mentol contiene; le siguen el poleo de monte muticoso, la menta (hierbabuena), el poleo europeo, la menta acuática, el poleo de monte de Virginia y el geranio de olor. Sin embargo, no recomiendo curarse con estas hierbas durante el embarazo.

★**Piña** Esta fruta dulce contiene un compuesto llamado bromelina, el cual combate las inflamaciones causadas por la fiebre del heno. La Comisión E alemana, una institución gubernamental que evalúa la seguridad y la eficacia de las hierbas medicinales, aprobró la bromelina para tratar la hinchazón de los senos nasales y la nariz que se da después de las operaciones quirúrgicas del oído, la nariz y la garganta.

(*Nota*: si encuentra en este capítulo términos que no entiende o que jamás ha visto, favor de remitirse al glosario en la página 455).

Directo del botiquín herbario

Un número creciente de personas con fiebre del heno recurren a terapias alternativas, entre ellas las hierbas medicinales, para aliviar sus síntomas, y diversos estudios han demostrado que las hierbas funcionan. En uno de ellos, 52 pacientes con alergias estacionales fueron tratadas ya sea con acupuntura y medicamentos herbarios chinos o bien con un tratamiento falso de acupuntura (una acupuntura aplicada a puntos desprovistos de efectos) y una fórmula herbaria china sin beneficios específicos para las alergias. Quienes recibieron la acupuntura y los medicamentos herbarios chinos reportaron una mejoría importante en sus síntomas y calidad de vida.

A continuación las hierbas que recomiendo para la fiebre del heno.

Petasita (*Petasites hybridus*) Un tratamiento de 2 semanas con Ze339, un extracto de hoja de petasita, les sirvió a casi todas las 580 personas con alergias estacionales que participaron en un estudio: el 90 por ciento experimentó una mejoría en sus síntomas. De acuerdo con otra investigación, el extracto resultó tan eficaz como un antihistamínico.

Ya que la petasita está emparentada con la familia de la ambrosía, puede empeorar los síntomas si alguien es alérgico a esta. La Clínica Mayo recomienda evitar la petasita si existe una alergia a la ambrosía, la caléndula (maravilla), la margarita o el crisantemo.

Si quiere probar la petasita, asegúrese de escoger una presentación libre de PA, es decir, un producto del que se hayan eliminado unas sustancias químicas llamadas alcaloides de la pirrolizidina durante el proceso de producción. Estas sustancias químicas pueden causar daños al hígado y los riñones y tal vez producir cáncer. (Verifique que diga "*PA-free*" en la etiqueta).

Manzanilla cimarrona (*Matricaria recutita*) Esta hierba puede tomarse para tratar afecciones muy diversas, desde la gota hasta el insomnio. Sus efectos se deben a que calma las inflamaciones.

Ortiga mayor (*Urtica dioica*) Es posible que las cápsulas o el extracto líquido de la ortiga mayor sirvan para librarse de comezón en la garganta y ayuden a tratar los ojos llorosos e irritados. La ortiga liofilizada (debe de decir "*freeze-dried nettle*" en la etiqueta), que se consigue en forma de cápsulas, es la más potente cuando se trata de aliviar las alergias. Yo tengo ortiga congelada en mi congelador en el sótano. En la primavera, cuando deshierbo el jardín y la fiebre del heno me hace gotear la nariz, vacío agua hirviendo sobre la ortiga y le agrego cebolla y ajo frescos y en polvo y sal para obtener un caldo antialergias muy sabroso. Luego cocino la ortiga y me la como. (Una vez cocidas, las hojas ya no pican).

El Dr. Andrew Weil, un profesor de la Facultad de Medicina de la Universidad de Arizona en Tucson, sugiere tratarse con ortiga y quercetina en lugar de prednisona y otros esteroides. Recomienda tomar 400 miligramos de quercetina dos veces al día entre comidas desde una o dos semanas antes de que comience la temporada del polen, así como una o dos cápsulas de extracto liofilizado de hoja de ortiga cada 2 a 4 horas, según haga falta.

Regaliz (orozuz, amolillo, *Glycyrrhiza glabra*) El regaliz tiene una calificación sinérgica alta en relación con la fiebre del heno, lo cual significa que sirve para aliviar los síntomas de las alergias. Puede endulzar sus tés o infusiones con la hierba estandarizada, pero no la vaya a ingerir por más de 6 semanas. Cuando se consume a largo plazo, el regaliz puede producir dolores de cabeza, letargo, retención de sodio y de líquidos, pérdida de potasio y presión arterial alta. El regaliz no debe consumirse durante el embarazo o la lactancia, si se padece una afección grave del hígado, el riñón o el corazón o presión arterial alta o bien cuando se toman diuréticos vendidos con receta.

Flatulencia

LA PRESENCIA DE GASES PODRÍA SER MOTIVO PARA SENTIRSE CONTENTO con uno mismo. Sé que suena extraño, pero muchas veces los gases son un indicio de una dieta saludable. Si usted come muchas frutas y verduras, poca carne, menos grasas y muchos carbohidratos indigeribles (sobre todo frijoles/habichuelas), es muy posible que esté comiendo lo correcto. . . y tenga gases para demostrarlo. Una dieta saludable llena de frutas y verduras es capaz de producir gases bastante fuertes.

Los gases son el resultado de la descomposición de los alimentos en el sistema digestivo. Algunos alimentos, como los que contienen mucha fibra, producen más gases que otros (sobre todo cuando se incorporan muy rápidamente a la alimentacion). Los frijoles y otros alimentos de origen vegetal ricos en dos carbohidratos específicos —la rafinosa y la estaquiosa— destacan entre los productores de gases. Los intestinos no fabrican las enzimas que harían falta para digerir estos carbohidratos, de modo que se quedan ahí hasta que las bacterias las fermentan, y este proceso produce gases.

Tener gases es un proceso natural. La mayoría de las personas que se quejan por el exceso de gases en realidad producen una cantidad que los especialistas en el sis-

Evite la flatulencia por frijoles

A fin de evitar la flatulencia causada por los frijoles (habichuelas), póngalos a remojar en agua toda la noche, deseche el agua y cocínelos con agua fresca. Esta estrategia antigases se utiliza desde hace muchísimo tiempo. A continuación trato los remedios que tres culturas tradicionales, tanto de los Estados Unidos como de otras partes del mundo, aprovechan para reducir o evitar la hinchazón abdominal.

La solución apalache. Los habitantes de los montes Apalaches sugieren cocinar los frijoles junto con una zanahoria entera pequeña.

La solución china. De acuerdo con Albert Leung, PhD, un farmacognosista (farmacéutico de productos naturales) y autor de un libro sobre las hierbas medicinales chinas, los chinos agregan ajenjo (estafiate) al agua de remojo de sus frijoles.

La solución mexicana. La gente cocina los frijoles con un poco de epazote, una especie de bledo (amaranto). Puede ser difícil de encontrar, pero quizá sea mejor así. Es venenoso si se consume en grandes cantidades.

tema digestivo (gastroenterólogos) considerarían completamente normal. Sin embargo, sólo por tratarse de un proceso natural no significa que sea bienvenido. Además de causar dificultades sociales evidentes, los gases muchas veces también aportan hinchazón abdominal y cólicos. No es posible evitarlos por completo, pero sí reducir de manera significativa los problemas que los acompañan.

Las hierbas que calman el tracto digestivo y minimizan los gases se llaman carminativos. A continuación enumero algunas de las mejores.

Alimentos curativos para la flatulencia

★★**Diente de león** Rara vez se consiguen en el supermercado, pero en el campo detrás del mío hay dientes de león (amargón) en flor casi todo el año. Mi banco de datos le adjudica una calificación alta en relación con la flatulencia, ya que la Comisión E (una institución gubernamental alemana que evalúa la seguridad y la eficacia de las hierbas medicinales) lo aprobó como carminativo. Este organismo se refiere particularmente a las partes de la planta que se dan arriba de la tierra. No obstante, aunque ellos no lo sepan, yo sí sé que la raíz del diente de león es rica en inulina flatugénica, el mismo compuesto que se encuentra en la raíz de girasol, la cual es famosa por su capacidad de producir flatulencia.

★★**Jengibre** Desde hace miles de años muchas culturas aprovechan los beneficios que el jengibre brinda contra la flatulencia. Los griegos de la antigüedad comían jengibre envuelto con pan después de haber disfrutado una comida abundante a fin de prevenir todo tipo de repercusiones digestivas, entre ellas los gases. En algún momento simplemente le agregaron jengibre a la masa del pan y así nacieron el pan o las galletitas de jengibre. En el siglo XIX, los cantineros de los *pubs* ingleses ponían jengibre en polvo en pequeños recipientes para que sus clientes lo espolvorearan encima de la cerveza, creando así el *ginger ale*.

La parte medicinal del jengibre es la rizoma, el tallo subterráneo de la planta que muchas veces se confunde con la raíz. Este tallo se utiliza en forma molida en muchos preparados herbarios chinos. Los médicos ayurvédicos describen el jengibre como la "medicina universal".

El jengibre es particularmente útil como remedio digestivo porque no sólo alivia los gases sino también la hinchazón abdominal y los cólicos (retortijones). Debe su eficacia al hecho de calmar los intestinos y extraer los gases del tracto digestivo. Pruebe condimentar sus frijoles con una cucharadita de jengibre en polvo para reducir el efecto gaseoso.

Le debemos un remedio útil a Vasant Lad, BAMS, MASc, el director del Instituto Ayurvédico de Albuquerque, Nuevo México. Según Lad, una cucharadita de

OJO CON ESTOS ALIMENTOS

He aquí algunos alimentos que producen muchos gases y que por lo tanto tal vez prefiera evitar:

Frijoles No es ningún secreto que los frijoles (habichuelas), al contener mucha fibra y carbohidratos no digeribles, poseen el mayor potencial para producir gases. Los que más se distinguen en este sentido son la arveja inglesa, el frijol de soya y el frijol de caritas. El haba blanca, el frijol pinto y el frijol negro ocupan el segundo lugar.

Productos lácteos Si la leche y el queso parecen provocarle muchos gases es posible que padezca intolerancia a la lactosa, o sea que le cueste trabajo digerir el azúcar de la leche (lactosa). Trate de reducir su consumo de lácteos por una o dos semanas para ver si el asunto mejora. También puede tomar el producto comercial *Lactaid*, el cual contiene la enzima que sirve para digerir la lactosa.

Dulces Independientemente de que se trate de productos naturales o no, los edulcorantes de la miel, la fruta y los jugos (fructosa), así como los edulcorantes artificiales del chicle (goma de mascar) y las golosinas (sorbitol, xilitol, mannitol) pueden ser difíciles de digerir y llegan a producir, por lo tanto, muchos gases.

Inulina Es por culpa de esta sustancia que la raíz de girasol produce gases.

Fruta Comer fruta al finalizar la comida estimula la producción de gases al promover un proceso de fermentación encima de los demás alimentos consumidos, lo cual puede producir muchos gases. La fruta es un elemento importante de una alimentación saludable, así que no conviene evitarla sólo por unas cuantas burbujas de gas. Si padece flatulencia, trate de comer fruta a primera hora de la mañana o como merienda antes de acostarse, cuando su estómago haya tenido la oportunidad de digerir la cena un poco.

jengibre fresco rallado y una cucharadita de jugo de limón verde (lima) tomadas inmediatamente después de comer sirven para prevenir el exceso de gases.

★★**Otras hierbas y especias** Las siguientes hierbas y especias carminativas también contienen una gran cantidad de sustancias químicas que alivian los gases:

Alcaravea	Hinojo
Canela	Menta (hierbabuena)
Cardamomo	Nuez moscada
Cilantro	Pimienta de Jamaica
Clavo	Salvia
Eneldo	Tomillo

Michael Murray, ND, un experto en medicina natural y autor de varios libros sobre el tema, sugiere preparar una mezcla sabrosa y eficaz de jengibre, cardamomo, canela y cilantro para condimentar y suavizar los efectos de los alimentos que suelen producir gases.

(*Nota*: si encuentra en este capítulo términos que no entiende o que jamás ha visto, favor de remitirse al glosario en la página 455).

Gingivitis

"SEAN FECUNDOS Y MULTIPLÍQUENSE". Este consejo suena amenazador cuando quien se está multiplicando son las bacterias que se acumulan entre los dientes y cerca de las encías en la boca. Con el tiempo —sobre todo en las personas que no se lavan los dientes, no usan hilo dental o no acuden con regularidad al dentista— esas bacterias pueden causar hinchazón, enrojecimiento e incluso sangrado en las encías. Si se deja sin tratar, la gingivitis puede convertirse en una enfermedad más grave de las encías, como periodontitis, o bien conducir a la pérdida de dientes.

¿De dónde provienen las bacterias? Lamento mucho tener que decírselo, pero ya las tiene en la boca. Siempre han estado ahí. Normalmente se controlan al lavarse los dientes y usar hilo dental, pero cuando alguien evita cuidarse los dientes con regularidad las azúcares y los almidones que hay en la boca forman una película pegajosa —la placa dental— sobre los dientes. Al cabo de un par de días, la placa se endurece, formando el sarro, las bacterias se quedan a vivir de manera permanente y el tejido gingival —la parte de las encías que está más cerca de los dientes— empieza a irritarse.

Durante el embarazo las mujeres corren un mayor riesgo de desarrollar gingivitis a causa de los cambios hormonales que aumentan la sensibilidad de sus dientes a los efectos negativos de la placa dental.

Otra causa puede ser la malnutrición. Es decir, ingerir los nutrientes equivocados o muy pocos de los buenos es otra forma en que la comida puede echar a perder la salud de las encías, además de crear placa dental. No obstante, si bien la comida puede provocar este mal, también sirve como remedio para librarse de él.

Alimentos curativos para la gingivitis

★**Cítricos y más** En algunos casos la insuficiencia de vitamina C puede provocar una inflamación de las encías o hacerlas sangrar, pero no es muy difícil cubrir el Valor Diario recomendado por la Dirección de Alimentación y Fármacos: basta con agregar unas cuantas frutas a la alimentación. A partir de valores promedio, los nutriólogos sugieren la naranja (china), ya que cada una ofrece 84 miligramos; la fresa (84 miligramos por 1 taza); el kiwi (70 miligramos); la toronja (pomelo), la cual cuenta con 45 miligramos por mitad; y el cantaloup (melón chino), el cual brinda unos 25 miligramos por una octava parte. La grosella negra brinda aún más vitamina C, pues cada 100 gramos de esta baya contienen 180 miligramos del nutriente, mientras que una sola guayaba ostenta 125 miligramos.

Para obtener los mejores resultados no vaya a espolvorear las fresas con azúcar ni adornar la fruta de otras maneras, lo cual iría en contra de lo que pretende lograr al comerla. La meta es mantener los dientes libres de azúcar y de almidones. Cabe apuntar que el riesgo de desarrollar gingivitis al parecer no disminuye más entre más grande la cantidad de vitamina C que se incluya en la alimentación; lo importante es asegurarse de consumir por lo menos la cantidad mínima recomendada.

★**Arándano agrio** El jugo de arándano agrio se conoce por su capacidad para prevenir las infecciones del tracto urinario, pero un estudio publicado por la revista médica *Journal of the American Dental Association* observó que también sirve para revertir e inhibir la multiplicación de las bacterias que habitan la placa dental; al eliminarse las bacterias, el riesgo de padecer gingivitis debe de disminuir. Sin embargo, hay gato encerrado: el jugo de arándano agrio suele incluir mucha azúcar y llenarse la boca de azúcar echaría a perder los efectos positivos del jugo, así que procure consumir la fruta sola.

★**Pimiento rojo y verde, coles de Bruselas y brócoli** No se preocupe si prefiere los alimentos salados a los dulces, pues muchas verduras contienen cantidades pasables de vitamina C. La mejor opción es el pimiento (ají, pimiento morrón) rojo y verde: un pimiento rojo mediano ofrece 152 miligramos de vitamina C, mientras que uno verde del mismo tamaño cuenta con 95 miligramos. Una taza de brócoli tiene 81 miligramos de vitamina C, cantidad casi igualada por una taza de coles (repollitos) de Bruselas, con 75 miligramos.

★**Sardinas y salmón** Cuando piensa en asegurar la fuerza de sus huesos lo que probablemente se le ocurre es el calcio, y a pesar de que los dientes no son huesos —porque no tienen médula, entre otras razones— el consumo de calcio es un buen indicador de la salud dental. De acuerdo con un estudio publicado por la revista médica *Journal of Periodontology*, por ejemplo, cuando se consume poco calcio el riesgo de padecer enfermedad periodontal aumenta: en un 54 por ciento en las mujeres que sólo ingieren entre 2 y 499 miligramos de calcio; y en un 27 por ciento en las mujeres que consumen una cantidad moderada de calcio de entre 500 y 799 miligramos.

Puede cambiar la situación del calcio por medio de las sardinas —hay 325 miligramos en 3 onzas (84 g) de sardinas del Atlántico en aceite— y del salmón rosado de lata —181 miligramos por ración de 3 onzas—. Tenga presente que el salmón de lata brinda los beneficios del calcio, pero que estos se reducen muchísimo en el caso del salmón fresco, el cual contiene más o menos 10 miligramos por una ración idéntica de 3 onzas. ¿Qué diferencia hay entre el salmón de lata y el fresco? Cuando el salmón se enlata, sus espinas ricas en calcio también se incluyen en el proceso y se suavizan, lo cual las vuelve digeribles.

★**Soya y *tofu*** No todas las personas pueden ingerir productos lácteos, pero gracias a la diversidad de los alimentos a nuestra disposición en realidad no es necesario. También se pueden conseguir muchas bebidas de soya enriquecidas con calcio, las cuales suelen contener aproximadamente 300 miligramos de calcio por taza. Aún más asombroso es el caso del *tofu* firme crudo preparado con sulfato de calcio, el cual brinda 861 miligramos de calcio por media taza de *tofu*. (El *tofu* firme preparado con *nigari*/cloruro de magnesio contiene 345 miligramos de calcio por ración de 100 gramos, un poco menos de la mitad del calcio que hay en la misma cantidad de *tofu* preparado con sulfato de calcio).

★**Yogur, leche y queso** La Dirección de Alimentación y Fármaco recomienda consumir 1 gramo de calcio al día, y es posible que lo primero en lo que piense al buscar cómo incrementar la cantidad de calcio en su alimentación sean los productos lácteos. ¡Es una buena idea! Un recipiente de 8 onzas (225 g) de yogur natural descremado contiene casi la mitad del calcio que necesita, un total de 452 miligramos. Un trozo de 1,5 onzas (42 g) de queso romano ofrece la misma cantidad de calcio, y 2 onzas (56 g) de queso suizo (gruyere) procesado y pasteurizado cuentan con 438 miligramos. Muchos quesos nos brindan más de 300 miligramos de calcio por ración de 1 ó 2 onzas (28 ó 56 g), entre ellos el *ricotta*, el queso tipo *provolone*, el *mozzarella*, el *Cheddar*, el queso tipo *Muenster* e incluso las rebanadas de queso amarillo envueltas de manera individual.

La leche también sirve como fuente de calcio, pues una taza de leche —ya sea descremada, semidescremada al 1 por ciento o entera— proporciona entre 276 y 300 miligramos de calcio.

(*Nota*: si encuentra en este capítulo términos que no entiende o que jamás ha visto, favor de remitirse al glosario en la página 455).

Glaucoma

EL GLAUCOMA —TÉRMINO QUE ABARCA A VARIAS ENFERMEDADES— es una de las principales causas de ceguera tanto en los Estados Unidos como en el resto del mundo. La causa más común del glaucoma es el aumento de la presión del líquido dentro del ojo (presión intraocular) debido a una falla en el mecanismo normal de drenaje, pero algunas versiones de la enfermedad no están vinculadas a tal incremento en la presión intraocular.

En todos los casos de glaucoma se daña el nervio óptico —un grupo de nervios que llevan la información visual de la retina al cerebro— y se empiezan a padecer puntos ciegos en la visión periférica (hacia los lados). El glaucoma de ángulo cerrado, que es una de las formas menos comunes, puede verse acompañado por un dolor intenso en el ojo, visión borrosa y dolores de cabeza, mientras que otras formas de glaucoma casi no producen dolor al desarrollarse.

Se calcula que tres millones de estadounidenses sufren glaucoma, pero sólo la mitad, más o menos, está consciente de ello. Es una lástima, porque la afección puede tratarse y controlarse, aunque no curarse por completo. Sólo cuando no hay tratamiento el glaucoma puede derivar en ceguera; los daños, una vez hechos, no pueden revertirse por medio de tratamientos.

Si usted pertenece a uno de los dos grupos de riesgo —las personas con antecedentes familiares de glaucoma y los negros norteamericanos mayores de 40 años (en quienes la probabilidad de sufrir ceguera a causa del glaucoma es 15 veces mayor que en las personas blancas de la misma edad)— debe hacerse revisar cada 2 años. Si nota que tiene que voltear la cabeza para ver los objetos que antes distinguía con claridad en los márgenes de su campo de visión, vaya corriendo con un oftalmólogo para someterse a una serie de pruebas. Una vez que pase de los 60 años también necesita hacerse revisar cada dos años, sin importar sus antecedentes.

En el caso ideal nunca tendrá que recurrir a medicamentos diarios ni a una intervención quirúrgica a fin de crear un nuevo sistema de drenaje para el líquido que contiene el ojo, con el único fin de controlar las manchas y mantener despejada su visión periférica.

Alimentos curativos para el glaucoma

★★**Aceite de germen de trigo** El aceite de germen de trigo es una buena fuente de vitamina E. Una cucharada contiene 20 miligramos de una forma de vitamina E llamada alfa-tocoferol, cantidad que equivale a 30 unidades internacionales o al 100 por ciento del Valor Diario.

El trigo mismo sólo contiene una pequeñísima cantidad de vitamina E en el germen al interior del grano. Para fabricar el aceite de germen de trigo se le extrae toda la vitamina E, convirtiendo el aceite en una maravilla medicinal. Utilice el aceite de germen de trigo como ingrediente básico en sus aliños (aderezos) para ensalada o mézclelo con pasta recién cocida para cubrir la dosis diaria.

★★**Almendra** Según un estudio realizado en el 2001 con más de 4.500 participantes, el cual se publicó en la revista médica *Archives of Ophthalmology*, existe una relación inversa entre el consumo de vitamina E y la presión interaocular. No se trata de una relación muy fuerte, pero ahí está.

Es fácil agregar fuentes de vitamina E a la alimentación. La almendra, por ejemplo, ofrece el 40 por ciento del Valor Diario por ración de 1 onza (28 g). Puede comer almendras secas tostadas solas o mezclarlas con sus ensaladas, el arroz u otros platos.

★**Grosella negra y guayaba** De acuerdo con algunos estudios, la vitamina C puede reducir la presión intraocular, lo cual probablemente disminuya los daños futuros al nervio óptico. Sin embargo, las investigaciones en cuestión se basan en la administración intravenosa u oral de suplementos de vitamina C, así como en dosis sumamente altas de hasta 500 miligramos por kilogramo de peso corporal. Según la Biblioteca Nacional de Medicina de los Estados Unidos, ingerir más de 2.000 miligramos de vitamina C al día puede provocar diarrea y malestares estomacales, y casi todos los participantes en dichos estudios padecieron estos problemas.

Para consumir más vitamina C puede recurrir a la naranja (china) y su jugo, las fuentes tradicionales de este nutriente, o bien probar otras frutas que contienen una cantidad mucho mayor que aquel producto mejor conocido del estado de Florida. La grosella negra, por ejemplo, cuenta con 180 miligramos de vitamina C por 100 gramos de la fruta, mientras que una sola guayaba brinda 125 miligramos.

★**Hígado** Según la Dirección de Alimentación y Fármacos sólo hacen falta 6 microgramos de vitamina B_{12} al día, pero un estudio japonés sobre el tratamiento del glaucoma con vitamina B_{12} a largo plazo observó que el campo visual de los pacientes con glaucoma deja de reducirse al ingerir una dosis diaria de 1,5 miligramos (o 1.500 microgramos).

Si bien 5 miligramos es muchísimo más que 6 microgramos y probablemente haría falta un suplemento para alcanzar ese nivel, puede obtener mucha vitamina B_{12} por medio del hígado. Ha habido muchos chistes con respecto al hígado a lo largo de las décadas, pero una ración de 100 gramos incluye casi 60 microgramos de B_{12}, lo cual lo convierte en una de las mejores opciones para consumir esta vitamina.

★**Ostras y almejas** Otra opción para incrementar su consumo de vitamina B_{12} es a través del consumo de almejas, las cuales contienen 42 microgramos por ración de 3 onzas (84 g), o bien ostras, en las que la misma ración cuenta con 14 microgramos.

★**Pimiento verde** Otra forma de incrementar el nivel de vitamina C de manera natural es a través del pimiento (ají, pimiento morrón) verde, pues uno de tamaño mediano contiene 95 miligramos de vitamina C, el 150 por ciento del Valor Diario. No obstante, antes de que empiece a llenarse de pimientos a la hora del desayuno, el almuerzo y la cena para ingerir una megadosis de vitamina C, consulte a su médico para que él o ella pueda vigilar sus avances.

★**Semilla de girasol y avellana** En cuanto a la vitamina E, puede conseguirla también a través de estos alimentos propios de meriendas. Una onza (28 g) de semilla de girasol seca y tostada ofrece el 30 por ciento del Valor Diario, mientras que una onza de avellana cubre el 20 por ciento.

(*Nota*: si encuentra en este capítulo términos que no entiende o que jamás ha visto, favor de remitirse al glosario en la página 455).

Gota

SÉ POR EXPERIENCIA PERSONAL LO DOLOROSA QUE PUEDE SER LA GOTA. Sufrí mi primer ataque poco antes de cumplir los 50 años. Después de un día de trabajo en mi huerto de hierbas culinarias y medicinales —una de las grandes pasiones de mi vida— me desperté por culpa de dos síntomas reveladores: dolor e hinchazón en el dedo gordo del pie. El dolor era tan intenso que la sábana parecía tan pesada como una tonelada de ladrillos. Al levantarme apenas pude caminar.

La gota resulta de la acumulación de ácido úrico en la sangre. Cuando el nivel de este ácido aumenta demasiado se forman cristales en las articulaciones —normalmente en el dedo gordo del pie, aunque no siempre—, los cuales provocan un dolor atroz e incapacitante. Si bien antes se consideraba una enfermedad propia de la realeza y los excesos reales —el ejemplo más conocido es el rey Enrique VIII de Inglaterra, famoso por sobrepasarse con la comida y la bebida—, en realidad afecta a ricos y a pobres por igual. El 95 por ciento de las víctimas son hombres mayores —en su mayoría negros norteamericanos, no blancos ni hispanos—, pero cada vez está aumentando más el número de mujeres que sufren esta enfermedad.

En mi caso, después de ciertas dudas iniciales, finalmente acepté la recomendación de mi médico de tomar alopurinol (*Lopurin*, *Zyloprim*), un medicamento que se encarga de expulsar del cuerpo los cristales de ácido úrico que causan el dolor. De esta manera me recuperé y fue posible prevenir eficazmente los ataques de gota que me impedían entretenerme en mi huerto tan querido o pasear en los bosques cercanos.

No obstante, y con todo respeto por la medicina convencional, con el tiempo descubrí una alternativa natural al alopurinol: el extracto de la semilla de apio y los tallos de apio enteros. Asimismo creo que otros muchos remedios alimenticios pueden servir.

Alimentos curativos para la gota

Varios remedios alimenticios pueden ser eficaces para ayudar a prevenir la gota o a reducir sus síntomas. A continuación repaso unos cuantos que se pueden probar.

★★★**Apio** Dos de las mejores fuentes de inhibidores COX-2 naturales son el apio y la semilla de apio, los cuales contienen grandes cantidades del analgésico apigenina. Cuando me descubrieron la gota y buscaba una forma para reducir mis niveles de ácido úrico que no fuera el alopurinol, observé que los ataques de gota desaparecían si comía cuatro tallos de apio o bien si tomaba de dos a cuatro tabletas de extracto de semilla de apio al día. Otra alternativa sería preparar un té de semilla de apio: vierta agua hirviendo sobre 1 cucharadita de semilla de apio recién triturada y déjela reposar de 10 a 20 minutos antes de tomar el té.

★★★**Cereza** Si bien la Fundación para la Artritis insiste en que no existen pruebas concluyentes de que la cereza prevenga o reduzca el dolor de la gota ni de cualquier otra forma de artritis, este remedio tradicional muy antiguo cuenta con fuertes respaldos anecdóticos. El 67 por ciento de las personas que respondieron a una encuesta llevada a cabo por la revista *Prevention* afirmaron que la cereza es un remedio eficaz para el dolor causado por la gota. Algunos médicos alternativos recomiendan tomar de dos a tres vasos de jugo de cereza negra diluido con la misma cantidad de agua a diario hasta que disminuya el dolor. Según algunas afirmaciones, este régimen ayuda a aliviar un ataque agudo de gota dentro de un plazo de 48 a 72 horas.

Los datos científicos cada vez más extensos de los que disponemos indican que estos reportes anecdóticos pueden ser ciertos. Las cerezas contienen muchos antioxidantes y otros compuestos que posiblemente ayuden a reducir las inflamaciones dolorosas de gota. Dentro del marco de un estudio en particular, un grupo de investigadores de la Universidad de California en Davis midió los niveles sanguíneos de ácido úrico —un indicador de gota— en 10 mujeres sanas antes y después de haber desayunado 45 cerezas *Bing*. Sus niveles de ácido úrico se redujeron de manera significativa. En un estudio de seguimiento, 18 mujeres y dos hombres consumieron 45 cerezas *Bing* frescas a lo largo del día, todos los días durante un mes. Los investigadores observaron que los niveles de tres indicadores de inflamación —el óxido nítrico, la proteína C-reactiva y uno de la activación de las células T— disminuyeron en entre el 18 y el 25 por ciento en este tiempo.

Dichos resultados no garantizan que la cereza les funcione a todas las personas que sufren gota. A mí no me sirvieron, aunque sí le ayudaron a mi hermano menor y a muchas personas más que me pidieron consejos al respecto. Como sea, no cabe duda que la cereza contiene docenas de compuestos analgésicos y antiinflamatorios, como por ejemplo algunos inhibidores naturales COX-2 como apigenina, ácido cafeico y quercetina. El té verde contiene algunos de los mismos compuestos, por lo que en mi opinión la estrategia más fácil para controlar la producción de ácido úrico a través de la alimentación puede ser consumiendo cerezas y té verde y cuidando la dieta en general.

★★**Alimentos ricos en vitamina C** De acuerdo con un estudio publicado por la revista médica *Arthritis and Rheumatism*, los niveles de ácido úrico son muchos más bajos en las personas con niveles sanguíneos altos de vitamina C. Los investigadores asignaron al azar a 184 participantes para tomar ya sea 500 miligramos de vitamina C al día o un placebo. Los niveles de ácido úrico resultaron significativamente más bajos en el grupo de la vitamina C, lo cual indica que las frutas y las verduras ricas en este nutriente —como la fresa, el kiwi, la naranja (china) y otros cítricos, así como el pimiento (ají, pimiento morrón), el brócoli y las coles (repollitos) de Bruselas— pueden ayudar a prevenir o a aliviar los síntomas de la gota. La fuente más rica de vitamina C que conozco es el *camu-camu* de la región amazónica. No lo encontrará en el supermercado, pero puede comprarlo en forma de cápsulas o bien en polvo a través de internet.

★★**Café** Si a usted le encanta el café le tengo las mejores noticias que puede imaginarse: entre más café tome, menos riesgo correrá de desarrollar gota. Si ya la padece, es posible que una o dos tazas adicionales de café al día le ayuden a controlar los síntomas. En el 2007, unos investigadores de la Universidad de la Columbia Británica en Canadá y la Universidad Harvard en los Estados Unidos publicaron descubrimientos fascinantes en la revista médica *Arthritis and Rheumatism*. Los datos, extraídos de dos estudios de gran envergadura, sugieren que el café —tanto el cafeinado como en menor medida también el descafeinado— contiene sustancias que reducen la concentración sanguínea de ácido úrico, esa sustancia infame que causa la gota en primer lugar.

Los investigadores del primer estudio analizaron los datos obtenidos por un trabajo clave, el Estudio de Seguimiento de Profesionales de la Salud, el cual abarcó a 45.868 hombres dedicados al campo de la salud que no sufrían gota cuando el estudio comenzó en 1986. Luego 757 la desarrollaron.

Cuando los investigadores examinaron el consumo de café de los participantes, descubrieron que tomar cuatro a cinco tazas diarias reducía el riesgo de desarrollar gota en un 40 por ciento. El efecto incluso aumentaba al 59 por ciento entre los hombres que tomaban seis tazas o más al día. Sin embargo, al parecer la cafeína no era el factor importante. En los hombres que tomaban cuatro tazas o más de café descafeinado al día el riesgo también se reducía en un 27 por ciento, mientras que el consumo de té no surtía ningún efecto.

¿Qué contiene el café que lo vuelva tan especial? De acuerdo con el investigador en jefe del estudio es posible que el componente clave sea una gran cantidad de ácido clorogénico, un antioxidante fuerte que posiblemente también aumente la sensibilidad a la insulina. Las personas que padecen gota con frecuencia se caracterizan por una sensibilidad reducida a la insulina, un estado precursor de la diabetes.

Los investigadores del segundo estudio también analizaron a un amplio grupo de personas —más de 14.000 hombres y mujeres que participaron en otro estudio clave, la Tercera Encuesta Nacional de Salud y Análisis de la Nutrición realizada en los Estados Unidos entre 1988 y 1994— y descubrieron que los niveles de ácido úrico disminuyen conforme aumenta el consumo de café.

Si bien no se trata de estudios concluyentes, sí parecen sugerir que el consumo diario de por lo menos cuatro tazas de café puede ayudar muchísimo tanto a prevenir como a controlar esta afección dolorosa. Además, para ser realista la mayoría de mis amigos que frecuentan el Starbucks preferirían tomar cuatro tazas de café al día que comer cuatro tallos de apio.

★★**Cúrcuma** Diversos estudios de la curcumina (su ingrediente principal) realizados con seres humanos han observado que sirve para reducir el dolor y la rigidez que acompañan la artritis reumatoidea, así como para aliviar las inflamaciones posquirúrgicas, lo cual indica que tal vez también sea eficaz para la gota.

Ya que prefiero consumir alimentos enteros siempre que sea posible, porque estoy convencido de que su poder curativo es mayor que el de sus componentes individuales que se encuentran en los suplementos. Por lo tanto, muchas veces agrego cantidades abundantes de *curry* al arroz y a otros platos; también consideraría añadirlo a otros alimentos antiinflamatorios como la piña (ananá) o la papaya (fruta bomba, lechosa). Asimismo es posible preparar un té de cúrcuma (azafrán de las Indias).

Desafortunadamente resulta difícil obtener dosis medicinales de curcumina tan sólo a través de la alimentación. De acuerdo con los naturópatas, la dosis medicinal equivale a entre 250 y 500 miligramos de curcumina pura al día, tomada entre comidas, lo cual corresponde a entre 5 y 25 cucharaditas de cúrcuma en polvo al día. Se trata de una cantidad mucho mayor a la que incluso un aficionado al *curry* como yo quisiera agregar a la comida. Recomiendo añadir la mayor cantidad posible de cúrcuma a la dieta para ayudar a prevenir el dolor y tomar suplementos de cúrcuma —estandarizada en un 90 a un 95 por ciento de curcumina— para ayudar a aliviar los accesos agudos de dolor. Y acompáñela siempre de pimienta negra recién molida para incrementar su absorción.

★★**Menta** La menta (hierbabuena), la menta verde, la menta china y otros aceites de menta contienen grandes cantidades de mentol, el cual puede ayudar a aliviar el dolor relacionado con la gota cuando se aplica de manera tópica. Si bien es posible conseguir productos comerciales que contienen mentol, tal vez sea una mejor opción (y más barato) aplicar los aceites de menta directamente a las articulaciones afectadas por la gota. No obstante, tenga presente que estos aceites son tóxicos si se ingieren. Otra posibilidad es tomar té de menta dos o tres veces al día. Si bien se ofrecen muchos tés de menta comerciales, le recomiendo prepararlo usted mismo: vierta 1 taza de agua hirviendo sobre 1 cucharadita colmada (5 gramos) de hojas secas de menta y déjelas remojar de 5 a 10 minutos; tome de tres a cuatro tazas diarias. Puede revolver un té delicioso de menta y manzanilla con una rama de regaliz para aumentar los beneficios y recibir muchos compuestos analgésicos y antiinflamatorios. También puede tomar de 3 a 6 gramos diarios de tabletas o cápsulas de hoja de menta.

En el Japón la gota se alivia con frecuencia con una menta aromática llamada *chiso* (albahaca japonesa). En los Estados Unidos la encontrará en algunas tiendas de especialidades asiáticas, pero pocos supermercados comunes la venden. Las hojas muchas veces acompañan el *sushi*. Esta hierba está rica en inhibidores de xantina oxidasa, los cuales pueden impedir la producción de ácido úrico. Con frecuencia les agrego un poco de *chiso* a mis tés de menta y he comprobado que me sirve para mis achaques.

★**Chile** El chile contiene una sustancia picante conocida como capsaicina. Se trata del número uno entre mis analgésicos personales. Cuando la capsaicina se aplica de manera tópica agota temporalmente la sustancia P, una sustancia química en los nervios que trasmite la sensación de dolor. Sin ella, las señales de dolor ya no se envían. Docenas de estudios han demostrado que la capsaicina puede aliviar muchas afecciones dolorosas por algún tiempo, entre ellas la gota. Investigaciones exhaustivas me permitieron descubrir que la capsaicina es una sustancia antiinflamatoria más potente (casi 20 veces más) que el fármaco rofecoxib (*Vioxx*), cuya venta se ha prohibido.

Es posible comprar una crema comercial tópica que contiene entre un 0,025 y un 0,075 por ciento de capsaicina y aplicarla a las articulaciones afectadas por la gota tres o cuatro veces al día. También puede hacer lo que con frecuencia se practica fuera de los Estados Unidos: comprar un chile, aplastarlo y aplicarlo directamente. Otra posibilidad es mezclar un chile machacado con una crema neutra para el cutis. Ambas opciones le permitirán ahorrar dinero. Un chile fresco cuesta unos cuantos centavos, mientras que un producto comercial de capsaicina como el *Zostrix* cuesta hasta $16.

Independientemente de la opción que elija, es posible que la capsaicina le provoque ardor las primeras veces que la aplique, pero por lo común la sensación disminuye conforme las aplicaciones se repiten. Sólo asegúrese de lavarse las manos muy bien después de habérsela puesto. Si la capsaicina se le llega a meter en los ojos, la nariz o la boca, el dolor puede ser casi tan fuerte como el de las articulaciones con gota.

Si bien lo mejor es usar la capsaicina de manera tópica, tal vez también le dé buenos resultados agregar más chile y salsas picantes con chile a su alimentación. Otra opción es tomar una tintura de pimienta de Cayena (0,3 a 1 mililitro) tres veces al día. Asimismo puede preparar una infusión mezclando ½ a 1 cucharadita (2,5 a 5 gramos) de pimienta de Cayena en polvo con 1 taza de agua hirviendo, dejarla reposar durante 10 minutos y tomar 1 cucharadita de este líquido mezclado con agua tres o cuatro veces al día.

★**Jengibre** El jengibre cuenta con grandes cantidades de cingibina, una poderosa enzima antiinflamatoria. Asimismo contiene 180 veces más enzimas proteolíticas que la planta de la papaya y es posible que sea aún más eficaz que esta para aliviar las afecciones inflamatorias, entre ellas la gota. Por si fuera poco ofrece por lo menos cuatro inhibidores COX-2 naturales.

Es fácil agregar una cantidad suficiente de jengibre a la alimentación como para ayudar a reducir el dolor. Se puede tomar como planta curativa poniendo tres o cuatro rebanadas de jengibre fresco en infusión en una taza de agua hirviendo o bien, si lo prefiere, ingerir dosis medicinales por medio de tinturas o cápsulas.

OJO CON ESTOS ALIMENTOS

Sí, es cierto: el alcohol aumenta el riesgo de sufrir gota. En un análisis del 2004 publicado por la revista médica *Lancet*, los investigadores réunieron datos extraídos del Estudio de Seguimiento de Profesionales de la Salud y encontraron que el riesgo de desarrollar gota era 2 veces y medio más grande en los hombres que consumían más de cuatro o cinco bebidas alcohólicas al día, en comparación con los abstemios. Resulta interesante que el mayor riesgo estuvo relacionado con consumo de cerveza (dos o más al día), mientras que la amenaza bajaba un poco al tratarse de la misma cantidad de bebidas de alcohol fuerte y dejaba de existir en el caso de una cantidad equivalente de vino.

A partir de datos producidos por el mismo estudio, un análisis del 2008 publicado por la revista médica *British Medical Journal* identificó otro factor de riesgo para sufrir de gota: la gaseosa endulzada. Los investigadores descubrieron que el riesgo de sufrir gota aumentaba en un 29 por ciento en los hombres que tomaban cinco o seis gaseosas a la semana, en comparación con quienes no tomaban nada de gaseosa.

Hubo un tiempo en que se pensaba que cualquier alimento rico en purinas, las cuales forman ácido úrico al descomponerse, intervenía en el desarrollo de la gota. Los médicos muchas veces les recomendaban a sus pacientes comer lo menos posible o nada de carne, mariscos y verduras ricas en purinas. Entonces un estudio del 2004 publicado por la revista médica *New England Journal of Medicine* demostró que el riesgo de sufrir gota aumentaba significativamente en los hombres que consumían mucha carne y mariscos, particularmente carne de res, cerdo y cordero. Sin embargo, el estudio también encontró que el riesgo no aumentaba al consumirse verduras ricas en purinas como chícharos (guisantes), frijoles (habichuelas), hongos y espinacas. De hecho, los investigadores observaron que las proteínas de origen vegetal y lácteo protegen contra la gota.

Pruebe espolvorear ½ cucharadita de jengibre en polvo sobre sus alimentos o comer más o menos una onza (28 g o 6 cucharaditas) de jengibre fresco todos los días.

Recientemente he disfrutado la pomada comercial de jengibre con miel de la empresa New Chapter. Me recuerda de manera grata un remedio exótico contra el dolor con el que me topé durante uno de mis viajes por el río Amazonas. Le puse "El Secreto de Socorro" por Socorro Guerrero, quien lo preparaba en su cocina. Su pomada contenía jengibre, miel, ron y otros ingredientes, entre ellos la hierba sangre de dragón. Para mejorarla le agregaría piña (ananá). Para preparar un té en su propia cocina puede utilizar una cucharada de jengibre en polvo endulzado con miel o bien —si se siente audaz— agregarle un chorrito de ron.

★**Manzanilla** Si bien se conoce más como hierba calmante, la manzanilla también contiene poderosos compuestos antiinflamatorios como la apigenina, la luteolina y la quercetina. Los naturópatas recomiendan tomar tres a cuatro tazas de té de manzanilla al día para tratar las afecciones dolorosas de las articulaciones. Otras posibilidades son ingerir de 2 a 3 gramos de la hierba en forma de tableta o cápsula o de 4 a 6 mililitros de tintura tres veces al día entre comidas; o bien aplicar una crema o un ungüento tópico de manzanilla al área afectada tres o cuatro veces al día.

★**Piña** Esta fruta exótica es rica en varias sustancias que pueden ayudar a las personas con afecciones como la gota. La más importante es la bromelina, una enzima que ayuda a reducir la hinchazón y la inflamación de muchos males inflamatorios dolorosos. Sus efectos antiinflamatorios son tan grandes que el gobierno alemán ha aprobado su uso como remedio para las lesiones y después de las intervenciones quirúrgicas. La piña (ananá) también contiene grandes cantidades de manganeso, una sustancia esencial para que se forme el colágeno, la proteína fibrosa y resistente que integra los tejidos conjuntivos como el hueso, la piel y el cartílago. Es posible cubrir el 100 por ciento del Valor Diario de manganeso (2 miligramos) con una sola taza de piña fresca en trozos o de jugo de piña. La piña también es una fuente muy buena de vitamina C, que asimismo hace falta para formar el colágeno, y contiene una mayor cantidad de esta vitamina importante que la manzana, el arándano agrio o el jugo de tomate (jitomate). Una taza de piña fresca en trozos contiene el 40 por ciento del Valor Diario (24 miligramos). Para obtener los mayores beneficios antioxidantes pruebe la piña "Gold" importada de Costa Rica, la cual contiene cuatro veces más vitamina C que otras piñas.

Desafortunadamente algunas investigaciones recientes indican que tanto el nivel de bromelina que se encuentra en la piña como el de papaína —una enzima semejante— en la papaya (fruta bomba, lechosa) fresca tal vez sean muy bajos para surtir mucho efecto. Si bien le recomiendo saborear estas frutas —ya sea enteras o en jugo—, probablemente tenga que recurrir a suplementos para obtener cantidades realmente eficaces. Los naturópatas sugieren ingerir entre 250 y 500 miligramos de bromelina tres veces al día. En estudios realizados con seres humanos no se ha demostrado que una dosis diaria de hasta 2.000 miligramos haga daño.

(*Nota*: si encuentra en este capítulo términos que no entiende o que jamás ha visto, favor de remitirse al glosario en la página 455).

Directo del botiquín herbario

El *ermiao wan* es una medicina herbaria china tradicional que se compone del córtex del *Phellodendron chinense* y la rizoma del *Atractylodis*. Desde hace miles de años se utiliza para reducir la hinchazón causada por inflamaciones. En un estudio publicado en un número del 2004 de la revista médica *Journal of Ethnopharmacology*, los investigadores estudiaron los efectos del *ermiao wan* sobre unos ratones afectados por un nivel alto de ácido úrico y observaron que lo reducía de manera tan eficaz como el alopurinol, un medicamento vendido con receta al que he recurrido a veces para controlar mi gota. Si usted decide probar este remedio, el cual puede comprarse por internet, debe consultar a un médico herbario certificado con respecto a la dosis correcta y los efectos secundarios que pueda sufrir.

Por otro lado, también puede probar un remedio contra el dolor que es uno de los favoritos del Dr. Andrew Weil, un profesor de la Facultad de Medicina de la Universidad de Arizona en Tucson. El *Zyflamend* (disponible en las tiendas de productos naturales) es una mezcla de jengibre, cúrcuma (azafrán de las Indias), orégano, romero, albahaca morada, té verde y otras hierbas dotadas de propiedades antiinflamatorias. Puede tomarse por tiempo indefinido sin efectos negativos para la salud si se observan las indicaciones que vienen en la etiqueta.

Hemorroides

EN LA EDAD MEDIA LAS HEMORROIDES SE CONOCÍAN COMO "la maldición de san Fiacre". Dice la historia que San Fiacre, el patrón de los horticultores, tuvo la oportunidad de obtener en concesión todo el terreno que fuera capaz de labrar en un día, con el fin de cultivarlo para alimentar a los desamparados. Un obispo despiadado le entregó una pala muy pequeña para esta tarea. Después de trabajar de manera intensa durante muchísimas horas le salieron una hemorroides terribles. Se sentó sobre una piedra y rezó pidiendo alivio, lo cual ocurrió de manera milagrosa, y de acuerdo con la leyenda la huella de las hemorroides de San Fiacre permanece visible sobre esa piedra hasta el día de hoy. Según las anécdotas populares aún llegan personas con hemorroides de todo el mundo a sentarse sobre esa piedra con la esperanza de aliviarse.

Se calcula que unos 75 millones de habitantes de los Estados Unidos padecen la maldición de San Fiacre; más o menos la mitad de los adultos han experimentado los síntomas típicos de dolor, comezón y sangrado al llegar a los 50 años de edad. Las hemorroides son en realidad unas venas varicosas (várices) que se forman al interior del recto o alrededor del ano. Se dan al incrementar la presión sobre las venas por permanecer sentado, por estreñimiento o por esforzarse demasiado para hacer del baño. Las hemorroides pueden reventarse y sangrar al sufrir irritación, la mayoría de las veces debido a que las heces están dura y secas.

La mejor forma de manejar las hemorroides es previniéndolas, y la mejor manera de prevenirlas es evitando el estreñimiento, para lo cual hay que comer bien.

Alimentos curativos para las hemorroides

Lo maravilloso de los alimentos curativos para las hemorroides es que no sirven sólo para esta afección. Se dará cuenta de que muchos de ellos también les brindan otros beneficios a quienes sufren hemorroides y en algunos casos les ofrecen una gran cantidad de razones colaterales para consumirlos.

Que no falte la fibra en su plato

Cuando se trata de prevenir las hemorroides lo más importante es la fibra, porque en ella radica el secreto para evitar el estreñimiento, la causa número uno de las hemorroides.

A diferencia de lo que hace con las vitaminas y los minerales, el cuerpo no asimila la fibra durante el proceso de digestión. Permanece en los intestinos, donde absorbe grandes cantidades de líquidos. Cuando la fibra absorbe agua las heces adquieren mayor volumen y se vuelven más mojadas y pesadas, lo cual las ayudan a avanzar y a salir del cuerpo de manera más rápida y fácil. Asimismo, la fibra suaviza las heces, por lo que no hace falta pujar y esforzarse tanto, dos cosas que causan hemorroides. Una dieta que contiene mucha fibra también sirve para proteger contra otros muchos trastornos de la digestión, entre ellos la diarrea, el síndrome del intestino irritable, la diverticulitis y posiblemente hasta el cáncer de colon.

OJO CON ESTOS ALIMENTOS

Ciertos alimentos pueden empeorar el estreñimiento y agravar las hemorroides. Trate de evitar los siguientes:

Aceites "solos". Si sufriera hemorroides haría lo posible por evitar los aceites "solos", es decir, separados de sus fuentes originales, como los de maíz, oliva y soya. La semilla de lino (linaza), por ejemplo, es una fuente excelente de fibra, pero el aceite de semilla de lino casi no ofrece nada de fibra. Cuando se ingieren solos, estos aceites forman una película en el estomágo que dificulta la digestión de ciertos alimentos y puede retrasar las evacuaciones, preparando el terreno para las hemorroides. Es preferible consumirlos junto con la fuente alimenticia misma, como el aguacate (palta), la aceituna, los frutos secos y el pescado.

Alcohol. No tome alcohol durante una fase aguda de hemorroides. El alcohol es un diurético, lo cual significa que hace al cuerpo perder agua. Cuando se padecen hemorroides se necesita más agua, no menos.

Alimentos picantes. Los alimentos picantes o condimentados con muchas especias provocan ardor en los nervios delicados alrededor de las hemorroides

Si le hace falta agregar más fibra a su dieta hágalo poco a poco. Ingerir una gran cantidad de alimentos que contienen mucha fibra cuando el cuerpo no está acostumbrado a ello puede producir cólicos y gases. Empiece poco a poco, aumentando la cantidad de fibra que consume lentamente a lo largo de varias semanas o meses.

A continuación trato algunas de las mejores opciones en cuanto a alimentos con mucha fibra.

★★★**Baya** Las diminutas bayas nos brindan una fuerza tremenda en la lucha contra el estreñimiento y las hemorroides. Repletas de fibra, le ayudan a las heces a absorber grandes cantidades de agua para que avancen de manera más rápida y fácil. La baya de saúco encabeza la lista en relación con la fibra, pues cuenta con unos impresionantes 5 gramos por ración de media taza. Le sigue la frambuesa, con 4 gramos por ración, mientras que la zarzamora ocupa el tercer lugar con más de 3 gramos. El arándano y la fresa también son buenos. En cuanto a los jugos de bayas, el de mora y de la baya de boysen sirven como laxantes suaves.

cuando se hace del baño. Evite alimentos como el chile y opte por alternativas más insípidas durante las fases agudas.

Café. Si bien la cafeína del café le manda a su intestino grueso la señal de contraerse y mantiene despierto y funcionando al vientre, el exceso de café extrae más líquidos del cuerpo de los que le agrega. Cuando se convierte en una adicción, la cafeína les impide a los intestinos mantener su ritmo natural. Si usted toma café, trate de restringirse a menos de cinco tazas diarias para evitar el estreñimiento y las hemorroides.

Productos lácteos. Los alimentos como el queso, la leche y el helado contienen poco o nada de fibra, pero sí una proteína insoluble llamada caseína, la cual retarda la digestión y empeora el estreñimiento. Evite la sección de productos lácteos si sufre hemorroides.

Té no herbario. El té no herbario contiene una gran cantidad de taninos, los cuales solidifican las heces y retardan las evacuaciones. Si padece estreñimiento evite el té no herbario.

★★★**Ciruela seca** La ciruela seca es el remedio alimenticio más antiguo y eficaz contra el estreñimiento y por lo tanto una opción excelente para prevenir las hemorroides. Contiene tres ingredientes que ayudan a mantener evacuaciones regulares. En primer lugar está una gran cantidad de fibra: 3 gramos por sólo tres ciruelas secas. En segunda instancia ofrece un compuesto llamado isatina de dihidroxifenil, el cual estimula las contracciones intestinales que hacen falta para evacuar de manera regular. En tercer lugar brinda un azúcar natural conocida como sorbitol, la cual —al igual que la fibra— absorbe grandes cantidades de agua en el tracto digestivo y de esta manera mantiene las cosas en movimiento.

La mayoría de las frutas contienen menos del 1 por ciento de sorbitol. En la ciruela seca, por el contrario, esta azúcar corresponde aproximadamente al 15 por ciento, lo cual explica, entre otras razones, por qué se trata de un remedio natural tan potente contra el estreñimiento y las hemorroides. Además, tiene un sabor más dulce que los laxantes de la farmacia.

Hay otras frutas secas —como la pasa y el higo— que al igual que la ciruela seca obran milagros cuando se trata de aliviar el estreñimiento y prevenir las hemorroides. La pasa contiene un compuesto llamado ácido tartárico, el cual funciona como laxante natural. Por su parte, el higo es una fuente excelente de fibra, ya que proporciona casi 5 gramos por sólo tres higos secos o frescos.

★★★**Frijol** Este es otro superalimento cuando de fibra se trata. Contiene mucha fibra tanto soluble como indisoluble, lo cual lo convierte en un arma excelente contra el estreñimiento y las hemorroides. El frijol (habichuela) negro, por ejemplo, cuenta con 6 gramos de fibra por ración. El garbanzo, el frijol colorado y el haba blanca brindan aproximadamente 7 gramos de fibra, mientras que el frijol de caritas les gana a todos los demás con 8 gramos por ración de ½ taza. Los frijoles son muy versátiles y pueden incorporarse a la alimentación de muchas maneras diferentes. Póngales frijoles a las sopas, las ensaladas, las cacerolas (guisos) y los *dips*.

Sin embargo, el frijol también tiene fama como productor de gases, así que le revelaré un truco: condimente sus frijoles con jengibre fresco o en polvo (otro laxante natural que ayuda a aliviar las hemorroides), pues reduce la producción de gases. De hecho, le servirá cualquier carminativo, es decir cualquier hierba o especia que calme el tracto digestivo, como por ejemplo el ajo, la albahaca, la canela, la cebolla, el cilantro, el clavo, el comino, el eneldo, el estragón, el hinojo, la nuez moscada, el orégano, la pimienta de Jamaica, el romero, la salvia y el tomillo, por mencionar unos cuantos.

★★★**Manzana** La manzana es una opción excelente porque contiene ambos tipos de fibra: la soluble, para que las heces se mantengan suaves y fáciles de expulsar; y la indisoluble, para recubrir los intestinos con una especie de gel resbaloso. La mayor parte de la fibra de la manzana se encuentra en la cáscara, así que no pele sus manzanas. Si sufre estreñimiento coma tres o cuatro manzanas pequeñas al día para ver si se le quita.

★★★**Semilla de lino** Estas semillas contienen muchísima fibra y también una gran cantidad de ácidos grasos omega-3, la cual es una grasa "buena" que mantiene los intestinos en movimiento. Estas dos sustancias sirven contra el estreñimiento y las hemorroides. Tres cucharadas de semilla de lino (linaza) brindan aproximadamente 3 gramos de fibra. Su sabor es dulce, parecido a los de los frutos secos. Puede agregarse a casi todo; sabe particularmente buena con las ensaladas, los cereales, las cacerolas (guisos) y los panes.

Sin embargo, la semilla de lino entera ofrece pocos beneficios, ya que el tracto digestivo es incapaz de abrir la cáscara dura que la envuelve (y donde guarda todos los beneficios). Opte por la semilla molida o triturada para facilitar su digestión y disfrutar de su sabor y crujido agradables.

Por cierto, no se deje engañar por la afirmación común de que el aceite de semilla de lino es igualmente bueno para la salud. Si bien ofrece algunos beneficios de nutrición, no contiene la fibra ni los ácidos grasos omega-3 que hace faltan para ayudar contra el estreñimiento y las hemorroides.

★★**Cereales integrales** Los alimentos preparados con cereales integrales —aquellos a los que no se les ha extraído el salvado ni el germen al molerlos— son fuentes excelentes de fibra. Algunos de los mejores son el alforjón (trigo sarraceno), la avena, la cebada, el centeno, el millo (mijo), el trigo *bulgur* y el trigo quebrado.

La avena, por ejemplo, brinda una gran cantidad de fibra tanto soluble como insoluble. El trigo *bulgur*, que es un tipo de trigo integral, es uno de los alimentos más saludables que hay. Diversos estudios demuestran que, además de ofrecer una cantidad muy grande de fibra, posiblemente ayude a prevenir el cáncer de colon y de mama, así como las enfermedades cardíacas y la diabetes.

Muchos fabricantes de alimentos producen versiones integrales de pan, cereal de caja, pasta, galletas, tortillas e incluso galletitas. Y aquellos que prefieren el pan blanco tienen suerte. Si bien el pan blanco tradicionalmente contiene muy poca fibra, muchas panaderías lo ofrecen actualmente en versiones integrales. Busque la palabra *"whole"* en la etiqueta, que debe aparecer entre los primeros tres ingedientes.

El poder de la baya

Además de contener una gran cantidad de fibra y flavonoides, dos sustancias que combaten las hemorroides, las bayas de color oscuro como el arándano y la zarzamora, al igual que la cereza, cuentan con antocianinas, unos pigmentos que tonifican y fortalecen las paredes de las venas en las hemorroides, lo cual llega a reducir el dolor y la hinchazón. De acuerdo con John Neustadt, ND, director médico del centro médico Medicina Integral de Montana en Bozeman, cuando las paredes de los vasos capilares y las venas del ano se fortalecen se reduce la probabilidad de que se estiren al encontrarse sometidas a presión, lo cual promueve la aparición de las hemorroides. Es posible obtener los beneficios de las antocianinas comiendo las bayas enteras, pero existen en forma más concentrada en el jugo de bayas.

Por cierto, no se le vaya a olvidar que el agua y la fibra van de la mano. Trate de tomar ocho vasos completos de agua al día para que las cosas sigan avanzando fácilmente. Si no le gusta tomar tanta agua, compense la diferencia con sopas y jugos o bien coma mucha sandía y pepino, en los que casi el 100 por ciento del peso corresponde al agua.

★★**Piña** La piña (ananá) contiene mucha fibra soluble y es una forma sabrosa de promover la salud de los intestinos y evitar las hemorroides. Asimismo cuenta con una gran cantidad de bromelina, una sustancia antiinflamatoria natural que ayuda a reducir la hinchazón y la inflamación de las venas varicosas (várices) en las que consisten las hemorroides.

★★**Ruibarbo** Desde hace mucho tiempo la medicina popular recurre a los tallos de ruibarbo para aliviar el estreñimiento. El ruibarbo pertenece a la familia del alforjón (trigo sarraceno), por lo que es una fuente buena de fibra. Media taza de tallos de ruibarbo contiene una gran cantidad de fibra insoluble. Sin embargo, sólo hay que comer los tallos del ruibarbo. Las hojas contienen cantidades muy grandes de unas toxinas conocidas como oxalatos, las cuales irritan el estómago y pueden causar problemas renales.

★★**Verduras de hoja verde oscura** Una ensalada mixta de varias verduras de hoja verde oscura es una buena opción para combatir el estreñimiento y las hemorroides. Si le agrega unos puñados de manzana en rebanadas, pasas, zarzamoras, repollo (col) colorado y semilla de lino tostada tendrá una maravilla digestiva. Las verduras de hoja oscura también son una fuente excelente de ácidos grasos omega-3.

Algunas opciones buenas son la col rizada, la acelga, la endibia (lechuga escarola), las hojas de diente de león (amargón), de remolacha (betabel) o de nabo, la achicoria y la espinaca. En cuanto al color, entre más oscuro, mejor. Los matices más oscuros son los que más beneficios ofrecen.

Sobre todo el diente de león se considera desde hace mucho tiempo un laxante natural eficaz. Es mucho más que una hierba mala, pues incrementa el flujo de la bilis hacia el intestino grueso, lo cual ayuda a evitar el estreñimiento. Las hojas de diente de león se encuentran en una combinación popular de hojas para ensalada llamada "*spring mix*" (mezcla de primavera). Si no lo encuentra dentro del supermercado (colmado), probablemente crecerá cerca de este.

★★La familia de los flavonoides

Los beneficios de la vitamina C pueden incrementarse por medio de los flavonoides, unos antioxidantes poderosos que aumentan la capacidad de la vitamina C para proteger y mejorar el funcionamiento de los vasos sanguíneos. En vez de darle una explicación científica, basta con señalar que algunos de los flavonoides que más beneficios ofrecen para tratar las hemorroides son la diosmina, la hesperidina, la naringina, la rutina y la quercetina, las cuales se encuentran en los siguientes alimentos ricos en flavonoides (entre muchos más):

Alforjón (trigo sarraceno)

Apio

Arándano agrio

Bayas

Brócoli

Cebolla

Cereza

Cítricos (limón, limón verde, mandarina, naranja, toronja)

Col rizada

Frijol (habichuela)

Habichuela verde (ejote)

Manzana

Pimiento (ají, pimiento morrón) rojo

Té negro

Té verde

Tomate (jitomate)

Uva

★★El mineral que mejora

El zinc, un mineral que combate las infecciones, es importante para el proceso de curación y puede ayudar a reducir la irritación que se produce al repararse los tejidos de las hemorroides. Los siguientes son algunos alimentos ricos en zinc:

Aguacate (palta)

Alforjón (trigo sarraceno)

Frijol (habichuela)

Germen de trigo

Lenteja

Ostra (ostión)

Mariscos

Trigo *bulgur*

El té tópico

Si bien no debe tomar té no herbario si padece hemorroides, puede aplicarlo de manera tópica. Se ha demostrado que los taninos que contiene alivian el dolor de las hemorroides, las quemaduras de tercer grado y las heridas abiertas. Humedezca una bolsa de té convencional (sin hierbas ni especias adicionales) con agua fría y acomódela en forma de compresa cuando le haga falta un poco de alivio a la irritación.

★★La vitalidad de la vitamina C

La vitamina C puede ayudar a reducir la hinchazón de las venas varicosas (várices) y protege contra los radicales libres (unas moléculas que promueven el proceso de envejecimiento y participan en provocar muchas enfermedades), los cuales llegan a debilitar los vasos sanguíneos. Si usted sufre hemorroides puede probar los siguientes alimentos ricos en vitamina C, entre muchos más:

Alcachofa	Coles (repollitos) de	Ruibarbo
Arándano agrio	Bruselas	Tomate (jitomate)
Batata dulce (camote)	Espárrago	
Bayas	Fresa	
Brócoli	Kiwi	
Cítricos (limón,	Pimiento (ají,	
limón verde,	pimiento morrón)	
mandarina,	Piña (ananá)	
naranja, toronja)	Repollo (col)	

Más ayuda contra las hemorroides

Ya que prevenir el estreñimiento significa evitar las hemorroides, a continuación ofrezco otros remedios alimenticios que sirven como laxantes naturales:

★★**Manzanilla** Cuando se aplica de manera externa, la manzanilla se convierte en un linimento para los moretones (cardenales, magulladuras), las hemorroides, la inflamación y las ulceraciones (escaras). Contiene docenas de compuestos útiles y es posible que muchos de ellos sean sinérgicos. Aplique una bolsa usada o húmeda de té de manzanilla a las hemorroides externas para ayudar a aliviar la irritación.

★★**Jengibre** El jengibre, que se conoce desde hace mucho tiempo por el gran número de propiedades curativas que ofrece, es una forma excelente de combatir el estreñimiento y prevenir las hemorroides. La especia contiene unas sustancias químicas que estimulan el sistema digestivo al incrementar las contracciones musculares repetidas (peristalsis) que hacen avanzar los alimentos a través de los intestinos.

Hay muchas formas de cosechar los beneficios que el jengibre ofrece a la salud, pues se obtiene en diversas presentaciones, como por ejemplo fresco, seco, cristalizado, en dulce, en escabeche y en polvo. El mejor es el jengibre fresco. El jengibre en escabeche se encuentra frecuentemente en los restaurantes asiáticos, se sirve para acompañar el *sushi* y se considera que brinda los mismos beneficios que el jengibre fresco. El dulce de jengibre es una confitura sabrosa que puede disfrutarse entre comidas y agregarse muy bien a productos horneados. También es una buena opción condimentar la carne y los platos de verduras sofritas al estilo asiático con jengibre fresco.

Por último está el *ginger ale*. Si bien la mayoría de las variedades de esta bebida no se preparan con jengibre verdadero y muchas contienen aditivos poco saludables, sí es posible conseguir gaseosas que contienen jengibre de verdad; en este caso es una opción refrescante. Una marca, *Reed's Ginger Brew*, se fabrica con jengibre verdadero (hasta 25 gramos de jengibre fresco en una de sus variedades) y otros ingredientes naturales —como manzana, frambuesa, piña (ananá) y miel— que también combaten el estreñimiento y las hemorroides.

Gran parte del jengibre que se consigue en los Estados Unidos proviene de Jamaica, pero las variedades que se cultivan en África y la India son más potentes. No es posible distinguirlas a simple vista, así que pregúntele al encargado de la sección de frutas y verduras de su supermercado o de la tienda de productos naturales de dónde obtiene su jengibre. Si lo compra fresco, busque raíces firmes de piel lisa y aroma picante.

★★**Miel** La miel contiene grandes cantidades de fructosa, un azúcar que puede funcionar como laxante natural al ayudar a atraer agua a los intestinos y a suavizar las heces. La miel contiene más fructosa que casi cualquier otro alimento. Si padeciera heces duras y problemas de hemorroides, cambiaría el azúcar normal o los edulcorantes artificiales por miel. Écheles miel a unas bayas frescas para duplicar los beneficios digestivos.

(*Nota*: si encuentra en este capítulo términos que no entiende o que jamás ha visto, favor de remitirse al glosario en la página 455).

Directo del botiquín herbario

Las hierbas curativas son muy buenas también para reducir las molestias de las hemorroides. A continuación unas cuantas que puede probar.

Áloe vera El jugo de áloe vera (sábila, atimorreal, acíbar) es un laxante natural. Los médicos ayurvédicos sugieren tomar ½ taza tres veces al día hasta superar la fase aguda de las hemorroides. Es posible conseguir lo en la mayoría de las tiendas de productos naturales. No trate de prepararlo usted mismo, porque la parte interna de la hoja de áloe vera es un laxante sumamente potente y podría provocar problemas gastrointestinales graves si se tomara como jugo.

Psilio (*Plantago ovate*) Las semillas de psilio contienen una cantidad muy grande de fibra y forman el ingrediente principal de muchos laxantes vendidos sin receta. Cuentan con un tipo de fibra que se llama mucílago, el cual agrega volumen a las heces, suavizándolas y facilitando las evacuaciones. Para que el psilio funcione le hace falta mucha agua, así que tome bastante si decide probarlo. A causa de las alantoinas que contienen, puede aplicar las hojas de la planta del psilio de manera tópica. Si usted sufre alergias o asma no vaya a ingerir esta hierba. Algunas personas han sufrido reacciones alérgicas al psilio, entre ellos varios casos de ataques graves de asma por inhalar el polvo de la semilla. Esta advertencia no incluye las hojas.

Rooibos (*Aspalathus linearis*) Esta hierba contiene una gran cantidad de flavonoides (los antioxidantes que les dan su color a las plantas) y sirve contra las hemorroides. Es posible conseguir diversos tés de rooibos en las tiendas de productos naturales. No contienen cafeína y menos de la mitad de los taninos del té no herbario común, así que hay menos probabilidad de que causen problemas de estreñimiento que con el café y el té no herbario.

Rusco (jusbarba, *Ruscus aculeatus*) Esta planta leñosa se usa desde hace mucho tiempo para tratar los problemas de las venas, como las hemorroides y las venas varicosas (várices). El rusco contiene unas sustancias químicas, las ruscogeninas, que están dotadas de propiedades antiinflamatorias y vasoconstrictoras. Yo lo probaría con 5 cucharaditas colmadas (copeteadas) de la raíz en polvo en una taza con agua hirviendo, endulzada con miel.

Herpes labial

ESTAS AMPOLLAS DOLOROSAS Y LLENAS DE LÍQUIDO son sumamente contagiosas. Una posible causa es la exposición a diferentes cepas del virus de la herpes. Antes se solía pensar que el herpes simple del tipo 1 causaba el herpes labial (fuego, boquera, pupa); y el del tipo 2, los brotes genitales, pero investigaciones recientes han demostrado que el virus de ambos tipos puede provocar las dos afecciones por igual.

El herpes labial suele anunciarse con una sensación de hormigueo en el área afectada; 1 ó 2 días más tarde aparecen las ampollas. Tienden a producirse en un labio, aunque también es posible que se desarrollen en el mentón, los orificios nasales o los dedos. En raras ocasiones se presentan en las encías o el paladar. Las ampollitas que aparecen en otras partes de la boca, como la parte interna de la mejilla, son úlceras (aftas) no contagiosas.

A lo largo de una semana a 10 días, las ampollas del herpes labial se revientan, se escurren y una costra amarilla se forma en la parte afectada, que finalmente se cae para revelar la piel sana. A pesar de que la ampolla desaparece, el virus permanece en el cuerpo y puede manifestarse nuevamente de manera imprevisible; algunos factores desencadenantes comunes son el resfriado (catarro), el estrés y condiciones climáticas extremas.

El herpes labial es incómodo y molesto, pero no amenaza la vida. Suele desaparecer sin tratamiento alguno y sólo hace falta consultar al médico si no se ha curado al cabo de 2 semanas o si se presenta cerca de los ojos. Como sea, querrá prevenirlo para el futuro o bien aliviar las molestias si lo padece en este momento.

Alimentos curativos para el herpes labial

★★★**Higo** Además de la ficina, una enzima proteolítica, el higo bíblico contiene más de media docena de compuestos antiherpéticos y una docena de compuestos antivirales, además de muchos analgésicos. Si los higos frescos aún están jugosos es posible que encuentre una pequeña cantidad de una sustancia lechosa en la piel verdosa; esa es la que contiene mayor parte de la ficina. Yo rallaría la piel verde del higo para aplicar un poco al herpes labial de vez en cuando y me comería el resto de la fruta.

★★**Ajo** De acuerdo con un estudio publicado por la revista *Planta Medica*, el ajo combate varios tipos de virus, entre ellos el 1 y el 2 del herpes simple. Contiene múltiples compuestos activos, pero los investigadores no lograron determinar cuál de ellos protege contra qué. Por lo tanto, la mejor estrategia es agregar ajo recién picado a la pasta o la pizza o dientes enteros de ajo a las ensaladas mixtas. Para preparar una taza de té de ajo, hierva unos dientes en agua, cuele el ajo y agregue un poco de miel y jugo de limón al líquido para reducir el picor.

★★**Chile** El ingrediente activo del chile, es decir, la sustancia que lo hace picante, se llama capsaicina. Parece mentira, pero cuando se diluye y se agrega a una crema, puede aplicarse a la piel para bloquear las señales del dolor emitidas por los nervios debajo de la superficie.

Puede tratar el herpes labial con una crema basada en la capsaicina, ya sea una marca comercial o una preparada en casa al incorporar pimienta roja en polvo a una crema líquida blanca hasta que la mezcla adquiera un color rosado. Úntela en las partes afectadas por el virus que no queden cerca de sus ojos. Asegúrese de lavarse las manos muy bien después de ponérsela para no irritar otras partes de su cuerpo y deje de usarla si experimenta irritación, sobre todo en los labios.

★★**Clavo** La excelente *Encyclopedia of Common Natural Ingredients* ("Enciclopedia de ingredientes naturales comunes") identifica el aceite de clavo como una sustancia medicinal fuerte para combatir ambas cepas de herpes simple. Unos estudios realizados en Tailandia demuestran la eficacia del remedio. Dentro del marco de otra investigación, el aceite de clavo combinado con el fármaco antiherpético aciclovir (*Zovirax*) ayudó a impedir la reproducción del virus del herpes, al menos en el tubo de ensayo.

★★**Frijol** El virus del herpes simple no funciona solo. Al igual que todos los demás elementos del cuerpo humano colabora con algunas cosas y compite con otras. Cuando el nivel del aminoácido argenina en los tejidos está alto, por ejemplo, le ayuda al virus a reproducirse. Por el contrario, el aminoácido lisina suprime su reproducción y ayuda a curar el herpes labial, así que tiene sentido ingerir más alimentos ricos en lisina.

Una forma de lograrlo es a través del frijol (habichuela). Por ejemplo, 100 gramos (aproximadamente ½ taza) de habas blancas, habas (alubias) pequeñas, frijoles colorados o frijoles negros proporcionan 1,4 gramos de lisina. La misma cantidad de frijol alado ofrece 2,1 gramos. En la lista de las plantas con la mayor cantidad de lisina incluida en un manual técnico que escribí hace unos años atrás, el berro y la soya ocupan el primer lugar; le siguen los brotes de frijol negro y la algarroba; los brotes de lenteja; el quenopodio y las semillas de frijol alado; la espinaca y el ojo de buey; el chícharo (guisante) y la semilla de calabaza (calabaza de Castilla); y el espárrago, el haba blanca seca, el repollo (col) chino, el haba, el fenogreco (alholva, rica), el perejil y el frijol tépari, en este orden.

No obstante, tenga presente que la lisina no cura el herpes; simplemente reduce el riesgo de padecer una fase aguda y acelera la recuperación.

★★**Orégano** Me sorprendió enterarme de que el tipo de menta a la que le decimos "orégano" es uno de los remedios más eficaces contra el herpes labial, casi dos veces mejor que el toronjil (melisa), el cual se conoce desde hace mucho más tiempo como tratamiento contra el herpes tanto a nivel popular como en las publicaciones. Ambas hierbas, el toronjil y el orégano, están repletas de compuestos analgésicos, antiherpéticos y antivirales. Se antoja preparar un té contra el herpes labial con partes iguales de toronjil y orégano, agregando canela, clavo y/o menta a gusto.

★**Carambola, papaya, albaricoque, manzana, pera e higo** Además de agregar más alimentos ricos en lisina a su dieta es posible que los alimentos que contienen mucha lisina en comparación con su contenido en arginina le ayuden a evitar las fases agudas del herpes labial. Algunos alimentos que pertenecen a este grupo son la carambola (70 miligramos de lisina por 19 miligramos de arginina en una fruta mediana, lo cual da una proporción de 3,5 a 1); la papaya (fruta bomba, lechosa) (2,5 a 1); el albaricoque (chabacano, damasco) (2 a 1); la manzana (2 a 1); la pera (casi 2 a 1) y el higo (casi 2 a 1).

★**Carne de cerdo** Es posible que la reina de la lisina sea la carne de cerdo, que ofrece 3,7 gramos en una sola chuleta asada sin hueso. Si opta por carne de cerdo molida, 3 onzas contienen casi 2 gramos de lisina, mientras que una lonja (lasca) del centro de un jamón curado cuenta con casi 0,5 gramos. Incluso un perrito caliente de cerdo ofrece 853 miligramos. Sin importar qué presentación elija, la carne de cerdo le proporcionará mucha lisina, además de servir muy bien para acompañar los frijoles mencionados en la página anterior.

★**Fresa, naranja, cantaloup, toronja y otros alimentos ricos en vitamina C** Todas estas frutas contienen una gran cantidad de vitamina C, la cual sirve para reforzar el sistema inmunitario. Por lo menos un estudio observó que los bioflavonoides, unas sustancias que por lo común se encuentran en las frutas y las verduras de colores, y el ácido ascórbico, un tipo de vitamina C, sirven para reducir las fases agudas causadas por el virus del herpes. La grosella negra, la guayaba y el kiwi proporcionan mucha vitamina C, al igual que las frutas mencionadas arriba. Si quiere recurrir a las verduras, opte por pimiento (ají, pimiento morrón) rojo y verde, así como brócoli.

Si tiene un espíritu aventurero y cuenta con un lugar donde conseguir alimentos menos comunes, también puede probar el melón amargo, la semilla de mirobálano (avellana de la India), la fruta del anacardo (jocote de marañón), la espinaca de Malabar (espinaca china) o la rosa china. Todos contienen mucha vitamina C.

★**Leche y queso** Una taza de leche semidescremada al 2 por ciento también contiene 57 miligramos de lisina, más del doble de la cantidad de arginina con la que asimismo cuenta. La Dirección de Alimentación y Fármacos no ha hecho una recomendación específica en cuanto a la cantidad de lisina que debe incluirse en la dieta, pero en vista de que este aminoácido también aumenta la absorción del calcio se obtiene un beneficio doble al tomar leche. Una onza de queso suizo (gruyere) ofrece 73 miligramos de lisina y sólo 26 miligramos de arginina, o sea, casi tres veces más lisina. Otros tipos de queso —como el mozzarella, el parmesano y el romano— contienen cantidades similares en proporciones semejantes.

(*Nota*: si encuentra en este capítulo términos que no entiende o que jamás ha visto, favor de remitirse al glosario en la página 455).

Herpes zóster

En inglés el herpes zóster se conoce como *shingles*, o sea tejas, una palabra que cualquiera que no conozca la afección tal vez relacione con el trabajo que cuesta techar una casa. Sin embargo, los enterados posiblemente prefieran retechar una casa en la época del calor veraniego más intenso antes que sufrir las molestas ampollas y el dolor que acompañan esta enfermedad.

La causa del herpes zóster es el mismo virus que causa la varicela y cualquiera que haya tenido varicela corre el riesgo de desarrollar herpes zóster más adelante en la vida. Se piensa que se debe a que el virus permanece latente en el sistema nervioso aunque la varicela se haya curado. Si se reactiva posteriormente —y nadie está seguro de por qué lo hace, ya que permanece inactivo en la mayoría de las personas— viaja por los nervios hasta la piel y empieza a multiplicarse.

La primera señal de un caso de herpes zóster es una sensación de dolor con ardor o comezón en una parte específica del cuerpo. Tras unos cuantos días aparecen vesículas parecidas a las de la varicela en un lugar; con frecuencia se extienden en forma de franja por un lado del torso, dando la vuelta a la cintura. Las vesículas se curan al cabo de unas cuantas semanas, pero en algunos casos el dolor producido por el herpes zóster se prolonga por varias semanas o meses después de desaparecidas las vesículas.

El mayor riesgo de contraer el herpes zóster se corre cuando el sistema inmunitario se encuentra suprimido, como en las personas sometidas a quimioterapia por cáncer, los receptores de un transplante de órganos o los afectados por el VIH. El herpes zóster resulta contagioso para quienes no hayan tenido varicela; cualquiera que se contagie desarrollará varicela, no herpes zóster, y a continuación el virus permanecerá latente en ellos también.

La Dirección de Alimentación y Fármacos aprobó una vacuna contra el virus varicela-zóster (*Zostavax*) en el 2006 para las personas mayores de 60 años que hayan padecido varicela, y el Instituto Nacional de Trastornos Neurológicos y Derrame Cerebral ha informado que el número esperado de casos de herpes zóster se redujo a la mitad a consecuencia de su aplicación. La mayoría de las personas que a pesar de vacunarse desarrollaron herpes zóster sufrieron menos complicaciones y erupciones menos graves. No obstante, aparte de vacunarse puede considerar los siguientes remedios.

Alimentos curativos para el herpes zóster

★★**Chile** Tal vez se sorprenda al leer que no le sugeriré comerse los chiles sino más bien ponérselos, por lo menos una parte de ellos. El ingrediente activo del chile —la sustancia que le da su picor característico— es la capsaicina; cuando se aplica a la piel puede bloquear las señales de dolor que proceden de los nervios ubicados justo debajo de su superficie.

Ahora bien, no es posible simplemente partir un chile a la mitad y ponérselo en la caja torácica. Primero hay que diluir la capsaicina. La Dirección de Alimentación y Fármacos ha aprobado el uso de la capsaicina en pomadas tópicas y es posible comprar varias, pero también puede crear su propio remedio para calmar el dolor si mezcla una crema líquida blanca con una cantidad suficiente de pimienta roja en polvo para pintar la crema de rosado. Úntela en las partes afectadas y luego lávese las manos muy bien para no pasar la capsaicina a alguna parte sensible de su cuerpo. Pruebe la crema primero en una parte reducida de la piel antes de aplicársela a toda el área afectada y deje de usarla si su piel parece irritarse.

★**Avena** Al igual que en el caso del chile, la avena no debe comerse. Si usted padece herpes zóster y ya han aparecido las vesículas, lo que puede hacer específicamente es agregar avena —o bien, lo que sería aún mejor, avena coloidal, una avena molida hasta formar un polvo fino que no está pensada para comerse— a un baño tibio y luego remojarse en el agua por un buen rato. Bañarse con esta solución debe de aliviar la comezón que acompaña las vesículas. Tenga cuidado al salirse de la bañadera (bañera, tina), porque la avena producirá una capa resbalosa en su superficie, y séquese con toquecitos de la toalla en lugar de frotarse, para no irritar su piel.

★**Fresa, naranja, limón, cantaloup y toronja** Estas frutas más tradicionales que las que describo abajo también ofrecen vitamina C, aunque en cantidades menores. Una sola fresa mediana guarda 7 miligramos de vitamina C, lo cual significa que una taza de fresas enteras suma 84 miligramos. Una naranja (china) cuenta con 83 miligramos de vitamina C, mientras que media toronja (pomelo) ofrece 45 miligramos; la octava parte de un cantaloup (melón chino) brinda 25 miligramos; y el jugo de un limón, 21 miligramos.

★**Grosella negra, guayaba y kiwi** Un estudio realizado en el 2005 y publicado en la revista médica *International Journal of Epidemiology* examinó el efecto de siete micronutrientes —las vitaminas A, B$_6$, C y E; el ácido fólico, el zinc y el hierro— sobre el riesgo de desarrollar herpes zóster. La única relación directa que se encontró fue un mayor riesgo de sufrir herpes zóster en las personas que consumían poca vitamina C.

La Dirección de Alimentación y Fármacos recomienda consumir 60 miligramos diarios de vitamina C y es posible cubrir esta cantidad fácilmente con las frutas y verduras que decida comer. La grosella negra, por ejemplo, contiene 180 miligramos de vitamina C por 100 gramos de fruta, mientras que una sola guayaba contiene 125 miligramos; y un kiwi, 70 miligramos.

Tenga presente que es posible exagerar el consumo de la vitamina C. De acuerdo con la Biblioteca Nacional de Medicina de los Estados Unidos, ingerir más de 2.000 miligramos diarios de vitamina C puede producir diarrea y trastornos estomacales, así que no empiece a adornar todos sus platos con grosellas negras.

★**Pimiento rojo y verde y brócoli** Si las verduras le gustan más que las frutas, lo mejor que puede comer, desde el punto de vista de la vitamina C, son pimientos (ajíes, pimientos morrones) rojos y verdes. Un pimiento rojo mediano contiene 152 miligramos de vitamina C, mientras que uno verde del mismo tamaño ofrece 95 miligramos. Una taza de brócoli cuenta con 81 miligramos de vitamina C.

★**¡Todas las frutas y verduras!** Si bien el estudio de la revista médica *International Journal of Epidemiology* no halló relación alguna entre otros micronutrientes y una reducción en el riesgo de desarrollar herpes zóster, sí descubrió una conexión entre el consumo de todo tipo de frutas y verduras y la enfermedad. De manera particular, el riesgo de contraer herpes zóster se incrementaba casi tres veces en las personas que sólo consumían una ración al día, en comparación con quienes más ingerían. Al compararse el efecto de las frutas con el de las verduras, resultó que las primeras bajan el riesgo de sufrir herpes zóster más que las verduras.

El estudio incluso apuntó que los suplementos de micronutrientes vendidos sin receta no sirven para aumentar la protección contra el herpes zóster, quizá porque estos productos no contienen toda la gama de nutrientes que se encuentran en las frutas y las verduras en sus estados naturales.

(*Nota*: si encuentra en este capítulo términos que no entiende o que jamás ha visto, favor de remitirse al glosario en la página 455).

Indigestión

En TODO EL MUNDO LOS HERBOLARIOS HAN UTILIZADO cientos de remedios naturales contra la indigestión (dispepsia) a lo largo de la historia documentada. En la India los gases y los retortijones (cólicos) se tratan con semilla de cilantro. Los chinos toman canela contra el dolor de estómago. Incluso la Biblia se refiere a las hierbas curativas: "¡Ay de vosotros, escribas y fariseos, hipócritas!, porque diezmáis la menta y el eneldo y el comino" (Mateo 23:23).

La indigestión nos molesta a todos de vez en cuando, con frecuencia por lo que comemos. Sin embargo, lo maravilloso de los alimentos es que los productos indicados pueden arreglar un estómago descompuesto de manera igualmente fácil.

Alimentos curativos para la indigestión

Muchos alimentos y hierbas pueden ayudar a calmar un estómago revuelto. A continuación detallo varios remedios naturales que recomiendo.

★★★**Albahaca** Al igual que la mayoría de los miembros de la familia de la menta (hierbabuena), la albahaca y la albahaca morada son remedios tradicionales para calmar el estómago descompuesto, y con buena razón. Están repletas de carminativos (unos fitoquímicos que acaban con los gases). El día de hoy, que ha sido angustioso y estresante, comeré *pesto* —una salsa que se prepara con albahaca— sobre apio con una pizca de romero en polvo para combinar tres de las mejores hierbas antidispépticas. En efecto creo que tres hierbas son mejores que una sola. Cada una aporta fitoquímicos únicos a la dispepsia y muchas funcionan de manera aditiva o sinérgica.

★★★**Apio** Desde hace mucho tiempo el apio se usa para calmar la indigestión en Hungría y la Comisión E alemana, una institución gubernamental que evalúa la seguridad y la eficacia de las hierbas medicinales, ha aprobado su empleo contra la dispepsia. Llega a contener dos docenas de analgésicos, más de dos docenas de sustancias antiinflamatorias, 11 compuestos que combaten las úlceras y más de dos docenas de sedantes para complementar las actividades de sus tres compuestos carminativos.

★★★**Menta** Los herbolarios aprecian de manera particular la capacidad de la menta (hierbabuena) para calmar la membrana mucosa de revestimiento del estómago. Desde hace siglos esta planta se utiliza para tratar una amplia gama de males digestivos. Es un remedio antiquísimo contra los gases y los retortijones, así que salta a la vista de dónde salió la costumbre de tomar una menta después de cenar.

La Comisión E recomienda el té de menta para tratar la indigestión. No obstante, como originario de Alabama me gustan los julepes de menta y resulta que ayudan más que el té de menta. Varro Tyler, PhD, el difunto decano y profesor emérito de Farmacognosia (la química farmacéutica de los productos naturales) de la Universidad de Purdue en West Lafayette, Indiana, señaló que la mayoría de los aceites carminativos de las mentas son relativamente insolubles con agua. Por lo tanto, el té de menta no contiene muchos de los componentes que calman el estómago. Sí ofrece los suficientes para ser eficaz, pero una tintura de menta, la cual se prepara con alcohol, contiene más.

★★★**Romero** En Europa el romero se usa desde hace mucho tiempo contra la indigestión, al igual que el apio, y la Comisión E lo ha aprobado con este fin. Las cualidades de esta planta se han confirmado aún más gracias a las cada vez más abundantes pruebas científicas de que el romero contiene más de una docena de analgésicos, 11 anestésicos y más de una docena, respectivamente, de sustancias antiinflamatorias, compuestos antiúlceras y fitoquímicos sedantes; todos ellos refuerzan los efectos de sus siete carminativos.

★★**Canela** La señora Duke opina que el pan tostado con canela y el té de canela son lo mejor cuando sufre malestares estomacales. El uso medicinal de la canela data de miles de años atrás y la ciencia moderna ha demostrado que sirve para prevenir y calmar la indigestión. Asimismo es un carminativo valioso que ayuda a minimizar los gases. Los científicos chinos tratan una gran variedad de trastornos gastrointestinales con canela, como por ejemplo la indigestión, la gastritis e incluso el cáncer gástrico. La Comisión E aprueba el uso de la canela para este tipo de afecciones.

Hierbas diversas contra la indigestión

Hasta podría decirse que contamos con un exceso de plantas carminativas. En mi banco de datos aparecen más de 500 referencias a esta propiedad, la mayoría respaldadas por investigaciones. Además de las ya mencionadas le daré a continuación otros remedios importantes contra la indigestión.

Cilantro. Esta hierba está repleta de elementos que combaten la indigestión. Su aceite es carminativo, antiséptico, antibacteriano, antifúngico y un relajante muscular. Con razón ayuda a calmar la indigestión. En la región del Amazonas las personas agregan cilantro silvestre a los frijoles (habichuelas) para reducir los gases que este alimento suele producir.

Mejorana. A los ingleses les gusta comer un sándwich (emparedado) de mejorana para tratar la indigestión. Asimismo les dan té diluido de mejorana a los bebés para aliviar los cólicos. La mejorana es una menta aromática cuyos beneficios calmantes para la digestión se parecen a los de la menta.

Como ya indiqué hay muchas hierbas más que pueden ayudar. Puede probar cualquiera de las siguientes con confianza para aliviar la indigestión: agrimonia, ajedrea, albahaca, alcaravea, alforjón (trigo sarraceno), anís, apio, apio de monte, bardana (cadillo), cardamomo, cebolleta, chirivía (pastinaca), clavo, comino, eneldo, estragón, hierba limonera, hinojo, hisopo, laurel, milenrama (real de oro, alcaina, alcanforina), monarda escarlatina (té de Osweogo), nébeda (yerba de los gatos, hierba gatera, calamento), orégano, perifollo, pimienta de Jamaica, poleo, salvia, toronjil (melisa) y vainilla.

★★Jengibre El jengibre contiene ciertas sustancias químicas (gingeroles y sogaoles) que no sólo calman las tripas sino que también ayudan a la digestión al intensificar las contracciones musculares ondulantes (o peristalsis) que hacen avanzar la comida por los intestinos. De hecho, el poder del jengibre para ayudar a digerir las proteínas es 180 veces mayor que el de la papaya (fruta bomba, lechosa) y además estimula la producción de la bilis que sirve para digerir la grasa, lo cual ayuda a restaurar el equilibrio correcto en la digestión.

La parte medicinal del jengibre es la rizoma, el tallo subterráneo de la planta que muchas veces se confunde con la raíz. Este tallo se utiliza en forma molida en muchos preparados herbarios chinos. Los médicos ayurvédicos describen el jengibre como la "medicina universal".

Los griegos de la antigüedad comían jengibre envuelto con pan después de haber disfrutado una comida abundante a fin de prevenir todo tipo de repercusiones digestivas, entre ellas los gases. En algún momento simplemente le agregaron jengibre a la masa del pan y así nacieron el pan o las galletitas de jengibre. En el siglo XIX, los cantineros de los *pubs* ingleses ponían jengibre en polvo en pequeños recipientes para que sus clientes lo espolvorearan encima de la cerveza, creando así el *ginger ale*.

El jengibre es particularmente útil para aliviar los gases, la hinchazón abdominal y los cólicos. Calma los intestinos y extrae los gases del tracto digestivo. Pruebe condimentar sus platos favoritos (particularmente los frijoles/habichuelas) y bebidas con jengibre. El Dr. Weil recomienda el jengibre fresco (no el seco ni la especia en polvo) como lo mejor para la indigestión, pero nunca con el estómago vacío.

★★Manzanilla La Comisión E considera la manzanilla una hierba eficaz para aliviar muchos problemas gastrointestinales, entre ellos la indigestión. De acuerdo con Michael Berry, PhD, un farmacognosista de Liverpool, Inglaterra, la manzanilla es segura, eficaz y muy útil, particularmente para los niños pequeños que sufren cólicos y dolor a causa de la dentición.

Cuando corro el riesgo de sufrir indigestión a causa del estrés, mastico una flor de manzanilla mientras paseo por mi huerto de plantas medicinales. Ambas cosas sirven para calmarme el estómago.

El Dr. Andrew Weil, professor de la Facultad de Medicina de la Universidad de Arizona en Tucson, sugiere tomar té de manzanilla y de menta para calmar el tracto indigestivo. En conjunto las dos hierbas resultan particularmente eficaces para aliviar la indigestión, así que las mezclo con frecuencia.

★★Rábano El rábano contiene diversas sustancias químicas que ayudan a mejorar la digestión (además de mantener saludable la vesícula y proteger contra el cáncer). Muchas culturas han tratado los trastornos gastrointestinales, sobre todo el dolor de estómago y los gases, con rábanos. Tanto la raíz como el jugo de la planta ofrecen beneficios. Michael Murray, ND, un experto en medicina natural y el autor de varios libros sobre el tema, sugiere comer rábanos frescos para combatir el estreñimiento.

★**Ajo, cebolla y puerro** El consumo de los alimentos conocidos como prebióticos —unos componentes indigeribles de los alimentos que estimulan la multiplicación de las bacterias "buenas" en el tracto digestivo— puede ayudar a prevenir muchos problemas gastrointestinales. Algunas fuentes naturales de prebióticos son el ajo, la cebolla y el puerro (poro), tres elementos importantes de la dieta mediterránea. Según unos estudios llevados a cabo en la India, el efecto del ajo sobre las bacterias buenas en el intestino da como resultado una mejor digestión y aumenta la absorción de minerales. Asimismo combate la diarrea y las úlceras.

★**Chile** Al contrario de lo que comúnmente se cree en este país, las especias picantes no trastornan el estómago. De hecho, algunas de ellas —como por ejemplo el chile y la pimienta de Cayena— ayudan a calmarlo. Además, de acuerdo con estudios recientes los carotenoides, unos pigmentos naturales que le brindan su color llamativo al chile, al parecer protegen la membrana mucosa de revestimiento del estómago, mientras que la capsaicina, el compuesto picante, tal vez ayude a prevenir las úlceras. Asimismo el chile estimula la digestión.

★**Cúrcuma** Esta especia se utiliza desde hace miles de años como medicamento natural. Se cree que ofrece varios beneficios gastrointestinales. Los médicos ayurvédicos trataban todo tipo de afecciones con cúrcuma (azafrán de las Indias). Además, los investigadores han observado que la curcumina, su ingrediente más activo, permanece en el tracto gastrointestinal, donde al parecer combate los pólipos de colon y posiblemente también el cáncer de colon. Los científicos están estudiando los efectos de la curcumina sobre otras enfermedades abdominales, como la colitis y la enfermedad inflamatoria intestinal.

★**Papaya** La papaya (fruta bomba, lechosa) contiene unas enzimas digestivas, las enzimas proteolíticas, que descomponen las proteínas y ayudan a la digestión. Según ciertos naturópatas, el jugo de la papaya sirve para aliviar la indigestión. Si tienen razón, también deberían obtenerse beneficios al comer un postre de otras frutas que contienen proteolíticos, como el kiwi, el higo, la papaya, la piña (ananá) o el jengibre. Si sufriera una indigestión crónica tal vez serviría estas frutas con más frecuencia a manera de postre.

★**Piña** La piña ofrece una abundancia de fibra para evitar la indigestión. Contiene glutamina, un compuesto que ayuda a proteger la membrana mucosa de revestimiento del estómago, así como bromelina, una sustancia antiinflamatoria natural que puede ayudar a reducir las inflamaciones dolorosas de las úlceras.

(*Nota*: si encuentra en este capítulo términos que no entiende o que jamás ha visto, favor de remitirse al glosario en la página 455).

Directo del botiquín herbario

En Sudáfrica los médicos recomiendan el rooibos como un calmante eficaz y lo bastante suave para tratar a bebés con cólicos, según la difunta botánica económica Julia Morton, DSc, autora de un atlas de plantas medicinales. Las hojas de rooibos se fermentan y se secan al sol para preparar el té; es posible conseguir varios diferentes en las tiendas de productos naturales. El rooibos no contiene cafeína y menos de la mitad de los taninos del té no herbario, así que hay menos probabilidad de que produzca el estreñimiento que a veces resulta del café y del té no herbario.

Infecciones de la vejiga

UNA DE CADA CINCO MUJERES PADECERÁ POR LO MENOS una infección de la vejiga a lo largo de su vida y más o menos el 11 por ciento las sufren cada año. A los hombres también les pueden dar infecciones de la vejiga, sobre todo si tienen la próstata agrandada, pero el problema afecta principalmente a las mujeres.

Las infecciones de la vejiga o bien del tracto urinario (ITU) dan motivo para casi 8,3 millones de consultas médicas y 1,6 millones de hospitalizaciones al año, según la Fundación Nacional del Riñón. Las dos terceras partes de las personas que acuden a consulta son mujeres en edad fértil. Más o menos el 80 por ciento de las infecciones de la vejiga las causan las bacterias de la zona anal, sobre todo *Escherichia coli*, un microorganismo que habita el tracto digestivo. Ya que las mujeres tienen la uretra (el tubo por el que la orina es expulsada del cuerpo) mucho más corta que los hombres, el *E. coli* llega más fácilmente hasta su vejiga. Por fortuna la mayoría de las infecciones no son graves y pueden tratarse fácilmente con antibióticos.

El primer indicio de una infección de la vejiga a menudo es el impulso fuerte de orinar o una sensación de ardor al orinar. A pesar de que tal vez se sienta la

"Té Anticistitis"

Dos sustancias químicas de origen alimenticio, el cineol (eucaliptol) y el timol, son antisépticos urinarios. En mi opinión el té preparado con las hierbas que contienen cineol tiene un sabor más agradable, pero es posible que el timol sea la sustancia más potente de las dos. Podrá encontrar los ingredientes necesarios para preparar mi "Té Anticistitis" hecho a su gusto en la sección de hierbas culinarias de su supermercado o de una tienda de productos naturales. Algunas plantas culinarias que contienen una gran cantidad de cineol son el cardamomo, la albahaca, la canela, la menta verde, el romero, el jengibre, la nuez moscada, la menta (hierbabuena), el hinojo, el estragón y la cúrcuma (azafrán de las Indias). Si desea aprovechar el poder antiséptico del timol puede optar por la albahaca, el orégano (se dice que también contiene arbutina), la ajedrea o el tomillo. También le agregaría un poco de gaulteria al té, tanto por la arbutina como por su delicioso aroma. Personalmente combinaría unas semillas de cardamomo con un puñado de menta verde y romero, unos arándanos agrios o arándanos (o los dos) y una pizca de jengibre y de cúrcuma. El resultado sería una sabrosa mezcla de docenas de fitoquímicos antisépticos.

necesidad de ir al baño con frecuencia posiblemente se produzca poca orina. También puede haber dolor en el bajo abdomen, la espalda o los costados. La orina puede estar turbia o ligeramente rojiza por la sangre, además de producir un olor fétido o muy intenso. También es posible sentirse cansado, tembloroso y débil. Si la infección se extiende a los riñones tal vez se padezca fiebre, escalofríos, náuseas, vómito y dolor de espalda además del impulso frecuente de orinar y dolor al hacerlo. Si usted desarrolla estos síntomas no posponga la cita con el médico para tratarse, porque podría sufrir problemas de salud más complicados.

Alimentos curativos para las infecciones de la vejiga

★★★**Apio** Los extractos de semilla de apio, con su enorme cantidad de compuestos analgésicos, antiinflamatorios y diuréticos, así como algunos bloqueadores de calcio, parecen un tratamiento apropiado para las infecciones de la vejiga. Se supone que la semilla de apio mejora la cantiad y la calidad de la orina y sirve como diurético en caso de las ITU. Hay que comer grandes cantidades de tallos de apio, perejil y zanahoria, ya que los tres promueven el flujo de la orina y benefician el tracto uri-nario en general.

★★★**Arándano agrio** Desde hace muchísimo tiempo las abuelas y otras personas, al igual que algunos médicos sabios, han recomendado el jugo de arándano agrio para tratar las infecciones de la vejiga. Los científicos tardaron un poco en unírse-les, pero ahora están de acuerdo. Las investigaciones sugieren que la eficacia del arándano agrio contra las ITU posiblemente se deba a que le impide al *E. coli* adhe-rirse a las paredes internas de la vejiga.

Además de ayudar a prevenir y a tratar las ITU comunes, resulta que el arán-dano agrio posiblemente también sirva para prevenir infecciones más graves de la vejiga. Dentro del marco de un estudio muy pequeño realizado por la Universidad de Washington en Seattle, los investigadores les dieron un cóctel de jugo de arán-dano agrio a tres mujeres después de haber obtenido muestras de su orina. Recogie-ron más muestras 4 y 6 horas después, combinaron ambos juegos de muestras con células de vejiga humana y las incubaron con *E. coli*. Observaron que el número de bacterias que lograron adherirse a las células de la vejiga (es lo primero que deben hacer para causar una infección) se redujo de manera significativa en la orina de las mujeres después de haber tomado el jugo de arándano agrio. La dosis que ofrecía la mayor protección fue la de 8 onzas (240 ml).

Si bien se trató de un estudio muy pequeño, varios más amplios obtuvieron resultados semejantes. Un equipo de investigadores de la Colaboración Cochrane localizó hace poco 10 estudios con un total de 1.049 participantes. Al revisarlos lle-garon a la conclusión de que el jugo de arándano agrio reduce el número de las ITU a lo largo de un período de 12 meses, sobre todo en el caso de las mujeres propensas a sufrir infecciones recurrentes. Los beneficios no resultaron tan claros para otros grupos estudiados. No obstante, los científicos también identificaron un problema típico de los estudios con jugo de arándano agrio: muchos participantes los abando-nan. Es posible que la gente simplemente no desee tomar tanto jugo de arándano agrio a lo largo de mucho tiempo.

Por lo tanto, el problema de recomendar el jugo de arándano agrio es que se tiene que tomar en grandes cantidades; los naturópatas sugieren 17 onzas (510 ml) al día para tratar una ITU. El jugo natural es ácido, así que querrá endulzarlo; por lo tanto se trata de un remedio bastante alto en calorías a menos que se endulce con hierba dulce de Paraguay (*Stevia rebaudiana*), cuyo sabor no le gusta a todo el mundo.

★★★**Yogur** Para combatir las infecciones desde la hora de desayunar puede agre-gar un puñado de arándanos a un plato de yogur y tomar un vaso de jugo de arán-dano agrio. El yogur es un buen remedio natural. Diversos estudios han demostrado

Aumentar el consumo de líquidos, como jugo de arándano agrio y agua, promueve la micción frecuente, lo cual ayuda a expulsar las bacterias de la vejiga. Sin embargo, algunos líquidos llegan a ser irritantes. Cuando perciba las primeras señales de una infección de la vejiga evite el alcohol y las bebidas de café, té y cola que contengan cafeína.

que los probióticos (las culturas bacterianas activas) que contiene ayudan a prevenir las infecciones de la vejiga y las vaginales (candidiasis).

Es posible que el yogur también ayude al estimular la producción de varias citoquinas (las moléculas que contribuyen a regular el sistema inmunitario), de acuerdo con investigaciones recientes del departamento de Ciencias de Nutrición de la Universidad de Viena en Austria. Si bien tanto el yogur común como el probiótico mostraron mejorar el funcionamiento del sistema inmunitario en este estudio, yo optaría por un yogur cuya lista de ingredientes mencione las culturas vivas.

En su página *web*, el Dr. Andrew Weil, profesor de la Facultad de Medicina de la Universidad de Arizona en Tucson, nos advierte que no hay que dejarse engañar por las palabras *"prepared with active cultures"* ("preparado con culturas activas"). Todos los yogures se preparan con culturas activas, pero algunos fabricantes exponen el yogur a calor después de haberlo fermentado, lo cual mata los cultivos. La Dirección de Alimentación y Fármacos les exige ponerles a estos productos "expuesto a calor después de cultivado" (*heat-treated after culturing*). Evítelos y busque un yogur que indique *"active yogurt cultures"* (culturas activas de yogur), *"living yogurt cultures"* (culturas vivas de yogur) o *"contains active cultures"* (contiene culturas activas).

Es posible mejorar los efectos de los probióticos acompañándolos de verduras o de hierbas ricas en inulina como la raíz de girasol, el diente de león (amargón) y la achicoria.

★★**Arándano** Al igual que sucede con el arándano agrio, los curanderos populares han afirmado desde hace mucho tiempo que el arándano ayuda contra las ITU. Esta baya contiene componentes semejantes a los del arándano agrio y es posible que también les impida a las bacterias adherirse al recubrimiento de la vejiga. Sin embargo, no se han realizado muchas investigaciones sobre la eficacia del arándano para prevenir las infecciones de este órgano.

2 / 13 / 14

Impida las infecciones de la vejiga

Todos los productos alimenticios que acabo de mencionar, acompañados de lo que le recete su médico, sirven para tratar las infecciones de la vejiga, pero pecaría de negligente si no incluyera en este capítulo las siguientes indicaciones básicas para evitar esta afección.

Independientemente de que sean o no propensas a sufrir infecciones de la vejiga, todas las mujeres deberían:

- Tomar ocho vasos de agua al día
- Orinar siempre que sientan el impulso de hacerlo (una vejiga llena es más susceptible de sufrir infecciones)
- Evitar las duchas vaginales
- Limpiarse de adelante hacia atrás después de hacer del baño, para evitar que las bacterias del ano se introduzcan en la uretra

Las mujeres que suelen padecer infecciones repetidas de la vejiga deberían:

- Darse duchas (regaderazos) en lugar de bañarse en la bañadera (bañera, tina)
- Tomar un vaso con agua antes y otro después de tener relaciones sexuales
- Orinar un máximo de 15 minutos después de haber sostenido relaciones sexuales

Un estudio antiguo publicado por la revista médica *Journal of the American Medical Association* demostró que ciertos compuestos de los jugos de arándano agrio y de arándano posiblemente les impidan a las bacterias adherirse a las paredes de la vejiga, por lo que ya no podrían causar una infección ahí. El arándano y el arándano agrio, al igual que otras muchas hierbas y frutas de la familia del brezo, contienen arbutina, un compuesto antibiótico y diurético que ayuda a aliviar la retención del agua. En otro estudio de siete jugos, los de arándano agrio y arándano sirvieron por igual para reducir la adhesión del *E. coli*, mientras que no tuvieron este efecto los jugos de guayaba, mango, naranja (china), piña (ananá) y toronja (pomelo).

★★**Gaulteria** Probablemente no encuentre la gaulteria en el supermercado excepto como ingrediente de chicles (gomas de mascar) y tés herbarios, pero si logra conseguirla vale la pena tenerla a la mano en su especiero. A la mitad del invierno pongo sus hojas y bayas a remojar en vodka para preparar una bebida casera que llamo "Tónico para la Vejiga". En el verano me gusta agregarle jengibre silvestre y monarda escarlatina (té de Osweogo). Antaño las hojas se ponían a remojar en brandy para preparar una bebida tónica. En Maine también usamos la gaulteria para preparar un té. Los indígenas del norte de nuestro país les dedicaban a estas hojas casi la misma adoración como los incas a las hojas de la coca. Contienen por lo menos cuatro compuestos analgésicos: salicilato de metilo, ácido cafeico, ácido ferúlico y ácido gentísico. Sirven para combatir los males de la vejiga gracias a la arbutina, un antiséptico urinario importante, así como muchos fitoquímicos más igualmente provechosos para este órgano.

★**Papaya y otras frutas y verduras** Aparte de los jugos de arándano agrio y de arándano, otros que combaten las ITU son los de apio, pepino, papaya (fruta bomba, lechosa), perejil y zanahoria. La papaya en particular se utiliza desde hace mucho tiempo contra los problemas de la vejiga, lo cual no sorprende en absoluto. De acuerdo con investigaciones bien fundamentadas se trata de un diurético que ayuda a vaciar la vejiga.

(*Nota*: si encuentra en este capítulo términos que no entiende o que jamás ha visto, favor de remitirse al glosario en la página 455).

Directo del botiquín herbario

La gayuba (uvaduz, aguavilla), un pariente cercano del arándano agrio y del arándano, contiene una buena cantidad de arbutina, un diurético y antibiótico natural. Mi difunto amigo Varro Tyler, PhD, decano y profesor emérito de Farmacognosia (la Química Farmacéutica de los productos naturales) en la Universidad de Purdue de West Lafayette, Indiana, recomendaba mucho esta hierba. En uno de sus libros sobre hierbas, el Dr. Tyler se basaba en las recomendaciones de la Comisión E alemana, una institución gubernamental que evalúa la seguridad y la eficacia de las hierbas medicinales. El Dr. Tyler llama a la gayuba —la hierba antibacteriana más eficaz contra las infecciones del tracto urinario— y presenta la receta de la Comisión E: tomar 10 gramos diarios (aproximadamente ½ onza o 14 g) para tratar las infecciones de la vejiga. Esta cantidad de gayuba contiene entre 400 y 700 miligramos de arbutina. Desarrolla su actividad antibacteriana máxima de 3 a 4 horas después de ingerida.

Infecciones de los oídos

SI USTED FUE NIÑO ALGUNA VEZ —Y APUESTO A QUE ASÍ FUE— probablemente sufrió por lo menos una infección de los oídos durante su juventud. De acuerdo con el Instituto Nacional de la Sordera y otros Trastornos de la Comunicación, tres de cada cuatro niños padecen una infección de los oídos antes de cumplir los 3 años de edad.

La mayoría de los casos de dolor de oído se deben a cualquiera de dos tipos de infección de los oídos: la otitis interna aguda —*otitis* significa "inflamación del oído" e *interna* se refiere a la caja del tímpano y la trompa de Eustaquio (en inglés esta infección se llama *otitis media*)— o bien la otitis interna con efusión. En el primer caso el oído interno se encuentra infectado o hinchado, con líquido y moco atrapados en su interior. En el segundo caso la infección se curó, pero el líquido permanece atrapado en el oído del niño, preparando el campo para nuevas infecciones.

Las infecciones de los oídos por lo común se dan cuando un virus provoca un resfriado (catarro), el cual hace que se hinchen y se obstruyan las trompas de Eustaquio, unos tubos que conectan el oído medio con la nariz y que regulan la presión al interior del oído impulsando líquido a través de este. En los niños las trompas de Eustaquio son más estrechas y cortas que en los adultos y se obstruyen con mayor facilidad; las obstrucciones les impiden ajustarse a diferentes presiones del aire.

Las adenoides también pueden causar dolor de oído. Estos tejidos se ubican detrás de los oídos, cerca de las trompas de Eustaquio, y producen unas células que ayudan a combatir las infecciones. Si ellas mismas se infectan —como a veces ocurre durante una faringitis bacteriana o una amigdalitis—, se hinchan y obstruyen las trompas de Eustaquio. Si esto se repite con frecuencia es posible que el médico recomiende una adenoidectomía, una operación que extrae las adenoides para evitar la presión sobre las trompas de Eustaquio.

Si se acumula líquido detrás del tímpano —los médicos pueden detectarlo con pruebas de audición, ya que el líquido causa una pérdida temporal de audición— es posible que el paciente deba someterse a una miringotomía, la cual implica colocar unos tubitos dentro del tímpano para ayudar al drenaje de los líquidos. Los tubos se salen solos al cabo de unos cuantos meses y, en el caso ideal, el tímpano permanecerá seco de ahí en adelante.

Otras causas de dolor de oído son: un exceso de cerumen (cerilla) en los oídos, una infección dental, agua retenida en el oído al nadar o bañarse, cambios en la presión a causa de cambios de altitud, artritis de la mandíbula o síndrome de la articulación temporomandibular. Se ha demostrado que fumar también provoca infecciones de los oídos en los niños.

A pesar de que mencioné la adenoidectomía y la miringotomía, en la mayoría de los casos los médicos no tienen que hacer nada para librar a sus pacientes de las infecciones de los oídos porque casi siempre se curan solas al cabo de unos cuantos días. A veces, como cuando un niño tiene menos de 6 meses de edad o ha sufrido varias infecciones en el curso de un mes, el médico le recetará antibióticos.

Entonces, ¿a qué horas entran al cuadro los alimentos? Resulta que evitar ciertos alimentos —a saber el cacahuate (maní), los frutos secos de árbol, la leche, el huevo, el trigo, la soya, el pescado y los mariscos— puede ayudar a prevenir el dolor de oídos. Se trata de causas comunes de alergias alimenticias y cualquiera (sobre todo un niño) que consuma alimentos que le produzcan alergia sufrirá una congestión nasal. La congestión nasal producirá más líquidos, los cuales pueden obstruir las trompas de Eustaquio y producir infecciones de los oídos.

Dentro del marco de un estudio en particular, un investigador les hizo pruebas de alergias alimenticias a 104 niños afectados por infecciones recurrentes de los oídos y descubrió que 81 de ellos eran alérgicos a algo que comían normalmente: la tercera parte le tenía una alergia a la leche; y otra tercera parte, al trigo. A petición del investigador, los padres les quitaron estos alimentos durante 4 meses; 70 de los niños experimentaron una mejoría significativa.

Al finalizar este tiempo los padres les volvieron a dar los alimentos anteriormente prohibidos a sus hijos; al cabo de 4 meses, a 66 de los 70 niños se les habían obstruido los oídos internos otra vez.

Tal vez le haga falta realizar algunos experimentos a la hora de la cena para determinar qué le causa alergia a su hijo, pero si este tiempo de investigación mejora la salud de sus oídos se tratará de tiempo bien invertido.

En cuanto a remedios alimenticios conozco uno que tal vez le sirva.

★**Ajo** Mi amigo Paul Strauss, un herbolario radicado en Ohio, indica que los indios asiáticos mezclan el ajo con aceite de oliva como tratamiento para el dolor de oído. Tiene sentido, desde mi punto de vista, ya que el ajo posee propiedades antibióticas y refuerza el sistema inmunitario. No querrá probar este remedio si tiene el tímpano perforado. Siempre puede agregar más ajo a sus platillos, pero me imagino que resultará más eficaz la vía directa de gotear el aceite de ajo en el oído.

(*Nota*: si encuentra en este capítulo términos que no entiende o que jamás ha visto, favor de remitirse al glosario en la página 455).

Infecciones fúngicas

LA MAYORÍA DE LAS PERSONAS DISFRUTAMOS LOS HONGOS con regularidad. El champiñón es un hongo carnoso y el vino, el queso y ciertos tipos de pan son el producto de la fermentación de hongos. Además, estos organismos "humildes" nos ayudan a fabricar antibióticos que pueden salvarnos la vida, entre ellos la penicilina.

Desafortunadamente no todas las noticias al respecto son buenas. Algunos hongos causan candidiasis o ciertas formas de tiña, como el pie de atleta y la tiña crural. Es posible tratar estas infecciones específicas con todo un arsenal alimenticio (en cuanto a la candidiasis o al pie de atleta, vea los capítulos respectivos).

Ciertas afecciones —como un sistema inmunitario débil, la diabetes y el VIH/SIDA— promueven infecciones fúngicas crónicas. Determinados medicamentos también les crean un ambiente favorable a los hongos. Los antibióticos, por ejemplo, matan las bacterias dañinas, pero también reducen la cantidad de bacterias útiles que controlan los hongos. La mayoría de las infecciones fúngicas leves responden bien a los medicamentos vendidos con receta, aunque los efectos secundarios de algunos de ellos sean graves. Además, está aumentando la preocupación entre los expertos de que el consumo excesivo de estos productos termine por crear cepas de hongos resistentes a los medicamentos. Por eso pienso que lo mejor es buscar tratamientos y formas de prevención basados en los alimentos. Algunos productos botánicos contienen más de una docena de sustancias antifúngicas y la probabilidad de que creen bacterias resistentes es menor que en el caso de un solo antibiótico.

Alimentos curativos para las infecciones fúngicas

★★★**Ajo** Si me encontrara solo en una isla desierta con una infección fúngica como única compañera, buscaría ajo o sus parientes silvestres para tratar mi piel irritada. Pensándolo bien, optaría por el ajo aunque viviera al lado de una farmacia. Y lo haría porque se ha demostrado que el ajo es uno de los antifúngicos más poderosos del mundo natural. De acuerdo con diversas investigaciones de laboratorio, el ajo mata los hongos que producen infecciones vaginales y orales en cuanto entra en contacto con ellos. En un estudio de laboratorio realizado por la Universidad Loma Linda en California, unos animales con candidiasis recibieron ya sea un placebo o una fórmula preparada con extracto añejado de ajo. Después de dos días, los hongos habían desaparecido por completo en los animales que recibían el ajo, mientras que los tratados con el placebo seguían infectados. Es posible que esta planta de sabor intenso también prevenga infecciones futuras. Al parecer el ajo estimula unas células del sistema inmunitario conocidas como neutrófilos y macrófagos, los cuales le ayudan al cuerpo a combatir las infecciones.

A fin de tratar y de prevenir las infecciones por candidiasis procure comer desde varios dientes hasta un bulbo completo de ajo al día, sugiere Paul Reilly, ND, un naturópata y profesor adjunto de la Universidad Bastyr en Seattle. A mí me cuesta trabajo masticar y comerme un diente de ajo completo. En una ocasión, traté de tragármelo sin masticar, pero el poder medicinal del ajo se pierde si su piel no se rompe, así que hace falta masticarlo, aplastarlo, rebanarlo o machacarlo. Lo mejor es comérselo crudo, pero conserva algo de su fuerza incluso cuando se hornea en el horno convencional o de microondas, o también sofrito (salteado).

★★★**Alcaravea** La fruta y las semillas aromáticas de la alcaravea se utilizan para curar en todo el mundo desde hace mucho tiempo. La alcaravea contiene una lista muy larga de fungicidas, lo cual explica por qué resulta tan eficaz contra la micosis (una forma amenazadora de llamar cualquier afección causada por hongos). La mayoría de las propiedades medicinales de la alcaravea se deben a su aceite volátil, el cual se consigue en forma de suplementos con capa entérica. Asimismo es posible comprar la fruta de la alcaravea en polvo para preparar un té. No obstante, es más sabroso condimentar la carne y el pan con semillas de alcaravea para combatir los hongos.

★★★**Apio** La gente no empezó a apreciar los méritos culinarios del apio hasta después del año 1700. Antes de tal siglo, los romanos se ponían coronas de apio para alejar varios males, como por ejemplo la resaca (cruda). Afortunadamente ya sabemos en la actualidad que no hace falta sacrificar la dignidad personal a fin de disfrutar las propiedades medicinales de esta grata verdura.

Cuando el apio se guarda muestra una resistencia natural a los patógenos porque contiene una mezcla enorme de fungicidas; ya se han identificado más de dos docenas. Si usted es propenso a sufrir infecciones fúngicas o está luchando contra una en este momento, coma un tallo de apio al día para mantener a raya los microbios.

★★**Canela** Al igual que casi todas las demás especies, la canela se utilizaba para conservar los alimentos cuando aún no se conocía la refrigeración. La mayoría de las especies son buenos antisépticos y probablemente se usaban por sus propiedades antifúngicas lo mismo que por su sabor. La canela contiene más de dos docenas de compuestos antisépticos, muchos de ellos fungicidas. Sus efectos son particularmente letales en el caso de las bacterias contenidas en los alimentos, como la *Escherichia coli*. De hecho, el poder antimicrobiano de la canela es tan grande que algunos fabricantes de alimentos están probando envolturas que contienen canela para impedir la invasión de microbios peligrosos.

Agregue canela a sus adobos (escabeches, marinados), sopas o masas, úsela para frotar la superficie de diversas carnes o desayune pan tostado con canela acompañado de té de canela para comenzar el día con mucha fuerza antimicrobiana.

★★**Cúrcuma** ¿Hay algo que la cúrcuma (azafrán de las Indias) no sea capaz de hacer? Se ha comprobado que protege el corazón, ayuda a la digestión, previene las úlceras y combate los hongos. Los compuestos de la cúrcuma han inhibido de manera significativa el crecimiento de varias cepas de hongos en estudios de laboratorio. Si bien la cúrcuma no es (aún) una superestrella antifúngica, contiene por lo menos 20 compuestos fungicidas.

Puede prepararse una bebida medicinal agregando una cucharadita de cúrcuma en polvo a una taza de leche tibia. O bien incluya la cúrcuma en su dieta de la manera tradicional: espolvoreada sobre los alimentos. Tiene un sabor agradable, pero no exagere, pues en grandes cantidades sabe amarga.

★★**Manzanilla** No se deje engañar por los efectos relajantes de esta hierba propia para la hora de dormir. Contiene varios componentes sumamente poderosos que alivian las irritaciones bacterianas y fúngicas de la piel. La manzanilla cuenta con más de dos docenas de compuestos antisépticos; los más potentes son el bisabolol, el chamazuleno y otros éteres cíclicos.

La mejor forma de aprovechar la manzanilla es aplicando la bolsa de té como una especie de cataplasma (emplasto, fomento) directamente sobre las infecciones fúngicas de la piel.

★★**Té blanco** Tanto la comunidad médica como la población profana reconoce extensamente los beneficios que ofrece el té verde al estimular el sistema inmunitario. No obstante, en algunos estudios el té blanco, menos conocido, le ha ganado al verde cuando se trata de desarmar las bacterias y los virus y de matar las células de los hongos. Unas investigaciones de laboratorio realizadas por la Universidad Pace en la ciudad de Nueva York han demostrado de manera consistente que el extracto del té blanco desactiva varias especies de hongos que causan infecciones del tracto urinario, peritonitis y neumonía. Los investigadores también observaron que los efectos antimicrobianos de la pasta de dientes y del enjuague bucal aumentan cuando se les agrega extracto del té blanco.

El té blanco se hace con hojas de té inmaduras que se recogen poco antes de que los botones se abran por completo. Estas hojas se encuentran en un estado más cercano al natural que otras hojas de té, lo cual posiblemente sirva para explicar el poder antifúngico del té blanco. Con base en los resultados de estos estudios, los investigadores sugieren beber hasta dos tazas de té blanco al día para disfrutar de protección antimicrobiana en general.

(*Nota*: si encuentra en este capítulo términos que no entiende o que jamás ha visto, favor de remitirse al glosario en la página 455).

Directo del botiquín herbario

El aceite de melaleuca es uno de los antisépticos más poderosos que existen en el mundo natural. Incluso mata algunos hongos resistentes a los medicamentos y resulta particularmente perjudicial para el crecimiento de los organismos que provocan aftas (úlceras) crónicas, pie de atleta y vaginitis. Dentro del marco de un estudio realizado por la Universidad de Glasgow, los investigadores expusieron a este aceite 301 hongos obtenidos de las bocas de pacientes de cáncer que padecían infecciones fúngicas orales y descubrieron que los inhibía todos (incluyendo los 41 que son resistentes a los medicamentos antifúngicos fluconazol e itraconazol). Debido a estos resultados, los investigadores opinan que el uso del aceite de melaleuca con pacientes afectados por inmunidad reducida merece estudiarse más a fondo. Sin embargo, *no* vaya a ponerse el aceite de melaleuca en la boca y manténgalo fuera del alcance de los niños. Cuando se traga puede resultar fatal aun en cantidades pequeñas.

Para tratar las infecciones de la piel, aplique unas cuantas gotas de aceite al área afectada tres veces al día. El aceite puede irritar la piel, así que tal vez quiera diluirlo primero con una cantidad igual de aceite vegetal. Si experimenta cualquier molestia deje de usarlo. No recomiendo utilizar el aceite de melaleuca contra infecciones vaginales excepto como último recurso, ya que los tejidos vaginales son particularmente sensibles. Consulte a su médico antes de usarlo con este fin.

Insomnio

LA SEÑORA DUKE LEE REVISTAS FEMENINAS y sigue muchas de sus recomendaciones. De manera particular ha hecho valer una regla que se menciona a menudo en esas publicaciones: "Asegúrese de que su recámara (dormitorio) sea silenciosa y oscura". ¿Por qué? Entre más oscura la recámara por la noche, más melatonina se segrega. Esta sustancia química ayuda a regular el ciclo natural sueño-vigilia y a algunas personas los suplementos de melatonina les sirven para dormir mejor.

Otras sugerencias que tal vez le ayuden a dormir mejor son: acostarse y levantarse a la misma hora entre semana y los fines de semana y evitar tomar siestas largas durante el día (aunque en mi caso una siesta después del almuerzo forma parte de mi rutina diaria).

Además, una estrategia que incluya el consumo de alimentos que fomenten el sueño tal vez le ayude a dormirse más fácilmente y a no despertarse durante la noche.

Alimentos curativos para el insomnio

★★★**Cereales** Muchos alimentos contienen dosis pequeñas de melatonina. Algunas fuentes de origen vegetal particularmente ricas en esta sustancia son el maíz (elote, choclo), el arroz y la cebada, al igual que el jengibre y el plátano amarillo (guineo, banana). Mi "Sopa Arrulladora" proporciona melatonina y triptófano y puede resultar útil como merienda antes de acostarse. Ponga a hervir a fuego lento maíz, arroz, cebada y quizá un poco de avena y de trigo en caldo de pavo (chompipe) y leche. Agregue unas nueces por su serotonina y unos garbanzos por el triptófano que contienen. Disfrute una taza de esta sopa en una habitación oscura media hora antes de acostarse.

★★★**Cereza** Algunas cerezas agrias contienen cantidades significativas de melatonina, una hormona producida por la glándula pineal (en la base del cerebro) que influye en el proceso del sueño. De acuerdo con unos estudios realizados por la Universidad de Texas, las cerezas tipo Montmorency contienen entre 0,1 y 0,3 miligramos de melatonina por ración. Se ha demostrado que esta cantidad de melatonina induce el sueño de manera eficaz.

★★**Eneldo** Mi banco de datos me indica que el eneldo contiene múltiples sustancias químicas herbarias que actúan como sedantes, combaten el estrés, deprimen el sistema nervioso central, relajan los músculos y tranquilizan. Además, el eneldo huele rico. Los pepinillos son una fuente tradicional obvia de eneldo, y muchas personas lo usan como condimento principal en *dips* preparados con crema agria y mayonesa. También puede preparar un té de sabor fresco vertiendo agua caliente sobre semillas de eneldo.

★★**Frijoles de soya** Las personas afectadas por el síndrome de piernas inquietas desarrollan sensaciones extrañas en las extremidades inferiores cuando están en reposo, lo cual les provoca un impulso fuerte a mover las piernas. Desde luego no es una situación favorable para conciliar el sueño.

Una causa común del síndrome de piernas inquietas es la insuficiencia de hierro. Si usted ha desarrollado esta afección recientemente sería una buena idea que el médico le revisara su nivel de hierro. Además, a algunas personas les sirven el folato, la vitamina E y el magnesio. Una de las mejores fuentes alimenticias de hierro son los frijoles de soya verdes cocidos, que se llaman *edamame* en la cocina moderna. Algunas fuentes buenas de folato son los cereales de caja enriquecidos, los frijoles de caritas, las espinacas cocidas y los espárragos. En cuanto a la vitamina E, pruebe el aceite de germen de trigo, la almendra, la semilla de girasol y la mantequilla de maní (crema de cacahuate).

★★**Semillas de *squash* y de calabaza** Una de las razones por las que a la gente le da sueño después de cenar el Día de Acción de Gracias —aparte de buscar un pretexto para no lavar los trastes— es a causa del triptófano que el pavo (chompipe) contiene. El cuerpo convierte este aminoácido en serotonina y luego transforma la serotonina en melatonina.

Dentro del marco de un estudio realizado en el 2005, un grupo de participantes consumió un alimento con un contenido alto de triptófano (harina de semilla de *butternut squash*, en este caso) combinado con glucosa, un carbohidrato; un segundo grupo tomó un suplemento de triptófano de calidad farmacéutica acompañado de un alimento rico en carbohidratos; y el tercer grupo comió sólo un alimento rico en carbohidratos. Los efectos de la fuente alimenticia de triptófano resultaron semejantes a los del triptófano de calidad farmacéutica en cuanto a su capacidad para tratar el insomnio. Los autores del estudio explican por qué sirve consumir un alimento rico en carbohidratos junto con el triptófano: el triptófano, una sustancia relativamente rara, compite con otros aminoácidos, de los que hay muchos, para llegar al cerebro, y con frecuencia pierde. No obstante, cuando se consume un alimento rico en carbohidratos el cuerpo responde con una descarga de insulina que hace bajar los niveles de los otros aminoácidos, lo cual le brinda una ventaja al triptófano.

Si no cuenta por casualidad con un guardadito de semillas de *butternut squash* en su cocina pruebe la semilla de calabaza (pepita), pues también se trata de una buena fuente de triptófano.

★**Hipogloso y otros alimentos ricos en magnesio** Si sus reservas de magnesio andan bajas esta insuficiencia puede estimularle el cerebro, lo cual a su vez puede

OJO CON ESTOS ALIMENTOS

Si usted toma bebidas con cafeína o alcohólicas reduzca su consumo durante el día y evítelas definitivamente por la noche. Consumir cualquiera de las dos poco antes de acostarse puede impedir que duerma bien por la noche.

interferir con su sueño. El consumo recomendado de magnesio son, para un hombre adulto, 400 miligramos hasta los 30 años de edad y 420 miligramos después de esta edad. En el caso de la mujer adulta, el consumo recomendado para los mismos grupos de edad es de 310 y 320 miligramos, respectivamente. El hipogloso es una fuente buena, ya que contiene 90 miligramos por ración de 3 onzas (84 g). A continuación el contenido en magnesio de otros alimentos, expresado en miligramos:

1 onza (28 g) de almendra: 80

½ taza de espinaca cocida: 75

1 taza de avena: 55

1 papa al horno: 50

Otras fuentes buenas de magnesio son la verdolaga (una planta comestible con hojas y tallos jugosos que muchos consideran una mala hierba), la habichuela verde (ejote), la semilla de amapola, el frijol de caritas y la lechuga.

(*Nota*: si encuentra en este capítulo términos que no entiende o que jamás ha visto, favor de remitirse al glosario en la página 455).

Directo del botiquín herbario

Varios tés herbarios se recomiendan mucho para el insomnio, como el toronjil (melisa) y la manzanilla. El toronjil contiene unas sustancias químicas llamadas terpenos, que son sedantes, y la manzanilla —que en Latinoamérica se disfruta con frecuencia como bebida relajante después de cenar— cuenta con un sedante eficaz, la apigenina.

Mal aliento

MAL ALIENTO, HALITOSIS, PESTE A BOCA: todos estos términos se utilizan para describir el aroma fétido y desagradable que emana de la boca. Nadie es inmune al mal aliento, ni siquiera las personas muy quisquillosas en lo que al cuidado dental se refiere (y eso incluye a los dentistas). Muchas cosas pueden causar un aroma desagradable. Una de las más importantes son unas bacterias que producen compuestos de azufre y se adhieren a los dientes, las encías y la lengua. Ni siquiera los cepillos de dientes más avanzados pueden meterse en todos los rinconcitos y huequitos donde se esconden las bacterias que habitan los alimentos. Afortunadamente nuestro cuerpo produce unas 3 pintas (1,4 litros) de saliva al día para llevarse las partículas que se les escapan a los cepillos de dientes y al hilo dental. La saliva incluso contiene minerales que ayudan a reparar la descomposición dental microscópica. Cuando la boca está seca, por el contrario, las bacterias se multiplican y crean una fetidez que haría retroceder horrorizado hasta a su amigo más querido. (Un vaso con agua debería bastar para reanudar relaciones).

La capacidad de ciertos alimentos para causar mal aliento es notoria. Los más conocidos pertenecen a la familia de las aliáceas: el ajo y la cebolla. Cuando el metabolismo del cuerpo asimila estos alimentos, produce unos gases que son transportados a los pulmones y se liberan a través del aliento.

El mal aliento puede deberse a otras razones menos obvias relacionadas con ciertos problemas de la salud. Algunos de los males que a veces provocan halitosis son las infecciones respiratorias y de los senos nasales, la diabetes y las enfermedades hepáticas y renales. Si usted padece mal aliento de manera persistente, asegúrese de consultar a su dentista o a su médico de cabecera para ir al fondo de las cosas.

Alimentos curativos para el mal aliento

Las tiendas están llenas a reventar de productos que aseguran servir para refrescar el aliento, pero no es tarea fácil decidir cuál funciona mejor. Antes de empezar a revisarlos considere una estrategia más natural.

★★★**Yogur** Hay ocasiones en que hace falta combatir el fuego con fuego o bien, en este caso, las bacterias con bacterias. Nuestro cuerpo está lleno de todo tipo de flora para evitar que la proliferación de los microorganismos dañinos se salga de control. Las bacterias que habitan al fondo de la garganta producen sulfuro de hidrógeno, una causa común del mal aliento. Afortunadamente es posible que las bacterias del yogur controlen a las otras bacterias problemáticas. Cuando unos investigadores japoneses les dieron de comer 3 onzas de yogur sin edulcorante dos veces al día durante 6 semanas a los participantes en su estudio, los niveles de sulfuro de hidrógeno se redujeron en más de la mitad de las personas a quienes se les había confirmado la halitosis. Un beneficio adicional fue la reducción significativa de la placa dental y la gingivitis. Los científicos no están seguros exactamente de qué forma las bacterias del yogur reducen la cantidad de sulfuro de hidrógeno, según las afirmaciones del investigador en jefe Kenichi Hojo. Es posible que los organismos benéficos del yogur, *Streptococcus thermophilus* y *Lactobacillus bulgaricus*, simplemente dominen a las bacterias fétidas o creen un ambiente hostil para ellas. Lo más eficaz es el yogur simple sin edulcorante con cultivos activos, pero las presentaciones con edulcorante artificial también deben ser eficaces, en opinión de Hojo.

Hubo épocas en que nos sobraba leche de cabra y terminaba tratando de fabricar yogur y queso. Mis productos no me gustaban y prefiero los comerciales. Pienso que tal vez sirva agregar unos trocitos de hojas de menta al yogur, contra la halitosis, pero si se exagera el consumo de esta hierba es posible que las bacterias benéficas también salgan un poco dañadas.

★★**Chicle** Cuando sospechamos que la boca nos huele mal a veces recurrimos a un trozo de chicle (goma de mascar) de aroma dulce. Algunos de estos chicles simplemente ocultan los olores y el mal aliento regresa con creces una vez que el sabor ha desaparecido. Sin embargo, los que contienen el aceite esencial cinamaldehído de hecho eliminan los olores e incluso impiden el crecimiento de bacterias pegajosas nuevas. Dentro del marco de un estudio realizado por la Universidad de Chicago, los investigadores les pidieron a unos voluntarios que masticaran uno de tres tipos diferentes de chicle: *Big Red*, una marca popular que contiene cinamaldehído; la misma marca de chicle sin cinamaldehído; o una base de goma sin aceites esenciales o saborizantes. Tras 20 minutos de masticar, el chicle con cinamaldehído redujo la

OJO CON ESTOS ALIMENTOS

Desde el punto de vista del mal aliento los alimentos que parecería más lógico evitar serían el ajo y la cebolla. No obstante, estos miembros de la familia de las aliáceas ofrecen tantos beneficios de nutrición que resultaría irresponsable –por no decir que poco ético– sugerir que se eviten por completo. Si su mal aliento persiste y se ha asegurado de que no existe ningún problema de salud de fondo, tal vez sería prudente reducir su consumo de proteínas.

Una de las quejas más comunes de las personas que siguen una dieta alta en proteínas para bajar de peso es que les provoca halitosis. Es cierto, tal vez bajen de peso, pero pueden perder amistades por culpa de su mal aliento. A las bacterias les encantan los alimentos con un contenido alto de proteínas como la leche, el queso, los huevos y la carne de aves. Si usted consume muchos alimentos de alto contenido proteínico, trate de reemplazar algunos de ellos con carbohidratos saludables y asegúrese de cepillarse o enjuagarse los dientes después de cada comida.

cantidad de bacterias en la boca en un 50 por ciento. La población de bacterias al fondo de la lengua se redujo en un impresionante 43 por ciento.

★★**Arándano agrio** Esta baya es como un agente de tránsito. Evita que las bacterias merodeen por las superficies de los tejidos lisos y creen confusión ahí. Por eso tiene fama de ser un remedio poderoso contra las infecciones de la vejiga. De igual manera el arándano agrio les indica a las bacterias de la boca que se vayan y evita que se peguen a los dientes. Cuando se aplicó una solución de jugo de arándano agrio diluida al 25 por ciento a unas superficies cubiertas por placa, la adhesión de las bacterias se redujo en entre el 40 y el 85 por ciento. Ya que el mal aliento se debe con frecuencia a la acumulación de bacterias en la boca, estos resultados son alentadores para todos los que luchan contra la halitosis. No obstante, preste atención a lo siguiente antes de tomar un vaso de jugo de arándano agrio. Los investigadores advierten que la mayoría de los jugos se preparan con azúcar para hacer más agradable al paladar el intenso sabor agrio de las bayas. Además, la acidez del arándano agrio puede corroer los dientes.

★★**Orégano** Muchas mentas aromáticas destacan en la lucha contra la halitosis, al igual que la canela aromática. En mis menús de efectos múltiples, el orégano obtuvo la calificación más alta en lo que se refiere a su actividad antioxidante, mejor incluso que el romero y la salvia, que también tienen buenas calificaciones.

★★**Perejil** A veces sólo hace falta una ramita de perejil para neutralizer el mal aliento. ¿Por qué? El perejil contiene clorofila, un pigmento vegetal que también es un fuerte desodorante. Todas las verduras de hoja verde contienen cantidades diversas de clorofila, pero el perejil es una de las más ricas. Mastíquelo después de comer, de tomar una taza de café o de ingerir cualquier cosa que provoque mal aliento. Siempre puede tener unas ramas frescas a la mano en el refrigerador. Al escoger el perejil en la tienda, opte por el más verde que pueda encontrar.

★**Apio** En términos generales, cualquier alimento bueno para el cuerpo también lo es para el aliento, pero el apio parece hecho a la medida para la lucha contra la halitosis. La mayoría de los expertos opinan que la causa más común del mal aliento es la higiene dental deficiente. Cuando los dientes no se cepillan ni se limpian correctamente con hilo dental, las partículas de comida que permanecen en su superficie y al fondo de la lengua fomentan el crecimiento de bacterias fétidas. Un tallo de apio sirve de dos formas: su aspereza ayuda a limpiar las bacterias al fondo de la lengua y las fibras naturales limpian los dientes. Es como un cepillo de dientes comestible. De hecho, si llega a encontrarse alguna vez en apuros, sin cepillo de dientes, consumir un tallo de apio después de comer o a primera hora de la mañana servirá para sustituirlo.

★**Champiñones** Como usted bien lo sabe, disfrutar una lasaña o una salsa italiana para pasta sobrecargada con ajo puede dejarlo a uno condenado al aislamiento durante varios días. ¿Por qué no hacerse el favor a uno mismo —y a quienes tenga uno alrededor— de agregar unos champiñones blancos pequeños a esos platos? Unas investigaciones llevadas a cabo por la Universidad de California en Davis revelaron que un extracto preparado con champiñones blancos (setas) al parecer sirvió para eliminar el mal aliento de los participantes que se habían enjuagado las bocas con una solución de ajo.

★**Cilantro** Siempre que me voy de Panamá huelo a cilantro, porque se trata de un ingrediente indispensable de la versión nacional del guiso (estofado) de pollo conocido como sancocho. Además de dos compuestos antihalitosis, el cineol y el timol, el cilantro también contiene docenas de componentes antibacterianos y antisépticos.

★**Limón** Martha Libster, una enfermera y autora de una guía herbaria, me sugirió un día que un desodorante muy conocido, el limón, puede servir contra el mal aliento. Me parece una buena idea en vista de que el limón contiene dos fitoquímicos antihalitosis y dos docenas de fitoquímicos antibacterianos. Puede probar el jugo de limón fresco adicionado con una o varias de las especias o hierbas que acabo de mencionar (canela, orégano o perejil).

★**Pasas** A primera vista las pasas parecen reunir todos los requisitos para producir un desastre dental. Son dulces y pegajosas, condiciones ideales para que las bacterias malolientes se planten en la boca. No obstante, un fitoquímico que contienen, el ácido oleanólico, de hecho combate esas bacterias, según un grupo de investigadores de la Facultad de Odontología de Chicago de la Universidad de Illinois. En un análisis de laboratorio, el ácido oleanólico inhibió el crecimiento de dos cepas de bacterias orales: *Streptococcus mutans*, que causa caries y mal aliento, y *Porphyromonas gingivalis*, que provoca la enfermedad periodotal. La investigadora en jefe, Christine Wu, señala que el azúcar adicional, o sea la sacarosa, es lo que promueve las caries. Los alimentos naturales como las pasas contienen sobre todo fructosa y glucosa. Otras delicias culinarias que cuentan con este ácido oleanólico que refresca el aliento son el clavo, el romero, el tomillo, la lavanda (espliego, alhucema), el orégano, la albahaca y la salvia.

★**Salvia** Hasta el momento la única razón por la que se puede recomendar la salvia para la halitosis es por los fitoquímicos que contiene. Nunca la he probado personalmente, pero contiene buenas cantidades de tres fitoquímicos antihalitosis distintos: 1,8-cineol, mentol y timol. Algunas personas solían frotar sus dientes y encías con las hojas ásperas de la salvia como única medida de higiene dental.

(*Nota*: si encuentra en este capítulo términos que no entiende o que jamás ha visto, favor de remitirse al glosario en la página 455).

Directo del botiquín herbario

Nadie tiene el aliento fresco a primera hora de la mañana. La salivación se reduce durante la noche y los niveles de pH se vuelven alcalinas en lugar de ácidas en la boca, promoviendo la multiplicación de las bacterias que producen olores y la aparición del mal aliento matutino. Un enjuague bucal herbario resulta tan eficaz para aliviar el mal aliento como muchos de los enjuagues bucales que se consiguen en la tienda.

Ya que el alcohol y el eucaliptol (cineol), ingredientes claves de muchos enjuagues bucales, son eficaces contra las bacterias que provocan la halitosis, puede preparar su propio enjuague antihalitosis poniendo a remojar unas hierbas ricas en cineol en vodka barato. Prefiero el eucalipto, el romero y la menta verde, pero existen muchas opciones más, como por ejemplo la albahaca, la canela, el cardamomo, la cúrcuma (azafrán de las Indias), el estragón, el hinojo, el hisopo, la hoja de limón, el jengibre, la lavanda (espliego, alhucema), la menta (hierbabuena), la milenrama (real de oro, alcaina, alcanforina), la monarda escarlatina (té de Osweogo), la nuez moscada, la *qing hao* (*Artesmesia annua*), el tanaceto (hierba lombriguera) y el toronjil.

Agregue varias onzas (1 onza = 28 g) de hierbas a 1 pinta (475 ml) de vodka en un frasco de boca ancha provisto de una tapa de rosca y déjelas remojando de manera indefinida. Si no le gusta el aspecto de las hierbas flotando en el vodka puede colarlas después de unos cuantos días de remojo.

Los chinos conocen el poder de la corteza de la magnolia desde hace mucho tiempo. Las primeras menciones de los beneficios que esta planta leñosa ofrece a la salud datan del año 1083. La corteza de magnolia se utiliza principalmente como remedio para los trastornos pulmonares e intestinales, pero en fechas recientes los científicos han descubierto la frescura que aporta a las investigaciones sobre el mal aliento. Cuando un grupo de voluntarios consumió unas mentas que contenían un extracto de corteza de magnolia después de almorzar, el contenido en bacterias orales de su saliva bajó en un 61 por ciento tras 30 minutos. En los participantes que consumieron chicle (goma de mascar) con corteza de magnolia, la cantidad de bacterias ofensivas se redujo en un 43 por ciento tras 40 minutos.

Mal de alturas

DURANTE UN VIAJE AL PERÚ ME DIO MAL DE ALTURAS, también conocido como mal de montañas o soroche. Después de haber ascendido a Machu Picchu, las famosas ruinas peruanas ubicadas a gran altura sobre el nivel del mar, tenía dificultades para respirar y me sentía mareado y débil. Al regresar unos meses más tarde iba resuelto a evitar el mal de alturas por medio de un remedio que los peruanos han utilizado desde hace miles de años al ascender las montañas: la hoja de coca. ¡Y funcionó!

Mis compañeros y yo masticamos unas cuantas hojas antes de salir de excursión y nuestros cuerpos fueron capaces de soportar los efectos incapacitantes de la gran altura. Además de eso nos sentimos con mucha energía (uno de mis compañeros me dijo que superé el ascenso con la habilidad de una cabra de la montaña). Celebré mi cumpleaños número 65 escalando la superficie vertical del pico gemelo Huainu Picchu mientras cantaba el himno religioso "Rock of Ages".

La planta de la coca es común en el Perú y en Bolivia, donde la población andina la utiliza para preparar té. Sin embargo, con frecuencia también se ven a campesinos andinos que parecen tener las mandíbulas hinchadas. En realidad traen metida en la boca una gran bola de hojas de coca, muchas veces mezclada con cenizas vegetales para facilitar la extracción de los alcaloides.

La coca es la materia prima de la cocaína, por lo que no se consigue de manera legal en los Estados Unidos. Esto no significa que la droga se venda libremente en las calles del Perú. El té de coca contiene muy poca cocaína, apenas la cantidad suficiente para funcionar como estimulante, más o menos al mismo grado que el café. Desde luego nunca le recomendaría tratar de importar las hojas a los Estados Unidos, pero si piensa visitar un país donde la coca sea legal pruebe un poco de té de hojas de coca antes de entregarse a una aventura de gran altura. O mastíquelas. O las dos cosas. Si sus expediciones de alpinismo se limitan al territorio nacional, no pierda la esperanza. Afortunadamente también hay muchos remedios aquí en los Estados Unidos.

Donde el aire se enrarece

Todos sabemos muy bien que las fuerzas gravitatorias someten incluso a los más poderosos. Es esta fuerza la que mantiene las moléculas del aire cerca de la superficie de la Tierra. Entre más se aleja uno de la Tierra, menos denso es el aire y más probabilidad hay de experimentar el mal de alturas. A una elevación muy alta el cuerpo lucha por adaptarse a la cantidad menor de oxígeno. Un líquido empieza a filtrarse a los tejidos y a acumularse en los pulmones y el cerebro y el cuerpo comienza a deshidratarse. La mayoría de las personas son capaces de subir hasta alturas de 8.000 pies (2.400 metros) sobre el nivel del mar sin sufrir efectos negativos. No obstante, a alturas mayores incluso los cuerpos que gocen la mejor condición física experimentan algo parecido a una resaca (cruda) terrible: dolor de cabeza, mareos, náuseas y vómitos.

Lo mejor que puede hacer para evitar el mal de alturas es ascender a una velocidad prudente para darle a su cuerpo la oportunidad de adaptarse a los cambios en la presión atmosférica. De acuerdo con los expertos de Apex, un equipo de investigadores médicos de los efectos que tienen las alturas elevadas, limitar el ascenso a 300 pies (90 metros) diarios debe bastar para controlar el mal de alturas.

Alimentos curativos para el mal de alturas

Puede tomar otras medidas para aliviar los síntomas o incluso para evitar enfermarse a grandes alturas. A continuación mis favoritas.

★★★**Agua** Una de las defensas más importantes contra el mal de alturas es la hidratación. Al asimilar el cuerpo un volumen mayor de aire seco pierde líquidos. La sangre se espesa y comienzo el proceso de deshidratación, lo cual afecta la distribución de los nutrientes y el oxígeno. Es posible que reponer los líquidos reduzca la gravedad del mal de alturas o incluso lo evite por completo. Un grupo de investigadores de España estudió los efectos del consumo de líquidos en los alpinistas que permanecen a alturas elevadas y descubrieron que la hidratación deliberada protege contra el mal agudo de altura. Por lo tanto, tome muchos líquidos antes y después de su excursión, aunque no tenga sed. Trate de sumar por lo menos 3 ó 4 cuartos de galón (de 3 a 4 litros) de agua al día. Sabrá que se ha hidratado lo suficiente cuando su orina salga transparente.

★★★**Ajo** La comunidad científica ha determinado con toda seguridad que los compuestos del ajo le brindan muchos beneficios de protección al corazón. De acuerdo con un estudio reciente realizado por la Universidad de Alabama en Birmingham, el ajo le ayuda a la sangre a producir ácido sulfhídrico, el cual les permite a los vasos sanguíneos relajarse. Asimismo contiene más de una docena de compuestos que diluyen la sangre. La capacidad para mantener relajados los vasos sanguíneos y que la sangre fluya con facilidad es una gran ventaja para un cuerpo expuesto a alturas muy elevadas. Por último, el ajo despeja los pulmones y los bronquios. Estas son sólo algunas de las razones por las que el ajo es uno de mis remedios preferidos para el mal de alturas.

Otras plantas que diluyen la sangre son el tomate (jitomate), el eneldo, el hinojo, la cebolla, el chile, el apio, la zanahoria y el perejil. Todos estos ingredientes son ideales para lo que llamo mi "Sopa Antiagregante". Simplemente cocine todos los ingredientes con los que cuente en una cacerola grande con agua. Sin embargo, una pequeña advertencia: ¡asegúrese de cocinar las verduras muy bien, ya que las verduras crudas pueden exigirle demasiado a los intestinos de cualquier alpinista!

★★★**Clavo** El aceite de clavo es sumamente rico en eugenol, un compuesto que diluye la sangre para permitir una distribución más eficiente de nutrientes en el curpo. Por este motivo creé la receta "Té para Acostumbrarse a las Alturas", la cual incluye el aceite de clavo como uno de sus ingredientes claves. También le agrego algunas de las otras hierbas y especias ricas en eugenol que por lo común tengo a la mano: pimienta de Jamaica, faya, *galangal* (jengibre rojo), semilla de zanahoria, canela, hoja de laurel y mejorana. Lo preparo así: ponga el clavo a remojar en agua muy caliente pero no hirviendo (cuando hierve se disipa demasiado eugenol). Agregue la pimienta de Jamaica, la hoja de laurel, la canela y la mejorana a gusto. Para intensificar los efectos (y el sabor) añada las mentas que pueda conseguir de la siguiente lista, pues todas contienen timol, otro compuesto que adelgaza la sangre: ajedrea, albahaca (también contiene mucho eugenol), *dittany* (*Cunila oreganioides*), monarda escarlatina (té de Osweogo) y tomillo.

★★★**Tomillo** Cuando aún trabajaba para el gobierno me obligaban a ingerir un diurético farmacéutico, la acetazolamida (*Diamox*), y me hubieran declarado loco si les hubiera dicho que prefería tomar aceite de tomillo, como lo hacen los alpinistas japoneses. El tomillo llega a contener por lo menos una docena de anticoagulantes y nueve diuréticos. Sospecho que muchas de las mentas aromáticas de Machu Picchu contienen una cantidad aún mayor de estos fitoquímicos útiles para tratar el soroche, pero el tomillo funciona bien.

OJO CON ESTOS ALIMENTOS

Recomiendo evitar los alimentos que promuevan las inflamaciones. Algunos de los peores ofensores son los alimentos refinados que contienen grandes cantidades de grasa adicional, azúcar, sal, aditivos y conservantes. Sobre todo los alimentos para merienda muy probablemente contengan grandes cantidades de los ácidos transgrasos que promueven las inflamaciones, ácidos grasos omega-6 y sirope de maíz alto en fructosa, el cual también es uno de los principales culpables de la epidemia de obesidad que sufre nuestra nación.

★★**Alimentos altos en carbohidratos** Como bien lo saben los triatletas, los esquiadores a campo traviesa (de fondo) y otros deportistas de resistencia, los alimentos con un alto contenido de carbohidratos ayudan a alimentar los músculos. El cuerpo utiliza los carbohidratos para crear un depósito de glicógeno, un ácido que los músculos necesitan para crear energía. No obstante, los carbohidratos ofrecen un beneficio adicional a grandes alturas: procesan el oxígeno de manera eficiente. El metabolismo requiere menos oxígeno para asimilar los carbohidratos que las proteínas y las grasas; se trata de una diferencia importante cuando el oxígeno escasea. Muchos alpinistas han observado que el consumo de comidas pequeñas altas en carbohidratos y bajas en grasa antes de una expedición y durante los primeros 3 ó 4 días de la misma es la mejor forma de combatir el mal de alturas.

★★*Reishi* Rara vez recomiendo los hongos porque sé muy poco al respecto, pero el hongo *reishi* lo he visto crecer en los escalones de madera de mi huerto de plantas medicinales en Maryland, así como en el Jardín Etnobotánico ReNuPeRu en el Perú. Es relativamente fácil de reconocer y no es probable que se confunda con un hongo venenoso. Casi todas mis excursiones al Amazonas comienzan en la tierra caliente abajo de Iquitos, Perú. Ahí, el hongo *reishi* "consume" constantemente los escalones que conducen del jardín al Paseo del Dosel en el campamento Explonapo. Según afirma mi chamán al entonar su inquitante jícaro o canto del hongo, el hongo está chupando los últimos vestigios de fuerza que le quedan al árbol caído con el que se construyeron los escalones. Tiene razón. El hongo que él identifica con el nombre genérico de cayampa o cajampa extrae los nutrientes que necesita del árbol muerto. No obstante, al parecer los cayampa mau tienen la capacidad de controlar el soroche. Si bien no he escuchado que los indígenas andinos utilicen el hongo *reishi* contra el mal de alturas, sus homólogos del Himalaya lo hacen de la misma forma en que los andinos consumen su coca, como recurso para obtener más energía, sobre todo a alturas muy elevadas. Definitivamente lo probaría si no pudiera conseguir las hojas de coca o quizá incluso junto con estas.

(*Nota*: si encuentra en este capítulo términos que no entiende o que jamás ha visto, favor de remitirse al glosario en la página 455).

Directo del botiquín herbario

Algunos estudios demuestran que el el *ginkgo* incrementa la circulación sanguínea a través del cuerpo, sobre todo en el cerebro. Posiblemente sea por esto que según los alpinistas ayuda a proteger contra los efectos del mal de alturas. Dentro del marco de un estudio, los investigadores llevaron a los participantes desde un lugar ubicado a nivel de mar en el norte de Chile hasta una altura de más de 12.000 pies (3.600 metros). La tercera parte de los participantes tomaron 80 miligramos de *ginkgo*, otra tercera parte recibió un medicamento contra el mal de alturas y el resto tomó un placebo 24 horas antes de ascender y durante la estancia de 3 días. El grupo que ingirió el *ginkgo* sufrió un número significativamente menor de casos de mal de alturas grave que los otros dos grupos. Si desea probar este producto, limítese a entre 60 y 240 miligramos de extracto estandarizado al día. Cualquier cantidad mayor podría dar como resultado diarrea, irritabilidad y agitación nerviosa.

Mal olor corporal

LA CIENCIA HA EMPEZADO A DAR PRUEBAS de algo que he sospechado desde siempre: el olor corporal masculino puede resultar excitante. Un grupo de investigadores de la Universidad de California en Berkeley descubrió que el sudor masculino tiene un efecto fisiológico sobre las mujeres. Se realizaron dos ensayos en los que 48 estudiantes heterosexuales femeninas de la universidad olfatearon 20 veces la androstadienona, un derivado de la testosterona que se encuentra en el sudor masculino. Reportaron sentir una mayor excitación sexual y mejor estado de ánimo que las participantes que olfatearon un olor de control. También aumentaron su presión arterial y frecuencia cardíaca y se agitó su respiración. De hecho algunos fabricantes de perfumes y colonias les agregan androstadienona a sus productos. Los resultados del estudio resultan irónicos si reflejamos en los hábitos de apareamiento del macho típico: se deshace de todos sus aromas seductores naturales bajo la ducha (regadera) y luego se pone una colonia a la que le agregaron los mismos componentes.

Como sea e independientemente de lo que diga la gente de Berkeley, he aprendido a lo largo de mis 79 años de edad que a muchas mujeres el olor corporal masculino sin lugar a dudas les da asco. En colaboración, un equipo de científicos de la Universidad Rockefeller de la ciudad de Nueva York y otro de la Universidad Duke en Carolina del Norte les dieron a oler diversos aromas a 400 personas, entre ellos el sudor masculino, y les pidieron calificar qué tan agradable resultaba cada uno. Algunos describieron el olor del sudor como dulce y parecido a la vainilla, mientras que a otros les pareció repugnante. ¿Cómo es posible que algo le parezca rico a una persona y asqueroso a otra? La respuesta está en la genética. La genética determina

OJO CON ESTOS ALIMENTOS

El sistema digestivo humano está diseñado para funcionar como una máquina bien aceitada. Descompone los alimentos y los conduce hasta los intestinos, donde las células sanguíneas absorben los nutrientes y los reparten por todo el cuerpo. En vista de que no se sabe mucho acerca de los efectos que la ingestión de alimentos específicos pueda tener sobre los aromas de nuestro cuerpo, un grupo de investigadores curiosos de la República Checa decidió comparar el olor corporal de los vegetarianos con el olor corporal de los hombres que consumen carne roja. Diecisiete hombres siguieron una dieta "con carne" o "sin carne" durante 2 semanas. Los hombres que seguían la dieta con carne almorzaron y cenaron carne de res los últimos 4 días de la prueba. A continuación 30 mujeres valientes olfatearon unas almohadillas que los hombres se habían puesto bajo las axilas durante las últimas 24 horas de la dieta y calificaron las muestras según lo agradable de su aroma. El olor de las almohadillas usadas por quienes siguieron la dieta vegetariana se consideró mucho más agradable y menos intenso que el de las usadas por los consumidores de carne.

Si su dieta es principamente carnívora y su aroma natural se parece al de un chivo, hágase un favor y opte por verduras o por carnes blancas saludables para el corazón. Tanto su corazón como sus amigos se lo agradecerán.

cómo se percibe la androstadienona. Por centésima vez repetiré que no existe ningún promedio cuando se trata de personas. Todo promedio es teórico, aunque la medicina convencional muchas veces nos trate como si perteneciéramos al promedio.

El efecto que los olores corporales tienen sobre los demás es bastante complejo. Sin embargo, afortunadamente las razones por las que el olor corporal se da son mucho más sencillas. Todos poseemos unas glándulas que producen sudor a manera de respuesta a la temperatura corporal, las emociones, la dieta y los medicamentos. En cuanto al olor, el sudor en realidad no tiene ningún aroma hasta entrar en contacto con las bacterias sobre la piel. Por eso la mejor manera de controlar el olor sigue siendo bañarse. Sin embargo, en vista de que las bacterias tienden a agruparse en colonias cada 6 horas, a la mayoría de las personas les hace falta reforzar el efecto del último baño por medio de desodorantes antes de tener la oportunidad de volver a bañarse. Asimismo, en lugar de comprar desodorantes de bolita o atomizador, puede probar los siguientes alimentos para evitar que su olor corporal se convierta en un problema para los demás.

Alimentos curativos para el mal olor corporal

★**Espinaca** Las hojas color verde oscuro de la espinaca poseen un poder impresionante como fuente de zinc, un mineral esencial que el cuerpo necesita para reforzar el sistema inmunitario en general. Se ha reportado que la insuficiencia de zinc puede empeorar el olor corporal. Algunas cosas que agotan los depósitos de zinc son amamantar, ponerse a dieta, tener diarrea y sudar intensamente. Comer espinacas puede ayudar a reponer este nutriente vital y posiblemente volver menos acre el olor de las axilas. Para aumentar sus depósitos de zinc aún más, agregue pepino y frijoles (habichuelas) de caritas, otras dos verduras ricas en zinc, a sus platos de espinacas. Si prefiere otros sabores puede escoger entre varios alimentos con mucho zinc, como el perejil, la berza (bretón, posarno), las coles (repollitos) de Bruselas, las habichuelas (ejotes) de primavera, la endibia (lechuga escarola), la ciruela seca y los espárragos. (Si sospecha que padece una insuficiencia de zinc, asegúrese de consultar a su médico).

★**Perejil** ¿Se ha preguntado alguna vez por qué su perro vomita después de haber comido pasto? Posiblemente se deba a que el pasto contiene clorofila, un compuesto que se adhiere a las toxinas y las elimina del cuerpo por medio del vómito y del sudor. Esta acción de adherencia hace de la clorofila uno de los desodorantes internos más poderosos que se pueden comprar (o cultivar). A mediados de los años 50 del siglo pasado, los médicos ayudaban a sus pacientes con colostomía o heridas malolientes a controlar el mal olor dándoles clorofila. Hoy en dia, cuando se trata de refrescar el olor corporal cotidiano, algunos consideran que los suplementos de clorofila son lo máximo. No obstante, antes de salir a comprar suplementos de clorofila mastique algunas ramas de perejil o agregue esta sabrosa hierba a sus *omelettes*, ensaladas y sopas. Si no le gusta el sabor ligeramente picante puede escoger entre muchas verduras más. Cualquier verdura verde de hoja está repleta de clorofila, como por ejemplo la espinaca, la col rizada, la endibia (lechuga escarola) y la alfalfa. Otras fuentes buenas son el brócoli y las habichuelas verdes (ejotes).

★**Té de manzanilla** Es posible que no necesite más que tomar unos tragos de este té. La manzanilla es una hierba muy versátil. Es antimicrobiana y sedante, así que además de ayudarles a sus axilas a resistirse a las bacterias también convence a su mente de relajarse y desprenderse de las causas del estrés que provocó el sudor para empezar. Si prefiere combatir el mal olor corporal de manera más directa, meta manzanilla en una bolsa de tela y póngasela al agua de la bañadera (bañera, tina) o bien pásese unas bolsas de té usadas por las axilas. Me han servido muy bien cuando me hace falta una limpieza rápida de las axilas.

La manzanilla destaca en cuanto a eficacia antibacteriana y ausencia de riesgos para la salud, pero existen otras hierbas dotadas de propiedades desodorantes con las que también puede prepararse un té o un baño: el tomillo, la mirra, el regaliz (orozuz, amolillo), el orégano, el romero, el jengibre, la nuez moscada, la canela, el toronjil (melisa), la menta (hierbabuena), la menta verde y la hoja de laurel.

★**Vinagre** Es posible que el vinagre sea la medicina más antigua del mundo. Se supone que Hipócrates lo utilizaba como antibiótico y elíxir general para la salud en el año 400 a.C. A las bacterias que consumen el sudor les encantan los ambientes alcalinos. Los ácidos como el vinagre neutralizan la alcalinidad, por lo que la piel se vuelve inhóspita para las bacterias. Simplemente vierta vinagre blanco destilado sobre un lienzo suave y páseselo por las axilas. Para evitar ardor no lo utilice sobre piel recién rasurada o irritada.

(*Nota*: si encuentra en este capítulo términos que no entiende o que jamás ha visto, favor de remitirse al glosario en la página 455).

Directo del botiquín herbario

La salvia es una de varias hierbas especiales de la familia de la menta conocidas por secar las secreciones corporales, particularmente el sudor. De hecho, sólo hacen falta muy pocos ingredientes para preparar una loción refrescante que reduzca la transpiración y desodorice las axilas. Diluya el aceite esencial de salvia en aceite vegetal (pruebe una o dos gotas de aceite esencial por cada cucharada de aceite vegetal) y frote sus axilas con esta mezcla.

Menopausia

CUÁNTO CAMBIAN LAS COSAS EN UNA SOLA DÉCADA. Cuando redacté el capítulo sobre la menopausia para *La farmacia natural* en 1997 estaba claro que muchos científicos habían comenzado a descubrir las fallas de la terapia de reemplazo hormonal (TRH). Al sentarme a escribir yo también tenía mis dudas al respecto. A pesar de que el estrógeno, la hormona sexual femenina, evidentemente servía para aliviar los sofocos (bochornos, calentones), la resequedad vaginal y otras molestias de la menopausia, muchas investigaciones habían demostrado que asimismo aumentaba el riesgo de padecer cáncer de mama. No obstante, la gran mayoría de los médicos recetaban esa terapia.

Muchos de aquellos médicos no prescribían la TRH para los sofocos sino por varios motivos no aprobados de acuerdo con la información del fabricante: para reducir el riesgo de padecer demencia, enfermedades cardíacas y osteoporosis. Por fortuna la señora Duke nunca tuvo problemas de sofocos, pero de todas formas ella recibió la TRH durante unos 2 ó 3 años, ya que pensaba que pudiera reducir su riesgo de sufrir enfermedades cardíacas y osteoporosis. Alrededor del 2002 se empezó a dar marcha atrás a esta costumbre al revelarse que la TRH *no* protegía contra ninguna de las dos afecciones. Entonces en el 2003 los investigadores señalaron que la TRH duplicaba el riesgo de sufrir demencia en lugar de prevenirla. Se redujo grandemente el número de mujeres que tomaban TRH debido a la percepción justificada de que presentaba un gran peligro. De manera irónica se observó la primera gran reducción en el cáncer de mama en el año 2003, no gracias a la "guerra contra el cáncer" —otro atolladero sin solución aparente— sino por haberse descontinuado el uso de la TRH farmacéutica.

El 25 de febrero del 2008, el noticiario nocturno de la NBC le dio otro pinchazo a la burbuja ya desinflada de la TRH con más malas noticias. De acuerdo con las investigaciones, someterse a la TRH incluso por un período breve incrementaba la densidad del seno, lo cual hacía que las mamografías fueran más difíciles de tomar y resultaran menos confiables. El programa advirtió que si la mujer y su médico decidían que la TRH era el tratamiento correcto a pesar de todo había que insistir en tomar la dosis más baja posible por el menor tiempo posible.

En la época en que escribí *La farmacia natural*— antes de que reventara la burbuja de la TRH—, muchos profesionales de medicina complementaria y alternativa, así como los herbolarios como yo, sugeríamos los fitoestrógenos como una opción más segura que la TRH. Al llegar el 2002 aparecieron pruebas de que los fitoestrógenos —al contrario de la TRH— prevenían las enfermedades cardíacas y la osteoporosis. No obstante, como casi siempre sucede, no se contaba con pruebas clínicas que incluyeran una opción herbaria para probar que los fitoestrógenos fueran mejores que la TRH y el placebo en lo que se refiere a sus efectos sobre las enfermedades cardíacas, la demencia, los sofocos y la osteoporosis. Naturalmente algunos estudios financiados por la industria de la soya sugerían que esta (la cual obtiene mi calificación sinérgica más alta en lo que se refiere a las dificultades de la menopausia) podía ser útil. Desde hace más de una década he alegado de manera muy clara y demostrado —junto con mi colega, el químico Peter Kaufman, PhD, y sus colaboradores— que la mayoría de las legumbres más agradables al paladar que conocemos en gran parte contienen los mismos fitoestrógenos que la soya, y muchas veces en cantidades aún más elevadas.

Alimentos curativos para la menopausia

★★★**Granada** Sospecho que la granada alivia los síntomas de la menopausia aun mejor que la TRH. Es probable que esta fruta conocida desde la antigüedad bíblica contenga una variedad más extensa de fitoestrógenos que cualquier otra planta, según lo indican los expertos Robert Newman, PhD, y el Dr. Ephraim Lansky. Califican a la semilla de la granada como "una fuente rica de fitoestrógenos bioactivos seguros que pueden ayudarles a las mujeres a mantener su salud reproductiva y durante la menopausia".

Se ha afirmado que el aceite de la semilla de la granada contiene más estrógeno que cualquier otra fuente vegetal y es posible que incluso cuente con testosterona. . . aunque aún falta confirmar esto último. De acuerdo con mis fuentes, la granada ofrece apigenina (que desarrolla la actividad progesterónica), coumestrol, daidzeína, estigmasterol, estradiol, estriol, estrona, genisteína, luteolina (un 58 por ciento más potente que la genisteína), naringenina, quempferol, quercetina y sitosterol. Algunas de estas sustancias son hormonas potentes idénticas a las humanas. Otras son fitoestrógenos muy débiles. La granada llega a contener hasta 17 partes por millón (miligramos por kilogramo) de estrona idéntica a la humana, al igual que entre 0,017 y 0,76 miligramos de coumestrol por kilogramo. Es posible que algunos de estos componentes liguen con el receptor de beta-estrógeno, lo cual hace sonar la señal de advertencia para las mujeres susceptibles al cáncer de mama positivo al receptor de estrógeno.

Todo ello me hace pensar que la granada puede brindar los efectos deseables de la TRH mas no los indeseables, excepto en el caso de las mujeres que padecen cáncer positivo al receptor de estrógeno. Hace casi una década calculé que una sola granada rica en estrona podía ser tan potente como 2 días de píldoras de TRH. Quiero confirmar esta posibilidad aquí.

★★**Frijol negro** Como alternativa al frijol (habichuela) de soya puede probar el frijol negro para reducir la intensidad de sus sofocos (bochornos, calentones). Contiene más o menos la misma cantidad de fitoestrógenos y sirve para preparar unas sopas deliciosas o para agregar a sus ensaladas.

Los sofocos y otros síntomas de la menopausia son raros en las culturas vegetarianas, sobre todo entre las poblaciones que consumen muchas legumbres como el frijol negro, el frijol *mung* y el frijol de soya. Es posible que el fenómeno se deba a los componentes fitoestrogénicos que estos alimentos contienen, como los fitoesteroles, las isoflavonas, los lignanos y las saponinas, entre otros. Además de funcionar igual que el estrógeno en las mujeres cuya producción de hormonas sexuales ha disminuido, los fitoestrógenos en apariencia reducen el riesgo de sufrir los tipos de cáncer relacionados con el estrógeno, como el de mama. Diversos experimentos con animales demuestran que los fitoestrógenos son muy eficaces para prevenir los tumores del tejido mamario.

★★**Semilla de lino** Otra fuente de fitoestrógenos, la semilla de lino (linaza), parece ayudar a aliviar los sofocos y los problemas para dormir, dos molestias comunes de la menopausia. La semilla de lino contiene una gran cantidad de lignanos estrogénicos que posiblemente ofrezcan propiedades antioxidantes, lo cual significa que tal vez les ayuden a las mujeres menopáusicas a combatir el cáncer.

Dentro del marco de la segunda fase de una prueba experimental realizada por la Clínica Mayo en Rochester, Minnesota, 28 mujeres que padecían sofocos frecuentes (14 o más por semana durante más de un mes) comieron 40 gramos de semilla de lino triturada al día (4 cucharadas espolvoreadas sobre los alimentos o mezcladas con líquidos) durante 6 semanas. Al finalizar el estudio, los sofocos de las participantes habían disminuido en un promedio del 57 por ciento; y su frecuencia, en un 50 por ciento. Las mujeres también afirmaron disfrutar de una mejor calidad de vida y de menos fatiga, ansiedad e ira.

A la vez que la semilla de lino reducía sus sofocos, al parecer, muchas de las mujeres que participaron en este estudio reportaron problemas gastrointestinales.

OJO CON ESTOS ALIMENTOS

Algunos alimentos son estímulos clásicos de sofocos (bochornos, calentones). La comida caliente o muy condimentada tiende a producirlos, según indica la Dra. Mary Jane Minkin, profesora clínica de Obstetricia y Ginecología en la Facultad de Medicina de la Universidad Yale. Es buena idea evitar las bebidas calientes como el café o la sopa caliente. Lo mismo es cierto con respecto a los alimentos condimentados, como las alitas picantes y algunos platos asiáticos y mexicanos.

El vino tinto es otro estímulo clásico de sofocos. Si quiere tomar vino, opte por el blanco.

Por lo tanto, los investigadores recomendaron empezar con raciones más pequeñas de semilla de lino e ir aumentando la cantidad de manera gradual.

Puede tratar de agregar una cucharada de semilla de lino molida a su cereal, espolvorearla sobre las ensaladas o mezclarla con la masa del pan o los *muffins*.

★★**Soya** Está claro que de todas las legumbres que he revisado en relación con la menopausia se ha acumulado la mayor cantidad de pruebas científicas con respecto a los beneficios de la soya. Probablemente se deba al hecho de que la soya se ha estudiado de manera más extensa gracias a la industria dedicada a esta legumbre. Una revisión de estudios sobre las terapias no hormonales para los sofocos durante la menopausia encontró que los antidepresivos vendidos con receta (los inhibidores selectivos de reasimilación de la serotonina y la venlafaxina) reducen los sofocos en entre el 19 y el 60 por ciento, mientras que las isoflavonas de la soya los reducen en entre el 9 y el 40 por ciento en algunas pruebas clínicas y en muchos casos no obtienen mejores resultados que el placebo.

Los resultados obtenidos con las hierbas cimifuga negra y trébol rojo, que suelen recomendarse como remedio contra los sofocos, también han sido poco consistentes, pues algunas pruebas revelan beneficios; y otras, ninguna diferencia en comparación con el placebo. Por otra parte, las pruebas clínicas demostraron una buena tolerancia hacia las isoflavonas de la soya, la cimifuga negra y el trébol rojo. Algunos agentes herbarios que se recomiendan mucho contra los síntomas de la menopausia, entre otros, son la angélica china (*dong quai*), el ginsén, el aceite de prímula (primavera) nocturna y la batata dulce (camote), pero se han publicado pocos datos acerca de su eficacia. De todos estos remedios, sólo la soya se consigue en el supermercado.

Una revisión realizada por la Dra. Tieraona Low Dog, experta herbolaria y autora de una guía herbaria, resultó igualmente desfavorable para la soya, con base en los resultados de seis estudios clínicos sobre los efectos de los extractos de la isoflavona. Un estudio incluso rechazó que la ingestión de una dosis alta de extracto de isoflavona de soya a largo plazo (150 miligramos diarios por 5 años) fuera inofensiva para el endometrio uterino. Al parecer los extractos de isoflavona de soya tienen "un efecto mínimo a ninguno".

Mi conclusión: el dinero que respalda a la soya habla el mismo idioma que el que respalda a la industria farmacéutica. O sea, la terapia apoyada por la mayor cantidad de dinero en investigaciones recibe la cobertura de prensa más amplia y también, por lo tanto, las calificaciones más altas.

★**Apio y las hierbas de la familia del apio** El apio y el eneldo, el hinojo y el anís, todos ellos familiares sabrosos del apio, también forman parte de la larga lista de hierbas ligeramente estrogénicas, en este caso gracias al anetol, un fitoquímico estrogénico. Todas contienen entre 40 y 50 fitoquímicos. Sus compuestos levemente estrogénicos representan una mezcla de varios estrógenos suaves que ocurren con frecuencia: el anetol, la apigenina, la luteolina, el quempferol y la quercetina. Por lo tanto, pienso que un té preparado con estas hierbas es muy saludable para las molestias tratadas en este capítulo.

★**Nuez** La nuez contiene una gran cantidad de los ácidos grasos omega-3 que pueden ayudar a prevenir problemas graves de la salud, como las enfermedades cardíacas, el cáncer y la artritis reumatoidea. Asimismo tiene el efecto de mejorar el estado de ánimo y de agudizar la memoria, lo cual puede ser útil durante la menopausia. Lo que es aún mejor, una revisión reciente de diversos estudios sobre los efectos de los ácidos grasos omega-3 en la alimentación de la mujer llegó a la conclusión de que ayudan a prevenir los sofocos posmenopáusicos así como el síndrome premenstrual.

La semilla de lino (linaza) también es una buena fuente de ácidos grasos omega-3 de cadena corta, al igual que —quién lo iba a pensar— las semillas de los muñecos de chía. Muchas especies de frijol contienen una pequeña cantidad de ácido alfa-linolénico. Desde luego el pescado, sobre todo el salmón, el atún, la caballa (escombro, macarela), la trucha de agua dulce, el aranque y la sardina, cuenta con una gran cantidad de dos tipos de ácidos grasos omega-3: el ácido eicosapentanoico y el ácido docosahexaenoico. ¿Qué tal una cena de salmón recubierto de nuez con una ensalada de tres frijoles? No sugeriré que se coma los pelos de su muñeco de chía.

(*Nota*: si encuentra en este capítulo términos que no entiende o que jamás ha visto, favor de remitirse al glosario en la página 455).

Directo del botiquín herbario

El regaliz (orozuz, amolillo, *Glycyrrhiza glabra*) contiene compuestos estrogénicos naturales. Al igual que las isoflavonas de la soya, la glicirricina, el ingrediente activo del regaliz, al parecer reduce los niveles de estrógeno en las mujeres, cuando están muy altos, y los incrementa cuando están demasiado bajos.

Si prefiere obtener su regaliz a través de golosinas, asegúrese de leer la etiqueta. Si bien muchas tiendas de productos naturales venden dulces de regaliz puro, la mayor parte del dulce de regaliz que se consigue en los Estados Unidos contiene extractos de regaliz más anís, una especia que produce un sabor parecido al del regaliz. El anís contiene un fitoquímico poco potente (el anetol) menos estrogénico que la glicirricina.

Es inofensivo tomar regaliz y sus extractos en cantidades moderadas, pero si lo piensa consumir a largo plazo o en cantidades más grandes debe cuidarse de los efectos secundarios que puede producir, como dolor de cabeza, letargo, sodio, retención de líquidos, pérdida excesiva de potasio y presión arterial alta (hipertensión). Si le gusta el regaliz le costará trabajo reducir su consumo, pero tendrá que controlarse. Se indica que una dosis diaria inofensiva son 5 gramos, es decir, menos de un cuarto de onza.

Moretones

CUANDO EMPECÉ A REDACTAR ESTE CAPÍTULO, irónicamente tenía un moretón (cardenal, magulladura) justo arriba del codo izquierdo. Al principio no sabía de dónde había salido, pero luego me acordé de que a lo mejor había pasado mientras limpiaba la nieve un poco más temprano ese mismo día. Le había dado con la pala a un bloque de hielo adherido al pavimento, solté la pala un poco y me golpeé en el brazo.

La mayoría de los moretones se deben a percances semejantes: alguna parte del cuerpo se golpea con algo duro, como un escritorio o una mesa del centro (ratona), o bien algo duro le pega al cuerpo. Las marcas amoratadas o negruzcas que luego aparecen en la piel se deben a la sangre que se derrama de los vasos capilares justo debajo de la superficie. Los ojos morados son más comunes en los hombres; y los moretones en las piernas, más frecuentes en las mujeres. En mi caso el moretón se limitó a una mancha fea y no venía acompañado de dolor, así que opté por no aplicar ningún tratamiento.

De hecho no recuerdo haberle dado *nunca* tratamiento a un moretón mío ni de otra persona. Si tuviera un ojo morado me imagino que trataría de ocultarlo si estuviera a punto de impartir una conferencia ante un grupo de herbolarios en la costa del Pacífico, pero seguramente resolvería el asunto con maquillaje para teatro, o sea, con un "remedio" no alimenticio. Sin embargo, estoy convencido de que varios alimentos naturales ayudan a prevenir y a tratar los moretones y la hinchazón, las manchas y el dolor que los acompañan.

Alimentos curativos para los moretones

★★★**Granada y guayaba** Estas frutas resultan muy prometedoras para prevenir la aparición de los moretones. Mezcle el zumo con jugo de mirtillo o de arándano y agréguele albahaca, cúrcuma (azafrán de las Indias) y orégano al gusto.

★★★**Piña** A causa del compuesto curativo bromelina que contiene, la piña (ananá) parece ser un remedio eficaz para los ojos morados. En un estudio realizado en 1960, 74 boxeadores con numerosos moretones tomaron suplementos de bromelina cuatro veces al día, mientras que otros 72 boxeadores con moretones ingirieron un placebo. Al cabo de 4 días, todos los moretones habían desaparecido en el 78 por ciento de los boxeadores tratados con bromelina, en comparación con sólo el 14 por ciento de quienes tomaban el placebo (los moretones de este grupo tardaron entre 7 y 14 días en curarse).

★★**Arándano** Estoy convencido de que los alimentos ricos en vitamina C y en bioflavonoides fortalecen los vasos capilares debilitados y ayudan a impedir los derrames de sangre que producen los colores negruzcos y amoratados de los moretones. Janet Maccaro, ND, PhD, una naturópata y nutrióloga holística de Ormond Beach, Florida, señala que los alimentos que contienen mucha vitamina C y bioflavonoides también ayudan a la formación de colágeno. Entre más pronto se forme el colágeno nuevo y entre más grueso esté, menos tardarán los moretones en curarse.

Una buena fuente tanto de vitamina C como de flavonoides es el arándano. Contiene un tipo de flavonoide conocido como proantocianidina, el cual fortalece las paredes de los vasos capilares debilitadas por el golpe. El arándano también cuenta con rutina, un compuesto que conserva los vasos capilares, así como con otros dos componentes (la eascina y la hiperosida) que muestran cualidades semejantes. Puede agregar arándanos a unos panqueques de alforjón (trigo sarraceno) por la mañana. El alforjón también es una fuente importante de rutina.

★★**Cítricos** Estas frutas son otra fuentes excelentes de vitamina C y de bioflavonoides y pienso que los moretones pueden curarse más rápido si aumenta su consumo.

En los productos naturales la vitamina C suele venir acompañada de bioflavonoides y se ha probado la existencia de relaciones sinérgicas entre las dos sustancias. Si desea incrementar su consumo de bioflavonoides puede probar el jugo de asaí (huasaí), que es el fruto de una palmera amazónica. Otra joya del Amazonas es el camu-camu, la fuente más rica de vitamina C que conocemos. Ambos se consiguen por internet. Otros alimentos más conocidos con un contenido alto de vitamina C y de bioflavonoides son el arándano, la guayaba, los jugos cítricos, las mermeladas preparadas con la cáscara de frutas cítricas, el tomate (jitomate) y el pimiento (ají, pimiento morrón).

★★**Pensamiento** Esta flor es una fuente excelente del bioflavonoide rutina, el cual sirve más para prevenir que para curar los moretones. Creo que soy la única persona que conozco que come un pensamiento fresco al día, cuando los hay. Una sola

Los tratamientos tradicionales

Además de los remedios descritos para tratar o prevenir los moretones, mi base de datos etnobotánicos señala otros alimentos que tradicionalmente se utilizan en diversas culturas para tratar los moretones, entre ellos los siguientes: en cuanto a frutos secos, el coco y el pistacho; en cuanto a frutas, la baya de saúco, el cantaloup (melón chino), la ciruela, la granadilla (parchita, maracuyá), el melocotón (durazno) y la uva; y en cuanto a hierbas culinarias y verduras, la amapola, el amaranto, el apio, la caléndula (maravilla), la cúrcuma (azafrán de las Indias), el diente de león (amargón), el eneldo, el llantén, el rábano, el tomillo y la zanahoria.

flor brinda una dosis significativa de rutina —unos 20 miligramos—, cantidad que en mi opinión reduce mi susceptibilidad a sufrir no sólo moretones sino también glaucoma, hemorroides y venas varicosas (várices). ¿No tiene muchas ganas de comer flores? Puede ponerle un pensamiento silvestre directamente al moretón a manera de tratamiento tópico.

★★**Verduras de hoja verde** Otra vitamina que tal vez le ayude a prevenir los moretones es la vitamina K. Por causas no muy claras, las personas que sufren una insuficiencia de esta vitamina parecen más propensas a padecer moretones. Puede aumentar su consumo del nutriente comiendo verduras de hoja verde como la espinaca y la col rizada, así como brócoli y coles (repollitos) de Bruselas.

★**Manzanilla** Puede probar el té de manzanilla para calmar los nervios y reducir las molestias de un moretón. La manzanilla contiene sustancias analgésicas y antiinflamatorias, entre ellas media docena de inhibidores COX-2. Además, mientras disfrute su té de manzanilla puede poner la bolsa del té —o una bolsa de té no herbario verde o negro común— sobre el moretón.

★**Papa** Este remedio tópico se ha mantenido vigente a través de los tiempos: los ancianos afirman que es más efectivo ponerle una papa cruda a un moretón que un bistec y estoy de acuerdo, a pesar de no ser vegetariano. Sin embargo, como me gusta ahorrar, cocinaría y me comería la papa (y el bistec) después de haberlos puestos sobre mi ojo morado. Lo que no reciclaría, por el contrario, sería el perejil.

★**Perejil** Jim LaValle ND, un farmacéutico, médico naturopático y fundador del Instituto Metabólico LaValle en Cincinnati, sugiere utilizar el perejil como remedio tópico. Píquelo, colóquelo sobre el moretón y envuelva la parte afectada con una venda elástica durante más o menos una hora. El perejil servirá para reducir la inflamación y el dolor y ayudará a que el moretón desaparezca más pronto. Contiene el compuesto preventivo rutina, además de —lo que es más importante— casi dos docenas de sustancias antiinflamatorias, más de media docena de analgésicos y varios compuestos que impiden la hinchazón.

(*Nota*: si encuentra en este capítulo términos que no entiende o que jamás ha visto, favor de remitirse al glosario en la página 455).

Directo del botiquín herbario

Algunos tratamientos más bien propios de las hierbas medicinales son tan eficaces para tratar los moretones como los remedios alimenticios. A continuación varias hierbas que pueden ayudar a prevenir los moretones o bien a acelerar su curación.

Corazoncillo (hipérico, campasuchil, yerbaniz, *St. John's Wort*, *Hypericum perforatum*) Esta hierba ayuda a prevenir y a tratar los moretones porque funciona como antioxidante. Si bien yo no lo hubiera calificado de alimento, Francois Couplan, PhD, señala —en su enciclopedia de las plantas comestibles de Norteamérica— que "las hojas son comestibles en pequeñas cantidades" y pueden agregarse a ensaladas o prepararse en forma de té. Un estudio realizado por la Facultad de Química Farmacéutica de la Universidad de Georgia investigó las propiedades antioxidantes del corazoncillo en relación con el tejido vascular humano y descubrió que inhíbe la producción de radicales libres, por lo que sirve para tratar los moretones.

El corazoncillo también puede usarse de manera tópica en forma de aceite. El aceite contiene una gran cantidad de taninos, unos astringentes que ayudan a controlar el sangrado en los vasos capilares y a encoger los tejidos. Para obtener los beneficios máximos empiece a aplicarlo en cuanto descubra un moretón y repita el tratamiento tres veces al día.

Pimienta de Cayena (*Capsicum frutescens*) La pimienta de Cayena parece ser un remedio eficaz para prevenir y tratar los moretones a causa de sus propiedades antiinflamatorias y antisépticas y porque fortalece los vasos capilares. En China y en Taiwán un ungüento preparado con 1 parte de pimienta de Cayena por 5 partes de vaselina se utilizó con éxito como tratamiento para moretones, aplicándolo cada 1 ó 2 días.

Náuseas

UNA ENFERMERA AMIGA Y COMPAÑERA de trabajo mía del Departamento de Agricultura de los Estados Unidos me preguntó una vez qué tomar para las náuseas, insinuando que una amiga suya necesitaba saberlo. Sin pensarlo dos veces le sugerí el jengibre. Seis meses más tarde comentó de pasada que el jengibre había funcionado. Entonces caí en la cuenta de que ella misma se había tenido que someter a quimioterapia por cáncer, luchando contra el efecto secundario de las náuseas. Eso fue varios años antes de que yo conociera estudios publicados que demostraran la utilidad del jengibre para tratar las náuseas inducidas por la quimioterapia. Como abuela responsable mi amiga probablemente hubiera rechazado mi segunda sugerencia, la mariguana, aunque estoy convencido de que se trata de lo mejor que hay para ese tipo de náuseas.

Aparte de la quimioterapia, muchas cosas más producen náuseas, esa sensación gástrica horrible de que se está a punto de vomitar. Entre ellas figuran las infecciones del tracto digestivo (gastroenteritis), los trastornos del oído interno, el exceso de alcohol o de comida, los parásitos intestinales, las náuseas matinales del embarazo, el sufrimiento emocional, la sobrecarga de toxinas en el hígado y los mareos causados por movimiento.

La palabra *náuseas* proviene del griego *naus* o "barco", lo cual sugiere que los marinos griegos de la antigüedad sufrían mareos causados por movimiento. Este tipo de náuseas se da cuando el cerebro recibe señales diversas: tiene la sensación de que el cuerpo está quieto, sentado o parado, pero en realidad avanza en un barco, un avión o un coche. Por lo tanto, se produce una sensación de cansancio, mareos y náuseas que puede dar vómitos como resultado.

Es fácil controlar los mareos causados por movimiento: simplemente evite el movimiento. Sin embargo, si tiene que desplazarse en barco, avión o coche, controle la sensación de movimento escogiendo su lugar con cuidado. En un barco la parte con menos movimiento es en el centro de la cubierta; en un avión es la parte ubicada entre las alas y creo que en un auto sería en el centro del asiento de adelante. En un camión cerca del Amazonas descubrí que el asiento de atrás era el peor lugar en lo que se refiere a los mareos por movimiento, mientras que la parte de adelante estuvo mucho mejor.

Ya sea que la causa de las náuseas sea el movimiento u otra cosa, con frecuencia basta con vomitar muy bien una sola vez para aliviarlas. No obstante, en otros casos las náuseas persisten incluso después de haberse vaciado el estómago, aun cuando, a pesar de intentar vomitar, no sale nada: las arcadas secas.

A veces las náuseas se alivian comiendo. Si decide probar esto, Sharon Walker,

RD, directora de Nutrición en los Centros Estadounidenses para el Tratamiento del Cáncer, quien trabaja con pacientes con cáncer que sufren náuseas, sugiere consumir meriendas ligeras y frecuentes que sean bajas en grasa (la grasa es difícil de digerir). Asimismo recomienda evitar los alimentos condimentados o bien de olor penetrante. Si llega a vomitar, tome líquidos (pero no leche ni otro producto lácteo) para evitar deshidratarse. Luego, cuando deje de vomitar, tome consomé con pan tostado de cereales integrales sin mantequilla, cambiándolo poco a poco por arroz integral, papas, sopas, verduras cocinadas al vapor y yogur.

Alimentos curativos para las náuseas

Para combatir las náuseas o los mareos causados por movimiento que simplemente se niegan a desaparecer —o bien para evitar el problema de antemano— puede probar los siguientes alimentos.

★★★**Jengibre** En mi libro anterior, *La farmacia natural*, mencioné el jengibre como el remedio más importante para las náuseas; sigue en el primer lugar aquí. El jengibre es una planta perenne originaria del Oriente que actualmente se cultiva de manera extensa en varias zonas tropicales. La rizoma (un término botánico que significa "tallo subterráneo") de la planta del jengibre es la que contiene los poderes curativos.

Hay varios estudios que respaldan la capacidad del jengibre para calmar el estómago. Uno de ellos, realizado en el Centro Médico de la Universidad de California en Los Ángeles, demuestra la eficacia del jengibre como remedio contra las náuseas y los vómitos causados por mareos por movimiento o bien durante el embarazo. De acuerdo con un estudio británico, el jengibre alivia los mareos causados por movimiento mejor que el *Dramamine* o el placebo. Una investigación publicada en la revista médica *Journal of Travel Medicine* descubrió que 500 miligramos de jengibre previnieron los mareos y la necesidad de tomar medicamentos para remediarlos en 1.741 turistas que participaron en un viaje de barco de 6 horas de duración para observar ballenas. Un estudio efectuado en Tailandia descubrió que una dosis de por lo menos 1 gramo de jengibre es más eficaz que un placebo para prevenir las náuseas y los vómitos postoperativos. Y trabajos recientes sugieren que el jengibre es tan eficaz como la metoclorpramida (*Reglan*, *Clopra*) para reducir las náuseas y los vómitos causados por la quimioterapia. Además, estudios de laboratorio han demostrado que el jengibre posiblemente también brinde un poco de protección contra el cáncer, como beneficio adicional para los pacientes que reciben quimioterapia.

Los componentes picantes de la raíz de jengibre —los gingeroles y los sogaoles— le dan su capacidad para calmar el estómago. Para aprovechar esta capacidad,

"Té para Viajes"

Antes de iniciar una excursión que pudiera provocar náuseas le recomiendo preparar un poco de "Té para Viajes". Vierta una cantidad generosa de agua hirviendo sobre un puñado de hojas de menta (hierbabuena) o de alguna otra especie de menta estrechamente emparentada con esta. Despues agregue dos trocitos de jengibre rallado, un poco de canela en polvo y algunas de las siguientes especias antináuseas a gusto: anís, hisopo, cilantro, hinojo, nuez moscada, romero, salvia, *sweet Annie* (*qing hao, Artesmesia annua*) o tamarindo.

los farmacéuticos especializados en alimentos comen dulce de jengibre; toman cerveza de jengibre, *ginger ale* o té de jengibre; comen entre ½ y 1 cucharadita de jengibre machacado o toman cápsulas o tintura de jengibre. Lo he probado y funciona. A veces me lo como crudo, pero es posible que usted prefiera un té preparado con unas cuantas cucharaditas de jengibre fresco. Si compra un producto comercial, revise la etiqueta para asegurarse de que contenga jengibre de verdad. Los productos que se limitan a "saborizante" de jengibre no necesariamente funcionarán.

★★★**Menta** La menta (hierbabuena) y el jengibre compiten por mi voto como el mejor remedio contra los mareos causados por movimiento y las náuseas. Al estudiar las náuseas matinales del embarazo en un entorno clínico —no los mareos causados por movimiento—, la científica canadiense Rachel Westphal descubrió que a las mujeres embarazadas la menta sola les servía tan bien como diversas mezclas de menta con jengibre o bien como el jengibre puro. Con más de media docena de carminativos (agentes para calmar el estómago) que reducen los gases, más de una docena de analgésicos leves y aún más compuestos sedantes y tranquilizantes, la menta ofrece múltiples armas contra las dificultades estomacales.

En términos generales la menta parece impedir los espasmos musculares del tracto digestivo, entre ellos los de los vómitos. Al parecer el aceite que se encuentra en sus hojas bloquea la transmisión de los impulsos de las náuseas del cerebro al estómago, además de sedar el tracto digestivo irritado. Y los taninos de la menta ayudan a reducir las inflamaciones estomacales. Para preparar una taza de té de menta fácilmente, ponga a remojar 1 ó 2 cucharaditas de hojas secas de menta en una taza de agua hirviendo por 10 minutos.

★★**Canela** La canela contiene el antiemético alcanfor y dos carminativos (eugenol y safrol). Asimismo cuenta con unas sustancias químicas llamadas catequinas, las cuales ayudan a aliviar las náuseas. Esta especia del Antiguo Testamento también aparece en las tradiciones populares como remedio contra las náuseas; una de las primeras cosas que la señora Duke se prepara por la mañana cuando tiene problemas digestivos es un pan tostado con canela o bien té de canela. Supongo que yo también tomaría un té preventivo de jengibre con canela y menta si ella alguna vez lograra convencerme de participar en uno de esos cruceros que ella anhela tanto y a los que yo les tengo tanto pavor.

★★**Cilantro** Si bien existen menos pruebas científicas de la eficacia del cilantro que de la del hinojo (pero más o menos la misma cantidad de fitoquímicos prometedores), sí contiene el antiemético alcanfor, así como los carminativos carvona y timol. No vacilaría en agregar cilantro a cualquier remedio para tranquilizar el estómago que estuviera preparando.

★★**Hinojo** He analizado muchas veces la familia del apio por sus propiedades para tranquilizar el estómago, y el hinojo, el apio y el cilantro son los carminativos que destacan dentro de este grupo. El hinojo, una hierba ayurvédica, quizá les llame la atención a los indios asiáticos, que con frecuencia ofrecen sus semillas para tranquilizar el estómago y mejorar el aliento en sus restaurantes en los Estados Unidos. Es posible que también hagan más agradable el viaje a casa para las personas propensas a sufrir mareos por movimiento. Puede masticar hasta 20 semillas crudas —tal como las sirven en los restaurantes indios— para calmar el estómago. Además de contar con el respaldo de un gran grupo de fitoquímicos (no los nombraré a todos), el hinojo también contiene alcanfor.

★★**Orégano** El orégano es una hierba culinaria maravillosa que contiene alcanfor y también carvacrol, carvona, eugenol y timol, unos carminativos que funcionan de manera concertada (sinérgica) con media docena de sedantes y docenas de analgésicos.

★**Cítricos** Algunos expertos sugieren chupar una fruta cítrica o incluso la cáscara de una fruta cítrica para secar la boca y prevenir los mareos causados por movimiento. Un conocedor sugiere tomar pequeñas cantidades de jugo de limón o limón verde (lima), té verde fuerte o té de jengibre. Yo simplemente los combinaría con todas las especias mencionadas en esta sección que tuviera en la despensa (alacena, gabinete).

★**Dátil** La fructosa, un azúcar, se ha descrito como sustancia antináuseas, por lo que se llega a recomendar para las resacas (crudas). Los dátiles contienen más de un 30 por ciento de fructosa; la raíz de achicoria, un 22 por ciento; el bulbo de la cebolla, un 16 por ciento; el tamarindo y la cúrcuma (azafrán de las Indias,), un 12 por ciento; la naranja (china), un 2,4 por ciento; el lúpulo, un 2 por ciento; y la toronja (pomelo), un 1,2 por ciento.

★**Frambuesa** El té de hoja de frambuesa se recomienda mucho para las náuseas matinales del embarazo y algunos herbolarios también sugieren tomarlo para los mareos causados por movimiento. Me parece perfecto. De hecho, los tés de jengibre y frambuesa combinan muy bien.

★**Fresa** Mike Adams, el Guardasalud, quien con frecuencia ofrece toda una serie de alimentos y hierbas para varias afecciones, le da a la fresa una calificación alta en cuanto a su calidad como remedio para los mareos causados por movimiento. Cuando se secan y se toman como té, las hojas de la planta de la fresa también son un remedio maravilloso contra los trastornos estomacales. Utilice sólo 2 cucharaditas de hojas secas de fresa para preparar el té (evite los tallos) y déjelas en remojo durante 20 minutos.

★**Manzanilla** Hace muchísimos años que la manzanilla se ha recomendado como remedio contra las náuseas. La Dra. Linda White, coautora de una guía herbaria, lo recomienda para tratar las náuseas en los niños. En Costa Rica el té de manzanilla se toma contra las náuseas, los dolores (cólicos) menstruales y el dolor de estómago. No debo pasar por alto, por otra parte, el hecho de que paradójicamente se ha reportado que el té de manzanilla caliente y muy concentrado es emético (puede producir vómitos). Al igual que sucede con la mayoría de las hierbas y los productos farmacéuticos, sospecho que les ayudará a algunas personas y a otras no.

★**Miel** Si el jengibre no surte efecto contra las náuseas, Jim LaValle, ND, un farmacéutico, médico naturopático y fundador del Instituto Metabólico LaValle en Cincinnati, afirma que la miel también sirve para tranquilizar el estómago. Cuando se producen náuseas o náuseas y vómitos, sugiere tomar una cucharadita de miel cruda cada hora durante varias horas.

★**Pimienta de Cayena** Se ha probado que la pimienta de Cayena sirve como remedio contra los mareos por movimientos, al igual que para condimentar diversos alimentos. Al primer indicio de náuseas relacionadas con el movimiento, tome una cucharadita de esta pimienta disuelta en una cucharadita de aceite de oliva.

★**Romero** Vale la pena agregar el romero a su "Té para Viajes" (vea la página 306), ya que contiene más de media docena de carminativos que tranquilizan el estómago, varios compuestos que calman la ansiedad y más de una docena de fitoquímicos para aliviar el dolor. Asimismo representa una fuente muy buena del antiemético alcanfor. Muchas veces he pensado en la familia de las mentas, al igual que en la del jengibre, como tranquilizantes para el estómago, y la salvia y el romero destacan en este sentido.

★**Salvia** La salvia también puede formar parte del "Té para Viajes", ya que ofrece tres carminativos para calmar el estómago, varias sustancias sedantes y tranquilizantes para descansar la mente y más de una docena de fitoquímicos para aliviar los achaques y los dolores. Es una de las fuentes culinarias más ricas del antiemético alcanfor (hasta un 0,93 por ciento).

★**Semilla de cáñamo** La semilla de cáñamo orgánica, que se consigue por internet a $13 la libra (450 g), puede contener algunas de las sustancias químicas que convierten el cannabis (ilegal en este país) en un antiemético de tres estrellas muy eficaz, probado de manera científica. La planta contiene el antiemético alcanfor y desde el punto de vista nutritivo la semilla ofrece muchas proteínas y ácidos grasos omega-3.

★*Tofu* Se ha demostrado que el consumo de alimentos con alto contenido proteínico, como el *tofu* y otros productos de soya, ayuda a prevenir y a disminuir las náuseas. Dentro del marco de un estudio realizado por la Universidad del Estado de Pensilvania, los participantes que tomaron un batido (licuado) sabroso con muchas proteínas y un total de 300 calorías antes de una prueba de mareos causados por movimiento sufrieron muchos menos síntomas de náuseas que los participantes que tomaron agua o un batido proteínico menos sabroso. Por lo tanto, parece que la combinación de proteínas con un sabor agradable controla las náuseas de manera eficaz.

(*Nota*: si encuentra en este capítulo términos que no entiende o que jamás ha visto, favor de remitirse al glosario en la página 455).

Directo del botiquín herbario

Cuando sus pacientes se quejan de náuseas, Jim LaValle, ND, un farmacéutico, médico naturopático y fundador del Instituto Metabólico LaValle en Cincinnati, a veces les sugiere masticar regaliz (orozuz, amolillo). El regaliz que más le gusta usar es el deglicirrizinado, también conocido por su nombre en inglés, *DGL licorice*. Dice que también puede probar el té de regaliz, por ejemplo una taza tres veces al día. No obstante, si está tomando medicamentos para la presión arterial consulte a su médico antes de ingerir cualquier tipo de regaliz.

Neumonía

LAS ENFERMEDADES GRAVES MUCHAS VECES ESPERAN a que el cuerpo esté rendido para manifestarse, es decir, lo hacen cuando el sistema inmunitario se encuentra débil por haber luchado contra otra enfermedad. Como era de esperar, por lo tanto, con frecuencia —aunque no siempre— la neumonía se desarrolla a partir de un resfriado (catarro) con tos y expectoración o después de la gripe. Y puede resultar mortal. En los Estados Unidos, más de 60.000 personas mueren todos los años a causa de esta enfermedad.

El mayor riesgo de padecer neumonía lo corren las personas con sistemas inmunitarios debilitados por culpa de enfermedades crónicas o la vejez, por ejemplo, y una estancia en el hospital sorprendentemente puede incrementar el riesgo aún más. En el 2004, el 5,4 por ciento de las muertes por neumonía se dieron en pacientes hospitalizados.

Ya que la infección se produce en las profundidades de los pulmones, los síntomas de la neumonía llegan a ser dramáticos. Se puede sentir dolor de pecho y sufrir fiebre, escalofríos, tos y falta de aliento. La mayoría de los médicos prescriben antibióticos contra la neumonía, pero estos medicamentos no siempre sirven, en primer lugar porque ya existen cepas de la enfermedad resistentes a los antibióticos y, en segundo lugar, porque en la mitad de los casos el microorganismo culpable es un virus, no una bacteria. En casos más raros, la causa de la neumonía es un hongo u otros organismos.

En mi opinión el gobierno debería enseñarnos a fortalecer el sistema inmunitario con fitoquímicos preventivos inofensivos para la salud para protegernos contra la neumonía. Sin embargo, en vista de que ninguna institución gubernamental ni asociación importante de medicina convencional está dispuesta a brindar este tipo de consejos, yo saldré al quite.

Existen muchos alimentos prometedores para reforzar el sistema inmunitario, como el ajo, la avena, la azufaifa (jínjol), la bardana (cadillo), la batata dulce (camote), la baya de saúco, la caléndula (maravilla), el camu-camu, la canela, el cantaloup (melón chino), la caña fístula, la cebolla, la cúrcuma (azafrán de las Indias), el diente de león (amargón), la espinaca, el fenogreco (alholva, rica), el garbanzo, el hongo *shiitake*, el jengibre, la manzanilla, el mirtillo, el orégano, el tomillo y la uva, entre otros. Asimismo hay una larga lista de plantas que alivian el estrés, lo cual es importante porque el estrés debilita el sistema inmunitario.

En vista de que la neumonía puede ser mortal consulte a su médico si experimenta síntomas no usuales en el pecho o los pulmones. Los alimentos que refuer-

"Pasta para los Bronquios"

Tal vez quiera probar mi "Pasta para los Bronquios" para despejar los senos nasales y los bronquios. Incluye varios de los alimentos más importantes para aliviar la congestión nasal. Mezcle ajo, cebolla, chile picado, cúrcuma (azafrán de las Indias), rábano picante, jengibre, mostaza y *wasabi* y unte la pasta sobre galletas o pan. También puede preparar un té bien caliente con cualquiera de estos ingredientes o con todos.

zan el sistema inmunitario pueden ayudarle a evitar la enfermedad, pero si le llega a dar una infección requerirá un tratamiento médico. Además, debe asegurarse de contar con el permiso de su médico antes de consumir hierbas medicinales o suplementos.

Alimentos curativos para la neumonía

A fin de protegerse contra la neumonía le hará falta una estrategia doble. En primer lugar consulte el capítulo Resfriado y gripe en la página 382 para encontrar recomendaciones acerca de cómo combatir ambas afecciones, ya que tanto la una como la otra pueden derivar en neumonía. Luego agregue algunos de los alimentos señalados a continuación a su dieta con el fin de reforzar su sistema inmunitario.

★★★**Ajo** El ajo prácticamente es un alimento milagroso cuando se trata de combatir las infecciones y los naturópatas lo utilizan extensamente. Sus propiedades medicinales se deben a las más de 2.000 sustancias biológicamente activas que contiene. A Chris Deatherage, ND, quien vive y ejerce su profesión en una zona rural del estado de Missouri, le gusta combinar el ajo con la hidroterapia para tratar enfermedades agudas como la neumonía y la faringitis bacteriana. Jill Stansbury, ND, del Colegio Nacional de Medicina Naturopática en Portland, Oregon, les enseña a sus estudiantes a usar ajo para matar las bacterias y los virus que causan la bronquitis y las infecciones gastrointestinales.

Unos científicos etíopes estudiaron las propiedades antibacterianas del ajo en relación con las bacterias que causan la neumonía y llegaron a la conclusión de que puede ser eficaz para combatir algunas variedades de la enfermedad.

★★★**Baya de saúco** Después de haber evitado con éxito una gripe que andaba merodeando por ahí con la ayuda de un extracto de baya de saúco que lleva el nombre de marca *Blockade*, decidí analizarlo desde el punto de vista de sus efectos contra la neumonía. Descubrí que la baya de saúco europea —y probablemente también la variedad estadounidense— es un arma herbaria superpoderosa que contiene más de una docena de compuestos antibacterianos y antivirales, así como casi una docena de componentes antifúngicos.

★★★**Granada** Esta fruta ácida obtuvo la misma calificación excelente que el ajo en mi búsqueda de propiedades antineumonía en el banco de datos. Además, un estudio reciente con ratones demostró que el jugo de la granada aparentemente favorece la salud de los pulmones. Los investigadores indujeron el crecimiento de tumores en los ratones y luego les dieron granada a la mitad de los animales. En aquellos que tomaron el jugo, la duplicación de los tumores se redujo de manera notable. Las semillas y la jugosa pulpa de la granada están repletas de antioxidantes y ayudan a combatir las bacterias, los virus y las inflamaciones a la vez que refuerzan el sistema inmunitario.

★★**Cebolla** Al igual que el ajo, la cebolla cuenta con compuestos que combaten las infecciones respiratorias, entre ellas la neumonía. Una vez, durante una conferencia que di ante 100 médicos en el Hospital Flower de Toledo, en 1995, uno de los doctores relató la historia de un paciente libanés con una infección pulmonar que fue ingresado en un sanatorio hace varias décadas (cuando los sanatorios estaban de moda). Después de encontrar una carga de cebollas comió varias todos los días y al cabo de un mes se había recuperado completamente. Agregue mucha cebolla y ajo a sus comidas, sobre todo al caldo de pollo.

★★**Cítricos** Debido a su contenido en vitamina C, la naranja (china), la toronja (pomelo), la mandarina, el limón y el limón verde (lima) refuerzan el sistema inmunitario y aumentan la capacidad del cuerpo para defenderse contra las enfermedades. Diversas investigaciones han demostrado claramente que las personas que consumen una gran cantidad de vitamina C a través de la alimentación tienen los pulmones más sanos. La vitamina C refuerza el sistema inmunitario y ayuda a proteger contra las infecciones virales. Algunos médicos incluso utilizan dosis muy altas de suplementos de vitamina C para tratar la neumonía. No recomiendo que nadie con neumonía se aplique un tratamiento por cuenta propia, pero es buena idea tratar de prevenir la enfermedad consumiendo mucha vitamina C.

En mi banco de datos, el cítrico que más altas calificaciones obtiene por su contenido en vitamina C es el camu-camu, una fruta que se da en un arbusto de la selva tropical húmeda de la región amazónica en el Perú. Le sigue el mirobálano (avellana de la India), una fruta tropical parecida a una baya; los escaramujos; el pimiento (ají, pimiento morrón); la pimienta de Cayena; la fruta del anacardo (jocote de marañón) originaria del Brasil; los brotes de las fitolacáceas (ombú), una hierba originaria del este de los Estados Unidos; la espinaca de Malabar (espinaca china); la rosa china; la guayaba; el berro y la batata dulce (camote). Otras fuentes de vitamina C son el brócoli, la papaya (fruta bomba, lechosa), el kiwi, la fresa, el cantaloup (melón chino), el mango, el tomate (jitomate), el repollo (col) verde y la espinaca. No haría daño tampoco tomar un suplemento adicional de vitamina C.

★★**Orégano** Esta especia no sirve solamente para agregar sabor a la salsa para espaguetis. De acuerdo con diversos estudios de laboratorio es posible que también refuerce el sistema inmunitario. Asimismo combate las bacterias y las inflamaciones, ayuda a aliviar el estrés, suprime la tos, funciona como descongestionante y contribuye a despejar las vías respiratorias de mucosidades.

★**Albahaca** ¿A quién no le encanta una ensalada con rebanadas de tomate (jitomate), queso *mozzarella* fresco y albahaca levemente picante, rematada con un chorrito de aceite de oliva? La albahaca obtuvo una buena calificación en mi banco de datos en relación con la defensa contra la neumonía, debido a sus antioxidantes, así como a su capacidad para luchar contra las bacterias y los virus y estimular el sistema inmunitario.

★**Apio** Esta verdura rebosante de sabor es muy conocida por estimular el sistema inmunitario y de esta manera combatir las enfermedades. Está lleno de antioxidantes y de compuestos que luchan contra las bacterias, los virus y las inflamaciones.

OJO CON ESTOS ALIMENTOS

Los alimentos que señalo a continuación debilitan el sistema inmunitario en lugar de reforzarlo, así que sería mejor evitarlos.

Demasiado alcohol. El alcohol interfiere con la capacidad de los glóbulos blancos para combatir las infecciones. Consumirlo en exceso baja las defensas y puede dificultarle a su cuerpo la lucha contra una infección como la neumonía.

Alimentos con mucha grasa o azúcar. En vista de que la neumonía aparece cuando el sistema inmunitario se encuentra débil, usted podrá ayudar a su cuerpo a defenderse contra las infecciones si se concentra en alimentos que refuerzan el sistema inmunitario en lugar de los que contienen menos nutrientes. Es decir, le convendría comer frutas y verduras frescas en lugar de golosinas y pastel (bizcocho, torta, *cake*).

★**Canela** Tal vez haya oído que el extracto de canela les ayuda a los diabéticos a controlar el nivel de glucosa en su sangre, pero también lo recomiendo para reforzar el sistema inmunitario.

★**Cúrcuma** Esta especia hace acto de presencia tanto en la medicina tradicional china como en la ayurvédica para promover la digestión, aliviar la artritis, mejorar el funcionamiento del hígado y regular los ciclos menstruales, además de ayudar a reforzar el sistema inmunitario y a combatir las bacterias y los virus. En el 2007, un grupo de investigadores descubrió que un ingrediente activo específico de la raíz de la cúrcuma (azafrán de las Indias), la bisdemetoxicurcumina, posiblemente sea el que refuerce el sistema inmunitario.

★**Jengibre** El jengibre se conoce por calmar las náuseas relacionadas con los mareos causados por movimiento, la quimioterapia o el embarazo, pero también refuerza el sistema inmunitario. Me gusta preparar un té de jengibre agregándolo en forma rallada a agua hirviendo.

★**Romero** Al igual que la albahaca, el romero es una hierba culinaria que obtuvo una buena calificación en mi banco de datos por reforzar el sistema inmunitario y luchar contra la neumonía. Sabe delicioso con el pollo y la carne de cordero, así como en sopas y guisos (estofados).

★**Té verde y blanco** El té verde está lleno de antioxidantes que refuerzan el sistema inmunitario y ayudan a evitar la neumonía y otras enfermedades. Un grupo de investigadores egipcios encontró que cuando se toma té verde durante un tratamiento con antibióticos la eficacia de estos hasta se triplica. Debe su poder al hecho de aumentar la eficacia de los antibióticos para matar las bacterias y de incrementar la vulnerabilidad de las mismas en relación con el antibiótico, incluso en los casos en que la cepa de bacterias se ha vuelto resistente.

Diversas investigaciones también están explorando la capacidad del té blanco para reforzar el sistema inmunitario. En un estudio realizado por la Universidad Pace en la ciudad de Nueva York, los investigadores descubrieron que el extracto de té blanco de hecho destruye las bacterias que pueden derivar en neumonía y en otras enfermedades, como una infección por estafilococos. El extracto incluso resultó mejor que el té verde para combatir las bacterias y los virus dentro del cuerpo.

(*Nota*: si encuentra en este capítulo términos que no entiende o que jamás ha visto, favor de remitirse al glosario en la página 455).

Osteoartritis

LAS ENFERMEDADES ARTRÍTICAS —QUE SUMAN más de 100— son las causas más comunes de discapacidad en los Estados Unidos. La forma más corriente es la osteoartritis. De hecho, yo mismo padezco de artritis. Se trata de una afección incurable que empieza con pequeños achaques y dolores y que con el tiempo conduce a dolor crónico, rigidez, hinchazón y un grado reducido de movilidad, por lo general en las rodillas, las caderas, la columna vertebral, las manos y los pies. Mi defensa principal es siempre llevar conmigo *Zyflamend*, un suplemento herbario fabricado por la empresa New Chapter, por si la enfermedad se empeora de repente.

Conforme la población ha envejecido y aumentado de peso en los Estados Unidos, la incidencia de osteoartritis se ha disparado hasta las nubes. De acuerdo con los cálculos más recientes, publicados en un número del 2008 de la revista médica *Arthritis and Rheumatism*, el impresionante número de 27 millones de personas radicadas en el país padecen esta enfermedad, en comparación con los 21 millones que hubo en 1995. Esto significa que casi 1 de cada 10 estadounidenses enfrenta dolores capaces de afectar de manera dramática su calidad de vida y en el peor de los casos requiere de una intervención quirúrgica costosa para reemplazar sus articulaciones.

La osteoartritis relacionada con la obesidad se ha elevado vertiginosamente en un 465 por ciento desde 1971, lo cual se debe en parte a un aumento drástico en la obesidad conforme la generación nacida durante los primeros 15 años después de la Segunda Guerra Mundial ha alcanzado la mediana edad. Más o menos el 30 por ciento de esta generación son obesos, mientras que sólo el 16 por ciento de la generación de sus padres lo eran a la misma edad.

Los estragos financieros de la osteoartritis y otras afecciones de los músculos y el esqueleto —como la artritis reumatoidea, la fibromialgia, el síndrome del túnel carpiano, la gota y el dolor de espalda, entre otros— suman la asombrosa cantidad de $128 mil millones de dólares al año en pérdidas salariales y gastos médicos. Se calcula que el 40 por ciento de los adultos sufrirán alguna forma de artritis en los Estados Unidos en el año 2030.

En el 25 por ciento de los casos la fuente más común de dolor son las articulaciones, de acuerdo con una encuesta de 1.200 adultos realizada a nivel nacional en el 2005 por un equipo de investigadores de la Facultad de Medicina de la Universidad de Stanford.

En su desesperación por hallar alivio, muchos pacientes con osteoartritis tratan de controlar sus síntomas ingiriendo diariamente dosis altas de fármacos antiinflamatorios no esteroideos (AINE), como la aspirina y el ibuprofeno. Desafortunadamente estas sustancias pueden llegar a irritar la membrana mucosa de revestimiento del estómago e incluso causar graves sangrados gastrointestinales, los cuales son difíciles de controlar y en muchos casos ponen en peligro la vida. Un estudio muy conocido demostró que los sangrados ocasionados por AINE originaron 16.500 muertes en los Estados Unidos en 1999, un número mayor que las muertes por SIDA.

Cuando el celecoxib (*Celebrex*) y otros AINE conocidos como "superaspirinas" se introdujeron en el mercado durante los años 90, se les dio mucha difusión publicitaria por ser supuestamente más seguros que los AINE tradicionales. No obstante, investigaciones recientes indican que son igual de perjudiciales para el sistema gastrointestinal y pueden causar efectos secundarios cardíacos graves.

Alimentos curativos para la osteoartritis

A fin de ayudar a prevenir la osteoartritis —o bien para controlar el dolor persistente causado por esta enfermedad, incluso si éste está disminuyendo— pueden resultar útiles varios remedios alimenticios.

★★★**Chile** El chile contiene unos compuestos parecidos a la aspirina, los salicilatos, así como capsaicina, un componente resinoso y acre que provoca la liberación de unas sustancias del tipo de los opiaceos conocidas como endorfinas. Cuando la capsaicina se aplica de manera tópica, agota temporalmente la sustancia P, una sustancia química en los nervios que trasmite la sensación de dolor. Sin ella, las señales de dolor ya no se envían. Docenas de estudios han demostrado que la capsaicina puede aliviar muchas afecciones dolorosas por algún tiempo, entre ellas la osteoartritis.

Es posible comprar una crema comercial tópica que contiene entre un 0,025 y un 0,075 por ciento de capsaicina y aplicarla a las articulaciones artríticas tres o cuatro veces al día. También puede hacer lo que con frecuencia se practica fuera de los Estados Unidos: comprar un chile, aplastarlo y aplicarlo directamente a las áreas afectadas. Otra posibilidad es mezclar un chile machacado con un humectante para el cutis. Ambas opciones le permitirán ahorrar dinero. Un chile fresco cuesta unos cuantos centavos, mientras que un producto comercial de capsaicina como el *Zostrix* cuesta hasta $16.

Independientemente de la opción que elija, es posible que la capsaicina le provoque ardor las primeras veces que la aplique, pero por lo común la sensación disminuye conforme las aplicaciones se repiten. Sólo asegúrese de lavarse las manos muy bien después de habérsela puesto. Si la capsaicina se le llega a meter en los ojos, la nariz o la boca, el dolor puede ser más fuerte que el de las articulaciones artríticas.

Si bien lo mejor es usar la capsaicina de manera tópica, tal vez también le dé buenos resultados agregar más chile y salsas picantes con chile a su alimentación. Otra opción es tomar una tintura de pimienta de Cayena (0,3 a 1 mililitro) tres veces al día. Asimismo puede preparar una infusión mezclando ½ a 1 cucharadita (2,5 a 5 gramos) de pimienta de Cayena en polvo con 1 taza de agua hirviendo, dejarla reposar 10 minutos y tomar 1 cucharadita de este líquido mezclado con agua tres o cuatro veces al día.

Hace poco recibí una sugerencia de una lectora llamada Harriet Brennan, una enfermera retirada que tomó el AINE diclofenac (*Voltaren*), vendido con receta, durante 13 años por su artritis. Pudo desechar el fármaco después de probar un régimen que me parece una buena alternativa herbaria al *Celebrex*. Después de quitarles los tallos a ½ libra (225 g) de chiles, Harriett mezcla los chiles con 2 tazas de vinagre de manzana, deja reposar la mezcla durante 3 semanas y la cuela con una estopilla (bambula, manta de cielo, *cheesecloth*). Una vez al día agrega 16 gotas de este líquido picante a una taza de 24 onzas (720 ml) de té verde con ginsén. ¡Su médico hasta le pidió que lo preparara para unos amigos! Como si no bastara con eso, es posible que la mezcla le haya ayudado a perder más de 100 libras (45 kg). La capsaicina es termogénica, es decir, crea calor por quemar más calorías.

★★★**Cúrcuma** Esta especia amarilla es uno de los ingredientes del *curry* (un condimento hindú) y representa una fuente muy buena de curcumina, un antioxidante poderoso que protege el cuerpo contra los daños ocasionados por los radicales libres. La curcumina contiene los analgésicos naturales conocidos como inhibidores COX-2, por lo que se convierte en una opción atractiva y libre de efectos secundarios ante los inhibidores COX-2 vendidos con receta, como el celecoxib (*Celebrex*). Asimismo reduce las inflamaciones al reducir los niveles de histaminas y posiblemente también por estimular la producción de cortisona, el analgésico natural del cuerpo, por parte de las glándulas suprarrenales.

En diversos estudios de la curcumina hechos con personas se observó que este condimento puede reducir el dolor y la rigidez provocados por la artritis reumatoidea, así como aliviar la inflamación posquirúrgica. Yo prefiero consumir alimentos en su estado natural siempre que sea posible ya que estoy convencido, como lo he dicho muchas veces, de que el poder curativo de los alimentos integrales es mayor que el de sus componentes aislados en suplementos multivitamínicos. Con frecuencia agrego cantidades abundantes de cúrcuma (azafrán de las Indias) al arroz y otros platos y también consideraría añadir otros alimentos antiinflamatorios a la alimentación, como piña (ananá) o papaya (fruta bomba, lechosa). El Dr. Weil recomienda poner una cucharadita de cúrcuma en polvo a los caldos o sopas, los guisos (estofados) y otros platos. También se puede preparar un té de cúrcuma.

★★★**Granada** Los griegos de la antigüedad trataban la artritis con granada, una fruta tropical exótica que se ha venerado desde tiempos inmemoriales por su capacidad para tratar una amplia gama de afecciones. No obstante, al escribir *La farmacia natural* en 1998 sólo la recomendé para un mal: la diarrea.

Desde entonces los investigadores han demostrado que esta fruta hermosa —repleta de antioxidantes y de compuestos antiinflamatorios— destaca como un superalimento auténtico. Cada vez hay más pruebas de su capacidad para aliviar afecciones tan diversas como las enfermedades cardíacas, el cáncer y la osteoartritis.

En el 2005, un grupo de científicos de la Universidad Case Western Reserve en Ohio llevó a cabo un experimento fascinante con muestras de tejidos de cartílago humano afectados por la osteoartritis. Después de agregar un extracto de agua de granada a los cultivos observaron que bloqueaba las sustancias que ocasionan la

OJO CON ESTOS ALIMENTOS

Los alimentos refinados, procesados y manufacturados pueden intensificar el dolor de la artritis porque contienen grandes cantidades de grasas, carbohidratos y aditivos inflamatorios, según indica el Dr. Andrew Weil de la Universidad de Arizona en Tucson. Los alimentos procesados, como las galletitas, las galletas y las meriendas, sobre todo cuando se preparan con aceite refinado de soya, están repletos de los ácidos grasos omega-6 que promueven las inflamaciones. Cientos de alimentos también contienen sirope de maíz alto en fructosa, un carbohidrato de fácil digestión que trastorna el metabolismo y estimula la producción de sustancias inflamatorias. En resumen: olvídese de la comida chatarra.

El Dr. Weil también les recomienda a las personas con artritis que reduzcan su consumo de proteínas de origen animal —sobre todo de carne roja y de pollo—, porque contienen grandes cantidades de un aminoácido inflamatorio, y que eviten los carbohidratos caracterizados por una carga glucémica alta, como la harina y el azúcar refinados, los cuales ocasionan repentinas elevaciones intensas en el nivel de glucosa en la sangre.

destrucción de los tejidos. De manera específica inhibió una proteína proinflamatoria llamada interleukin-1B, la cual estimula la producción de enzimas como las metaloproteasas de la matriz celular, que hacen falta para remodelar los tejidos. En las personas sanas estas enzimas no son perjudiciales. No obstante, cuando existen afecciones como la osteoartritis, su sobreproducción descompone el cartílago y daña o destruye las articulaciones.

De acuerdo con los investigadores, los resultados indican que la granada puede ayudar a proteger el cartílago contra los efectos dañinos de una proteína inflamatoria fabricada por el sistema inmunitario, la interleuquina-1B, y retrasar o hasta detener la progresión de la osteoartritis. Están realizando estudios de seguimiento para averiguar si la granada también ayuda a reparar el cartílago dañado.

Se trata de una investigación emocionante porque la granada, a diferencia de los fármacos que se utilizan para la osteoartritis, prácticamente no produce efectos secundarios.

"Apio Analgésico"

Si está pensando en tomar un inhibidor COX-2 vendido con receta, como el *Celebrex*, para la osteoartritis o cualquier otra afección inflamatoria, tal vez quiera considerar este fármaco alimenticio sin efectos secundarios que desarrollé. Contiene más de una docena de inhibidores naturales COX-2 y es bueno contra este mal.

Para preparar esta sopa caliente con *curry*, ponga de cuatro a ocho tallos de apio (repleto de apigenina) en una cacerola y agregue un poco de ajo (opcional), cebolla (una buena fuente de quercetina), cebolleta (cebollino), hojas de uva (que contienen resveratrol) o poligono japonés (opcional), repollo (col) picado y pimienta de Cayena.

Cubra los ingredientes con agua, agregue algunas especias —cúrcuma (azafrán de las Indias), albahaca, jengibre, romero, salvia y/o tomillo— y una cantidad generosa de pimienta negra recién molida (la cual contiene la piperina, una sustancia que incrementa la capacidad del cuerpo para asimilar la cúrcuma) y ponga la cacerola en la estufa hasta que hierva.

Después de comer este plato condimentado tomaría, para aumentar sus beneficios, una taza de té verde (que contiene catequina y quempferol) o de té de manzanilla (otra buena fuente de apigenina).

Los investigadores no recomendaron una dosis específica de fruta o de jugo de granada, pero yo sugeriría tomar diariamente un vaso de 8 onzas (240 ml) de jugo de granada al 100%. Asimismo aumentaría mi consumo de otras frutas y jugos de frutas ricos en antioxidantes y en compuestos antiinflamatorios, como la piña (ananá), la papaya y la cereza. Unas fascinantes investigaciones llevadas de cabo en fechas recientes indican que la mandarina y la cereza posiblemente ayuden a inhibir unos compuestos relacionados con daños a las articulaciones.

★★★**Jengibre** El jengibre contiene grandes cantidades de la enzima cingibina, una sustancia antiinflamatoria poderosa. De acuerdo con algunos expertos es aún más potente que la bromelina de la piña (ananá) o la papaína de la papaya (fruta bomba, lechosa). También ofrece por lo menos cuatro inhibidores COX-2 naturales y no se le conocen efectos secundarios graves, a diferencia de los inhibidores COX-2 que se venden con receta, como el *Celebrex*.

Es fácil agregar una cantidad suficiente de jengibre a la alimentación como para ayudar a reducir el dolor. Se puede tomar como hierba medicinal preparando un té con tres o cuatro rebanadas de jengibre fresco en una taza de agua hirviendo. Si lo prefiere, puede ingerir dosis medicinales por medio de tinturas o cápsulas. El Dr. Andrew Weil, profesor de la Facultad de Medicina de la Universidad de Arizona en Tucson, recomienda comer dulce de jengibre con trocitos de chocolate oscuro rico en antioxidantes. Puede recibir dosis medicinales espolvoreando ½ cucharadita de jengibre en polvo sobre los alimentos o comiendo más o menos una onza (28 g o 6 cucharaditas) de jengibre fresco todos los días.

Dentro del marco de un estudio, un grupo de investigadores indios les dieron un poco más de jengibre (entre 1½ y 3½ cucharaditas) diariamente a 18 personas con osteoartritis y a 28 con artritis reumatoidea. Más de tres cuartos de estos pacientes reportaron una disminución significativa en el dolor y la hinchazón y ningún efecto secundario, ni siquiera después de haber consumido esta cantidad de jengibre durante un período de hasta 2 años.

★★★**Té no herbario** El té no herbario contiene por lo menos siete inhibidores COX-2 diferentes, entre ellos la catequina, que ayuda a reducir la inflamación relacionada con la osteoartritis y tal vez incluso retrase el deterioro del cartílago. Asimismo parece proteger los huesos. En las mujeres que toman mucho té no herbario, la probabilidad de desarrollar osteoporosis es mucho menor que en quienes no consumen esta bebida. En comparación con otras variedades, el té verde es particularmente rico en unos compuestos antioxidantes que se llaman fenoles, los cuales ayudan a proteger el cuerpo contra múltiples males, entre ellos varios tipos de cáncer. Para tratar la osteoartritis, tome unas cinco tazas de té al día.

★★**Orégano** La llamada "hierba pizzera", un miembro de la familia de las mentas, contiene docenas de compuestos antiinflamatorios y analgésicos. Entre ellos se encuentran ocho inhibidores COX-2: el ácido cafeico, el ácido oleanólico, el ácido ursólico, la apigenina, el eugenol, el quempferol, la quercetina y el ácido rosmarínico. De estos es posible que el ácido rosmarínico sea el más potente, porque también cuenta con propiedades antibacterianas y antivirales. Si bien otras muchas mentas —como la menta (hierbabuena), el romero y la menta bíblica— pueden servir contra la osteoartritis, el orégano destaca porque desarrolla las actividades antioxidantes más intensas de las 100 mentas diferentes que se han probado en estudios científicos. Definitivamente agregaría cantidades generosas de esta hierba sabrosa a mi pizza o a cualquier otro alimento para ayudar a aliviar el dolor de la osteoartritis.

★★**Piña** Esta fruta exótica es rica en varias sustancias que pueden ayudar a las personas con afecciones como la osteoartritis. La más importante es la bromelina, una enzima que ayuda a reducir la hinchazón y la inflamación de muchos males inflamatorios dolorosos. Asimismo puede expulsar del cuerpo algunos compuestos relacionados con afecciones artríticas y ayudar a digerir la fibrina, otro compuesto que figura en la artritis.

Esta fruta tropical sabrosa también contiene grandes cantidades de manganeso y de vitamina C, dos sustancias esenciales para que se forme el colágeno, la proteína fibrosa y resistente que integra los tejidos conjuntivos como el hueso, la piel y el cartílago. Es posible cubrir el 100 por ciento del Valor Diario de manganeso (2 miligramos) con una sola taza de piña (ananá) fresca en trozos o de jugo de piña. Una taza de piña fresca en trozos también contiene 24 miligramos de vitamina C, o sea el 40 por ciento del Valor Diario.

Si usted sufre osteoartritis, la vitamina C es esencial. Un estudio de 10 años de duración que abarcó a 149 personas con osteoartritis de la rodilla, publicado en el 2005 por un grupo de investigadores de la Universidad de Boston, demostró que en quienes consumían menos de 150 miligramos de vitamina C al día el índice de descomposición del cartílago se triplicó.

Para obtener los mayores beneficios antioxidantes pruebe la piña "Gold" importada de Costa Rica, la cual contiene cuatro veces más vitamina C que otras piñas.

Desafortunadamente algunas investigaciones recientes indican que tanto el nivel de bromelina que se encuentra en la piña fresca como el de papaína —una enzima semejante— en la papaya (fruta bomba, lechosa) fresca tal vez sean muy bajos para aliviar un acceso grave de osteoartritis. Si bien le recomiendo saborear estas frutas —ya sea enteras o en jugo—, probablemente tenga que recurrir a suplementos para obtener cantidades realmente eficaces. Los naturópatas sugieren ingerir entre 250 y 500 miligramos de bromelina tres veces al día.

★★**Toronja** Yo prefiero la variedad roja más oscura de la toronja (pomelo), la cual es tan rica que casi puedo consumir una toronja entera a la hora del desayuno. (¡A propósito de alimentos enteros!) La toronja, y sobre todo la variedad roja más oscura, contiene tres inhibidores COX-2 y una gran cantidad de antioxidantes poderosos como el licopeno (la fuente del pigmento rojo), los limonoides y la naringina. La toronja asimismo es una de las mejores fuentes de vitamina C, un nutriente esencial para las personas con osteoartritis. Una taza de toronja en gajos contiene 88 miligramos de vitamina C, casi 1½ veces el Valor Diario.

(*Nota*: si encuentra en este capítulo términos que no entiende o que jamás ha visto, favor de remitirse al glosario en la página 455).

Directo del botiquín herbario

Tal vez quiera probar una de estas hierbas medicinales (o las dos) para aliviar las molestias y el dolor de la osteoartritis.

Ortiga (*Urtica dioica*) La ortiga cuenta con una larga tradición —sobre todo en Alemania— como tratamiento contra la artritis. Se debe a que contiene muchos compuestos analgésicos y antiinflamatorios activos, como el ácido cafeico, el ácido ferúlico y la escopoletina. La ortiga puede tomarse por vía oral o aplicarse a la piel. Desde finales de los años 90, diversos estudios han demostrado que esta hierba reduce los niveles de varias sustancias inflamatorias producidas por el sistema inmunitario, como el factor alfa de necrosis tumoral y la interleuquina-1B, y puede servir para tratar la osteoartritis.

En un estudio piloto que abarcó a 40 pacientes con artritis, los investigadores compararon los efectos de 50 miligramos de hoja de ortiga cocida combinados con 50 miligramos de un fármaco común contra la artritis, el diclofenac (*Voltaren*), con 200 miligramos del fármaco solo. En vista de que los indicadores totales de los síntomas en las articulaciones mejoraron por igual en ambos grupos, los científicos llegaron a la conclusión de que pudiera ser posible reducir la dosis de fármacos contra la artritis en un 75 por ciento, reducir el riesgo de sufrir sangrado gastrointestinal y proteger contra algunos de los riesgos potenciales recién descubiertos de ciertos inhibidores COX-2, como por ejemplo (¡fíjese nada más!): ¡niveles elevados del factor alfa de necrosis tumoral así como de interleuquina-1B!

Picnogenol Este extracto derivado del pino marítimo francés es una fuente muy buena de antioxidantes y de inhibidores COX-2 naturales, los cuales combaten las inflamaciones. En un estudio realizado en el 2007 y publicado en la revista médica *Nutrition Research*, un grupo de investigadores de los Estados Unidos y el Irán les dieron 150 miligramos diarios de picnogenol o bien un placebo a 35 personas que sufrían osteoartritis de la rodilla. Al cabo de 3 meses, el dolor se redujo en un 43 por ciento, la rigidez disminuyó en un 35 por ciento y el desempeño físico aumentó en un 52 por ciento en el grupo que tomaba el picnogenol, mientras que el grupo del placebo no mostró ninguna mejoría significativa. Quienes tomaban picnogenol también pudieron disminuir su consumo de medicamentos antiinflamatorios vendidos con y sin receta. Otros estudios, entre ellos uno publicado en la revista médica *Journal of Inflammation*, demuestran que el picnogenol puede contrarrestar la destrucción de las articulaciones de manera eficaz al impedirle al sistema inmunitario liberar ciertas moléculas que promueven la inflamación, las citoquinas.

Osteoporosis

EL TRATAMIENTO CON ALIMENTOS es ideal para la osteoporosis. Un estudio tras otro ha producido pruebas sólidas de que diversos nutrientes son útiles —perdón, *necesarios*— para mantener la salud de los huesos.

No obstante, de acuerdo con algunos expertos los ejercicios de resistencia al peso tal vez sean igualmente importantes, o aún más. Estoy convencido de que los efectos sinérgicos de ambos métodos naturales (una dieta compuesta por alimentos enteros y tal vez suplementos, además del ejercicio) son mucho mejores que los tratamientos farmacéuticos, a uno de los cuales la señora Duke se somete religiosamente debido a su estado preosteoporótico.

Un gran número de personas deberían de poner mucha atención a los detalles de cómo crear una dieta que fortalezca los huesos. De acuerdo con la Fundación Nacional para la Osteoporosis, 10 millones de personas radicadas en los Estados Unidos sufren esta enfermedad y se calcula que aproximadamente 34 millones más tienen la masa ósea baja, lo cual les crea el riesgo de sufrir osteoporosis.

En vista del envejecimiento de la población, se calcula que para el año 2020 más de 47 millones de personas tendrán la masa ósea baja, por lo que más de la mitad de los estadounidenses mayores de 50 años estarán en peligro de desarrollar osteoporosis.

La osteoporosis no es poca cosa. Puede volver tan débiles los huesos que el simple hecho de toser o de estornudar causa una fractura, al igual que una caída menor. Los resultados de cualquier fractura pueden ser severos. Las de la muñeca, comunes en las personas con osteoporosis, causan molestias por poco tiempo. Por el contrario, las dos terceras partes de las personas que se fracturan la cadera nunca recuperan su nivel anterior de movimiento, y las fracturas de la espalda pueden ser sumamente dolorosas.

Todo el mundo debería poner en práctica las medidas para prevenir o tratar la osteoporosis, no sólo las mujeres o los ancianos. Un régimen para prevenir la osteoporosis que se empiece a seguir con anticipación puede influir muchísimo en las condiciones de vida que se tengan más adelante.

Es importante tomar nota de que las calificaciones que les adjudico a los alimentos en este capítulo no reflejan la eficacia de las sugerencias, ya que todas son útiles. Sin embargo, algunas son lo bastante importantes como para merecer más atención, y a ellas les puse una calificación más alta.

Alimentos curativos para la osteoporosis

★★★**Aguacate** Por ser la fuente vegetal más sabrosa de vitamina D es posible que el aguacate (palta) sirva contra la osteoporosis. Conocemos muy bien el papel que la vitamina D desempeña en lo que se refiere a mantener la fuerza del esqueleto, ya que el cuerpo es algo descuidado cuando se trata de asimilar el valioso calcio que ingerimos. A pesar de lo importante que el calcio resulta para los huesos, sólo absorbe el 30 por ciento de la cantidad ingerida. ¡Vaya despilfarro!

Afortunadamente la vitamina D ayuda a incrementar la absorción de calcio por el cuerpo gracias a sus efectos sobre los intestinos. (En este sentido la vitamina funciona como una hormona). Otro hecho interesante en relación con la vitamina D es que ni siquiera se tiene que comer nada para obtenerla. La piel la produce al ser expuesta a la luz del Sol. Por lo tanto, hacer ejercicios de resistencia al peso al aire libre a la luz del Sol es una forma sinérgica de fortalecer los huesos contra la osteoporosis. Por desgracia a muchas personas les resulta difícil obtener la vitamina de esta forma. Cuando se vive muy al norte se pasa poco tiempo expuesto a luz solar intensa, sobre todo durante el invierno. Las personas mayores y aquellas que tienen la piel más oscura producen menos vitamina D. Y actualmente muchas personas tienden a recurrir a ropa y filtro solar (loción antisolar) al salir, para protegerse contra la amenaza del cáncer de piel, lo cual reduce su producción de la vitamina.

Por todo ello es buena idea incluir mucha vitamina D en la dieta. Un metaanálisis que compiló los resultados de 25 estudios encontró que los suplementos de vitamina D reducen el riesgo de sufrir fracturas espinales más o menos en un 37 por ciento (no obstante, es posible que esta reducción se haya debido en parte al hecho de que la vitamina aumentó la fuerza muscular de los participantes, por lo cual había menos probabilidad de que sufrieran caídas).

Por otro lado, tampoco querrá excederse con la vitamina D. Se trata de una vitamina soluble en grasa que el cuerpo almacena, por lo que es dañina cuando se consume en cantidades excesivas. La cantidad adecuada para los adultos menores de 50 años son 200 unidades internacionales (UI); para personas entre los 51 y los 70 años de edad, 400 UI; y para los mayores de 70 años, 600 UI. Es posible sumar entre 350 y 400 UI al día comiendo tan sólo 10 gramos de aguacate, lo cual lo convierte en un remedio agradable que no engorda demasiado. Otra fuente ideal de vitamina D —una taza de leche enriquecida— también es rica en calcio y brinda 98 UI de vitamina D. Por el contrario, otros productos lácteos, como el queso, el helado y el yogur común, no ofrecen mucha vitamina D. He aquí algunas fuentes alimenticias buenas:

Salmón, 3 onzas (84 g)	238 UI
Atún de lata, 3 onzas	136 UI
Sardinas, 1 onza (28 g)	77 UI
Raisin Bran, ¾ taza	42 UI

★★★**Productos lácteos bajos en grasa** A pesar de que algunas plantas representan una buena fuente de calcio —y más adelante en esta sección le diré cuáles—, muchas personas tienden a consumir productos lácteos cuando necesitan incrementar su ingesta de este mineral que fortalece los huesos. La lista de los nutrientes que hacen falta para proteger los huesos no se limita al calcio, pero definitivamente empieza con él. El 99 por ciento de todo el calcio que hay en el cuerpo se encuentra en los huesos, pero si bien es cierto que lo necesitan para ser fuertes, otras partes del cuerpo, como los nervios y los músculos, también lo requieren para funcionar adecuadamente. Por lo tanto, si no se consume una cantidad suficiente de calcio para mantener los procesos internos de manera correcta, el cuerpo compensará la falta extrayéndolo de los huesos.

A pesar de que la gente suele empezar a preocuparse por la osteoporosis más o menos al mismo tiempo que comienzan a preocuparse por las canas, resulta esencial empezar a proteger los huesos desde mucho antes en la vida. La masa ósea máxima se da hacia el final de la adolescencia; he leído que la cantidad de mineral óseo que se guarda a esa edad es más o menos igual a la que se pierde durante el resto de la vida adulta. Si no se desarrollan huesos fuertes durante la adolescencia y como adulto joven, se contará con menos mineral óseo para los años posteriores.

Una vez que se llega a la edad mediana se empieza a perder masa ósea o bien la pérdida se acelera; las mujeres pasan por una fase de pérdida particularmente acelerada durante la menopausia.

Por eso es tan importante consumir mucho calcio, sin importar la edad que se tenga. Una revisión de diversas investigaciones previas descubrió que, en 52 de 54 pruebas clínicas con grupos seleccionados al azar, consumir más calcio incrementaba la masa ósea a una edad temprana, reducía la pérdida de masa ósea más adelante en la vida o bien disminuía el índice de fracturas. Desafortunadamente la mayoría de los estadounidenses no consumen una cantidad suficiente de este mineral tan importante para los huesos. La dieta común sólo contiene 600 miligramos de calcio, lo cual es muy poco.

Hasta los 50 años de edad los adultos requerimos 1.000 miligramos diarios, cantidad que sube a 1.200 miligramos diarios durante los años siguientes. La leche y los productos lácteos son una buena fuente de calcio y la mayoría de las personas radicadas en los Estados Unidos lo obtienen por esta vía. No obstante, mucha gente —sobre todo los que no son blancos norteamericanos— padecen intolerancia a la lactosa, lo cual significa que les resulta difícil digerir los productos lácteos y terminan evitándolos. Aunque usted sufra intolerancia a la lactosa, tal vez pueda tomar una taza de leche dos veces al día acompañada de alimentos para reducir los problemas digestivos. O bien limítese al queso y el yogur.

Actualmente se cuenta con más opciones para obtener calcio gracias a los alimentos enriquecidos. Además, algunas verduras, como el brócoli y la col rizada, contienen una forma de calcio que el cuerpo absorbe muy bien. A continuación indico algunas fuentes alimenticias del mineral, medido en miligramos:

Sardinas con espinas, 3 onzas	324
Leche descremada, 8 onzas (240 ml)	302
Yogur descremado, 8 onzas	300
Jugo de naranja (china) enriquecido con calcio, 6 onzas (180 ml)	Más o menos 230
Cereal enriquecido con calcio, 1 taza	100 to 1.000
Col rizada cocida, 1 taza	94

Tomando en cuenta su peso en seco, otras fuentes excelentes de calcio de origen vegetal son el bledo (amaranto), el quenopodio, la ortiga, la haba, el berro, el regaliz (orozuz, amolillo), la mejorana, la ajedrea, los brotes de trébol rojo, el repollo (col) chino y la albahaca.

★★**Arroz blanco enriquecido** Para tener los huesos de acero —bueno, un poco más parecidos al acero, en todo caso— hace falta un poco de hierro. Este mineral forma parte de varias enzimas que ayudan a crear el colágeno de la matriz ósea. También interviene en el proceso de conversión de la vitamina D en su forma activa, lo cual, como ya indiqué, ayuda a absorber el calcio. Diversos estudios realizados con animales han descubierto que la masa ósea es menos densa en las personas que no reciben una cantidad suficiente de hierro.

La Asignación Diaria Recomendada para un hombre adulto son 8 miligramos diarios. Las mujeres adultas necesitan 18 miligramos diarios hasta los 50 años (se pierde hierro durante la menstruación) y 8 miligramos después de los 50 años. No es recomendable consumir más de 45 miligramos diarios.

Algunas fuentes alimenticias buenas de hierro son:

Arroz blanco enriquecido, 1 taza	10 miligramos
Frijol de soya cocido, 1 taza	9 miligramos
Habas blancas de lata, 1 taza	8 miligramos
Chuck roast, 3 onzas (84 g)	3 miligramos
Pechuga de pollo, 1 mitad	2 miligramos

Algunas otras fuentes de hierro que destacan en mi banco de datos son el alazor (cártamo), el diente de león (amargón) y el tomillo.

★★**Ciruela y ciruela seca** La ciruela fresca y su arrugada prima, la ciruela seca, son buenas fuentes de boro. Es posible que este nutriente refuerce la salud de los huesos al mejorar la absorción de calcio por el cuerpo. Se ha demostrado que la ingesta de suplementos de boro reduce de manera considerable la pérdida de calcio y de magnesio a través de la orina en las mujeres menopáusicas. Un estudio realizado en el 2002 descubrió que la ciruela seca tal vez tenga efectos positivos en los huesos de las mujeres menopáusicas. Cincuenta y ocho mujeres no tratadas con la terapia de reemplazo hormonal fueron seleccionadas al azar para comer 100 gramos de la fruta diariamente durante 3 meses. La ciruela seca incrementó de manera significativa el nivel del factor de crecimiento I similar a la insulina presente en suero de las participantes así como la actividad específicamente ósea de la fosfatasa alcalina.

No se ha establecido una Asignación Diaria Recomendada para el boro, pero algunas fuentes alimenticias buenas son el aguacate (palta), los frutos secos y el jugo de ciruela seca. Otros alimentos que figuran en mi banco de datos son el membrillo, la fresa, el melocotón (durazno), el repollo (col) y el espárrago. Además, el perejil, ese adorno de color verde oscuro que con tanta frecuencia se desecha en lugar de comerse, contiene una cantidad suficiente de boro por cada 100 gramos como para ayudar, potencialmente, a prevenir la osteoporosis. Para ser franco, estoy convencido de que la mejor forma de prevenir la osteoporosis son las ensaladas y sopas preparadas con cualquiera de estas verduras de color verde oscuro.

★★**Frijol** Verá que el frijol (habichuela) —lo cual incluye el frijol colorado, el garbanzo, el frijol de soya y los alimentos derivados de este último, como el *tofu*— es una buena fuente vegetal de proteínas. Las proteínas desempeñan muchos papeles importantes en la salud de los huesos. Una proteína llamada "colágeno" forma una especie de estructura entramada, una matriz que guarda los minerales calcio y fosfato. De manera semejante a cómo los muros de hormigón se encuentran atravesados por varillas de metal que les brindan apoyo con cierta flexibilidad, la matriz apoya los huesos, ya que si estos estuvieran hechos sólo de minerales se desmoronarían bajo el estrés que con frecuencia deben soportar. Además, las proteínas ayudan a producir hormonas, así como los factores de crecimiento que intervienen en la creación de la masa ósea.

Por lo tanto, es importante para la salud de los huesos obtener una cantidad suficiente de proteínas a través de la alimentación. La Asignación Diaria Recomendada de proteínas son 56 gramos para los hombres y 46 gramos para las mujeres. A manera de ejemplo, la mitad de un filete de salmón contiene aproximadamente 42 gramos de proteínas. Es posible que las proteínas contenidas en las legumbres también contribuyan a la salud de los huesos de otras formas. La excreción de calcio a través de la orina puede servir como indicador de la densidad mineral de los huesos y el equilibrio de calcio. Algunas personas adjudican el alto índice de osteoporosis que se padece en los países occidentales a los efectos del consumo excesivo de proteínas de origen animal, el cual produce una pérdida de calcio en la orina. En comparación con las proteínas de origen animal, la de la soya produce una excreción menor de calcio a través de la orina. Además, los científicos especializados en la soya nos indican de manera optimista que las isoflavonas del alimento tal vez inhíban de manera directa la reabsorción ósea.

Por otra parte, consumir proteínas *en exceso* tal vez no sea bueno para los huesos. Se trata de un tema controvertido, pero algunos expertos sostienen la idea de que entre más proteínas se consumen, más calcio se excreta a través de la orina. No obstante, las investigaciones sobre la relación que existe entre las proteínas de origen vegetal y animal y la salud de los huesos han obtenido resultados muy contradictorios. Desde el punto de vista de la salud de los huesos probablemente sea prudente evitar el exceso de proteínas en la dieta y obtener gran parte de las mismas de fuentes vegetales como los frijoles, el arroz y la soya.

★★**Harina de maíz** Tal vez se esté preguntando cómo un pan de harina de maíz les va a ayudar a sus huesos. Pues la harina de maíz es una buena fuente de fósforo, del que se requiere una cantidad suficiente en la alimentación porque le ayuda al cuerpo a depositar minerales en los huesos. Más o menos el 85 por ciento del fósforo contenido en el cuerpo se encuentra en los huesos. No obstante, también en el caso de este nutriente consumirlo en cantidades mayores no necesariamente es mejor para los huesos (una anotación que se repite en varias ocasiones en este capítulo).

Es posible que se pierda masa ósea al consumir demasiado fósforo y muy poco calcio. En vista de que las gaseosas contienen mucho fósforo y poco calcio y tomamos muchas gaseosas en este país, además de que cada gaseosa que se toma significa una oportunidad perdida de beber leche, algunos expertos han expresado su preocupación con respecto a los efectos que las gaseosas puedan tener sobre la salud de los huesos. No obstante, en términos generales los especialistas opinan que la proporción de fósforo a calcio en la dieta probablemente sea más importante para los huesos que sólo la cantidad de fósforo.

La Asignación Diaria Recomendada son 700 miligramos para hombres y mujeres mayores de 30 años. No es prudente consumir más de 4.000 miligramos al día. Si su dieta contiene mucho fósforo, asegúrese de ingerir bastante calcio.

A continuación indico algunos alimentos que contienen mucho fósforo:

Harina de maíz, 1 taza	860 miligramos
Hipogloso (*halibut*), medio filete	453 miligramos
Yogur natural, 8 onzas (240 ml) (también una buena fuente de calcio)	356 miligramos
Pechuga de pollo, 1 mitad	259 miligramos

Para quienes sean vegetarianos, otros alimentos de origen vegetal que contienen una gran cantidad de este mineral son la remolacha (betabel), el quenopodio, el tomatillo (tomate verde), la semilla de lino (linaza) y el frijol de caritas.

★★**Papa** Parece como si sólo se conociera el plátano amarillo (guineo, banana) como alimento alto en potasio, pero también existe otra fuente de este nutriente que muchas veces pasa desapercibida: la papa. Ciertos alimentos —como la carne— hacen que aumente la acidez del cuerpo, el cual entonces posiblemente tenga que extraer material de los huesos para compensar este efecto. Una alimentación rica en potasio ayuda a equilibrar la acidez y, por lo tanto, a conservar los huesos. Asimismo el potasio ayuda a prevenir la pérdida de calcio a través de la orina: las personas cuya dieta incluye menos potasio pierden más calcio cada vez que van al baño y las personas que comen mucho potasio almacenan el calcio donde más beneficios les aporta, en sus cuerpos.

Diversos estudios han encontrado que las mujeres que consumen una dieta rica en potasio alrededor del comienzo de la menopausia tienen una mejor densidad mineral ósea total, mientras que los ancianos que ingieren una cantidad suficiente de potasio cuentan con una mejor densidad mineral ósea en las caderas y los antebrazos.

Procure consumir entre 1.600 y 3.500 miligramos de potasio diariamente. Entre 5 y 10 raciones de frutas y verduras al día deben ayudarle a cumplir con esta meta. A continuación recomiendo algunas maneras de alcanzarla:

Papa al horno	1.081 miligramos
Jugo de tomate, 1 taza	556 miligramos
Jugo de naranja, 1 taza	496 miligramos
Pasa, ½ taza	543 miligramos
Frijoles de caritas, ½ taza	345 miligramos

Otras fuentes buenas de potasio son la lechuga, la endibia (lechuga escarola), el frijol *mung*, el rábano, el repollo (col) chino, la verdolaga, el pepino y la espinaca.

★★**Pasta de tomate** El cobre no sólo se utiliza como recubrimiento para las monedas de un centavo sino que también interviene en la formación de los huesos. Este nutriente se encuentra en una enzima necesaria para que el colágeno forme conexiones cruzadas, por lo que hace falta para crear la matriz que construye un andamio dentro del hueso. La Asignación Diaria Recomendada son 900 microgramos para los hombres y las mujeres mayores de 30 años. No se recomienda consumir más de 10.000 microgramos al día.

Es fácil obtener cobre por medio de una dieta equilibrada. Dos ostras crudas de tamaño mediano contienen 1,2 miligramos, lo cual equivale a 1.200 microgramos. Una taza de pasta de tomate (jitomate) de lata contiene casi un miligramo. Al volver a consultar mi banco de datos veo que hay otras fuentes de cobre, como por ejemplo el repollo (col), la avellana, el brócoli, el frijol (habichuela) negro, las berzas (bretones, posarnos), el pepino, la nuez de la India y la ciruela.

★★**Piña** Ciertos alimentos contienen un mineral que no debe confundirse con el magnesio: el manganeso. El manganeso interviene en la formación de la matriz ósea y forma parte de varias enzimas que se encuentran en los huesos. No se sabe si tomar suplementos de manganeso como nutriente aislado ayude a fortalecer los huesos, pero no sería prudente tomarlos si ya se consume mucho manganeso a través de la dieta o si se sufre una enfermedad hepática.

Como sea, resulta fácil ingerir mucho manganeso a través de la dieta. La Asignación Diaria Recomendada para las personas mayores de 30 años son 2,3 miligramos para los hombres y 1,8 miligramos para las mujeres. Una taza de harina de trigo integral contiene 4,6 miligramos; y 1 taza de piña (ananá) de lata, 2,8 miligramos. Los científicos del Departamento de Agricultura de los Estados Unidos indican que los cereales integrales, los frutos secos, las verduras de hoja y el té no herbario ofrecen mucho manganeso, mientras que los cereales refinados, la carne y los productos lácteos nos brindan poco. De acuerdo con mi banco de datos, el té no herbario y el clavo ocupan los primeros lugares, mientras que algunas fuentes buenas más son el hinojo, la espinaca y el trébol rojo.

★★**Té no herbario** Otro nutriente que fortalece los huesos y que se encuentra en diversos alimentos y bebidas es el flúor. Estimula la formación de material óseo nuevo, pero no es buena idea consumir una cantidad insuficiente ni tampoco excesiva. El exceso de flúor de hecho causa huesos frágiles, de modo que no hace falta agregar suplementos de flúor a una dieta saludable.

La Asignación Diaria Recomendada para las personas mayores de 30 años son 4 miligramos para los hombres y 3 miligramos para las mujeres. No debe consumir más de 10 miligramos diarios. El agua potable enriquecida con flúor, el té no herbario y la espinaca son tres fuentes de flúor.

Una investigación realizada en el 2002 descubrió que el té no herbario protege la densidad mineral ósea (DMO) en todo el cuerpo, lo cual incluye la parte baja de la columna vertebral y las caderas. Al parecer el consumo moderado de té no herbario a largo plazo influye más de la DMO que el consumo de cantidades grandes de té a corto plazo, mientras que no se encontró una diferencia significativa en la DMO de las personas que tomaban té verde, *oolong* o bien negro. Es posible que el contenido en flúor del té no herbario explique sus efectos protectores.

★★**Trigo integral** Los alimentos que contienen una gran cantidad del mineral magnesio son importantes para la salud de los huesos, ya que más de la mitad del magnesio que hay en el cuerpo se encuentra en los huesos. Este nutriente ayuda a asegurar que el cuerpo procese los minerales de manera adecuada y al parecer también a crear huesos fuertes de buena calidad.

Una insuficiencia grave de magnesio es rara en una persona sana, pero la alimentación de muchos de los habitantes de los Estados Unidos no contiene todo el magnesio que les hace falta. La Asignación Diaria Recomendada para las personas mayores de 30 años son 420 miligramos para los hombres y 320 miligramos para las mujeres. Casi todos los pacientes con osteoporosis sufren una insuficiencia de magnesio. Recomiendo las verduras de hojas verdes, las legumbres y los cereales integrales como fuentes de magnesio.

Algunas fuentes alimenticias buenas son:

Harina de trigo integral, 1 taza	166 miligramos
Semilla de calabaza (pepita), 1 onza (28 g)	151 miligramos
Coquito del Brasil (castaña de Pará), 1 onza	107 miligramos
Garbanzos, 1 taza	79 miligramos

Otras fuentes vegetales buenas de magnesio son la verdolaga —que muchas personas mal informadas consideran una mala hierba—, la habichuela verde (ejote), las semillas de amapola, los frijoles de caritas y la espinaca. He llegado a preparar una "Magnesisopa" que contiene verdolaga picada, habichuela verde, espinaca y ortiga, condimentada con semillas de amapola.

★★**Verduras de hoja verde** Si bien no se le pone mucha atención a la vitamina K, un nutriente que se encuentra en muchas verduras de hoja verde, este nutriente contribuye al proceso de formación de los huesos. Diversos estudios poblacionales han encontrado una relación entre un consumo más alto de vitamina K y un índice más bajo de fracturas, y otras investigaciones han vinculado una ingesta mayor de vitamina K con una densidad ósea más alta.

La Asignación Diaria Recomendada para las personas mayores de 30 años son 120 unidades para los hombres y 90 unidades para las mujeres. Todas las verduras de hoja verde —como la col rizada, las berzas (bretones, posarnos) y la espinaca, así como las hojas de remolacha (betabel), nabo y mostaza— contienen mucha vitamina K. Esta vitamina interviene asimismo en la producción de factores de coagulación; por lo tanto, si está tomando un fármaco anticoagulante consulte a su médico con respecto a la cantidad apropiada de vitamina K en su dieta.

OJO CON ESTOS ALIMENTOS

Cafeína. El exceso de cafeína puede dar como resultado una pérdida de calcio a través de la orina. No obstante, si consume una cantidad moderada e incluye mucho calcio en su dieta, la cafeína –que se encuentra en las gaseosas, el café y el té no herbario– no debe tener mucho efecto en los huesos.

Sodio. El sodio de la alimentación hace que los riñones excreten calcio. Si no consume una cantidad suficiente de calcio a través de la dieta para compensar lo que se pierde al orinar, ¿de dónde cree que su cuerpo lo obtendrá? Exactamente, de los huesos. Las personas que incluyan mucha sal en su alimentación tal vez quieran despedirse de las reservas de calcio de sus huesos cada vez que orinen, porque por ahí se va un poco cada vez.

Diversos estudios en los que participaron grupos de hombres y de mujeres posmenopáusicas encontraron que quienes consumen más sal padecen un índice mayor de pérdida de masa ósea, y otras investigaciones sugieren que las personas que consumen muy poco calcio y demasiado sodio tienen una densidad mineral ósea más baja.

Si se apega a las reglas comunes para el consumo de sodio –no más de 2.400 miligramos al día–, no afectará la salud de sus huesos. Asegurarse de consumir mucho calcio y potasio a través de la alimentación también compensará su ingesta de sodio.

Algunas otras fuentes vegetales son el perejil, el repollo (col) (las hojas verdes exteriores llegan a contener hasta seis veces más que las hojas blancuzcas del interior), el berro, el aceite de soya y las coles (repollitos) de Bruselas.

★★**Zanahoria** Los alimentos que contienen mucha vitamina A, como la zanahoria, son importantes para la salud de los huesos. Esta vitamina se requiere durante el proceso de remodelación de los huesos, pero se trata de otro nutriente en cuyo caso el consumo de cantidades más grandes no es mejor. Se ha comprobado la existencia de una relación entre el consumo excesivo de la forma de vitamina A conocida como vitamina A preformada (o retinol) y una densidad menor de mineral óseo, así como un riesgo más elevado de sufrir fracturas. No obstante, unos precursores de vitamina A llamados carotenoides, los cuales se encuentran en muchas frutas y verduras y se convierten en vitamina A conforme le hace falta al cuerpo, no perjudican los huesos.

La Asignación Diaria Recomendada son 3.000 UI para los hombres y 2.330 UI para las mujeres. Evite consumir más de 10.000 UI diarias de la forma conocida como retinol.

Algunas fuentes buenas son:

Betacaroteno

Zanahoria cocida, 1 taza	26.571 UI
Espinaca de lata, 1 taza	20.974 UI

Retinol

Queso *Cheddar*, 1 onza (28 g)	284 UI
Huevo frito	335 UI

¿Quiere aumentar la variedad en su dieta a través de otros alimentos que representen fuentes excelentes de betacaroteno tomando en cuenta su peso en seco? En primer lugar aparece otra vez la "mala hierba" conocida como verdolaga. Tiene un contenido altísimo. También puede probar las hojas de cebada, la azufaifa (jínjol), la espinaca, el berro, la cebolleta (cebollino), las hojas de mostaza y la batata dulce (camote).

★**Pimienta** Más que ninguna otra especia, la pimienta negra contiene cuatro compuestos que combaten la osteoporosis. Por lo tanto, si le gusta, tal vez quiera usarla para condimentar su aguacate (palta), siguiendo el concepto de que todo —aunque sea poquito— ayuda.

(*Nota*: si encuentra en este capítulo términos que no entiende o que jamás ha visto, favor de remitirse al glosario en la página 455).

Pérdida de memoria

Tal vez no sea tan ineludible como la muerte y los impuestos, pero probablemente tenga que enfrentar la pérdida de memoria en algún momento si vive el tiempo suficiente. Al transitar por la vida se van perdiendo células cerebrales aquí y allá y poco a poco disminuyen las sustancias químicas naturales que mantienen el cerebro bien lubricado y funcionando correctamente. Por lo tanto, es probable que de vez en cuando pierda las llaves u olvide un nombre.

Al llegar la vejez aumenta el riesgo de desarrollar demencia. Si bien suele relacionarse con el deterioro de la memoria, la demencia es más que eso. También puede cambiar el comportamiento, la personalidad y la capacidad para pensar claramente.

La causa más común de demencia en personas mayores es la enfermedad de Alzheimer, caracterizada por la contracción del cerebro y la aparición de ciertos indicios físicos en este órgano: las placas y los enredos neurofibrilares. Las placas son unas acumulaciones de proteínas que se desarrollan entre las células cerebrales; y los ovillos neurofibrilares, unas hileras de neurofibrillas enredadas al interior de las células nerviosas. Los expertos aún no han descubierto la causa del mal de Alzheimer, pero a partir de los 65 años el riesgo de desarrollarlo se duplica cada 5 años.

Otra causa común de problemas de memoria relacionados con la edad es la demencia por infartos múltiples, a la que también se le dice "demencia vascular". Este tipo de demencia se debe ya sea a una serie de coágulos pequeños en los vasos sanguíneos que llevan sangre al cerebro o bien a la ruptura de un vaso sanguíneo. Mantener los vasos sanguíneos sanos y resistentes a los infartos reduce el riesgo de sufrir este mal que se roba la memoria (y posiblemente también el peligro de padecer la enfermedad de Alzheimer).

Alimentos curativos para la pérdida de memoria

Afortunadamente usted puede hacer mucho en la cocina, el huerto y el comedor para ayudar a proteger su memoria. A continuación ofrezco algunas ideas.

★★★**Aceites vegetales** Ciertas investigaciones realizadas con animales han observado que existe una relación entre un mejor rendimiento cognitivo y una dieta con mayor contenido de grasas monoinsaturadas y poliinsaturadas, así como menos grasas saturadas. Con esto en mente, un grupo de investigadores —que dieron a conocer su estudio en la revista médica *Archives of Neurology*— les dieron a llenar a 815 personas mayores un cuestionario sobre su alimentación y volvieron a entrar en contacto con ellas varios años más tarde. Descubrieron que el riesgo de sufrir el mal de Alzheimer aumenta cuando la alimentación contiene más grasas saturadas (como las de la carne, la mantequilla y los productos lácteos de grasa entera) y transgrasas (las cuales forman parte de los alimentos de merienda procesados y horneados, la margarina y la manteca vegetal). Por el contrario, las grasas insaturadas posiblemente protejan contra esta enfermedad.

Es posible que dicha circunstancia se deba a que las transgrasas reducen el nivel de lipoproteínas de alta densidad (el colesterol "bueno") y elevan el nivel de lipoproteínas de baja densidad (el colesterol "malo"), mientras que el consumo de grasas insaturadas, como las que se encuentran en muchos aceites de origen vegetal, tiene efectos opuestos y por lo tanto benéficos. Otras investigaciones han puesto de manifiesto que el riesgo de sufrir el mal de Alzheimer se reduce entre las personas que toman unos fármacos llamados "estatinas" para controlar sus niveles de colesterol, así que es posible que el efecto de una dieta saludable sobre los niveles de colesterol influya en la enfermedad de Alzheimer.

Trate de obtener una mayor proporción de sus calorías de grasa a través del consumo moderado de grasas como las que se encuentran en los aceites de oliva, *canola*, cacahuate (maní) y girasol, así como en alimentos como el aguacate (palta), la crema de cacahuate, los frutos secos y las semillas.

★★★**Frijol de caritas** Contamos con cada vez más información en el sentido de que la homocisteína contribuye a muchos males, y es posible que el del Alzheimer sea uno de ellos. De acuerdo con la Asociación Estadounidense del Corazón, este aminoácido posiblemente se encuentre vinculado con las enfermedades coronarias del corazón, los derrames cerebrales y las enfermedades vasculares periféricas (un problema relacionado con la circulación deficiente de sangre en las piernas). Afortunadamente existe la posibilidad de que varios alimentos de origen vegetal, entre ellos el frijol (habichuela) de caritas, ofrezcan cierta protección.

Un estudio realizado en el 2005 en el que participaron hombres mayores y que se publicó en la revista médica *American Journal of Clinical Nutrition* encontró que un alto nivel de homocisteína y niveles bajos de folato y de las vitaminas B_6 y B_{12} indican un mayor riesgo de sufrir deterioro cognitivo. Un estudio más reciente publicado en la revista médica *Archives of Neurology* observó que el riesgo de sufrir la enfermedad de Alzheimer se reduce en un 50 por ciento en las personas que consumen una cantidad suficiente de folato (400 microgramos o más al día). Otro estudio de 3.000 adultos de todas las edades encontró que casi el 20 por ciento sufría una insuficiencia de vitamina B_{12}, y la pérdida de memoria puede ser uno de los primeros síntomas de tal insuficiencia.

Dado estos resultados, aumentar el consumo de alimentos ricos en folato (una vitamina del complejo B a la que también se le dice "ácido fólico") y de las vitaminas B_6 y B_{12} es uno de los cambios más importantes que puede hacer a su dieta. Además de los frijoles de caritas, otras fuentes buenas de folato (empezando por la más rica en este nutriente) son la lenteja, el aguacate (palta), la semilla de girasol, la espinaca, el espárrago y el jugo de naranja (china). Una sopa mixta de legumbres que contenga sólo 1½ tazas de frijol de caritas, garbanzo, lenteja, haba blanca y frijol pinto proporcionará una cantidad superior a la Asignación Diaria Recomendada de 400 microgramos.

Algunas fuentes alimenticias buenas de la vitamina B_{12} son la almeja, el hígado de res, los cereales enriquecidos y la trucha. En cuanto a la B_6 se trata de la papa al horno, el garbanzo y la semilla de girasol, entre otras.

★★**Cítricos** Simplemente no es posible alabar lo suficiente la protección que los alimentos vegetales les ofrecen a la mente y al cuerpo. De acuerdo con algunos investigadores, los fragmentos proteínicos ubicados en el interior de las placas cerebrales que se forman al darse el mal de Alzheimer crean radicales libres que dañan el cerebro. Es posible que las vitaminas antioxidantes y otros fitoquímicos que también se encuentran en las frutas y las verduras —como los polifenoles— ayuden a proteger las células cerebrales contra los daños.

Un estudio realizado en el 2006 con más de 1.800 participantes estadounidenses de origen japonés descubrió que el riesgo de sufrir el mal de Alzheimer se reducía en un 76 por ciento en las personas que tomaban jugo de frutas y de verduras por lo menos tres veces a la semana, en comparación con quienes tomaban jugo menos de una vez por semana.

OJO CON ESTOS ALIMENTOS

Las personas que disfrutan el alcohol saben que puede convertirse en una espada de dos filos: es agradable tomar un poco, pero los excesos hacen que uno se sienta muy mal. Lo mismo es cierto en lo que se refiere a la relación entre el alcohol y la salud cognitiva.

Se ha observado que el consumo entre leve y moderado de alcohol reduce el riesgo de sufrir un derrame cerebral isquémico –el tipo más común, causado por obstrucciones en los vasos sanguíneos– y demencia. No obstante, cuando se rebasa una cantidad moderada aumenta el riesgo de sufrir ambos problemas. Además, beber en exceso definitivamente no ayuda a conservar una mente aguda en lo que se refiere a la memoria cotidiana.

Si va a beber con la intención de proteger su salud, un consumo "moderado" significa dos tragos o menos al día para los hombres y uno al día para las mujeres. A partir de los 65 años, todo el mundo debería de limitarse a un trago diario, cuando mucho.

Después de llevarles el seguimiento a 5.395 habitantes mayores de los Países Bajos durante varios años, otro estudio descubrió que el riesgo de sufrir el mal de Alzheimer se reducía en quienes consumían una gran cantidad de las vitaminas C y E. Los autores propusieron la teoría de que estos antioxidantes son capaces de reducir los daños al ADN ocasionados por los radicales libres, así como la muerte celular y el desarrollo de placa en el cerebro. Otro estudio de 4.700 personas realizado por la Universidad Johns Hopkins en Baltimore descubrió que la probabilidad de desarrollar la enfermedad de Alzheimer se reducía en un 64 por ciento en quienes tomaban suplementos de las vitaminas C y E.

Sin embargo, los suplementos de vitaminas C y E no son la vía ideal para obtener antioxidantes. Las frutas y las verduras son buenas fuentes de vitamina C, además de contar con miles de componentes más que colaboran en producir efectos antioxidantes poderosos. La Asignación Diaria Recomendada de vitamina C son 75 miligramos para las mujeres y 90 miligramos para los hombres; en el caso de la vitamina E, 15 miligramos tanto para hombres como para mujeres. He aquí algunas fuentes buenas de las vitaminas C y E, medidas en miligramos.

Vitamina C

1 papaya (fruta bomba, lechosa)—188

1 taza de jugo de naranja (china)—124

1 taza de brócoli cocido—101

1 taza de fresas—98

1 kiwi—71

Vitamina E

1 taza de cereal de salvado con pasas—13,5

1 taza de pasta dc tomate de lata—11

¼ taza de semillas de girasol—8

1 onza (28 g) de almendras—7

1 taza de espinacas de lata—4

★★**Cúrcuma** Diversos estudios de población han dejado entrever que la incidencia mucho más baja del mal de Alzheimer en la India tal vez se deba a las grandes cantidades de cúrcuma (azafrán de las Indias) que ahí se agregan a los platos. Esta especia de color anaranjado tirando a amarillo, derivada de una raíz, tiene efectos antiinflamatorios y antioxidantes que tal vez contrarresten la inflamación y la oxidación características de la enfermedad de Alzheimer. Por cierto, la cúrcuma es lo que les da su sabor a los platos con *curry*, un condimento hindú popular.

Unos ratones alimentados con una dieta con curcumina (un principio activo de la cúrcuma) durante 6 meses acumularon un 50 por ciento menos placa en el cerebro. Otras investigaciones observaron que una dieta de 2 meses que contenía curcumina previno los problemas de la memoria en unas ratas. En un artículo publicado en el 2006 en la revista médica *European Journal of Pharmacology*, el autor señala que la curcumina probablemente sea capaz de introducirse al cerebro, donde puede ayudar a prevenir la formación de placas.

★★**Granada** Diversos estudios con animales han demostrado que el consumo de jugo de granada posiblemente mejore el rendimiento cerebral. (Por lo menos les funciona a los ratones). Mi banco de datos revela que la granada contiene salicilatos, ácido elágico, polifenoles y otras muchas sustancias químicas que contrarrestan la inflamación, la oxidación y otros procesos perjudiciales. Pruebe un poco de jugo de granada hoy mismo o bien la fruta misma, llena de semillas.

★★**Salvia** Una parte del nombre botánico de esta especia, *Salvia officinalis*, proviene del latín por "salvar". Y si desea salvar su memoria es posible que la salvia le ayude. Un estudio realizado con jóvenes sanos observó que quienes habían consumido un extracto de aceite de salvia obtuvieron mejores resultados en un examen de la memoria presentado una hora más tarde que quienes habían tomado un placebo.

En otro estudio, si bien pequeño, unos pacientes con el mal de Alzheimer tomaron una tintura de salvia o bien un placebo durante 4 meses. El funcionamiento mental de quienes habían tomado la salvia mejoró.

Es posible que el efecto de la salvia se deba a que bloquea las enzimas que descomponen un neurotransmisor específico en el cerebro. Las personas con la enfermedad de Alzheimer tienen un nivel más bajo de este neurotransmisor, la acetilcolina. También es posible que la salvia ayude a proteger el cerebro al desalentar la creación de radicales libres y contrarrestar las inflamaciones.

Puede incluir la salvia en sus recetas o simplemente agregar una cucharadita a una taza de agua caliente y dejarla remojar por varios minutos antes de colar el té y tomárselo.

★★**Uva y té no herbario** El resveratrol, un polifenol que se encuentra en la uva y el vino tinto, ha demostrado tener propiedades antiinflamatorias y antioxidantes. Es posible que por eso el consumo moderado de vino tinto disminuya el riesgo de sufrir enfermedades cardíacas y posiblemente también ayude a prevenir el mal de Alzheimer. Diversos estudios de población han encontrado una relacion entre un consumo moderado de vino y un riesgo más bajo de padecer la enfermedad de Alzheimer. Por su parte, varios estudios de laboratorio han demostrado que el resveratrol reduce la cantidad de radicales libres producidos a causa de la acumulación de la sustancia que finalmente da como resultado las placas asesinas de células cerebrales.

Es posible que las catequinas del té no herbario funcionen de manera sinérgica con el resveratrol, lo cual significa que la suma de sus efectos ofrecería mayores beneficios que cualquiera de estos compuestos solo. Si combina diversos polifenoles puede lograr mayor protección contra los daños causados por las placas, de acuerdo con una revisión publicada en el 2006 en la revista médica *European Journal of Pharmacology*.

Como notará en "Ojo con estos alimentos" en la página 337 se ha observado una relación entre el exceso de alcohol y un mayor riesgo de sufrir el mal de Alzheimer, así que no es mejor consumir más vino tinto. Sin embargo, si disfruta tomar una copa de vez en cuando, así como varias tazas de té verde al día, es muy posible que estos hábitos le brinden protección a su cerebro. Además, la uva contiene muchísimas más sustancias químicas que tal vez sirvan para protegerlo contra el mal de Alzheimer, entre ellas algunas que pueden prevenir los ovillos en el cerebro, impedir que las arterias se obstruyan, reducir las inflamaciones y los daños por radicales libres y proteger las células cerebrales.

★**Ajo** De acuerdo con diversas investigaciones es posible que el extracto añejo de ajo ayude a reducir el riesgo de padecer enfermedades cardiovasculares y demencia al funcionar como un antioxidante, reducir las inflamaciones y la producción de colesterol, inhibir la coagulación de la sangre, disminuir los niveles de homocisteína y mejorar la circulación. Si le preocupa la pérdida de memoria ha llegado la hora de revisar los recetarios italianos, asiáticos y otros que incluyan cantidades generosas de ajo.

★**Apio** En el verano del 2008, un grupo de investigadores dio a conocer que un compuesto llamado luteolina parece prometedor en cuanto al efecto de disminuir los niveles de proteínas que forman placas en el cerebro. Mi banco de datos señala el apio como una fuente de luteolina y de otros muchos componentes que muy probablemente contrarresten los factores de riesgo relacionados con el mal de Alzheimer, entre ellos la arteroesclerosis, la inflamación y los daños por oxidación.

Así que agregue un poco de apio a su carrito del supermercado la próxima vez que pase por la sección de frutas y verduras. Y aproveche para comprar un poco de semilla de lino (linaza) para moler y añadir a su avena, ya que el lino también contiene luteolina.

★**Arándano** No puedo prometerle que el arándano proteja su memoria mágicamente, pero es posible que ayude y sabe muy rico. Unos estudios con animales demostraron que una dieta que incluye extractos de arándano puede mejorar el rendimiento mental. Es posible que los antioxidantes poderosos que el arándano contiene ayuden a mantener sano el cerebro.

★**Jengibre** Si bien el aspecto del jengibre es más bien simple contiene más de dos docenas de antioxidantes y dos docenas de compuestos antiinflamatorios. Un estudio de laboratorio realizado en el 2004 sugiere que el extracto de jengibre puede retrasar la inflamación cerebral producida por las placas. Hay mucha diferencia entre la manipulación de unas cuantas células en una placa de Petri y la protección de un cerebro de verdad, pero es razonable pensar que el jengibre pueda ayudar cuando se trata de conservar la memoria. Disfrute un poco de dulce de jengibre, prepare té de raíz de jengibre o simplemente utilice la especia con mano generosa al cocinar.

(*Nota*: si encuentra en este capítulo términos que no entiende o que jamás ha visto, favor de remitirse al glosario en la página 455).

 ## *Directo del botiquín herbario*

Es posible que la hierba medicinal *ginkgo* cuente con propiedades antiinflamatorias y antioxidantes que sirvan para tratar la enfermedad de Alzheimer. También puede contribuir al funcionamiento correcto de los neurotransmisores cerebrales. Si bien algunas investigaciones han demostrado que ofrece beneficios modestos en relación con el mal de Alzheimer, también es posible que incremente el riesgo de sufrir sangrados, mismo que puede aumentar aún más si se ingiere aspirina, warfarina (*Coumadin*) u otro fármaco anticoagulante.

Picaduras de insectos

UN BUEN AMIGO MÍO, JOHN DUVALL, nunca me acompañó al Amazonas físicamente, pero sí lo hizo en espíritu. Hace tiempo me dio su fórmula especial para repeler los insectos amazónicos, pero no me molestaron excepto en una ocasión, en un lugar donde mi chamán, Antonio Montero Pisco, hacía sus ofrendas espirituales. Antonio había escogido el sitio debido a los animales salvajes que habitaban ahí, como la boa, el venado y los felinos grandes, pero por desgracia también había tábanos y abejas atraídas por el sudor humano.

En una ocasión en particular, Antonio llevaba una gorra de beisbol de color rojo subido que los bichos voladores cubrieron por completo. Deposité una gota de la receta especial de John sobre la gorra de Antonio y al instante se despejó un círculo rojo en el lugar donde la fórmula había repelido los insectos, de manera aún más eficaz que el conocido producto DEET. ¿Qué contenía el brebaje mágico? Almendra mediterránea, citronela oriental, póleo americano y nébeda (yerba de los gatos, hierba gatera, calamento) europea: un bufé internacional de repelentes contra insectos.

Sin importar dónde se encuentren, en el Amazonas o en el jardín de la casa, los insectos pican. A algunos, como los mosquitos, las garrapatas, las niguas (piques) y las pulgas, los seres humanos les servimos de alimento. Otros pican para defenderse, como las avispas comunes, las abejas, las avispas, las hormigas rojas (de fuego) y las arañas.

Independientemente de cuál sea el motivo que lleve a los insectos a picarlo a uno, entre más pronto se aplique el remedio después de haberse dado cuenta de que sufrió una picadura, más eficaz resultará. Si lo pica una abeja, lo primero que hay que hacer es sacarse el aguijón, ya que seguirá introduciendo veneno en la piel si se queda adentro. La mejor forma de extraerlo es con un solo movimiento brusco hacia afuera, por ejemplo con un cuchillo desafilado o la uña del pulgar. Si lo aprieta corre peligro de oprimir el saco del veneno, soltando aún más toxinas.

A continuación evalúe la gravedad de la picadura. Si el insecto culpable fue una araña venenosa o bien una abeja —y usted tiene una alergia al veneno de la abeja— ningún alimento que yo sepa le ayudará y debe buscar atención médica de inmediato. También debe acudir a los servicios médicos de urgencia si se siente mareado, se le hincha la boca o la garganta, tiene dificultades para respirar o se le acelera el pulso después de haber sufrido una picadura. Y si durante las primeras semanas después de haber sido picado por una garrapata le empieza a dar dolor muscular, fiebre o dolor de cabeza o bien le aparece un sarpullido (ronchas) en la piel con un círculo despejado al medio, debe consultar al médico; es posible que tenga la enfermedad de Lyme.

Alimentos curativos para las picaduras de insectos

No ha surgido nada nuevo en cuanto a repelentes para los insectos y remedios contra las picaduras desde que escribí *La farmacia natural*. De hecho, lo que hay se conoce desde hace tanto tiempo y es tan eficaz que en términos generales el papel de la ciencia se ha limitado a tratar de entender cómo funciona. Resulta irónico, pero los aromas que repelen a los insectos muchas veces les parecen muy agradables a los seres humanos y a otros animales. Al fin y al cabo el brebaje de John incluía citronela, almendra y nébeda, todos ingredientes que les gustan a los humanos (y a los felinos, en el caso de la nébeda). A continuación ofrezco algunos remedios que puede probar.

★★**Ablandador de carne** Este es un remedio comprobado para el dolor que causan las picaduras de insectos, y sus efectos de hecho se encuentran respaldados por una explicación científica sólida. De acuerdo con el Dr. LaValle, el ablandador de carne (*meat tenderizer*) contiene una enzima (la papaína) que descompone el veneno de los insectos y las proteínas que producen la inflamación, por lo que disminuye la hinchazón y el dolor. El Dr. LaValle recomienda mezclar unas cuantas cucharadas de ablandador de carne con agua suficiente para formar una pasta, extenderla sobre la picadura y dejarla aproximadamente una hora.

★★**Ajo** En lo que se refiere a las picaduras de insectos, el ajo puede desempeñar dos papeles: como repelente y como tratamiento. También sirve al aplicarse de manera tópica o ingerirse. Dentro del marco de un estudio italiano, unos voluntarios a quienes se les aplicó ajo de manera tópica quedaron bien protegidos contra las picaduras. En cuanto al ajo como tratamiento puede utilizar aceite de ajo o bien preparar un cataplasma (emplasto, fomento) con ajo machacado y aplicarla directamente a la picadura. Si prefiere ingerir el ajo pero no quiere que el olor se perciba —lo cual repelería a las personas tanto como a los insectos—, Jim LaValle, ND, un farmacéutico, médico naturopático y el fundador del Instituto Metabólico LaValle en Cincinnati, sugiere tomar extracto añejo de ajo en lugar de comer los dientes crudos. Según él, el extracto contiene una cantidad suficiente de los compuestos para producir un leve olor a azufre en la piel, el cual los insectos detectan pero que no es lo bastante intenso como para que las personas lo huelan. Estoy de acuerdo con él, pero también pienso que entre más intenso les parezca el olor del ajo a mis amigos, más feo les resultará también a los insectos y más potentes serán sus efectos fisiológicos.

★★**Albahaca** Los curanderos tradicionales recurren mucho a esta hierba, sobre todo a la llamada "albahaca sagrada" o *tulsi* de la India. Los indios se frotan hojas

OJO CON ESTOS ALIMENTOS

Janet Maccaro, ND, PhD, una nutrióloga holística de Ormond Beach, Florida, nos recuerda que los restos de azúcar y de alcohol atraen a los insectos. Por lo tanto, si no desea atraer a los insectos evite comer o beber cualquier cosa con azúcar o alcohol antes de salir.

frescas de albahaca en la piel para repeler a los insectos y hay pueblos africanos que hacen lo mismo. Si a mí me molestaran los insectos en mi huerto y tuviera un poco de albahaca culinaria al alcance de la mano tal vez la frotaría sobre la piel a manera de repelente improvisado.

★★**Cebolla** Si bien es posible que le ardan los ojos al rebanarla, la cebolla cruda puede reducir la inflamación si frota la picadura de insecto con ella directamente. No estoy del todo seguro de cómo funcione, pero es posible que se deba al hecho de que la cebolla contiene unas enzimas capaces de descomponer unas sustancias bioquímicas llamadas prostaglandinas, las cuales incrementan la sensación de dolor. También es posible aliviar en algo las molestias de una picadura comiendo alimentos que contengan cebolla. La piel de la cebolla es particularmente buena para aliviar la inflamación porque cuenta con una buena provisión de una sustancia química antialérgica que se llama quercetina. Puede obtener una buena dosis de quercetina si le deja la piel a la cebolla al agregarla a sus sopas o caldos. Además, la piel pintará el consomé de un intenso color café. Sólo asegúrese de sacarla antes de servir el plato.

★★**Limoncillo** Uno de los ingredientes del repelente amazónico mágico contra insectos de mi amigo John es la citronela, un aroma común que se utiliza en las velas repelentes a los insectos, además de representar un ingrediente básico de la cocina tailandesa y vietnamita. El limoncillo, un pariente cercano de la citronela, contiene muchos de los mismos compuestos repelentes a los insectos. Si dispone de un poco de esta hierba fresca, aplástela y frótela directamente sobre la piel antes de salir de casa. Tiene un olor agradable a limón y prefiero oler a limonada que a DEET, que parece capaz de disolver el plástico y al cuerpo humano mismo.

★★**Menta** La menta (hierbabuena) produce una sensación refrescante en la boca y lo mismo hará con una picadura de insecto. Una sola gota de aceite esencial de menta incrementa el flujo de sangre a la picadura y ayuda a extraer el veneno. La menta también tiene efectos refrescantes, lo cual sirve para disminuir el dolor y la comezón y para acabar con el deseo de rascarse. En lugar de aceite de menta también puede probar un ungüento o bálsamo preparado con hojas trituradas de menta y manteca, aceite o cera de abeja para ayudar a calmar la comezón. O bien aplicar un poco de pasta de dientes con aceite de menta a la parte irritada. La menta y otros muchos miembros de la familia de las mentas también contienen piperitona, un repelente potente. Otros aceites esenciales con poderes repelentes a los insectos se derivan del eucalipto, la albahaca y la hoja de laurel.

★**Avena** La avena, un remedio comprobado para aliviar las molestias de la varicela, también se puede usar para hacer una buena cataplasma (emplasto, fomento) contra la comezón de las picaduras de insectos. Cocine la avena, déjela enfriar y envuelva una poca con un lienzo suave de algodón. Coloque el lienzo con la avena sobre la picadura, cúbrala con un lienzo seco y finalmente póngale una almohadilla térmica.

★**Bicarbonato de sodio** Si bien el bicarbonato de sodio no es tanto un alimento como un ingrediente para productos horneados, una pasta de bicarbonato de sodio sirve muy bien para aliviar la inflamación producida por una picadura de insecto. Los curanderos naturales sugieren disolver 1 cucharadita de bicarbonato de sodio en 1 taza de agua, aplicar el líquido a una bolita de algodón o una toallita para lavarse y usarla como compresa durante unos 20 minutos.

★**Canela** Cuando se trata de prevenir las picaduras, la canela al parecer ofrece beneficios dobles, pues en estado puro parece ayudar a matar las larvas de los mosquitos y funcionar al mismo tiempo como repelente de insectos. Para preparar su propio repelente natural agregue unas gotas de aceite de canela a su crema líquida o filtro solar (loción antisolar) antes de salir. Utilice sólo unas cuantas gotas, de modo que apenas empiece a percibir el olor de la canela por encima de los demás ingredientes.

★**Hielo** Tal vez suene simple, pero el dolor y la hinchazón de una picadura de insecto disminuyen al aplicarle un cubo de hielo. Coloque el hielo sobre la parte afectada durante 20 minutos, quítelo por unos minutos y repita la aplicación. Puede dejarse el hielo por un tiempo máximo de 20 minutos si lo envuelve con una toallita para lavarse o una toalla de manos pequeña. Si el hielo le parece demasiado frío utilice, en cambio, una toallita para lavarse empapada con agua fría.

★**Papaya** Al igual que el ablandador de carne, la papaya (fruta bomba, lechosa) contiene papaína, la enzima que ayuda a neutralizar el veneno de los insectos, de modo que si piensa pasar unas horas al aire libre tal vez quiera llevar papaya como merienda. De tal forma, si sufre una picadura de insecto podrá ponerle una rebanada de fruta por una hora más o menos. En el Amazonas se encuentra uno con frecuencia con plántulas de papaya silvestre que rezuman una sustancia lechosa al cortarse. Ese líquido probablemente sea más eficaz que una rebanada de la fruta.

★**Perejil** Mastique un poco de perejil para refrescar el aliento después de haber comido ajo. Y asegúrese de guardar unas hojas para frotarse con ellas la piel si tuviera la mala suerte de sufrir una picadura, ya que el perejil fresco es un remedio tradicional contra las picaduras de insectos.

★**Vinagre de manzana** Inmediatamente después de haber sacado el aguijón de un insecto aplique un poco de vinagre fresco de manzana al área afectada para reducir el enrojecimiento y la hinchazón inevitables. Dependiendo de dónde haya sufrido la picadura puede remojar la parte afectada en vinagre o bien mojar una bolita de algodón con el vinagre y sujetarla sobre la picadura con cinta adhesiva.

(*Nota*: si encuentra en este capítulo términos que no entiende o que jamás ha visto, favor de remitirse al glosario en la página 455).

Directo del botiquín herbario

Algunos tratamientos herbarios son tan eficaces como los remedios alimenticios para tratar las picaduras de insectos. He aquí unos cuantos que pueden servir para aliviar el dolor causado por un ataque de insectos.

Caléndula (maravilla, *Calendula officinalis*) Los Shakers, una agrupación religiosa derivada de los cuáqueros, sembraron la caléndula en macetas por décadas, para cocinar y como hierba medicinal para las picaduras de insectos. Actualmente muchos productos herbarios contra las picaduras de insectos contienen extracto de caléndula. Algunos expertos sugieren aplicar un ungüento de caléndula cada 4 a 6 horas, dando a entender que unos pequeños toques bastan para mantener lejos a los insectos.

Callicarpa americana (*beautyberry*) Las hojas de esta planta, que produce bayas de un característico color morado rosáceo —y a veces blancas—, repelen las garrapatas y los mosquitos de manera tan eficaz como cualquier producto comercial. Pruebe frotarse la piel o la ropa con unas hojas de *Callicarpa* antes de salir a un campo de cultivo u otra área infestada de garrapatas o de mosquitos, o bien plante unos arbustos de *Callicarpa* en un lugar donde sus mascotas puedan frotarse contra ellos, como una forma natural de controlar las garrapatas.

Clavo (*Syzygium aromaticum*) Cuando se aplica a la piel, el aceite de clavo es uno de los repelentes naturales de insectos más eficaces que hay. A continuación ofrezco varias opciones para diluir y mezclar el aceite de clavo a fin de utilizarlo para repeler los mosquitos, las pulgas y otras plagas.

- Diluya el aceite con alcohol, hamamelis (hamamélide de Virginia), vodka o aceite de oliva. Mezcle 1 parte de aceite de clavo con 10 partes del líquido para diluir en un recipiente con tapa, agítelo bien y aplíquelo directamente a la piel. Vuelva a aplicarlo cada 1 a 2 horas mientras se encuentre al aire libre y con más frecuencia si está sudando. Enjuáguese la solución al volver a entrar a la casa.

- Diluya 1 parte de aceite de clavo con 10 partes de agua destilada, llene una botella para rociar con el líquido y rocíelo sobre objetos fuera de la casa, como macetas y cercas.

Llantén (*plantain, Plantago major*) Los herbolarios recomiendan esta planta multifacética a menudo como remedio eficaz para un gran número de afecciones, entre ellas las picaduras de insectos. Es lo primero que me pongo al llegar a casa, ya que prospera como mala hierba en mi césped. Frote las picaduras de insectos tres o cuatro veces al día con hojas frescas de llantén.

Pie de atleta

AL IGUAL QUE MI HIJO yo solía tener los pies fríos, húmedos y sumamente aromáticos, sobre todo después de haber andado un rato con mis zapatos para trabajar. No obstante, a diferencia de mi hijo me gusta andar descalzo y no he tenido problemas graves con los pies en mucho tiempo. Incluso he caminado descalzo por las selvas amazónicas del Perú, recogiendo sólo Dios sabe cuántas cosas por el camino, y con todo he logrado salvarme de la infección fúngica de la piel conocida como "pie de atleta".

El pie de atleta o *tinea pedis* es causado por unos hongos superficiales comunes que atacan los pies. También pueden desplazarse hacia otras partes del cuerpo, como la ingle y las axilas. Por si fuera poco, ya que estos organismos sobreviven por mucho tiempo llegan a extenderse a través de la ropa y las sábanas que se quedan sin lavar.

Los hongos prosperan en lugares húmedos, oscuros y cálidos como las piscinas (albercas), las duchas (regaderas) y los pies sudorosos aprisionados por calcetines (medias) y zapatos. A fin de prevenir y de tratar el pie de atleta, los médicos muchas veces recomiendan mantener los pies limpios y secos y usar chanclas en los lugares donde muy probablemente habiten. Todas sugerencias que se aproximan a la mía de andar descalzo para exponer los pies de manera razonable a la luz antiséptica del Sol.

El pie de atleta es muy común. Según las estadísticas, el 70 por ciento de los adultos sufre una infección en algún momento de su vida. Mi primera medida de defensa sería pasar un fin de semana descalzo en una playa de agua salada. Exponer los pies al sol y a la sal del mar es una combinación ideal para matar los gérmenes y suele bastar para destruir los hongos en los pies. No obstante, si andar descalzo deja de funcionar y empiezo a sentir los indicios reveladores de ardor, comezón y piel agrietada entre los dedos de los pies, recurro a los siguientes alimentos.

Alimentos curativos para el pie de atleta

★★★**Ajo** El primer tratamiento al que recurriría para el pie de atleta sería el ajo. Es uno de los antisépticos fúngicos que más se recomiendan, y por una buena razón. El ajo fresco contiene alicina, un compuesto que ofrece propiedades antibacterianas, antivirales y antifúngicas. Muchos estudios científicamente rigurosos han demostrado que representa un tratamiento eficaz para el pie de atleta y otras infecciones fúngicas. Dentro del marco de un estudio en el que participaron 47 soldados con pie de atleta, los tratados con ajo se libraron del hongo en 60 días.

El ajo mata los hongos al contacto, de modo que un baño de pies con ajo es el mejor tratamiento para la comezón y el ardor en los dedos de los pies. Simplemente ponga ajo picado y machacado en un recipiente con agua tibia y un poco de alcohol y remoje los pies en él hasta por 30 minutos.

Si no lo atrae la idea de remojar los pies en una tinita (palangana, jofaina, lavabo) maloliente, tal vez quiera probar un remedio chino tradicional: machaque varios dientes de ajo y póngalos a remojar en aceite de oliva por 1 a 3 días. Cuando quiera usar el aceite, cuélelo para sacar el ajo y aplíquelo a las partes afectadas una o dos veces al día con un lienzo limpio o una bolita de algodón. También puede meter ajo machacado en un par de calcetines (medias) limpios y secos y ponérselos a la hora de acostarse.

El ajo puede irritar la piel o producirles ampollas a algunas personas. Por lo tanto, si lo usa de manera tópica y descubre que le arde la piel, deje de usarlo.

Comer ajo sería una segunda línea defensiva. Si va a librar una guerra en serio contra los hongos, ¿por qué no entablar combate con el enemigo en todos los frentes? Seguramente se habrá dado cuenta de que el sudor huele a ajo cuando este se consume en grandes cantidades, de modo que sabe que el ajo es capaz de atacar los hongos desde dentro. Asimismo fortalece el sistema inmunitario, lo cual ayuda a combatir el pie de atleta. El ajo es la planta más común en mi huerto de la farmacia natural, porque hay pruebas sólidas de que es por mucho la más versátil. Y no puedo insistir demasiado en la importancia de consumirlo entero, no sólo en forma de suplementos con extracto de ajo. El alimento entero contiene toda una cartuchera cargada de sustancias antifúngicas, mientras que el suplemento sólo cuenta con una.

★★★**Regaliz** El regaliz (orozuz, amolillo) posee más compuestos antifúngicos que cualquier otra planta así como la capacidad de reducir las inflamaciones, así que es capaz de cumplir con la tarea de erradicar el pie de atleta. Puede comprar una crema de regaliz, pero una taza de mi "Té para la *Tinea*" da una experiencia más agradable (y más barata). El ingrediente más importante es el regaliz, aunque me gusta agregarle jengibre y canela, dos especias superpoderosas en la lucha contra los hongos. Simplemente póngalo todo a remojar en agua caliente, cuele el té y disfrútelo, pero no vaya a desechar los asientos potentes. Póngaselos directamente sobre las áreas afectadas de los pies.

★★**Bicarbonato de sodio** A los hongos les encantan los pies sudorosos. Si elimina la humedad los estará desalojando de manera eficaz, por lo que resulta esencial mantener los pies secos para prevenir y tratar el pie de atleta. Puede absorber la humedad y matar a los hongos malvados espolvoreándose los pies con bicarbonato después de salir de la ducha (regadera). También puede preparar una pasta con agua tibia y bicarbonato de sodio y frotarla sobre las áreas afectadas. Déjesela durante 15 minutos, enjuáguela y séquese los pies muy bien, sobre todo entre los dedos, los escondites favoritos de los hongos.

Para agregar un refuerzo antiséptico al bicarbonato de sodio, utilícelo como base para preparar un talco para los pies mezclándolo con unas cuantas hierbas y especias capaces de matar los gérmenes. Las opciones más potentes son el clavo, el orégano, el romero y el tomillo. Sin embargo, si no los tiene a la mano le servirá casi cualquier hierba seca o especia que no haya caducado. Todas poseen diversas proporciones de compuestos antisépticos.

★★**Nuez** La parte comestible de la nuez ofrece mucho valor nutritivo, pero la mayor actividad fungicida se encuentra en la cáscara, la cual suele desecharse antes de que el fruto llegue al mercado. En el otoño hay nueces rodando por todas partes en mi huerto de plantas medicinales, lo cual a veces hace que sea un poco peligroso caminar por ahí. Sin embargo, sostengo las recomendaciones que hice en mi libro anterior, *La farmacia natural*: después de haberles sacado la parte comestible a las nueces, ponga lo demás a remojar en un cubo (cubeta, balde) con agua por unas 24 horas. Saque las cáscaras y contará con una mezcla potente de fungicidas tópicos a los que podrá agregar un poco de ajo. Remoje los pies de 15 a 30 minutos.

★★**Salsa de tomate** Dudo que la salsa de tomate (jitomate) vaya a venderse jamás como tratamiento antifúngico, pero definitivamente contiene numerosos fungicidas. Muchos de los ingredientes tradicionales a los que la salsa para pasta debe su sabor delicioso también contienen compuestos antifúngicos. Puede preparar una salsa especial agregándole grandes cantidades de los ingredientes ricos en fungicidas, sobre todo ajo, albahaca, apio, eneldo, hinojo, salvia, tomillo y zanahoria. Simplemente agregue lo que tenga a la mano, caliéntelo todo y vierta la salsa sobre su plato favorito con pasta. Si se siente audaz puede untarse la salsa entre los dedos de los pies y dejársela unas cuantas horas.

★★**Vinagre** De acuerdo con algunos estudios, el vinagre inhíbe el crecimiento de ciertos microorganismos, entre ellos las bacterias y los hongos. Muchos médicos recomiendan remojar los pies por 15 a 20 minutos en una mezcla hecha con 1 parte de vinagre blanco y 2 partes de agua tibia. Asegúrese de enjuagar la solución por completo y de secarse los pies muy bien. A fin de incrementar aún más los efectos antifúngicos del vinagre, agréguele una pizca de ajo en polvo o de ajo fresco picado (por lo común se considera que el ajo es más eficaz justo después de haberlo picado). Un equipo de investigadores de la Universidad de Iowa descubrió que el vinagre blanco frena el crecimiento de los hongos de manera eficaz, pero que este se reduce aún más si se le agrega ajo en polvo.

(*Nota*: si encuentra en este capítulo términos que no entiende o que jamás ha visto, favor de remitirse al glosario en la página 455).

Directo del botiquín herbario

El aceite de melaleuca es un antiséptico excelente que muchos expertos recomiendan para el pie de atleta.

Un grupo de investigadores australianos les dieron a 158 personas con pie de atleta ya sea una solución de aceite de melaleuca al 50 por ciento, una solución de aceite de melaleuca al 25 por ciento o bien un placebo. Los pacientes aplicaron sus soluciones a las areas afectadas dos veces diarias durante 4 semanas. Al finalizar el estudio, el 64 por ciento del grupo que usaba la solución al 50 por ciento había quedado curado, al igual que el 55 por ciento de las personas que usaban la solución al 25 por ciento. Sólo el 31 por ciento de los pacientes que usaban el placebo quedó curado.

Para preparar su propia solución de aceite de melaleuca diluya el aceite con una cantidad igual de agua o de aceite vegetal y aplique la mezcla directamente a las áreas afectadas tres veces al día, con un lienzo limpio o una bolita de algodón. El aceite de melaleuca puede producir una reacción alérgica en algunas personas, así que deje de usarlo si se le irrita la piel. Y no vaya a ingerir el aceite nunca: incluso en cantidades pequeñas puede resultar mortal ingerirlo por vía oral.

Presión arterial alta

HACE UNOS CUANTOS AÑOS, 50 MILLONES DE PERSONAS se acostaron una noche seguras de que su presión arterial era una cosa por la que no tenían que preocuparse, sólo para despertarse al día siguiente y averiguar que estaban equivocados. Así sucedió porque el Comité Nacional Mixto para la Prevención, la Detección, la Evaluación y el Tratamiento de la Presión Arterial Alta había identificado una afección llamada "prehipertensión", definida como un valor de 120 a 139 para la presión arterial sistólica (el número superior) o bien una presión diastólica (el número inferior) de 80 a 90. ¿Y cuál fue la consecuencia de ello? Actualmente un mayor número de personas consulta al médico a causa de hipertensión (una manera elegante de decirle a la presión arterial alta) que por otra causa cualquiera, con excepción del resfriado (catarro) común.

Yo soy una de esas personas. En efecto, tengo la presión arterial alta. Y le diré que, si bien se describe a menudo como una enfermedad "silenciosa" sin síntomas, casi siempre me doy cuenta cuando me sube la presión. Es esa tensión que siento al llenar un formulario burocrático o al enfrentar mis erratas (dedazos) cuando redacto el manuscrito para un libro. Sin embargo, he evitado controlar mi presión arterial por medio de remedios farmacológicos, optando siempre por un tratamiento natural antes que químico. Por ejemplo, cuando me doy cuenta de que tengo la presión alta logro hacerla bajar inhalando profundamente, de manera meditativa, de 15 a 20 veces. También existe un gran número de alimentos capaces de conseguir lo mismo.

Alimentos curativos para la presión arterial alta

★★★**Ajo** Es posible comprar cápsulas de ajo en las tiendas de productos naturales, pero la mejor forma de consumir esta planta aromática es en su forma natural. Rebánelo, macháquelo, píquelo. . . y luego váyase a otro lado por unos 10 minutos para dar tiempo a que se forme la alicina, una sustancia química poderosa. La alicina es un antioxidante potente que dentro del marco de varios estudios con animales ha demostrado reducir la presión arterial en las ratas de manera tan eficaz como el inhibidor de la ACE enalapril (*Vasotec*). Incrementa la elasticidad de los vasos sanguíneos, lo cual les permite dilatarse más fácilmente.

El ajo también contiene otros componentes que ayudan a reducir la presión arterial, como el potasio, la vitamina C, el calcio y el magnesio. Diversos estudios realizados con seres humanos para evaluar los beneficios del ajo en relación con la presión arterial observaron una reducción promedio de 7,7 mmHg en la presión arterial sistólica y de 5 mmHg en la presión arterial diastólica, independientemente de que usaran extracto de ajo, ajo en polvo o ajo fresco. No hace falta mucho; sólo uno o dos dientes de ajo crudo al día deben ser suficientes.

★★★**Apio** Me desconcierta el hecho de que los grupos preponderantes dentro de la medicina no hayan producido —tras más de 30 años de recetar betabloqueadores para la presión arterial alta— ningún estudio que demuestre que un tratamiento basado exclusivamente en estos fármacos sea más eficaz que un placebo para reducir las complicaciones de la presión arterial alta o bien el índice de mortalidad por enfermedades cardiovasculares. En todos los estudios que demuestran su eficacia, los betabloqueadores se combinan con un diurético, es decir, con un fármaco que ayuda al cuerpo a desechar el exceso de líquidos. Por lo tanto, le sugiero comer un poco de apio.

Desde hace mucho tiempo se consume tanto el apio como sus semillas por sus propiedades diuréticas. Diversos estudios de laboratorio también han observado que el principio activo del apio relaja los músculos lisos integrados a las paredes de los vasos sanguíneos, lo cual les permite a estos ensancharse más para facilitar el flujo de la sangre. En un estudio clave en relación con esta verdura, los investigadores

"Sopa para Bajar la Presión Arterial"

Pensamos con demasiada frecuencia que es posible obtener los mismos beneficios de una píldora que de una alimentación sana. Lo que no entendemos es que los diversos nutrientes y sustancias químicas de los alimentos muchas veces colaboran de manera sinérgica entre sí para producir beneficios específicos. Ahí es donde figura mi "Sopa para Bajar la Presión Arterial". Ya leyó acerca del alimento más importante en mi lista para combatir la presión arterial alta, el apio; algunos otros son el ajo, el azafrán, el brócoli, la cebolla, el tomate (jitomate) y la zanahoria. ¿Pero por qué comerlos por separado si puede juntarlos en una sopa fabulosa? Además de saber que sus ingredientes reducen la presión arterial, la forma en que se tome cualquier sopa —lentamente conforme se le quita lo caliente poco a poco— es muy tranquilizadora y debe ayudar a reducir su presión arterial aún más. Y no se le olvide condimentarla. Obviamente no debe usar sal si padece presión arterial alta, pero la pimienta, la albahaca y el estragón contienen seis compuestos contra la hipertensión cada uno; el orégano, por su parte, tiene siete, y todas estas especias son muy buenas para darle sabor a la sopa.

descubrieron que el equivalente de más o menos cuatro tallos de apio al día sirve para reducir la presión arterial en entre el 2 y el 14 por ciento en las ratas y en aproximadamente el 7 por ciento en el ser humano.

¿No lo atrae la idea de consumir una verdura tan fibrosa? Prepárese un té de apio. Sólo tiene que verter 1 taza de agua hirviendo sobre una cucharadita de semillas de apio. También le recomiendo mucho el siguiente remedio contra la presión arterial alta: licúe (bata) cuatro tallos de apio junto con dos dientes de ajo, media cebolla y medio tomate (jitomate) y tómese esta bebida diariamente.

★★★**Cebolla** Al igual que su primo robusto, el ajo, la cebolla tiene muchas propiedades que sirven para controlar la presión arterial alta. Para empezar, es una fuente maravillosa de quercetina, la cual se encuentra principalmente en la piel de la cebolla. Este flavonol es un antioxidante poderoso que reduce el riesgo de sufrir enfermedades del corazón y derrame cerebral. Cuando un grupo de personas con presión arterial alta tomaron 730 miligramos de quercetina diariamente por 28 días, su presión arterial sistólica disminuyó entre 2 y 7 puntos; y la diastólica, entre 2 y 5 puntos, mientras que una sustancia placebo no produjo ningún cambio. Otros estudios han demostrado que sólo 2 ó 3 cucharadas diarias de aceite esencial de cebolla logran reducir la presión arterial sistólica en 25 puntos y la diastólica en 15 puntos en promedio. No obstante, para cubrir esta dosis de quercetina habría que comer muchas cebollas, muchas más de las que cualquiera que esté interesado en hablar con otras personas quisiera ingerir en un solo día. Estoy seguro, por otra parte, de que es posible obtener beneficios reales con sólo consumir una o dos cebollas al día, sobre todo si se comen crudas o levemente cocidas. (Cuando la cebolla está apenas cocida parece reducir la presión arterial mucho más que la completamente cocida).

★★★**Pescado** Cuando se trata de los beneficios del pescado en relación con la salud cardiovascular, el componente por el que usted probablemente haya oído hablar más de este alimento es su nivel elevado de ácidos grasos omega-3. No obstante, el pescado también contiene una gran cantidad de la coenzima antioxidante Q10, también conocida como CoQ10. Este nutriente ayuda a las células a crear energía. Si bien está presente en todas, las reservas más grandes se encuentran en las células del corazón. Tomar suplementos de la coenzima puede surtir efectos muy buenos sobre la presión arterial, por lo que creo que tal vez también sirva consumirla a través de la alimentación. De los 109 pacientes con presión arterial alta grave (lo bastante grave para que llevaran por lo menos un año tomando medicamentos para controlarla) que participaron en una investigación, la mitad pudo suspender por completo entre uno y tres fármacos contra la hipertensión un promedio de 4 meses después de haber comenzado a tomar suplementos de CoQ10.

★★★**Té verde** A pesar de la cafeína que contiene, el té no herbario cuenta con más compuestos inhibidores de la ACE que la mayoría de las plantas mencionadas en este capítulo, además de por lo menos 10 betabloqueadores, 7 bloqueadores de los canales de calcio y 16 diuréticos. Por lo tanto, en lugar de agitar sus nervios bebiendo café le recomiendo tomar una pausa para reflexionar y disfrutar una taza de té verde. Con eso más unas cuantas inhalaciones profundas me basta para reducir mi presión arterial de manera significativa.

★★**Espinaca y otras verduras amargas de hoja verde** Estos alimentos —entre los que figuran las hojas de remolacha (betabel) y las "malas hierbas amargas" de la Biblia, es decir, la achicoria, el diente de león (amargón), la endibia (lechuga escarola), el fenogreco (alholva, rica), el rábano picante, la lechuga y la ortiga— promueven la producción de óxido nítrico, una molécula que ayuda a relajar los vasos sanguíneos. Otras verduras comestibles de hoja también sirven para lo mismo, como la acedera, la acelga, el amaranto, el quenopodio y la verdolaga. Puede comerlas en ensaladas, sofreírlas (saltearlas) con cebolla y ajo picados o bien agregarlas a mi "Sopa para Bajar la Presión Arterial" (vea la página 352) justo antes de servirla.

Todas estas plantas ofrecen beneficios diferentes en el tratamiento de la presión arterial alta. La raíz y la hoja del diente de león, por ejemplo, son sumamente diuréticas por su alto nivel de potasio y a veces los médicos naturopáticos las utilizan en lugar del diurético común furosemida (*Lasix*), vendido con receta. Por su parte, el fenogreco —que forma parte del plato indio *alu methi*— es una fuente fabulosa de colina y de betacaroteno, y ambos ayudan a reducir la presión arterial alta. El fenogreco contiene un total de ocho agentes diuréticos diferentes.

★★**Manzanilla** Para mí, esta flor alimenticia es el homólogo herbario del betabloqueador atenolol (*Tenormin*), el cual vuelve más lentos los latidos del corazón y relaja los vasos sanguíneos. La manzanilla es la mejor fuente alimenticia de apigenina, un antioxidante poderoso y muy eficaz para relajar los vasos sanguíneos y reducir la presión arterial, de acuerdo con los resultados de varios estudios. Disfrute una taza de té de manzanilla cuando sienta que su nivel de estrés o de ansiedad va en aumento.

★★**Plátano** Un plátano amarillo (guineo, banana) mediano contiene más de 400 miligramos de potasio y sólo 1 miligramo de sodio. El potasio es uno de los electrolitos más importantes del cuerpo, donde ayuda a regular el funcionamiento del corazón y el equilibrio de líquidos, un factor clave para controlar la presión arterial. Se ha comprobado que los alimentos ricos en potasio, como el plátano amarillo, reducen la presión arterial y protegen contra las enfermedades cardíacas y el derrame cerebral.

OJO CON ESTOS ALIMENTOS

Los alimentos de lata y procesados contienen mucho sodio; incluso al cereal de caja se le agrega sal. Y, como usted probablemente ya sepa, está prohibido tener una dieta alta en sodio cuando se sufre hipertensión. Las dietas con mucha sal atraen agua al torrente sanguíneo, lo cual incrementa el volumen de la sangre y por lo tanto eleva la presión arterial. Los diuréticos deben sus efectos a la acción contraria, pues sacan el agua del torrente sanguíneo. Evite los fármacos. En cambio, consuma alimentos naturales frescos y habrá reducido su consumo de sodio de manera significativa y sin esfuerzo.

★★**Tomate** Recomiendo el tomate (jitomate) como ingrediente en mi "Sopa para Bajar la Presión Arterial" porque el tomate cocido es una fuente excelente de licopeno. También contiene betacaroteno y vitamina E, los cuales ayudan a proteger las células contra los daños por oxidación. Dentro del marco de un estudio que abarcó a 31 personas con presión arterial alta que no requerían fármacos, los investigadores les dieron de comer un placebo parecido al tomate durante 4 semanas, seguidas por 8 semanas de un extracto de tomate y luego otras 4 semanas de placebo. Durante el tiempo que ingirieron el extracto de tomate, sus valores sistólicos se redujeron en 10 mmHg; y los diastólicos, en 4 mmHg, mientras que no se observó ningún cambio durante las dos fases en que ingirieron el placebo. Una de mis formas favoritas de preparar el tomate es rociarle con un poco de aceite de oliva (el cual le ayuda al cuerpo a absorber el licopeno y otros antioxidantes) para luego asarlo lentamente en el horno a 250°F por unas cuantas horas. Sírvalo con pasta, con pan tostado previamente frotado con un poco de ajo o como guarnición para acompañar el pescado o el pollo. ¡Delicioso!

★**Azafrán** A un precio de más de $60 la onza (28 g), el azafrán es la especia más cara del mundo. Su costo se debe a la intensidad del trabajo que hace falta para juntar esa onza. El polvo de color dorado intenso proviene de los estigmas de plantas de azafrán recogidas a mano y hacen falta 75 mil flores para producir 1 libra (450 g) de la especia. No obstante, en vista de que sólo se utiliza una pizca a la vez, esa onza puede durar mucho tiempo. Probablemente también sea más barata que los medicamentos para la presión arterial y por eso la recomiendo. La hierba contiene una sustancia química llamada crocetina, que según mi banco de datos reduce la presión arterial.

★**Habas** Hace años, frustrado por mi presión arterial alta tan recalcitrante, probé una ración diaria de sopa de habas con siete hojas de diente de león y mucha cebolla y ajo para reducir la presión arterial. Las habas figuran entre las fuentes naturales más ricas de L-dopa, un precursor de la sustancia química dopamina, la cual funciona como diurético. Dentro del marco de un estudio se observó que el consumo de 40 gramos de habas recién picadas incrementa de manera significativa la cantidad de sodio y de dopamina en la orina, lo cual es bueno cuando se trata de reducir la presión arterial.

(*Nota*: si encuentra en este capítulo términos que no entiende o que jamás ha visto, favor de remitirse al glosario en la página 455).

Directo del botiquín herbario

La próxima vez que piense en un sándwich (emparedado) de mantequilla de maní (crema de cacahuate) y mermelada, considere la mermelada de espino (marzoleto) —la cual se consigue en las tiendas de productos naturales, así como por internet— en lugar de la de uva. El espino, un pariente cercano de la manzana, contiene muchos de los mismos compuestos que la uva. Al parecer ofrece efectos vasodilatadores, una manera rebuscada de decir que les ayuda a los vasos sanguíneos a relajarse y ensancharse. De manera particular dilata la arteria coronaria, lo cual incrementa el flujo de sangre al corazón y reduce la presión arterial.

Dentro del marco de un estudio del espino, 79 personas con diabetes del tipo II, que en su mayoría tomaban fármacos contra la presión arterial alta, fueron asignadas al azar a dos grupos para ingerir por 4 meses ya sea 1.200 miligramos diarios de extracto de espino o bien un placebo. Quienes tomaban espino lograron una baja media de 2,6 mmHg en su presión arterial diastólica (el número inferior), en comparación con el grupo del placebo, cuya presión arterial de hecho se incrementó un poco. Uno de los mejores estudios sobre el espino y la presión arterial alta observó una reducción de 160 mmHg a 150 mmHg en la presión arterial sistólica (el número superior); y de 89 a 85 en los valores diastólicos. Es posible que los beneficios de la hierba se deban en parte a su contenido alto de flavonoides. Los flavonoides son unos antioxidantes poderosos y algunos de ellos producen una reducción en la presión arterial.

Si no consigue la mermelada de espino puede preparar un té con 1 cucharadita de hierba seca por cada taza de agua hirviendo y tomar hasta dos tazas al día.

Problemas de la piel

EL INVIERNO ES UNA TEMPORADA MARAVILLOSA, pero muchas veces cunde la comezón. De acuerdo con la Encuesta Nacional por Entrevista de la Salud, por lo menos 81 millones de estadounidenses —uno de cada cuatro— sufren piel reseca o escamosa o bien comezón en la piel durante los meses de invierno. Las causas son las temperaturas muy altas de la calefacción en las casas y las oficinas; el aire seco y frío y la exposición al sol invernal. Los dermatólogos le dicen "dermatitis", lo cual literalmente significa "inflamación de la piel", o bien eczema.

Desde luego, el aire seco del invierno no es la única causa. El contacto con ciertas sustancias químicas o plantas alergénicas puede producir síntomas semejantes y más o menos el 3 por ciento de la población padece una forma específica de esta afección que se llama "dermatitis atópica" o bien "eczema atópico". Esta variante hace que se formen ampollas en la piel y que esta se enrojezca, empiece a rezumar un líquido y se vuelva escamosa o parduzca; también puede engrosarse. Por lo común da comezón.

Alimentos curativos para los problemas de la piel

★★★**Aceite de oliva** Cuando primero me unté el cuerpo con aceite de oliva no tenía la menor idea de que no sólo seguía un dictamen bíblico sino que también estaba usando una de las mejores medicinas que existen para muchos tipos de dermatitis. El aceite de oliva cuenta con cinco compuestos contra la dermatitis (aesculina, apigenina, esculina, quercetina y rutina), además de docenas de sustancias antiinflamatorias. Quizá quiera hacer la prueba de preparar un aceite de *olea* —aceite de oliva con un poco de aceite de nuez y aceite de aguacate (palta), así como unos pétalos de caléndula— y aplicar esta mezcla de manera tópica.

★★★**Avena** La avena es un remedio tradicional clásico para la piel irritada. Agregue 1 taza de avena a un baño tibio y métase al agua de 10 a 15 minutos para aliviar la comezón en la piel. Sin embargo, evite el agua caliente, pues puede empeorar la comezón.

Más o menos el 10 por ciento de las veces, la causa de la dermatitis es algún alimento. Así sucede con mayor frecuencia en los bebés y los niños pequeños con asma. Si usted sospecha que algún alimento en particular provoca sus problemas de la piel, elimínelo de su dieta.

Entre los alimentos de los que sabemos que pueden empeorar el eczema están el huevo, la leche, el cacahuate (maní), la soya, el trigo y el pescado. Algunas personas han señalado que en su caso el chocolate, el café, el alcohol, el tomate (jitomate) y el azúcar puede agravar la afección.

Cuídese también de los cocteles margarita (es una broma. . . bueno, casi). Cuando ciertos compuestos de las plantas entran en contacto con la piel crean sensibilidad a la luz en el área afectada, lo cual provoca un sarpullido rojo e hinchado y comezón parecidos a los que se dan por una quemadura solar o por culpa de la hiedra venenosa. Esta afección se llama fitofotodermatitis. Durante el verano la causa más común de este mal es el jugo de limón

---

También es posible usar avena en lugar de jabón. Envuelva un puñado de avena con un lienzo suave o pañuelo y amárrelo con una liga elástica, mójelo, exprímalo y úselo como si fuera una toallita para lavarse.

★★★**Miel, aceite de oliva y cera de abeja** Además de servir para endulzar los alimentos, desde hace muchas generaciones la miel se utiliza como remedio curativo. Diversas investigaciones han demostrado que tiene propiedades antibióticas.

Un estudio realizado en los Emiratos Árabes Unidos descubrió que una mezcla de miel natural, cera de abeja y aceite de oliva, al aplicarse a la piel diariamente durante 14 días, sirvió para mejorar la dermatitis de manera significativa en 8 de 10 personas afectadas.

★★**Aguacate** El aceite de aguacate (palta), con su alto contenido en las vitaminas A, D y E —todas fabulosas para la salud de la piel—, puede ayudar, ya sea aplicado de manera tópica o ingerido.

verde (lima), por lo que algunos médicos lo llaman "dermatitis margarita". El mismo compuesto sensibilizador se encuentra en el apio y en el perejil. Trate el sarpullido como si la causa fuera la hiedra venenosa, con compresas frías y pomadas vendidas sin receta.

Los productos lácteos también pueden tener la culpa. Si bien la leche muchas veces alivia la piel cuando se le aplica por fuera, tomarla llega a tener el efecto contrario. "El alimento que más afecta la piel, según lo que hemos visto, probablemente sea la leche de vaca —indica el Dr. Joel Schlessinger, un dermatólogo certificado y el exdirector más reciente de la Asociación Estadounidense de Dermatología Cosmética y Cirugía Estética—. Contamos cada vez con más pruebas de que la leche y las hormonas que contiene posiblemente aumenten la gravedad del acné, así como su duración, provocando más acné en los adultos. La leche de soya tal vez sea una mejor opción".

★★**Lino** En el Imperio romano el lino se valoraba mucho por sus propiedades curativas. En los tiempos modernos perdió popularidad porque se conserva por poco tiempo a causa de los ácidos grasos omega-3 que contiene. Sin embargo, irónicamente son estos ácidos grasos los que lo vuelven tan útil para muchas cosas, entre ellas los problemas de la piel. Entre el 40 y el 65 por ciento del aceite de lino está compuesto por un ácido graso omega-3 llamado ácido alfa-linolénico.

Pruebe 1 cucharada diaria de aceite de semilla de lino (linaza) o bien espolvoree su comida con 2 cucharadas de semilla de lino molida al día. En lugar de semilla de lino yo les pongo semilla de cáñamo de la marca *Nutiva* a mis cereales y sopas, cuyos efectos se deben al mismo motivo.

Otra fuente excelente de ácidos grasos omega-3 es el pescado, sobre todo el pescado graso que habita aguas frías, como el salmón y la sardina. Resulta interesante, según lo descubrió un equipo de investigadores en México, que el riesgo de sufrir eczema se reduce en un 37 por ciento en los niños de 1 año cuyas madres comieron pescado 2½ veces a la semana durante el embarazo, en comparación con los niños de 1 año cuyas madres sólo comieron pescado una vez a la semana.

Los expertos recomiendan consumir pescado graso —como el salmón, la caballa (escombro, macarela) y el atún albacora— dos veces a la semana para mejorar la salud de la piel.

★★**Pepino** Esta hortaliza de color verde pálido es pariente de la sandía, el calabacín, la calabaza (calabaza de Castilla) y otros tipos de *squash*. El pepino era muy popular en las civilizaciones antiguas de Egipto, Grecia y Roma, donde la gente lo comía y también lo utilizaba por sus propiedades curativas para la piel.

Si tuviera un problema de la piel pelaría unos pepinos, los haría puré en la licuadora (batidora) y aplicaría el puré directamente al área afectada, dejándomelo de 15 a 60 minutos. También sería posible agregarle un aguacate. El aceite de pepino se ha patentado como tratamiento para algunos tipos de dermatitis.

★**Chile** La capsaicina es la sustancia química que vuelve picante al chile. Se ha demostrado la eficacia —para tratar la comezón particularmente intensa producida por la psoriasis— de los ungüentos que contienen un 0,025 por ciento de capsaicina, más o menos la concentración que existe en un chile más o menos picante, así que posiblemente también funcione con la comezón que se da en la piel durante el invierno.

Los productos comerciales por lo común contienen un 0,025 o un 0,075 por ciento de capsaicina. Para preparar su propio ungüento aplaste un chile rojo picante y mézclelo con su humectante favorito para la piel.

Si bien la capsaicina llega a causar una sensación de ardor en la piel debería volverse menos sensible a ella con el tiempo. Póngasela con un aplicador o un guante de plástico y lávese las manos muy bien al terminar. Si el tratamiento le produce más irritación que alivio, suspéndalo.

★**Coliflor y otros alimentos con mucha vitamina B$_6$** Uno de los síntomas de la insuficiencia de vitamina B$_6$ es la dermatitis. Si esta afección me causara molestias comería más coliflor, berro, espinaca, plátano amarillo (guineo, banana) y quimbombó (guingambó, calalú), todos ellos buenas fuentes de esta vitamina.

★**Leche** Un gran vaso de leche fresca tal vez sea justo lo que necesite para calmar la comezón de la piel. . . ¡pero no se la vaya a tomar! Viértala sobre una gasa o un lienzo suave limpio y aplíqueselo a la piel de 2 a 3 minutos. Vuelva a empapar y a aplicar el lienzo, repitiendo el proceso durante unos 10 minutos. Esta compresa fresca puede ayudar a aliviar la piel y a calmar la comezón.

(*Nota*: si encuentra en este capítulo términos que no entiende o que jamás ha visto, favor de remitirse al glosario en la página 455).

Directo del botiquín herbario

La herbolaria Leslie Tierra celebra muchísimo la caléndula (maravilla), comentando que "sin lugar a dudas una de las mejores hierbas medicinales para cualquier problema de la piel". Una recomendación importante. La caléndula sirve contra las infecciones bacterianas y fúngicas, a las madres les encanta para tratar las irritaciones de la piel causadas por los pañales y la señora Tierra la utilizó con su hijo cuando le dio varicela.

Para tratar la piel, una manera buena —y fácil— de utilizar la hierba es comprando un ungüento comercial de caléndula para aplicarla a la piel según le haga falta.

Psoriasis

LA PSORIASIS AL PARECER SÓLO AFECTA LA PIEL, pero de todas formas se trata de un problema importante. Es una enfermedad que dura toda la vida y no es por nada que en inglés se llegue a decir que "rompe el corazón". Un grupo de investigadores de la Universidad de Pensilvania en Filadelfia descubrió que puede aumentar el riesgo de sufrir un infarto hasta en un 300 por ciento. Para empeorar las cosas, el riesgo de morir aumenta en un 50 por ciento en las personas que padecen una variante grave de esta enfermedad.

Según los Institutos Nacionales para la Salud hasta 7,5 millones de personas radicadas en los Estados Unidos padecen una de las cinco variantes de la enfermedad. La más común es la psoriasis en placas, la cual se ve como unas manchas rojas elevadas sobre la piel cubiertas por una acumulación plateada de células muertas de la piel, las placas. Estas manchas pueden aparecer en cualquier parte del cuerpo, pero de manera más común en el cuero cabelludo, las rodillas, los codos y el torso.

Es posible desarrollar psoriasis en cualquier momento de la vida, pero la mayoría de las veces empieza entre los 15 y los 35 años de edad. Nadie conoce la causa con toda seguridad, pero es posible que se deba a una falla del sistema inmunitario.

Si sufre psoriasis debería cuidarse de los siguientes alimentos, que pueden desencadenar o agravar un brote de la enfermedad.

Alcohol. De acuerdo con la Fundación Nacional para la Psoriasis, el alcohol perjudica de cuatro maneras en relación con la psoriasis. Beber mucho puede incrementar el riesgo de desarrollar psoriasis para empezar; puede empeorarla de manera significativa; puede impedir que el tratamiento surta efecto y puede impedir que la psoriasis entre en una fase de remisión.

En Finlandia, un grupo de investigadores descubrió que los hombres con psoriasis tomaban dos veces más alcohol diariamente (1,5 onzas/45 ml) que los hombres que no padecían la enfermedad (0,75 onza/22,5 ml). Otros estudios han puesto de manifiesto un índice extraordinariamente alto de psoriasis entre las personas que abusan del alcohol.

Alimentos con muchas proteínas. Varios estudios han demostrado que reducir el consumo de alimentos ricos en proteínas —como las carnes y los productos lácteos— puede ayudar a aliviar las fases agudas de la psoriasis. A nivel anecdótico, algunas personas han experimentado una mejoría en sus síntomas al evitar la carne de cerdo y otras carnes con mucha grasa.

Normalmente las células de la piel se forman y suben a la superficie, donde se mueren y se desprenden, en un proceso que suele durar de 28 a 30 días. Sin embargo, este proceso se encuentra en permanente aceleración en las personas con psoriasis. Las células sólo tardan de 3 a 4 días en pasar a la superficie, donde se acumulan en forma de las reveladoras placas blancas.

Tal vez no conozcamos la causa de la psoriasis, pero sí sabemos que algunos remedios alimenticios pueden brindar cierto alivio.

Alimentos curativos para la psoriasis

★★★**Zanahorias y otras verduras y frutas frescas** Consumir más frutas y verduras puede ayudar a prevenir —y a tratar— la psoriasis. En Italia, un grupo de investigadores encontró que el riesgo de desarrollar psoriasis (o de que la enferme-

Alimentos fritos y grasosos. Estos alimentos promueven las inflamaciones, lo cual es precisamente lo que debe evitar si sufre psoriasis. No se acerque a ningún autoexprés (*drive-through*). Lo más probable es que ningún alimento que le entreguen a través de una ventanilla le sirva a su piel.

Jugo de toronja. Los alimentos que consume pueden afectar los efectos de los medicamentos que toma, lo cual incluye los fármacos para la psoriasis. El jugo de toronja (pomelo) llega a incrementar el nivel de absorción de la ciclosporina, una medicina que se usa para tratar la psoriasis.

Otra cosa que puede servir es reducir la cantidad —o incluso eliminar de su dieta— la cafeína, el alcohol, el azúcar, la harina blanca y los productos que contienen gluten. ¡Es una lista bastante larga! Puede llevar un diario de los alimentos para apuntar con cuidado lo que come, llevar el seguimiento de sus síntomas y buscar patrones.

Tomate. Algunos informes anecdóticos indican que a ciertas personas con psoriasis les va mejor si evitan o eliminan el tomate (jitomate) y los platos basados en él de sus dietas. Es posible que los ácidos que contiene esta verdura empeoren los síntomas de la psoriasis.

---

dad se agrave, cuando ya se tiene) disminuye muchísimo en las personas que comen más zanahorias, tomate (jitomate), fruta fresca y hortalizas verdes. De hecho, en las personas que comen tres o más raciones de zanahoria a la semana el riesgo se reduce en un 40 por ciento; en las que consumen dos raciones de fruta fresca se reduce en un 50 por ciento; y en las que consumen siete raciones o más de tomate a la semana, en un 60 por ciento. En vista de que todos estos alimentos contienen betacaroteno, así como las vitaminas C y E, los investigadores piensan que la protección se debe a sus efectos antioxidantes.

Otro beneficio de las verduras y las frutas frescas es que cuentan con mucha fibra. La fibra se encarga de sacar de los intestinos las sustancias químicas que provocan la psoriasis.

★★**Aceite vegetal** Remojarse con agua tibia suaviza las placas de la psoriasis, pero tambien llega a resecar la piel y a empeorar la comezón. Agregar aceite puede brindarle los beneficios del baño sin la resequedad. La mejor manera de hacerlo es recostándose en un baño tibio, permitiendo que la piel absorba un poco de agua, para luego agregar unas cucharaditas de aceite. (Tenga cuidado al entrar y salir de la bañadera/bañera/tina resbaladiza).

★★**Avena, leche y aceite de hueso de albaricoque** Desde hace siglos se utiliza la avena para aliviar la piel reseca y con comezón y muchos productos para el baño contienen avena coloidal. ("Coloidal" significa que la avena se molió hasta obtener un polvo fino que permanece suspendido en agua).

La Fundación Nacional para la Psoriasis recomienda el siguiente baño de avena: muela 1 taza de avena y ¼ taza de leche en polvo en un procesador de alimentos o batidora (licuadora) hasta obtener un polvo fino y luego agréguele poco a poco 2 cucharadas de aceite de hueso de albaricoque (chabacano, damasco). Ponga la mezcla en una bolsa, calcetín (media) o pañuelo de algodón, cierre la bolsa y póngala en la bañadera (bañera, tina) mientras se esté llenando. Remójese en el baño, apretando la bolsa para liberar la sustancia preparada. (Tenga cuidado al meterse a la bañadera resbaladiza y al salir de ella).

★★**Chile** Un grupo de investigadores en Roma encontró que la queja más frecuente de las personas con psoriasis grave es la comezón. Uno de varios alimentos que puede ayudar a aliviar la comezón es el chile.

El chile contiene una sustancia química llamada capsaicina, a la que debe su picor. Hace más de dos décadas se demostró que la capsaicina alivia la comezón de la psoriasis. Desde entonces varios estudios han confirmado su eficacia. Los investigadores no saben exactamente a qué se debe el efecto, pero se ha señalado que la capsaicina, al aplicarse a la piel, agota los depósitos de la sustancia P, un neurotransmisor relacionado con la causa de la psoriasis y la comezón.

Es posible comprar varios productos vendidos sin receta que contienen un 0,025 o un 0,075 por ciento de capsaicina. No sorprende que la crema más fuerte sea la más eficaz.

Si bien la crema de capsaicina con frecuencia produce ardor al aplicarse, la sensación suele desaparecer después de varios días de haberla usado. Como se lo imaginará arde mucho si se mete en los ojos, la nariz o la boca, así que póngase guantes de protección o bien utilice un aplicador y lávese las manos muy bien después de habérsela puesto. Si la crema le causa más irritación que alivio, deje de usarla.

★★**Cúrcuma** En tiempos bíblicos, esta especia de color amarillo anaranjado se utilizaba en perfumes. Actualmente se utiliza principalmente para agregar color y sabor a los alimentos, pero tal vez quiera probarla para aliviar los síntomas de la psoriasis. Diversos estudios han observado que la cúrcuma (azafrán de las Indias) inhibe las enfermedades autoinmunitarias como la psoriasis al regular las proteínas inflamatorias segregadas por el sistema inmunitario. En lugar de consumir más cúrcuma a través de los alimentos, algunos autores sugieren usar la curcumina (un compuesto de la cúrcuma) en cremas tópicas, emulsiones o ungüentos para la psoriasis. Pero antes una advertencia: puede ensuciar y mancha.

★★**Miel, aceite de oliva y cera de abeja** Desde hace siglos la miel se utiliza como edulcorante natural y remedio curativo e investigaciones modernas han demostrado que tiene propiedades antibióticas.

Un estudio llevado a cabo en los Emiratos Árabes Unidos encontró que una mezcla de 1 parte de miel natural, 1 parte de cera de abeja y 1 parte de aceite de oliva mejora la psoriasis en el 60 por ciento de las personas cuando se aplica a la piel.

★★**Semilla de lino** Una buena fuente de ácidos grasos omega-3 es la semilla de lino. Tenga una bolsa con semilla de lino (linaza) en la encimera (mueble de cocina) y espolvoréela generosamente sobre alimentos como el cereal y las ensaladas.

★★**Verdolaga** Si bien la Dirección de Alimentación y Fármacos califica la verdolaga como mala hierba, se trata de una verdura y hierba culinaria popular en China, México y Grecia. He aquí por qué las personas con psoriasis deberían de agregarla a su alimentación: contiene la mayor cantidad de ácidos grasos omega-3 de cualquiera verdura comestible de hoja que yo conozca.

Admito que la verdolaga no es la mejor fuente conocida de ácidos grasos omega-3, una distinción que le pertenece al pescado. Dentro del marco de un estudio inglés, la comezón y la formación de escamas mejoró en un 15 por ciento al cabo de sólo 6 semanas en las personas con psoriasis que comieron 6 onzas (168 g) de pescado graso de aguas frías —como salmón, caballa (escombro, macarela) y arenque— al día. En opinión de los expertos, los ácidos grasos omega-3 del pescado reducen la producción de compuestos inflamatorios.

Podría comer pescado graso con muchos ácidos grasos omega-3 dos veces a la semana para mejorar la salud de su piel. No obstante, si prefiere la opción vegetal, como yo, busque la verdolaga en el mercado de agricultores de su localidad o en algunos supermercados, ya sea como verdura de hoja sola o bien en mezclas embolsadas para ensalada. Disfrútela cocinada al vapor, como la espinaca, o incluya los brotes jóvenes en sus ensaladas. En cuanto empiece el verano hará acto de presencia diariamente en mis sopas vegetarianas.

★**Bicarbonato de sodio** Para aliviar la comezón, disuelva ⅓ taza de bicarbonato de sodio en un galón (3,8 l) de agua, remoje un lienzo suave limpio con la mezcla, exprímalo y aplíqueselo a las áreas afectadas por varios minutos.

★**Remolacha** Muchas personas con psoriasis tienen los intestinos y el hígado congestionados. El jugo de remolacha (betabel) es fabuloso para ayudar a desintoxicar el hígado, pero probablemente no le guste el sabor intenso si lo toma solo. Para mitigarlo, mezcle el jugo de una remolacha con el de cuatro zanahorias y un cuarto de limón. Tome un vaso de jugo todos los días.

★**Té verde** Un grupo de investigadores del Colegio de Medicina de Georgia realizó un estudio del té verde con animales y encontró que encierra cierta promesa para tratar las afecciones inflamatorias de la piel, como la psoriasis.

★**Vinagre de manzana** Muchas culturas antiguas preparaban vinagre con dátiles, higos u otros alimentos y lo usaban con fines medicinales. El vinagre de manzana, por ejemplo, se utiliza desde hace muchas generaciones como desinfectante y para desinflamar. De acuerdo con la Fundación Nacional para la Psoriasis, muchas personas con psoriasis se lo aplican a la piel, remojan las uñas de los dedos de las manos y de los pies en él o lo mezclan con sus cremas humectantes.

A continuación un remedio que puede probar: agregue 1 taza de vinagre de manzana a 1 galón (3,8 l) de agua. Remoje un lienzo suave limpio con la mezcla, exprímalo y aplíqueselo a la piel.

(*Nota*: si encuentra en este capítulo términos que no entiende o que jamás ha visto, favor de remitirse al glosario en la página 455).

Directo del botiquín herbario

Tal vez las siguientes hierbas medicinales le sirvan para aliviar los síntomas de la psoriasis.

Calaguala (*Polypodium aureum*) El helecho latinoamericano calaguala, que se utilizó en el pasado para tratar el cáncer, ha hecho aparición más recientemente en relación con la psoriasis y la dermatitis. Los efectos benéficos observados en la práctica clínica se han demostrado en el laboratorio. Un estudio encontró que tomar el extracto de la calaguala da como resultado una mejoría medible de la respuesta inmunitaria.

Manzanilla (*Matricaria recutita*) Esta hierba contiene compuestos antiinflamatorios que pueden ayudar a aliviar las fases agudas de la psoriasis. De acuerdo con los naturópatas, la manzanilla es igual de buena —o incluso mejor— que la cortisona cuando se aplica de manera tópica. En Europa varias afecciones de la piel, entre ellas la psoriasis, se tratan extensamente con preparados de manzanilla. Esta hierba desinflamante contiene flavonoides y aceites esenciales que desarrollan importantes actividades antiinflamatorias y antialérgicas.

Para preparar una compresa de manzanilla, agregue 1 cucharadita colmada (copeteada) de flor de manzanilla (se consigue en las tiendas de productos naturales) a 1 taza de agua hirviendo. Déjela remojar 10 minutos y cuélela. Empape un lienzo suave limpio con esta solución y aplíquelo a la parte afectada de su piel.

Melaleuca (*Melaleuca alternifolia*) La planta de la melaleuca nos llegó desde Australia. Su aceite empezó a usarse en el ámbito de la cirugía y la odontología en los años 20 del siglo pasado y diversas investigaciones han demostrado que posee propiedades antibacterianas y antisépticas. El aceite de melaleuca es un ingrediente común en muchas cremas, lociones y pociones, y la Fundación Nacional para la Psoriasis ha señalado que algunos de sus miembros han obtenido buenos resultados utilizándolo contra la psoriasis en el cuero cabelludo.

Puede mezclar unas gotas de aceite de melaleuca con unas cuantas cucharadas de champú herbario. Pero no vaya a ingerir este aceite (ni ningún otro aceite esencial, por cierto). Son muy concentrados y pueden ser venenosos.

Quemadura solar

EN LA ESCUELA PRIMARIA Y SECUNDARIA (PREPARATORIA) fui uno de esos muchachos que adoraban el sol y pasaba los meses de junio, julio y agosto acostado al lado de la piscina (alberca) para absorber sus rayos, poniéndome rojísimo a la vez que intentaba broncearme. En la universidad volví a pasar las horas avanzadas de la tarde tocando jazz en clubes de playa y durante el día me divertía bajo el sol y en el mar, a veces untado con aceite, a veces no. Ahora estoy convencido de que mi exposición al sol, al igual que mi antiguo hábito de fumar tres cajetillas de cigarrillos (cigarros) al día, incrementaron considerablemente mis posibilidades de desarrollar cáncer de la piel y del pulmón. Ya me tuvieron que quitar un carcinoma de células escamosas.

Aprendí la lección. Por mucho que los odie, ahora uso filtros solares (lociones antisolares) de vez en cuando. Asimismo, casi siempre me pongo camisas de manga larga y a veces hasta guantes ligeros y un sombrero de ala ancha, sobre todo cuando viajo en un barco descubierto en el trópico. Aun así los rayos solares reflejados por las aguas del Amazonas a veces me causan quemaduras graves, lo cual incrementa la probabilidad de que me tengan que quitar más lesiones cancerosas.

Alimentos curativos para las quemaduras solares

¿A qué nos referimos exactamente al hablar de quemaduras solares? ¿Por qué son distintas de otros tipos de quemadura? La luz solar no sólo contiene la luz visible que ilumina el mundo diurno sino también unos rayos invisibles, los rayos ultravioletas (UV). Además de producir quemaduras e inflamación, estos rayos causan cambios —o mutaciones— en las moléculas que componen los genes de las células de la piel. Estas mutaciones pueden incitar las células a reproducirse de manera incontrolable, acumulándose en forma de tumores cancerosos. Si bien las quemaduras solares son más comunes en las personas de piel clara, también pueden afectar a quienes la tienen más oscura, sobre todo en ausencia de filtro solar y ropa protectora.

La mejor defensa es la más sencilla: evite el sol cuando pueda y tápese cuando no sea posible. No obstante, varios remedios alimenticios también ayudan a prevenir las quemaduras solares y a aliviar el dolor si se llega a quemar.

★★**Aceite de girasol** El aceite de girasol contiene mucha argenina y posiblemente ayude a formar colágeno, lo cual es importante para reparar las quemaduras comunes, así como los tejidos quemados por el sol. Asimismo contiene la segunda concentración más alta de ácidos grasos poliinsaturados en mi banco de datos y ocupa el séptimo lugar en lo que se refiere al alfatocoferol. En vista de esta información, yo trituraría unas jugosas semillas de girasol en mi licuadora (batidora) y las usaría para prevenir y tratar las quemaduras solares.

★★**Aceite de oliva** La Dra. Buchanan explica que los ácidos grasos poliinsaturados (AGP) penetran en la piel y la suavizan. Si bien el aceite de oliva contiene más ácidos grasos monoinsaturados (AGM) que AGP, lo usaba —desafortunadamente muy rara vez— durante mi juventud playera. Algunas personas recomiendan el aceite de oliva con vinagre; otras prefieren mezclarlo con glicerina y hamamelis (hamamélide de Virgina). Creo que hoy en día lo mezclaría muy bien con PABA y alfatocoferol (vitamina E), usando la mezcla tanto para prevenir como para paliar las quemaduras solares.

★★**Aceite de sésamo** Otra fuente de AGP, el aceite de sésamo (ajonjolí), es la "que más absorbe los rayos ultravioletas del Sol. Por lo tanto, se trata de un bronceador natural maravilloso", afirma la Dra. Buchanan. Sugiere que los nadadores utilicen el aceite de sésamo solo, mientras que para asolearse recomienda una mezcla de ¼ taza de aceite de sésamo, ¼ taza de lanolina anhidro y ¾ taza de agua. Sin embargo, el aceite de sésamo no es barato. Hay productos mejores y más baratos, como el aceite de oliva (vea la página anterior), que sirven de igual manera.

★★**Berenjena** Esta planta del género *Solanum* aparece en tradiciones populares como tratamiento para las quemaduras solares y, lo que es más importante, contiene unos compuestos que se utilizan para tratar varios tipos de cáncer de piel en la soleada Australia. Si estuviera abandonado en el desierto sin filtro solar, quizá me pondría la pulpa de la fruta o de las hojas de cualquiera de las diversas especies de *Solanum*.

★★**Papa** Resulta que la papa es una "comida reconfortante" por varias razones. Además de contener una dosis fuerte de carbohidratos capaces de calmar el ánimo, la papa alivia el ardor de las quemaduras solares. Simplemente frote las partes más adoloridas de su piel con una rebanada de papa cruda o ralle una papa cruda fría y póngasela en la piel como cataplasma (emplasto, fomento). El almidón de la papa servirá para reducir el ardor y para aliviar el dolor.

★★**Pepino** Albert Leung, PhD, un distinguido farmacéutico y farmacognosista (farmacéutico de productos naturales), recomienda la frescura del pepino para aliviar las quemaduras solares. Este vegetal cuesta un poco menos durante el verano y probablemente sea mejor que muchos de los remedios que se venden sin receta en la farmacia. Dian Dincin Buchman, PhD, autora de una guía herbaria, sugiere pelar y picar los pepinos, exprimirles el jugo y mezclarlo con glicerina y agua de rosas para protegerse contra el sol. Si ya sufrió una quemadura solar, recomiendo refrescarla con pepino machacado.

★★**Té no herbario** El té no herbario —sobre todo el verde— al parecer protege la piel contra las quemaduras solares y también la desinflama cuando los daños ya están hechos. Ha quedado demostrada la eficacia de sus catequinas contra el cáncer de piel inducido por causas químicas y también por radiación, en este último caso muchas veces por quemaduras solares. Dentro del marco de un estudio turco, unos animales de laboratorio que bebían una cantidad equivalente a dos tazas de té verde al día hasta contaban con mayor protección contra los daños por rayos ultravioletas de la que brindaba la aplicación tópica del mismo té.

Según John Boik, PhD, acupunturista y autor de un libro muy informativo sobre el cáncer y la medicina natural, es posible que los flavonoides —presentes en grandes cantidades en el té no herbario— estabilicen el colágeno. A fin de prevenir las quemaduras solares se podría preparar té verde helado y tomarlo con regularidad cuando se está mucho tiempo al aire libre. También se puede aplicar de manera tópica desde el momento en que la quemadura solar se hace sentir. Empape de té un

El filtro solar herbario del Dr. Duke

Mi filtro solar tal vez sea más eficaz que los productos comerciales, pero tendrá que darse tiempo para prepararla. Usaría aguacate (palta) y/o zanahoria, pepino o berenjena, tal vez incluso pulpa de tomate (jitomate) si tuviera prisa, además de semillas de sésamo (ajonjolí) y girasol molidas si tuviera el batidor (licuadora) a la mano. Si me quemara, tal vez recurriría a algunos de estos mismos productos.

lienzo limpio y póngalo sobre las partes quemadas a manera de compresa o bien dése toques con unas bolsas de té usadas.

★**Aceite de semilla de lino** Además de brindar una dosis saludable de ácidos grasos omega-3 y omega-6 al cuerpo, el aceite de semilla de lino (linaza) también nutre la piel bastante, sobre todo cuando está quemada por el sol. Los ácidos grasos del aceite ayudan a nutrir las membranas de la piel, mientras que el omega-3 en particular colabora en producir las prostaglandinas antiinflamatorias que promueven la curación. Cuando se aplica de manera tópica, el aceite de semilla de lino contribuye a preservar la humedad de la piel y la lubrica, desinflamándola cuando está quemada por el sol.

★**Avena** Si todo el cuerpo le arde por la exposición al sol, agregue avena a un baño fresco y sumérjase en él. Molería toda una taza de avena en una batidora (licuadora) antes de agregarla al agua.

★**Fresa** Algunas personas preparan agua de fresa para ponérsela a las quemaduras solares. Es posible que sean benéficos los taninos de estas plantas, así como los de muchos miembros más de la familia de las rosas, según explica el Dr. Robert D. Willix, especialista en cirugía cardíaca y medicina deportiva. El Dr. Willix sugiere partir una fresa y aplicar el jugo de manera tópica.

★**Guayaba** Una dieta rica en antioxidantes puede brindar protección desde antes de salir de la casa, y la exótica guayaba proporciona casi cinco veces más vitamina C, un antioxidante que puede curar la piel, que una naranja (china) mediana (377 miligramos, a diferencia de 83 miligramos). Otras fuentes buenas de vitamina C son el brócoli, la fresa, la naranja, la papaya (fruta bomba, lechosa) y el pimiento (ají, pimiento morrón). Además de la vitamina C, otros antioxidantes que ayudan a contrarrestar los radicales libres generados por los rayos ultravioletas del Sol —los cuales intervienen en las quemaduras solares, las arrugas y el cáncer de piel— son la vitamina E, el betacaroteno, el licopeno y el selenio. El mango, la zarzamora y la manzana brindan un poco de vitamina E; el cantaloup (melón chino), el mango y la calabaza (calabaza de Castilla) contienen una buena dosis de betacaroteno; el tomate (jitomate), la toronja (pomelo) roja y la sandía son fuentes buenas de licopeno; y el coquito del Brasil (castaña de Pará) es excelente en lo que se refiere al selenio. Todos estos antioxidantes también mejoran la producción de colágeno. Algunos expertos en medicina natural y nutriólogos sugieren tomar las vitaminas A, C y E más 100 miligramos de potasio diariamente durante 2 semanas para quitarle el filo a una quemadura solar.

Además de consumir alimentos ricos en antioxidantes tal vez quiera frotarlos sobre la piel. De acuerdo con un estudio publicado por la revista médica *Journal of Cosmetic Dermatology*, el uso tópico de antioxidantes tiene dos ventajas. En primer lugar, la piel acumula un nivel mucho más alto de antioxidantes a consecuencia de la aplicación tópica que cuando se ingieren (por ejemplo, el nivel de vitamina C es 20 a 40 veces mayor tras una aplicación tópica que después de haber ingerido vitamina C por vía oral). En segundo lugar, los antioxidantes protectores no se quitan con el agua durante varios días. Las mejores y más confiables cremas antioxidantes se venden con receta. Pídale una recomendación a su dermatólogo.

★**Limón** Muchas veces se les pone jugo de limón a las quemaduras solares, pero de hecho es posible que contenga unos psoralenos que actúen como filtro solar y a la vez provoquen fotodermatitis, una inflamación parecida a una alergia que se debe a la exposición al sol. A mí se me han quemado los labios por chupar una naranja en el sol. No obstante, un estudio realizado por el Centro de Cáncer de Arizona demostró que agregar unas rebanadas de limón al té negro con regularidad puede reducir el riesgo de sufrir cáncer de piel de las células escamosas hasta en un 70 por ciento a lo largo de toda la vida. Tal vez se deba al d-limoneno, un antioxidante de la cáscara del limón que mata las células de cáncer.

★**Tomate** Unos estudios realizados por las facultades de Medicina de las universidades de Tufts y de Boston indican que el licopeno, un compuesto que se halla en el tomate (jitomate) —al igual que en la toronja (pomelo) roja, la caléndula (maravilla), la guayaba, y la sandía y, en menor medida, la papaya (fruta bomba, lechosa) y el albaricoque (chabacano, damasco)—, es excelente para combatir los radicales libres que dañan la piel. Igualmente, diversas investigaciones sugieren que la grasa aumenta la absorción de licopeno, así que el tomate fresco sofrito (salteado) en aceite de oliva, por ejemplo, sería un tratamiento saludable para la piel. Y un estudio alemán demostró que un grupo de personas que tomaron 16 miligramos de licopeno diariamente durante 10 semanas sufrieron un 40 por ciento menos daños por rayos ultravioletas que otro grupo que ingirió un placebo. Los investigadores sacaron la conclusión de que el licopeno fortifica la piel contra los daños solares.

(*Nota*: si encuentra en este capítulo términos que no entiende o que jamás ha visto, favor de remitirse al glosario en la página 455).

Directo del botiquín herbario

Algunos de los mejores tratamientos para las quemaduras solares pertenecen más bien a la categoría de las hierbas medicinales que a la de los alimentos. A continuación indico algunas hierbas que pueden ayudar a prevenir y/o a reducir el ardor de las quemaduras solares.

Áloe vera Los expertos en medicina alternativa sugieren tratar las quemaduras solares con grandes cantidades de gel de áloe vera (sábila, atimorreal, acíbar). El Dr. Robert D. Willix, especialista en medicina cardíaca y deportiva, sugiere aplicar el gel puro de áloe vera después de ducharse y luego varias veces más a lo largo del día. Por lo común, indica, el color rojo desaparece y la piel no se desprende. El Dr. James F. Balch, un urólogo, y Phyllis A. Balch, una asesora certificada en nutrición, colaboraron en redactar el libro útil *Recetas nutritivas que curan*, en el que recomiendan tres o cuatro aplicaciones diarias —o incluso una cada hora— después de iniciarse el proceso de curación a fin de reducir el dolor y la formación de cicatrices.

En Kenia, un guía local me enseñó algo que no sabía: que el gel de áloe vera sirve para prevenir las quemaduras solares al igual que para tratarlas. Un día que llevaba una camisa de manga corta me puse el gel en un brazo, pero no en el otro. La diferencia fue obvia: el brazo sin áloe vera se puso rojo y permaneció así por varios días, a pesar de que no pasamos ni una hora a pleno sol. La piel del brazo al que le había puesto el gel se inflamó mucho menos y recuperó su estado normal rápidamente.

Caléndula (maravilla, *Calendula officinalis*) La caléndula es una maravilla para calmar el ardor de la piel además de ser buena para desinflamar las quemaduras, las quemaduras solares e incluso las quemaduras por radiaciones. De acuerdo con Aubrey Hampton, la autora de un libro sobre el cuidado natural orgánico para el cabello y la piel, se ha demostrado que las cataplasmas (emplastos, fomentos) de flores de caléndula sirven para tratar las abrasiones, las cortadas, el eczema, las inflamaciones, las quemaduras, las quemaduras solares, las rozaduras y las ulceraciones (escaras). Diversas investigaciones han demostrado que acelera la curación de las heridas, reduce las inflamaciones y renueva los tejidos curativos en el caso de quemaduras graves.

Quemaduras

SÓLO HACE FALTA UN INSTANTE PARA QUEMARSE. Basta con tocar levemente una estufa caliente, una llama o una plancha y ya está. Sin embargo, desafortunadamente el dolor puede durar horas, días o semanas, según la profundidad de la quemadura.

Las quemaduras se clasifican en tres grados de acuerdo con su gravedad. Las de primer grado, como las solares, sólo dañan la capa superficial de la piel. Si bien duelen, el dolor no es nada en comparación con las quemaduras de segundo grado, que afectan las capas más profundas de la piel y producen ampollas. Curiosamente el peor tipo de quemadura, las de tercer grado, muchas veces no duelen en absoluto, porque la lesión destruye los nervios que trasmiten las señales del dolor al cerebro. Las quemaduras de segundo y tercer grados que afectan un área más grande que el de una moneda de 25 centavos de dólar requieren atención médica inmediata; ningún alimento bastará como tratamiento.

Por el contrario, existen remedios alimenticios naturales que aparentemente ayudan en el caso de las quemaduras de primer grado y las leves de segundo grado. Como ejemplo sirve la papa, muy alabada por un lector de *La farmacia natural* en una carta al editor.

> Su libro es maravilloso. Acabo de comprarlo. Al revisar lo que incluye sobre la papa vi que no mencionaron lo fantástica que es contra las quemaduras, ya sea rallada o partida en rebanadas finas. La usamos desde hace años en nuestra familia. Acaba con el dolor y promueve el proceso de curación, aunque sigo sin entender por qué. Hace poco sufrí una quemadura por aceite en el brazo, sobre un área de 3×4 pulgadas (7.5×10 cm), y la traté con papa rallada durante dos días. Simplemente la lavé con jabón y agua y luego le puse papa, una y otra vez. Cuatro días más tarde seguía sin sentir molestias. Mi médico me la revisó cinco días después de haber ocurrido la lesión; dijo que se trataba de una quemadura de segundo grado y que no podía creer que no doliera. La papa elimina el dolor y refresca la quemadura de inmediato.

Investigué las afirmaciones de este lector por medio de varias búsquedas en mis Menús de Efectos Múltiples (o *MAM* por sus siglas en inglés) en www.ars-grin.gov/duke/dev/all.html y ¡quién lo iba a decir!, de todos los alimentos que revisé la papa obtuvo el marcador sinérgico más alto en relación con las quemaduras. Esto no demuestra que sea capaz de curar las quemaduras mágicamente, pero sí sugiere que contiene muchos fitoquímicos que tal vez ayuden a aliviar las quemaduras menores.

Alimentos curativos para las quemaduras

Definitivamente vale la pena probar la papa para las quemaduras leves o las pequeñas de segundo grado (la quemadura de 3×4 pulgadas con aceite caliente de mi lector rebasaba los límites recomendados para tratarse solo, sin atención médica profesional, pero afortunadamente todo salió bien). A continuación ofrezco algunos remedios alimenticios más que tal vez quiera probar.

★★★**Agua** Quizá suene obvio, pero uno de los mejores remedios para las quemaduras es el simple H_2O. En primer lugar, sostener la piel quemada bajo el chorro de agua fresca (no fría, lo cual más bien puede hacer daño) enseguida de que ocurre la lesión alivia el dolor de inmediato. Y en vista de que las quemaduras llegan a deshidratar el cuerpo, tomar ocho vasos de 8 onzas (240 ml) de agua al día puede mantener humectada la piel y contribuir al proceso de curación al mismo tiempo.

★★★**Cebolla** Estos bulbos de sabor intenso parecen ayudar a curar las quemaduras. Desde África e Italia hasta los Estados Unidos se ha aplicado cebolla, cebolleta (cebollino) y puerro (poro) picado a las quemaduras, con o sin razón. Tal vez haya sido por razones antisépticas. Asimismo es posible, según lo indican investigaciones recientes, que la cebolla disminuya la formación de cicatrices a causa de quemaduras. Un estudio publicado por la revista *Trauma* demostró que la quercetina, un fitoquímico antiinflamatorio que se encuentra en la cebolla, es eficaz para prevenir y en menor medida también para curar las cicatrices rojas elevadas. Según Martha Libster, una enfermera y autora de una guía herbaria, se les puede poner cebollas machacadas a las quemaduras por medio de una cataplasma (emplasto, fomento), mientras que la piel de la cebolla, rica en quercetina, puede hervirse suavemente y también aplicarse a la piel quemada. Tal vez reduzca la formación de cicatrices. Para mejorar la compresa aún más agregaría piel de cebolla y maíz (con todo, incluso su barba o pelusa) al agua hirviendo. De esta forma el agua contendría dos sustancias que previenen las cicatrices, la alantoína y la quercetina. Si me interesara más producir una medicina que cocinar, herviría barba de maíz, piel de cebolla y jengibre.

★★★**Manzanilla** El té de manzanilla es excelente y lo aprueba una amiga mía, la Dra. Adriane Fugh-Berman, profesora adjunta del departamento de Fisiología y Biofísica en la Facultad de Medicina de la Universidad de Georgetown. En su opinión la mayoría de los tés de manzanilla son benignos (no perjudican) al aplicarse de manera tópica y es posible que ayuden a calmar el dolor causado por las quemaduras. Se ha señalado que la manzanilla puede provocar reacciones alérgicas, pero son raras.

¿Por qué funciona? Al iniciar mi búsqueda usual de una causa química descubrí que la manzanilla contiene la sustancia química alfa bisabolol, un antiinflamatorio poderoso. De hecho se trata de la mejor fuente de esta sustancia que he encontrado.

★★**Ajo** Como soy un gran devoto del ajo busqué estudios nuevos sobre el ajo como tratamiento para las quemaduras. Por desgracia las que encontré se ocupaban más del ajo como causa de quemaduras. Para ser sincero, algunos de mis platos cargados de ajo crudo en efecto me arden en la boca, aunque por lo general se trata de una sensación más bien agradable. Sin embargo, algunos individuos realmente le tienen una alergia al ajo y otras personas sensibles pueden sufrir quemaduras químicas leves cuando está recién picado y crudo. En un caso citado por una revista médica, una madre en período de lactancia se quemó el seno con ajo al intentar tratar una afección no diagnosticada de la piel y los autores sugieren que el pecho lactante tal vez sea particularmente susceptible a sufrir quemaduras por ajo.

No obstante, a pesar de estas excepciones el ajo por lo general ayuda al proceso de curación. En su libro sobre el uso terapéutico del ajo, Heinrich Koch y Larry Lawson explican que el ajo ha servido desde hace mucho tiempo para acelerar la curación de las quemaduras, llagas y heridas. Sus fitoquímicos incrementan la regeneración de la piel, impidiendo infecciones secundarias. Recomiendo machacar el ajo y aplicar la pasta a la quemadura en forma de cataplasma (emplasto, fomento).

★★**Avena** Cuando se aplican de manera tópica, tanto la papilla de avena tradicional como la avena instantánea de aparición más reciente parecen aliviar varias irritaciones de la piel, entre ellas las quemaduras. Los australianos —que tal vez sean aún más conservadores que los habitantes de los Estados Unidos cuando se trata de usar alternativas herbarias— estudiaron un producto que contenía parafina líquida y avena coloidal al 5 por ciento en relación con su capacidad para reducir la comezón experimentada por pacientes con quemaduras. Después de haber sufrido quemaduras graves, los pacientes se pusieron ya sea el producto con avena o bien un aceite que sólo contenía parafina líquida durante 10 meses. El grupo que usaba el producto con avena afirmó sentir mucha menos comezón que el grupo que se ponía sólo la parafina líquida.

★★Té no herbario Dentro de la tradición del *kampo*, la medicina alternativa japonesa, el té verde se utiliza para ayudar a curar las quemaduras. Por su parte, los curanderos occidentales a veces les ponen bolsas de té usadas a las quemaduras leves, pues contienen muchos taninos y polifenoles. Antes las quemaduras graves se rociaban con taninos para crear una membrana protectora conocida como escara.

★Azúcar Desde hace años se les ha puesto azúcar a las quemaduras en los hospitales. Suena extraño, pero hay pruebas de que el azúcar blanca cruda es excelente para proteger la herida y para acelerar el proceso de curación. Jim LaValle, ND, un farmacéutico y médico naturopático que fundó el Instituto Metabólico LaValle en Cincinnati, sugiere colocar el área afectada bajo el chorro del agua fría y luego aplicarle azúcar hasta producir una barrera lustrosa con apariencia vítrea. Hágalo dos veces al día hasta que la quemadura termine de curarse.

★Baya de saúco Los curanderos eclécticos de los comienzos de la historia estadounidense utilizaban la baya de saúco —las flores comestibles más que la fruta— para tratar las quemaduras. Yo no dudaría en frotar una quemadura solar con esta fruta. John Heinerman, PhD, antropólogo y autor de muchos libros sobre remedios herbarios, recomienda el jugo frío de baya de saúco para quemaduras e inflamaciones en su libro sobre jugos curativos.

★Jengibre El jugo de la raíz de jengibre ayuda en el caso de quemaduras causadas por calor (a diferencia de las químicas). En China se utilizan bolas de algodón empapadas con jugo de jengibre para trata quemaduras de primer y de segundo grados. El jugo supuestamente ayuda a reducir el dolor, la inflamación y las ampollas. Pruebe hacer lo mismo para aliviar sus quemaduras.

★Manzana La manzana, que contiene mucha pectina, posiblemente sirva como otro tratamiento tópico eficaz para las quemaduras. Un estudio ruso analizó los resultados de tratar quemaduras con una solución a entre el 1 y el 2 por ciento de pectina de manzana o de remolacha (betabel). Los mejores efectos se dieron al aplicar la pectina desde el mismo día en que ocurrió la quemadura. Haría la prueba de frotar un pedazo de manzana cruda sobre la quemadura los primeros días después de haber sufrido la herida para ver si mejora.

★Miel Los egipcios de la antigüedad trataban las quemaduras con miel y parece haber sido una idea muy inteligente por su parte. De acuerdo con un estudio llevado a cabo en Nueva Zelanda, Nigeria y los Emiratos Árabes Unidos, la miel en efecto alivia las quemaduras. Janet Maccaro, ND, PhD, una nutrióloga holística de Ormond Beach, Florida, sugiere aplicar agua fría a la quemadura por algunos minutos, cubrirla luego con una capa de miel cruda y finalmente vendarla con gasa para acelerar el proceso de curación.

★**Papaya** Durante el proceso de curación de una quemadura —quizá uno o dos días después de que sucedió—, la Dra. Maccaro recomienda ponerle un poco de papaya (fruta bomba, lechosa) al área afectada, ya que las enzimas de la fruta ayudan a eliminar las células muertas de la herida. Un estudio ruso respalda esta sugerencia al demostrar que la actividad antioxidante de un preparado con papaya disminuyó la gravedad de unas heridas causadas por quemadura en ratas al reducir, para ser específico, el riesgo de daños por oxidación a los tejidos quemados.

★**Pepino** No sólo el sabor del pepino es refrescante sino también su pulpa, lo cual lo convierte en un buen remedio para las quemaduras. La Dra. Carolyn Dean, ND, y su gurú de la medicina china, Jeffrey Yuen, sugieren preparar una pasta de pepino y aplicarla a la quemadura como cataplasma (emplasto, fomento) para extraer el calor.

★**Semilla de lino** Tal vez quiera probar la semilla de lino (linaza), una planta mencionada en la Biblia, para tratar las quemaduras. Hace más de mil años, la abadesa y escritora alemana Hildegarde von Bingen apuntó: "Quien haya sufrido una quemadura en cualquier parte del cuerpo debe hervir semilla de lino en agua, mojar un lienzo en ella y colocarlo sobre la parte quemada". Es posible que esto ayude un poco también hoy en día, siempre y cuando se utilice un lienzo limpio para mantener la esterilidad. El aceite de Carron, que es aceite de semilla de lino mezclado con una cantidad igual de agua de cal, se ha descrito como un remedio excelente para las quemaduras y las escaldaduras.

★*Tofu* Admito que tengo un prejuicio de mucho tiempo —quizá hereditario— contra el *tofu*, el cual me gusta poco. Prefiero por mucho ponérselo a una quemadura que comérmelo, y mi amiga Martha Libster señala, de hecho, que sirve para refrescar las quemaduras. Se puede preparar una pasta con agua, *tofu* y jengibre y untársela de manera uniforme a un pedazo de gasa para ponérsela a una quemadura. Ayuda a reducir el calor, la inflamación y la hinchazón. También es posible utilizar el *tofu* por vía interna para tratar las quemaduras. Unos estudios franceses sumamente técnicos indican que la recuperación de los pacientes con quemaduras graves parece acelerarse si consumen una fórmula con soya.

(*Nota*: si encuentra en este capítulo términos que no entiende o que jamás ha visto, favor de remitirse al glosario en la página 455).

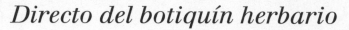

Directo del botiquín herbario

Varias hierbas medicinales ayudan a reducir el dolor de las quemaduras y a acelerar su curación. Tal vez quiera probar alguna de las siguientes.

Caléndula (maravilla, *Calendula officinalis*) La caléndula es un remedio tradicional antiquísimo para tratar las quemaduras. De hecho, por lo que más se conocen sus flores es por sus usos relacionados con el cuidado de la piel. Los extractos de caléndula promueven el proceso de curación al estimular la reproducción de células epiteliales (las células muy apretadas entre sí que forman la capa exterior de la piel). Por este motivo la caléndula no se ha usado sólo para tratar raspaduras menores sino también para las quemaduras por radiación, escaldaduras, quemaduras leves de la piel, quemaduras por afeitarse (rasurarse), quemaduras solares leves y quemaduras por el viento. Cuando las compresas de caléndula se le ponen a la piel herida al poco tiempo de haberse lesionado inhíben los microorganismos bacterianos, virales y fúngicos. La hierba también contiene tres fitoquímicos —el ácido cafeico, el ácido clorogénico y la rutina— que ayudan a proteger el colágeno de la piel contra los estragos de las quemaduras solares.

Lavanda (espliego, alhucema, *lavender, Lavandula angustifolia*) Repleta de sustancias analgésicas, antibacterianas y antiinflamatorias, la lavanda es fácil de ingerir. Las hojas, los pétalos y las flores de la lavanda inglesa sirven muy bien para agregarse a aliños (aderezos), ensaladas, guisos (estofados), jaleas, mermeladas, gaseosas, sopas, vinagres y vinos. Jim LaValle, ND, un farmacéutico y médico naturopático que fundó el Instituto Metabólico LaValle en Cincinnati, sugiere aplicar un poco de aceite esencial de lavanda de manera tópica a quemaduras leves.

Llantén (*plantain, Plantago major*) El llantén es una planta apenas comestible (que se encontrará con mayor facilidad en el *Metamucil* que en la sección de frutas y verduras del supermercado) que ayuda a aliviar las quemaduras; no debe confundirse con su pariente de la familia del plátano que en inglés también se llama "*plantain*". Simplemente aplique el jugo extraído de las hojas frescas de la planta directamente a la quemadura. He recurrido muchas veces a este remedio, que alivia bastante.

Resaca

EN ALEMANIA LE DICEN "EL GEMIDO DE LOS GATOS". En Noruega la conocen como "carpinteros en la cabeza". Pero independientemente de cómo se le diga, la resaca (cruda, ratón, mona) es igual de dolorosa en todos los países o culturas. Unos cuantos suertudos no experimentan los efectos horribles que el alcohol produce al día siguiente de haberlo ingerido, pero la mayoría de nosotros sí. . . y no hay que beber mucho para sufrir las consecuencias. El tipo de bebida, el momento de ingerirla y el metabolismo del cuerpo son lo que determinan la intensidad del dolor de cabeza, la resequedad de la boca, las náuseas y los dolores musculares que se van a padecer.

Lamentablemente las resacas son muy comunes porque cada vez se abusa más del alcohol. Más de 14 millones de personas cumplen con los criterios de diagnóstico del alcoholismo en los Estados Unidos. Sin embargo, hay muchas maneras responsables de disfrutar una bebida ocasional sin sacrificar la salud. . . ni la dignidad.

Los motivos del malestar

Las náuseas y el dolor desgarrador que muchas personas sienten después de una noche de juerga son la reacción del cuerpo a un nivel bajo de glucosa en la sangre, así como a la deshidratación y la inflamación.

El alcohol dificulta la producción de glucosa, el azúcar que alimenta todas las células del cuerpo, sobre todo el cerebro. Un cerebro privado de glucosa puede causar irritabilidad, debilidad y mareos. El alcohol asimismo funciona como diurético, de modo que los riñones se dedican a expulsar nutrientes vitales como el magnesio y el potasio del cuerpo continuamente. Si la "hora feliz" concluye con vómitos, las reservas de agua se agotan aún más. Por si no fuera suficiente, el alcohol provoca la inflamación de la membrana mucosa de revestimiento del estómago y de los vasos sanguíneos en el cerebro. Por último y para empeorar las cosas, también impide que se descanse por la noche porque perturba la fase del sueño de movimientos oculares rápidos. ¿Y cuál es el resultado? Una amalgama espantosa de dolores y molestias de los pies a la cabeza.

Obviamente la mejor forma de evitar una resaca es no tomando alcohol para nada. No obstante, si uno va a beber existen varias maneras de minimizar o incluso prevenir el sufrimiento de la mañana siguiente.

Una de las defensas más simples contra la resaca es reemplazar los líquidos que el alcohol extrae del cuerpo. Los Institutos Nacionales para la Salud recomiendan beber un vaso con agua después de cada trago alcohólico. De esta forma no sólo se vuelve a hidratar el cuerpo reseco sino que posiblemente también se reduzca la cantidad bebida. Además, es preferible abstenerse de las bebidas de color más oscuro, como el whisky, el *bourbon* y el vino tinto. Todas ellas contienen congéneres, unos subproductos que intensifican la inflamación y pueden convertir un dolor de cabeza en un cataclismo. Por último, antes de proponer un brindis asegúrese de degustar un pedazo de pan. Aunque sea unos trocitos de comida en el estómago retardan la absorción del alcohol y el cuerpo lo metaboliza de manera más eficiente.

Alimentos curativos para la resaca

¿Y qué debe hacer si la resaca (cruda) ya lo tiene entre sus garras? Afortunadamente hay varias opciones para obligarla a aflojar un poco.

★★★**Gaulteria** No sé si aún sea posible comprar chicle (goma de mascar) de gaulteria. Esta fuente sabrosa del analgésico salicilato de metilo ofrece aproximadamente una docena de sustancias antiinflamatorias. En la casa me gusta prepararme una taza de té de gaulteria al que le agrego un chorro de salsa de chile picante.

★★**Canela** Uno de los remedios favoritos de la señora Duke para los malestares estomacales es el pan tostado con canela. La canela contiene varios compuestos que asientan el estómago, además de casi una docena de analgésicos. Con razón la gente bebe té de canela después de una noche de fiesta.

★★**Chile** Cuando me paso con la bebida —lo cual no sucede con frecuencia—, mi remedio favorito para la resaca es un cóctel de jugo de verduras recién exprimido o

OJO CON ESTOS ALIMENTOS

Hay un "remedio" contra la resaca (cruda) intensa que se recomienda mucho y del que seguramente ha oído hablar: tomar otra copa de lo mismo que lo haya "atacado" la noche anterior. Esta idea se basa en la suposición de que la resaca se debe a la privación del alcohol, por lo que darle al cuerpo el alcohol que ansía debe calmar los síntomas horrorosos de manera temporal. No obstante, beber para suprimir un dolor de cabeza pulsátil sólo aplazará y posiblemente empeorará las repercusiones inevitables de haberse emborrachado. Lo que es más importante aún, esta medida puede llevar al abuso del alcohol, así que déle a su cuerpo el descanso que tanto necesita y no avive el fuego.

bien un jugo comercial de ocho verduras (*V8*) condimentado con salsa de chile picante. Las verduras contienen antioxidantes para reparar los daños celulares y la salsa picante cuenta con mucha capsaicina, una sustancia química que estimula al cuerpo para liberar unos opiados naturales conocidos como endorfinas. El chile también ofrece unos compuestos parecidos a la aspirina que se llaman "salicilatos". Es posible comprar píldoras y aerosoles para la resaca que contienen capsaicina, pero mi cóctel de chile ofrece un sustento más completo al cuerpo privado de nutrientes.

★★**Tuna** Al pensar en frutas populares probablemente no haya nadie que se acuerde de la tuna (higo chumbo). No obstante, ¡la producción comercial de estas frutas dulces de cactus duplica la de la fresa o el albaricoque (chabacano, damasco)! La tuna es un ingrediente común para postres, sobre todo en México y Centroamérica. El posible remedio para la resaca no se encuentra, sin embargo, en su pulpa sino en la cáscara espinosa. Un grupo de médicos del Centro para Ciencias de la Salud en Nueva Orleáns les pidió a dos grupos de estudiantes de maestría tomar ya sea un extracto de tuna o un placebo 5 horas antes de ingerir alcohol. El grupo que tomó el extracto sufrió náuseas y resequedad de boca menos intensos que los estudiantes que recibieron el placebo. Al parecer el extracto redujo la inflamación causada por el consumo de alcohol.

★**Jugo de frutas** El alcohol afecta la producción de glucosa por el cuerpo, es decir, del mismísimo combustible que permite el funcionamiento celular. El cerebro en particular depende de este combustible, por lo que la falta de glucosa puede causar dolor de cabeza y mareos. El alcohol también le indica al hígado que acumule compuestos de grasa y produzca ácido láctico, y ambos pueden causar una hipoglucemia leve. Extinguir las llamas de una resaca terrible con fructosa, el azúcar natural del jugo de fruta, puede ofrecer el beneficio adicional de que el alcohol que hay en el organismo se queme más rápido. Otras fuentes buenas de fructosa son los dátiles, la achicoria y la cebolla.

★**Plátano amarillo** Cuando se toma alcohol los riñones tienen que trabajar horas adicionales. Cumplen con su tarea de expulsar las toxinas del cuerpo, pero también se excretan líquidos y nutrientes vitales, como los electrolitos. Un plátano amarillo (guineo, banana) puede ayudar a reponer estos minerales importantes. El plátano es una fuente muy buena de electrolitos como el potasio, los cuales se pierden al deshidratarse. Una vez que los electrolitos se reponen debe desaparecer esa sensación de debilidad y la temblorina. Para mejorar el remedio aún más se puede preparar un batido (licuado) de plátano amarillo con una cucharada de miel, la cual volverá a elevar el nivel de glucosa en la sangre.

★**Verduras de hoja verde** Estas plantas son otra fuente buena de potasio, uno de los electrolitos importantísimos que acabamos de mencionar. Para ayudar a aliviarse puede preparar una ensalada de lechuga, endibia (lechuga escarola), rábano, repollo (col) chino y/o espinaca.

(*Nota*: si encuentra en este capítulo términos que no entiende o que jamás ha visto, favor de remitirse al glosario en la página 455).

Directo del botiquín herbario

Desde el año 600 a.C., los chinos creen que la hierba *kudzu* extingue los dolores de cabeza que acompañan la resaca (cruda) por suprimir el deseo de tomar alcohol. De hecho el nombre *kudzu* puede traducirse en sentido amplio como "disipador de embriaguez".

El misterio del *kudzu* intrigó a unos investigadores del Hospital Psiquiátrico McLean, afiliado a la Facultad de Medicina de Harvard, y decidieron poner a prueba sus efectos conducentes a la abstención. Se sorprendieron mucho ante los resultados muy impactantes que lograron con esta enredadera invasiva. Los estudiantes que tomaron el extracto de *kudzu* antes de proceder a beber las cervezas que quisieran (de un total de seis) ingirieron mucho menos que los estudiantes que habían tomado un placebo. De hecho, el grupo que ingirió el *kudzu* bebió más o menos la mitad de la cerveza consumida por el grupo que no había tomado el *kudzu*. No se sabe de qué manera la hierba entorpece exactamente el deseo de tomar alcohol, pero al parecer logra que el bebedor se sienta más satisfecho con menos cerveza. Los investigadores advierten que no se trata de un remedio mágico y que hacen falta más estudios, pero definitivamente podría servir como herramienta para reducir el consumo de alcohol.

Resfriado y gripe

DE ACUERDO CON ALGUNOS CÁLCULOS, los habitantes de los Estados Unidos contraemos mil millones de resfriados (catarros) al año, los cuales se deben a más de 200 virus. Millones de personas se enferman cada año por el virus de la gripe.

Aproximadamente 200.000 enfermos de gripe desarrollan complicaciones y tienen que ser hospitalizados. Además, casi 36.000 muertes se deben a esta enfermedad.

Ambas enfermedades virales se propagan fácilmente. Sólo hace falta el contacto cercano, ya sea que el virus se inhale o que se recoja de una superficie tocada por una persona infectada.

Los síntomas del resfriado tienden a durar de 1 a 2 semanas. Las primeras señales son estornudos, picazón en la garganta y catarro; más adelante puede sufrirse congestión nasal, tos, dolores musculares y dolor de cabeza. Los resfriados a veces se convierten en bronquitis, neumonía, infecciones del oído o sinusitis o bien contribuyen a empeorar los síntomas del asma.

La gripe, por su parte, comienza de repente y puede producir una fiebre alta, dolor de cabeza, resequedad de la garganta, dolor de garganta, goteo nasal, nariz tapada, dolores musculares y malestares estomacales; dura de 2 días a 2 semanas. Asimismo llega a causar una fatiga extrema y en algunas personas se convierte en neumonía.

Al primer indicio de un resfriado o de gripe nutro mi cuerpo adolorido con sopa de ajo con cebolla. Desafortunadamente, en los Estados Unidos son muy pocas las personas que buscan alivio en la despensa (alacena, gabinete). Recurren, en cambio, a los medicamentos para el resfriado y la tos que se venden sin receta, los cuales tienen poco o ningún efecto sobre los síntomas, y se pierden la oportunidad de combatir el virus por medio de la comida.

Un número asombroso de personas se trata con dichos medicamentos en los Estados Unidos. De acuerdo con un artículo publicado por la revista médica *American Family Physician*, una encuesta reveló que casi la cuarta parte de los adultos radicados en los Estados Unidos habían tomado un medicamento contra el resfriado o la tos durante la semana anterior.

Lo malo es que diversos estudios han demostrado una y otra vez que los medicamentos contra el resfriado y la tos no sirven. En el mejor de los casos brindan cierto alivio contra los síntomas, pero definitivamente no acortan la duración de la enfermedad. Además, a pesar de que los antibióticos no surten ningún efecto contra los resfriados virales o la gripe se les recetan al 60 por ciento de los pacientes que consultan a su médico de atención primaria en relación con estas afecciones. Para ayudar a prevenir la gripe se recomienda vacunarse contra ella, mientras que los medicamentos antivirales ayudan a restablecerse una vez que se ha contraído.

Tenemos poderosas armas contra el resfriado y la gripe al alcance de la mano: los alimentos que refuerzan el sistema inmunitario y ayudan a mantener la salud durante el otoño y el invierno. En lugar de ir corriendo a la farmacia a comprar un remedio que no sirve contra el resfriado o la tos, vaya corriendo al supermercado a conseguir los ingredientes para preparar platos saludables contra los resfriados y la gripe en su propia cocina.

Alimentos curativos para el resfriado y la gripe

Una razón por la cual a los adultos nos dan menos resfriados que a los niños es que nuestra inmunidad va en aumento conforme envejecemos. No obstante, cada vez que la inmunidad baja se corre el riesgo de contraer una enfermedad viral. Una estrategia para conservar un estado de salud excelente es a través de una dieta repleta de alimentos que refuerzan el sistema inmunitario.

★★★**Agua y té** Una sugerencia que los médicos con frecuencia les hacen a las personas con resfriados o con gripe es: "Tome muchos líquidos". Esto se debe al hecho que los ocho vasos al día que habitualmente se recomiendan le ayudan al sistema inmunitario a funcionar de manera adecuada y mantienen la garganta húmeda, de modo que resulta más fácil expulsar las mucosidades. Asimismo reemplazan los líquidos que se pierden por la fiebre. El té herbario puede surtir un efecto doble contra un virus del resfriado o de la gripe: además de hidratar el cuerpo contiene compuestos que ayudan a descongestionar y le impiden al virus multiplicarse.

También es posible que los síntomas disminuyan al usar un humidificador para volver más húmedo el aire que respira.

★★★**Ajo, cebolla y puerro** Si quiere incrementar la eficacia del caldo de pollo agréguele mucho ajo y cebolla. Es probable que entre los dos contengan más de una docena de compuestos antisépticos de amplio espectro y más de una docena de sustancias que refuerzan la inmunidad. Asimismo ayudan a despejar los senos nasales y a mantener alejados a los vampiros. (Y cuando hablo de vampiros no estoy bromeando del todo: curiosamente, en nuestras hamacas de la selva panameña, las personas que comían la mayor cantidad de ajo sufrían menos mordeduras de murciélagos vampiros). Al igual que los otros miembros de su familia, el ajo contiene alicina, uno de los antibióticos de amplio espectro más potentes del reino vegetal.

Al igual que el caldo de pollo, el ajo y la cebolla se usan desde hace siglos con fines curativos. De acuerdo con una enseñanza midráshica (una interpretación de la Biblia hebrea), un rabino llamado Yehuda se encontraba en camino hacia Jerusalén cuando le preguntó a un niño si el agua de esta ciudad era lo bastante limpia para beberse. El niño respondió: "No se preocupe. Hay mucha cebolla y ajo". Es posible que el niño, muy listo, estuviera enterado de que el ajo y la cebolla son antisépticos capaces de reducir el nivel de contaminación del agua.

Los científicos han descubierto que el ajo ayuda de manera específica a mantener a raya los resfriados. Dentro del marco de un estudio finlandés, 52 voluntarios recibieron el extracto de celulosa *Nasaleze* (una sustancia vegetal) solo o acompañado de extracto de ajo en polvo. Se les indicó que se lo rociaran en cada orificio nasal una vez al día, o bien tres veces al día si desarrollaban una infección durante un viaje. Al cabo de 8 semanas, las personas tratadas con la combinación de celulosa con ajo habían sufrido un número significativamente menor de infecciones que quienes sólo usaron la celulosa.

Dentro del marco de otro estudio, 142 personas recibieron ya sea un placebo o un suplemento de ajo durante 12 semanas entre los meses de noviembre y febrero. Los voluntarios que tomaron el ajo sufrieron entre todos un total de 24 resfriados, mientras que quienes tomaron el placebo se resfriaron en 65 ocasiones. Además, de acuerdo con los investigadores los resfriados del grupo que había tomado el placebo duraron mucho más.

★★★**Baya de saúco** Estas bayas pequeñas y oscuras contienen más de una docena de compuestos antivirales y flavonoides que estimulan el sistema inmunitario para ayudar a combatir las enfermedades. Asimismo contienen antocianinas, las cuales ayudan a reducir las inflamaciones y a aliviar los dolores y las molestias del resfriado y la gripe.

El Dr. Russell Greenfield, un destacado médico integral y el director médico de la clínica de terapias alternativas Salud Integral Carolinas, recomienda tratar la gripe con la baya de saúco negro, pero a la vez señala que el único preparado cuya eficacia ha quedado demostrada en estudios clínicos es el *Sambucol*, un extracto de baya de saúco que se consigue en las farmacias.

Dentro del marco de un estudio pequeño que se publicó hace algunos años, el 93 por ciento de los pacientes con gripe que tomaron *Sambucol* se recuperaron por completo en 2 días, mientras que aquellos que ingirieron un placebo tardaron unos 6 días en restablecerse.

El Dr. Greenfield tiene razón al indicar que el *Sambucol* es el único preparado cuya eficacia ha quedado demostrada en estudios clínicos, pero eso se debe a que no se ha realizado ningún estudio con base en el vino, el jugo o la mermelada de baya de saúco. En mi opinión una copa de vino de baya de saúco, un vaso de su jugo o un pan con mermelada de saúco puede ser aún más eficaz. Nuestros antepasados comieron bayas de saúco durante millones de años, así que nuestro cuerpo está programado para aprovechar sus flavonoides cuando las comemos. Nuestros genes también reconocen los fitoquímicos de la baya de saúco que no están presentes en el *Sambucol* ni en el medicamento zanamivir (*Relenza*), vendido con receta para tratar la gripe.

No sabremos qué es mejor para vencer la gripe —la baya de saúco, *Relenza* o *Sambucol*— hasta que los comparen en pruebas clínicas. No obstante, si tuviera gripe probaría primero el alimento, luego el extracto de baya de saúco y por último algún fármaco nuevo como *Relenza*.

★★★**Caldo de pollo** Desde hace siglos el caldo de pollo se utiliza como remedio contra el resfriado. Moshe ben Maimon (Maimónides), un médico egipcio judío del siglo XII, se lo recomendaba a sus pacientes con síntomas respiratorios, de acuerdo con el Dr. Stephen Rennard del Centro Médico de la Universidad de Nebraska. De hecho los judíos a veces le dicen "penicilina judía" al caldo de pollo.

Además de proporcionar los líquidos que se necesitan para ayudar a vencer los virus, diversos estudios han encontrado que el caldo de pollo reduce las inflamaciones que dan lugar a los resfriados. El Dr. Rennard y su grupo de investigadores recogieron unas muestras de sangre a voluntarios sanos. Después de exponerlas a múltiples variaciones diluidas de sopa de pollo en el laboratorio observaron el movimiento de los neutrófilos, el tipo más común de glóbulo blanco en la sangre, los cuales defienden el cuerpo contra las infecciones. Descubrieron que el caldo reduce la actividad de los neutrófilos, lo cual disminuye —según sospechan— la actividad que causa inflamación y los síntomas del resfriado en el tracto respiratorio. Dicho de otra manera, el caldo puede brindar el alivio que tanto hace falta.

OJO CON ESTOS ALIMENTOS

Algunas de las cosas que ingerimos llegan a desbaratar nuestros esfuerzos por eludir los resfriados o la gripe en el invierno. He aquí varias bebidas de las que es mejor cuidarse.

Demasiado café, té no herbario o gaseosa de cola con cafeína. Mantener bien hidratado el cuerpo ayuda a reforzar el sistema inmunitario y a combatir los resfriados o la gripe, pero la cafeína puede deshidratarlo. Asegúrese de reducir las bebidas con cafeína al mínimo durante la temporada del resfriado y la gripe.

Más de una o dos bebidas alcohólicas. Además de deshidratar el cuerpo, el exceso de alcohol baja las defensas inmunitarias y aumenta la probabilidad de contraer una enfermedad viral. Es posible que una copa de vino tinto o de vino de baya de saúco ayude a incrementar la inmunidad, pero no hay que exagerar tomándolo en exceso. Los expertos les recomiendan a las mujeres no tomar más de una copa de vino al día, mientras que los hombres debemos limitarnos a dos.

Los investigadores no lograron señalar con exactitud un ingrediente específico del caldo que lo convierta en un arma eficaz contra el resfriado, por lo que en su opinión lo que alivia los síntomas es la combinación de las verduras con el pollo. Los caldos que prepararon incluyeron una gallina para caldo o un pollo, alitas de pollo, cebolla, una batata dulce (camote), chirivía (pastinaca), nabo, zanahoria, apio, perejil, sal y pimienta. Recomiendo agregar mucho ajo, jengibre y chile.

Si se siente demasiado mal para cocinar compre caldo de pollo en el supermercado. Algunos investigadores han observado que incluso los caldos comerciales son eficaces.

★★★**Cítricos y otros alimentos ricos en vitamina C** Cuando un grupo de investigadores revisaron 21 estudios en los que los participantes tomaron entre 1 y 8 gramos de vitamina C al día, observaron que este antioxidante reduce los síntomas del resfriado en un 23 por ciento en promedio.

En un estudio realizado en la Gran Bretaña, 168 personas recibieron ya sea un suplemento de vitamina C o un placebo dos veces al día durante 2 meses entre noviembre y febrero. Quienes tomaban la vitamina C sufrieron un número significativamente menor de resfriados o bien se recuperaron más pronto. Y seis estudios que examinaron a corredores, esquiadores y soldados que hacían ejercicio en un clima subártico demostró que su riesgo de resfriarse se reducía en un 50 por ciento al tomar vitamina C.

Muchos expertos recomiendan tomar 1.000 miligramos de vitamina C al día, pero siempre es buena idea obtener todos los fitoquímicos que se pueda de los alimentos. Prefiero consumir el menor número posible de píldoras de vitamina C y disfruto comer los alimentos que la contienen.

Recomiendo la batata dulce (camote), el brócoli, el *butternut squash,* el cantaloup (melón chino), las coles (repollitos) de Bruselas, los cítricos, la fresa, el kiwi, la papaya (fruta bomba, lechosa), el pimiento (ají, pimiento morrón) —sobre todo el rojo— y el tomate (jitomate). En el verano me gusta agregarle cerezas machacadas, otra fruta que contiene vitamina C, a mi limonada.

Desde luego no puedo dar por concluidos estos comentarios sin mencionar a mis amigos tropicales, el camu-camu y la acerola, cuyo contenido de vitamina C rebasa por mucho el de los cítricos. El camu-camu también contiene muchísimos compuestos antivirales, descongestionantes y analgésicos que en conjunto le causarán muchos problemas a cualquier resfriado o gripe.

El consumo de vitamina C en grandes cantidades les produce diarrea a algunas personas, así que reduzca la dosis de sus suplementos si nota este efecto secundario.

★★★**Jengibre** Las ralladuras de la raíz del jengibre contienen unas sustancias químicas llamadas "sesquiterpenos" que surten efecto de manera específica contra los

Cómo comer para vencer la fiebre

La primera pregunta que tal vez quiera hacerse al buscar un remedio contra la fiebre es si desea tratarla siquiera. Es posible que la naturaleza nos haya brindado el proceso de la fiebre hace mucho tiempo a los seres vivos como una manera útil de combatir las infecciones.

La fiebre suele ser indicio de que un virus o una bacteria ha invadido el cuerpo y pretende instalarse ahí. El cuerpo trata de deshacerse del invasor, de la misma forma en que usted pudiera optar por subirle a la calefacción en su casa para persuadir de irse a unas visitas obstinadas. Al hacer que la fiebre común baje, corre peligro de prolongar su enfermedad.

Por lo tanto, no hay muchos remedios caseros contra la fiebre, pero a continuación le daré algunas sugerencias que pueden hacerlo sentirse más a gusto o aliviar la fiebre si elige esta opción. La mayoría de estos remedios son para los adultos; cuando le da fiebre a un bebé o a un niño pequeño de hasta dos años y medio de edad puede tratarse de un síntoma más grave que tal vez requiera consultar al médico. Si le da fiebre a usted, consulte al médico si rebasa los 103°F (39,4°C) o si dura más de 3 días.

Beba. El cuerpo pierde más líquidos cuando hay fiebre, así que asegúrese de beber mucho para reemplazarlos. El agua es una buena opción, o bien puede probar algunos de los otros líquidos que se recomiendan a continuación.

Manténgase caliente. Tomar líquidos calientes puede evitar los escalofríos

rinovirus, la familia más común de virus del resfriado. Además, el jengibre cuenta con unas sustancias que suprimen la tos y reducen los dolores y la fiebre. Incluso se trata de un sedante suave, lo cual ayuda a uno a descansar cuando tiene un resfriado. Recomiendo ponerle un par de cucharadas de raíz de jengibre rallada a una taza para té y verter agua hirviendo encima para preparar una infusión caliente que alivia.

★★★**Miel** La Organización Mundial de la Salud ha señalado la miel como un remedio potencial contra los resfriados porque recubre la garganta y alivia la irritación. Asimismo posee propiedades antioxidantes y antimicrobianos, las cuales ayudan a combatir las infecciones por virus, bacterias y hongos.

Dentro del marco de un estudio, un grupo de investigadores de la Facultad de Medicina de la Universidad Estatal de Pensilvania les indicaron a los padres de 105 niños con infecciones del tracto respiratorio superior y tos por la noche que les dieran a sus hijos ya sea una cucharada de miel de alforjón (una miel oscura repleta de

y la temblorina cuando se tiene fiebre. Un poco de té o de sopa (tibia o caliente) es una buena manera de evitarlos.

Tome un té para aliviar la fiebre. De acuerdo con mi banco de datos, el té no herbario contiene una sustancia química antipirética (lo cual significa que hace bajar la fiebre) llamada alfa-espinasterol. Agréguele un poco de canela (que contiene el antipirético cinamaldehído) y de jengibre (que cuenta con 6-sogaol y 6-gingerol). A manera de alternativa puede probar el té de regaliz (orozuz, amolillo) o de hidraste (sello dorado, acónito americano). El regaliz contiene una sustancia química que se llama paeonol; y el hidraste, la berberina y la berberastina, las cuales también pueden ayudar.

Pruebe mi sopa antifiebre. Agréguele los siguientes ingredientes a un caldo de pollo con fideos, pues según mi banco de datos contienen sustancias antipiréticas: los chalotes contienen beta-sitosterol, la albahaca cuenta con muchos componentes, entre ellos el mentol y el alfa-bisabolol, y el pimiento (ají, pimiento morrón) ofrece eugenol.

Pruebe una merienda contra la fiebre. Mi banco de datos señala como buenas algunas meriendas que contienen ácido salicílico, un primo de la aspirina, el cual también sirve para reducir la fiebre. Pruebe la semilla de calabaza (pepita), la frambuesa, el cacahuate (maní) o el frijol (habichuela) de soya, ya que todos cuentan con esta sustancia química.

antioxidantes); un remedio para suprimir la tos con sabor a miel vendido sin receta o bien nada. Al cabo de una sola noche, los padres calificaron la miel como el mejor remedio contra la tos.

No obstante, va una advertencia: no hay que darles miel a los niños menores de 1 año. Puede producir botulismo infantil si las esporas de la miel germinan, se convierten en bacterias y se vuelven tóxicas. Además, ni usted ni sus hijos deben acostumbrarse a tomar una cucharada de miel por la noche aun cuando no tienen tos, porque puede promover la aparición de las caries dentales. Si padece diabetes ejerza cautela al tomar miel.

★★★**Yogur** Una fresca y cremosa taza de yogur puede ayudar a detener en seco un virus del resfriado o de la gripe. Cuando un virus invade el cuerpo se multiplica, pero se ha demostrado que el yogur que contiene unas bacterias benéficas llamadas *Lactobacillus reuteri* bloquea la reproducción del virus.

Dentro del marco de un estudio, un grupo de investigadores les dieron a 94 trabajadores un suplemento de *Lactobacillus reuteri*, mientras que otros 87 trabajadores tomaron un placebo. Quienes tomaban el suplemento reportaron un 56 por ciento menos resfriados que quienes tomaban el placebo.

Hasta la fecha sólo una marca de yogur vendida en los Estados Unidos, *Stonyfield Farm*, contiene estas bacterias.

★★**Hongo** El hongo, un alimento tónico y medicamento herbario de eficacia comprobada, tiene varias propiedades farmacológicas, entre ellas la de reforzar la inmunidad. Tradicionalmente se ha utilizado para incrementar la energía y apoyar el funcionamiento del sistema inmunitario, y diversos estudios científicos modernos demuestran que tales efectos realmente existen. Los hongos deben su eficacia al hecho de incrementar la producción de citoquinas, las cuales desempeñan varios papeles esenciales en la defensa inmunitaria contra las infecciones. En fechas recientes he empezado a agregar cada vez más hongos y ajo a los caldos de pollo que preparo para combatir los resfriados.

★★**Coquitos del Brasil, mariscos y otros alimentos ricos en selenio** Una sola onza (28 g) de coquitos del Brasil (castañas de Pará) contiene selenio en cantidades muy por encima del Valor Diario para este mineral que ayuda a reforzar el sistema inmunitario. De hecho, el coquito del Brasil por lo general contiene aproximadamente 70 microgramos de selenio, por lo que lo recomiendo como una de sus mejores fuentes. Por su parte, la mayoría de los nutriólogos sugerirán consumir mariscos deliciosos como la langosta, las ostras, las almejas, el cangrejo, el atún y el bacalao, que también contienen selenio. Tendrá que elegir lo que le guste o tal vez lo que su cuerpo tolere. Algunas personas les tienen una alergia a los coquitos del Brasil; otras, a los mariscos. En unos estudios realizados con ratones, los investigadores observaron que la insuficiencia de selenio y de vitamina E puede agravar la gripe. Y en la Gran Bretaña un grupo de investigadores descubrió que al existir una cantidad suficiente de selenio en el cuerpo se incrementa la producción de unas proteínas que se llaman citoquinas, las cuales ayudan a expulsar el virus de la gripe del cuerpo.

★★**Hojas de vid y vino tinto** Al igual que las bacterias benéficas del yogur, se ha demostrado que el resveratrol del vino tinto le impide al virus de la gripe multiplicarse una vez que se mete al cuerpo. Unos estudios de laboratorio llevados a cabo en Roma encontraron que los polifenoles del vino afectan mucho la reproducción del virus de la gripe. Por lo tanto, si tiene pensado ir a la vinatería tal vez quiera comprar una botella de pinot noir de California. Un grupo de investigadores de la Universidad de Mississippi descubrió que contiene la mayor cantidad de resveratrol de los 11 vinos que analizaron. Puede obtener aún más resveratrol de las hojas de la vida, la cáscara interior roja del cacahuate (maní) o la mala hierba comestible conocida como bistorta de Japón.

★★**Semillas de alcaravea** Las semillas de alcaravea obtuvieron una buena puntuación en mi banco de datos cuando busqué los alimentos que ayudan contra los resfriados y la tos. Las semillas contienen mucho limoneno, el cual combate la gripe. Las espolvorearía sobre cualquier té contra el resfriado, la tos o la gripe.

★**Agua con sal o con limón** Algunos médicos les recomiendan a sus pacientes hacer gárgaras con agua tibia con sal para aliviar el dolor de garganta y la tos. Beber agua tibia con jugo fresco de limón y un poco de miel puede surtir el mismo efecto.

★**Pimienta negra** La pimienta negra es uno de los ingredientes del caldo de pollo que lo convierten en un remedio eficaz contra la congestión nasal y la tos. En la India la gente hace gárgaras con una infusión de pimienta negra para aliviar el dolor de garganta. Ingerir pimienta negra y jengibre molido mezclados con un poco de vinagre ayuda a incrementar la absorción de otros medicamentos, trátese de medicinas contra el resfriado vendidas sin receta o de remedios herbarios.

(*Nota*: si encuentra en este capítulo términos que no entiende o que jamás ha visto, favor de remitirse al glosario en la página 455).

Directo del botiquín herbario

Las siguientes hierbas medicinales y especias pueden ayudarlo a mantener la buena salud durante la temporada de resfriados (catarros) y gripe.

Ginsén americano (*Panax quinquefolius*) Se ha demostrado que esta hierba, diferente del ginsén asiático, ayuda a mantener a raya los resfriados y la gripe. Dentro del marco de un estudio, 279 personas de Alberta, Canadá, que habían sufrido por lo menos dos resfriados a lo largo del año anterior tomaron ya sea dos cápsulas diarias de extracto de ginsén americano o un placebo durante cuatro meses a partir del inicio de la temporada de la gripe. En promedio las personas que ingerían el ginsén sufrieron un número significativamente menor de resfriados o bien sus resfriados tuvieron una duración más corta que los del grupo del placebo.

Cuando unos investigadores analizaron la eficacia del *Cold-fx*, un extracto estandarizado de ginsén americano, con un grupo de personas de edad avanzada, descubrieron que reducía en un 48 por ciento el riesgo de desarrollar una enfermedad respiratoria; y en un 55 por ciento la duración de los síntomas.

En los Estados Unidos no conocemos el ginsén como alimento, pero en Asia se agrega con frecuencia a los caldos (de cerdo más que de pollo).

Anís (*Pimpinella anisum*) La Comisión E alemana, una institución gubernamental que evalúa la seguridad y la eficacia de las hierbas medicinales, recomienda la semilla de anís para reducir las flemas. Recomiendo preparar una infusión con 1 ó 2 cucharaditas de anís triturado remojadas en 1 ó 2 tazas de agua hirviendo durante 10 a 15 minutos.

Astrágalo (*Astragalus propinquus*) La medicina tradicional china utiliza esta hierba para mejorar la inmunidad y se le conoce por sus efectos benéficos con respecto a varias enfermedades virales, entre ellas los resfriados y otras infecciones de las vías respiratorias superiores, ya que disminuye la inflamación y mejora el funcionamiento de los pulmones. En los Estados Unidos este homólogo chino de la equinacia —cuando se trata de reforzar el sistema inmunitario— casi no se consume.

Equinacia (*Echinacea spp.*) Los extractos de la raíz de equinacia (equiseto) desarrollan efectos antivirales que combaten la gripe y otros virus e incrementan los niveles de properdina en el cuerpo, una sustancia química que fortalece las defensas inmunitarias contra los virus y las bacterias. No obstante, los diversos estudios han obtenido resultados encontrados con respecto a su eficacia.

El Centro Nacional para la Medicina Complementaria y Alternativa llevó a cabo una prueba clínica —publicada por la revista médica *New England Journal of Medicine* en el 2005— según la cual tres preparados de la raíz de la equinacia, con una dosis de 900 miligramos diarios, no lograron proteger a los voluntarios contra el virus del resfriado ni reducir la intensidad o duración de los resfriados. Otros estudios han obtenido resultados semejantes. Una revisión de la Colaboración Cochrane declaró que no existen pruebas suficientes como para concluir que la equinacia sea capaz de tratar o de prevenir un resfriado.

Sin embargo, también hay investigaciones que demuestran beneficios. Un metaanálisis publicado en el 2007 por un grupo de investigadores de la Universidad de Connecticut incluyó 14 estudios únicos, en los que se encontró que la probabilidad de contraer un resfriado se reduce en un 58 por ciento al ingerir equinacia. Asimismo, se observó que la equinacia acorta la duración de los resfriados.

> Yo tomo equinacia porque hay investigaciones buenas según las cuales ayuda a fortalecer el sistema inmunitario, pero no la considero una cura milagrosa. No elimina los resfriados por completo.

Ronchas

LAS RONCHAS, QUE TAMBIÉN SE CONOCEN COMO URTICARIA, son unos bultitos de color rosa pálido en la piel, que pueden provocar comezón, ardor o picazón. Llegan a ser tan pequeñas como la goma de borrar de un lápiz o tan grandes como un plato extendido grande. Son tan misteriosas como molestas y muchas veces se desconoce su causa exacta. Sabemos que se trata de una reacción alérgica, pero cualquier cosa puede tener la culpa: un fármaco, la comida, una infección, la picadura de un insecto, el estrés e incluso la luz del Sol o el aire frío. La buena noticia es que por lo común desaparecen al cabo de unas cuantas horas; la mala, que pueden persistir hasta por un par de semanas.

Cuando las ronchas aparecen dentro de los ojos o la boca o alrededor de ellos o cuando se dificulta la respiración hay que acudir a una sala de urgencias de inmediato. Es posible que haga falta recibir una inyección de una sustancia química llamada epinefrina, una forma de adrenalina que se utiliza para tratar las reacciones alérgicas. Este fármaco puede ayudar a impedir que por culpa de las ronchas la garganta se hinche y se cierre.

Ahora bien, si no ha soltado el libro para ir corriendo a la sala de urgencias y sólo lo molesta un caso irritante de ronchas por lo demás inofensivas, revise los siguientes remedios alimenticios para reducir la comezón.

Alimentos curativos para las ronchas

★★**Manzanilla** La manzanilla sedante es una de las mejores fuentes de apigenina, un compuesto ansiolítico (antiansiedad) natural, lo cual parece convertirlo en un remedio ideal para las ronchas inducidas por el estrés. Como compuesto antihistamínico asimismo obtiene una buena puntuación en mi banco de datos. Desde luego no se debe probar la manzanilla si se le tiene sensibilidad, como les sucede a algunas personas.

★★**Orégano** En su enciclopedia sobre alimentos curativos, mis colegas Michael Murray, ND, y Joseph Pizzorno, ND, recomiendan el orégano específicamente para las ronchas. De acuerdo con mi banco de datos, esta hierba contiene 10 compuestos

Irónicamente –en vista de que este libro trata de curar con alimentos– debo advertirles que muchas veces son alimentos los que causan las ronchas (urticaria), las cuales aparecen desde unos minutos hasta varias horas después de haber comido. Las causas más frecuentes son los frutos secos, el chocolate, los mariscos, el tomate (jitomate), el huevo, las bayas y la leche. Si bien suelen ser los alimentos frescos y no los cocidos los que causan ronchas, los aditivos y los conservantes alimenticios –como el colorante amarillo número 5– también pueden producirlas.

Una vez dicho esto, en realidad son raras las alergias auténticas a la comida. De acuerdo con la Academia Estadounidense de Alergias, Asma e Inmunología, sólo el 2 por ciento de la población, más o menos, las padece. No obstante, las personas que tienen una alergia a algún alimento se convierten en auténticos detectives dedicados a revisar con cuidado las etiquetas en busca de los alimentos que les desencadenan el mal. Evitar el cacahuate (maní) y la soya puede resultar particularmente difícil, ya que son baratos y aparecen en muchas recetas y alimentos procesados. Por ejemplo, puede haber cacahuate en alimentos tan diversos como los productos horneados y las salsas para pasta.

antialérgicos y 10 antihistamínicos. Por lo tanto, definitivamente lo probaría si me salieran ronchas.

★**Avena** Los baños con avena son un remedio clásico contra la comezón. Agregue 1 taza de avena a un baño tibio y métase de 10 a 15 minutos para aliviar la piel irritada. Sin embargo, no utilice agua caliente, pues puede empeorar las ronchas. Pienso que ponerse compota de manzana de manera tópica también puede funcionar, ya que la manzana llega a contener por lo menos 10 compuestos antihistamínicos. Aún no se determina si están presentes en niveles efectivos.

★**Bicarbonato de sodio** Vierta media caja de bicarbonato de sodio en un baño de agua tibia y métase. Es posible que remojarse en la solución le brinde un poco de alivio. También puede preparar un pasta con bicarbonato de sodio y agua y ponérsela directamente sobre las ronchas.

★**Crémor tártaro** Prepare una pasta con agua y crémor tártaro y aplique la mezcla a sus ronchas en cantidades generosas. Cuando la pasta se desbarate y se caiga, vuélvala a aplicar.

★**Leche** Para resfrescar la piel inflamada, moje un lienzo limpio con leche fresca y póngaselo a sus ronchas de 10 a 15 minutos.

★**Maicena** Agréguele unas cuantas cucharadas soperas a un baño tibio y sumérjase.

(*Nota*: si encuentra en este capítulo términos que no entiende o que jamás ha visto, favor de remitirse al glosario en la página 455).

Directo del botiquín herbario

Si bien no se consigue muy fácilmente, la ortiga (*Urtica dioica*) sería mi primera opción en cuanto a remedios contra las ronchas (urticaria), ya que contiene media docena de compuestos antialérgicos y hasta ocho antihistamínicos. Los indios paiute del oeste de los Estados Unidos preparan un té de raíz de ortiga para tratar las ronchas. Yo tomo mis "Verduras contra las Alergias", una mezcla de ortiga cocida con ajo y cebolla.

Síndrome del intestino irritable

EL SÍNDROME DEL INTESTINO IRRITABLE (SII) es una enfermedad bastante difícil de identificar que afecta a entre 25 y 45 millones de personas en los Estados Unidos. Los médicos no saben exactamente cuál es la causa, pero sí tienen algunas buenas ideas acerca de qué lo empeora y cómo controlarlo.

Básicamente el SII consiste en accesos repetidos de molestias intestinales. Una persona afectada por este mal experimenta estreñimiento, diarrea, cólicos y/o gases de manera intermitente por varias semanas a la vez. Se ha observado que las fases agudas se relacionan estrechamente con alimentos desencadenantes específicos, los cuales varían entre una persona y otra. En opinión de los médicos, la clave para controlar el SII y evitar las fases agudas radica en una alimentación saludable cuidadosamente controlada.

La grasa contra la fibra

Las fases agudas del SII suelen darse cuando los intestinos se ven obligados a trabajar horas extras para digerir la grasa, de la que se consume bastante en los Estados Unidos. Cuando se ingieren alimentos altos en grasa el intestino se contrae, lo cual les produce mucho dolor y molestias a las personas con el SII. Es posible ayudar a prevenir un acceso de SII si se reduce la cantidad de grasa en la alimentación. Además, los alimentos que contienen mucha grasa suelen contener muy poca fibra, y la fibra es la clave para controlar este síndrome.

He aquí por qué la fibra es excelente para los afectados por el SII. La hay de dos tipos, la soluble y la indisoluble. La fibra soluble forma un gel pegajoso que crea un recubrimiento protector en el interior del tracto digestivo, impidiéndoles a las sustancias irritantes causar problemas como cólicos y gases en unos intestinos ya afectados. La fibra indisoluble absorbe el agua al recorrer los intestinos, lo cual sirve para incrementar el volumen y el peso de las heces y a suavizarlas. Ambos tipos de fibra son importantes, porque entre las dos ayudan a acelerar el paso del contenido del estómago hacia los intestinos hasta formar las heces y abandonar el cuerpo.

No obstante, si sufre el SII y quiere empezar a consumir más fibra, hágalo de manera gradual. Aumentar la cantidad de fibra de repente, cuando el cuerpo no está acostumbrado a ello, puede provocar problemas digestivos aún mayores. El cuerpo tiene que acostumbrarse poco a poco. Empiece despacio, agregando unos pocos alimentos más ricos en fibra a la vez a lo largo de varias semanas o meses. Y asegúrese de tomar mucha agua, pues le hace falta a la fibra para que surta buen efecto.

Alimentos curativos para el SII

Ya que el SII tiene fama de causar múltiples problemas intestinales muy desagradables, repasemos algunos alimentos capaces de ayudar a calmar y a aliviar los síntomas más comunes: el estreñimiento, la diarrea, los cólicos y los gases intestinales. Estas sugerencias le permitirán seleccionar los alimentos curativos que quiera probar con base en lo que tienda a causarle más problemas. En vista de que todos los afectados por el SII desarrollan reacciones distintas a los alimentos es posible que tenga que experimentar un poco para encontrar los remedios naturales que más le sirvan a usted.

El estreñimiento: cómo asegurar el avance de las cosas

★★★**Bayas** Las bayas contienen grandes cantidades de fibra, lo cual le ayuda a las heces a absorber mucha agua, hacerse más pesado y recorrer los intestinos más rápidamente. La baya de saúco ocupa el primer lugar de la lista con 5 gramos de fibra por ración de ½ taza. Sigue la frambuesa, con 4 gramos de fibra por ración, mientras que el tercer lugar le corresponde a la zarzamora, con 3 gramos. Los arándanos y las fresas también son buenos. En cuanto a los jugos de baya, los de mora y baya de boysen sirven como laxantes suaves.

★★★**Manzana** La manzana es un alimento anfotérico, lo cual significa que puede tener efectos contrarios: darles firmeza a las heces cuando el estómago está suelto o soltarlo un poco cuando está estreñido. En vista de que contiene mucha fibra soluble y también indisoluble se trata de una opción excelente para el estreñimiento.

★★**Ciruela seca, pasa e higo** La ciruela seca es famosa por su eficacia como remedio alimenticio para el estreñimiento. Contiene tres ingredientes activos. En primer lugar cuenta con muchísima fibra: 3 gramos por tan solo tres ciruelas secas. En segundo lugar tiene un compuesto que se llama "isatina de dihidroxifenil", la cual estimula las contracciones intestinales que hacen falta para evacuar de manera regular. En tercer lugar posee un azúcar natural, el sorbitol, que al igual que la fibra absorbe grandes cantidades de agua en el tracto digestivo y así mantiene las cosas en movimiento y las saca del cuerpo. Por lo general, la mayoría de las frutas contienen menos de 1 por ciento de sorbitol. Por el contrario, la ciruela seca brinda aproximadamente un 15 por ciento, lo cual la convierte en uno de los mejores remedios naturales para el estreñimiento.

Al igual que la ciruela seca, otras frutas secas —como la pasa y el higo— son maravillosas para aliviar el estreñimiento. La pasa contiene un compuesto llamado ácido tartárico, el cual funciona como laxante natural. Asimismo el higo es una fuente excelente de fibra, de la que proporciona unos 5 gramos por sólo tres higos secos o frescos.

★★**Jengibre** Conocido desde hace mucho tiempo por la gran cantidad de propiedades curativas que ofrece, el jengibre es una manera sabrosa de tratar el estreñimiento. Contiene ciertas sustancias químicas que estimulan el sistema digestivo al incrementar las contracciones musculares ondulantes (peristalsis) que hacen avanzar los alimentos a través de los intestinos, lo cual es particularmente útil para el SII. El jengibre fresco ofrece los mayores beneficios medicinales. Se supone que el jengibre en escabeche —que se encuentra a menudo en los restaurantes asiáticos y se sirve para acompañar el *sushi*— es igual de benéfico que el fresco.

★★**Ruibarbo** Los tallos (no las hojas) del ruibarbo se utilizan desde hace mucho tiempo en la medicina popular para aliviar el estreñimiento. El ruibarbo pertenece a la familia del alforjón (trigo sarraceno), por lo que representa una buena fuente de fibra. Es importante saber que sólo hay que comer los tallos, ya que las hojas

Si bien las reacciones a los alimentos son diferentes en cada persona que sufre el síndrome del intestino irritable (SII), existen algunos productos comunes que parecen desencadenar la afección en todos.

Café. Tanto el café común como el descafeinado aumentan la sensibilidad de los intestinos. Si el café parece agravar el SII en su caso, pero le resulta imposible renunciar a él por completo, quizá quiera intentar reducirlo a sólo una o dos tazas al día.

Dulces. Los alimentos que contienen mucha azúcar natural (fructosa) frecuentemente no son la mejor opción cuando se padece el SII. Los jugos de fruta y la miel, por ejemplo, pueden llegar al intestino grueso aún sin digerir, para ahí producir gases abdominales y diarrea. Los edulcorantes artificiales que se encuentran en el chicle (goma de mascar) y las golosinas sin azúcar a veces son difíciles de digerir también.

Frijoles. No sorprende que los frijoles (habichuelas) muchas veces no les caigan bien a las personas con el SII, pues producen muchos gases. Hay casos en que algunos tipos de frijol se toleran mejor que otros y casos en los que es

contienen niveles muy altos de unas toxinas llamadas oxalatos que pueden llegar a irritar el estómago.

★★**Semilla de lino** También conocida como linaza, la semilla de lino contiene muchísima fibra y ácidos grasos omega-3, y ambos sirven para combatir el estreñimiento. Tres cucharadas de semilla de lino brindan aproximadamente 3 gramos de fibra. El sabor de la semilla de lino es dulce, como el de la nuez, y va bien casi con todo. Es maravillosa con las ensaladas, los cereales, las cacerolas (guisos) y los panes. No obstante, en su estado entero ofrece pocos beneficios, ya que el tracto digestivo no puede abrir la cáscara dura que la envuelve (y donde se encuentran todos los beneficios). Opte por semilla de lino molida o triturada, la cual es más fácil de digerir. Además, no se deje engañar por la afirmación —que se escucha a menudo— de que el aceite de semilla de lino es igual de bueno para la salud. Si bien el aceite de semilla de lino posee algunos beneficios alimenticios, no conserva la fibra que ayuda contra el estreñimiento. Si decide probar la semilla de lino, asegú-

preciso evitarlos por completo. A fin de reducir los gases digestivos es posible condimentar los frijoles con jengibre fresco o molido (un laxante natural). De hecho, cualquier hierba que calme el tracto digestivo (carminativa) puede servir.

Leche y productos lácteos. A pesar de que los productos lácteos tienen fama de estreñir, también pueden producir diarrea por contener lactosa, un azúcar natural que algunas personas con el SII no son capaces de digerir (intolerancia a la lactosa). No obstante, el yogur contiene menos lactosa que otros productos lácteos, así que tal vez resulte más fácil digerirlo. Además, se trata de un probiótico, un alimento que contiene bacterias vivas "buenas" que combaten las "malas" en el intestino, es decir aquellas que causan trastornos gastrointestinales.

Maíz. El maíz (elote, choclo) y los alimentos que lo contienen, como los cereales de caja con maíz, pueden causar problemas. Este alimento le resulta irritante al 20 por ciento de los afectados por el SII.

rese de tomar mucha agua para hacer avanzar tanta fibra. Además, según lo he señalado en otros capítulos, también existen el cáñamo, la sacha inchi (inca inchi), el *chiso* (albahaca japonesa), la nuez y la semilla de chía como fuentes de ácido alfa-linolénico, un ácido graso omega-3 "vegetariano".

★★*Squash* La fibra de las variedades de *squash* invernal, las cuales son de color amarillo y anaranjado oscuro, como el *acorn squash*, el *butternut squash* y el *Hubbard squash*, resultan particularmente útil contra el estreñimiento. Las variedades del pálido *squash* veraniego, por el contrario, ofrecen menos fibra y menos beneficios.

★★**Verduras de hoja verde oscura** Una ensalada mixta con varios tipos de verdura de hoja verde oscura es una buena opción para combatir el estreñimiento. Estos vegetales proporcionan algunos ácidos grasos omega-3, una grasa "buena" que ayuda a mantener los intestinos en movimiento. Las hojas de color muy oscuro son las que brindan el mayor beneficio. Las del diente de león (amargón) en particular son un laxante natural eficaz. Las hojas de diente de león forman parte de las combinaciones populares de productos para ensalada vendidas como (*spring mix*) "mezcla de primavera" en muchos restaurantes y supermercados (colmados). Y si bien no las he conseguido recientemente en mi supermercado local, sé que crecen afuera de éste. También hay dientes de león atravesando el asfalto recién puesto en el camino de la entrada de mi casa, el cual me costó $12.000 instalarlo. Estas malditas plantas heredarán la tierra. No obstante, hay que reconocer que son una buena fuente de fibra.

La diarrea: cómo retrasar las cosas

★★★**Manzana** La manzana, que contiene pectina y taninos, es buena para tratar la diarrea. Las dos sustancias colaboran para hacer más firmes las heces y calmar el tracto digestivo. Tanto la cáscara como la pulpa de la manzana ofrecen beneficios, por lo que la manzana entera y la compota de manzana (buena para los bebés) son remedios alimenticios comunes para la diarrea.

★★★**Té** Uno de los remedios naturales más astringentes contra la diarrea es el té negro común preparado con bolsas tradicionales de té y sencillo, sin hierbas ni especias adicionales. El té cuenta con muchos taninos, los cuales ayudan a darles firmeza a las heces y a contener las evacuaciones.

★★**Ajo, cebolla y puerro** Los alimentos conocidos como "prebióticos" —elementos alimenticios no digeribles que estimulan la multiplicación de las bacterias "buenas" en el tracto digestivo— pueden ayudar a prevenir la diarrea. Algunas fuentes naturales de prebióticos son el ajo, la cebolla y el puerro (poro). Consumir una gran cantidad de estos alimentos de sabor intenso puede servir para reforzar el sistema inmunitario y proteger contra las bacterias que causan la diarrea. De acuerdo con unos estudios llevados a cabo en la India, la interacción entre el ajo y las bacterias intestinales buenas también mejora la digestión y la absorción de minerales, un beneficio útil durante los accesos de diarrea y una vez que estos se han acabado.

★★**Granada** Esta fruta bíblica se utiliza con frecuencia para tratar la diarrea. Las semillas de la granada llegan a tener efectos astringentes, lo cual sirve para darle firmeza a las heces y sacarlas. El jugo de granada también es una buena opción. Muchas veces los jugos comerciales de granada contienen un poco de cáscara, la cual ofrece aún más taninos reafirmantes.

★★**Mirtillo y arándano** Estas bayas son especialmente eficaces contra la diarrea porque también contienen mucha pectina y taninos. Las mejores son el mirtillo y el arándano secos, no frescos.

★★**Zanahoria** La zanahoria cocida parece calmar el tracto digestivo y controlar la diarrea. Asimismo repone algunos de los nutrientes perdidos durante los accesos de esta enfermedad. Resulta interesante que los habitantes de los montes Apalaches cocinen los frijoles (habichuelas) con una zanahoria entera pequeña para reducir su tendencia a producir gases.

Gases y cólicos: cómo calmar la tormenta

Cualquier hierba que calme el tracto digestivo y minimice la producción de gases se llama "carminativo". Docenas de hierbas y especias pertenecen a esta categoría y resultaría agotador nombrarlas a todas. A continuación recomiendo algunas de las mejores.

★★★**Jengibre** El jengibre es un remedio digestivo particularmente útil porque sirve para aliviar los gases, la hinchazón abdominal y los cólicos. Calma los intestinos y expulsa los gases del tracto digestivo. Pruebe una buena taza de té de jengibre agregando ½ cucharadita de jengibre molido o recién rallado a 1 taza de agua caliente.

★★★**Menta** La menta (hierbabuena) se utiliza desde hace siglos para tratar una amplia gama de afecciones digestivas. Las sustancias químicas que contiene para aliviar los gases la han convertido en un remedio antiquísimo contra la flatulencia y los cólicos abdominales. Asimismo es bastante eficaz cuando se trata de aliviar la acidez estomacal (agruras).

★★**Otras hierbas y especias varias** He aquí algunos remedios carminativos más que sirven para controlar los efectos del SII:

Alcaravea	Clavo	Pimienta de Jamaica
Canela	Eneldo	Salvia
Cardamomo	Hinojo	Tomillo
Coriandro	Nuez moscada	

(*Nota*: si encuentra en este capítulo términos que no entiende o que jamás ha visto, favor de remitirse al glosario en la página 455).

Directo del botiquín herbario

Psilio (*Plantago ovata*) Las diminutas semillas del psilio contienen muchísima fibra y son un ingrediente común de muchos laxantes vendidos sin receta. Contienen una fibra específica que se llama mucílago, la cual absorbe una gran cantidad de líquidos en los intestinos. El resultado es que las semillas se hinchan, lo cual agrega volumen a las heces y ayuda a combatir el estreñimiento causado por el SII. A las semillas del psilio les hace falta muchísima agua para funcionar bien, así que asegúrese de tomar bastante si las prueba. Si padece alergias o asma no tome esta hierba. A algunas personas la semilla del psilio les causa reacciones alérgicas, entre ellas varios casos de ataques graves de asma a causa de inhalar el polvo de la misma.

Regaliz (orozuz, amolillo, *Glycyrrhiza glabra*) El regaliz contiene varios compuestos que ayudan a proteger la membrana mucosa de revestimiento del estómago y los intestinos. El regaliz deglicirrizinado (o *DGL* por sus siglas en inglés) es una forma procesada de la hierba y el tipo preferido para tratar varios males digestivos. Se ha demostrado que el DGL promueve la liberación de ciertos compuestos en la saliva que pueden estimular la curación de las células del estómago e intestinales. A fin de calmar el tracto digestivo pruebe agregar ½ cucharadita de DGL en polvo a su té herbario favorito.

Síndrome del túnel carpiano

CADA UNA DE NUESTRAS MUÑECAS contiene un "túnel" que les permite a los vasos sanguíneos, los ligamentos y un nervio, el nervio mediano, llegar hasta los dedos de la mano. Si los tejidos al interior del túnel se inflaman y se hinchan pueden llegar a comprimir el nervio mediano, lo cual provoca el síndrome del túnel carpiano (STC), un conjunto de síntomas entre los cuales figuran el dolor, la debilidad, la rigidez de los dedos y un hormigueo que suele manifestarse sobre todo al dormir. El STC afecta a cinco veces más mujeres que hombres y por lo común les da a personas entre los 30 y los 60 años de edad.

Hasta hace poco los investigadores pensaban que el STC resultaba de someter las manos y las muñecas de manera reiterada a estrés por causas de trabajo o de actividades recreativas. No obstante, ciertos datos recientes indican que las razones genéticas tal vez sean por lo menos igual de importantes. De acuerdo con un estudio realizado en el 2007 con 4.488 gemelos, el cual se publicó en la revista médica *British Medical Journal*, el factor hereditario es aún más importante que el estrés circunstancial sobre las muñecas cuando se trata de predecir quién desarrollará el STC y quién no. Otros estudios nuevos que se presentaron en el 2007 dentro del marco del congreso de la Academia Estadounidense de Cirujanos Orthopédicos demostraron que las personas que utilizan las manos todo el tiempo para trabajar —como los trabajadores del ramo de la construcción y los reporteros judiciales— no desarrollan el STC con mayor frecuencia que otras personas.

A pesar de que llego a pasar hasta 15 horas diarias con mi computadora en los días fríos de invierno nunca he desarrollado el STC. Es posible que en parte se deba a mi composición genética, o bien a mi sexo. La probabilidad de sufrir este mal es más grande en las mujeres a causa de las fluctuaciones hormonales de la menstruación, el embarazo y la menopausia. Asimismo tengo la costumbre de tomar descansos frecuentes del trabajo con la computadora para hacer rodar unas pelotitas chinas entre las manos a fin de relajarme. Ya que las pelotitas contienen cascabeles sirven para tranquilizar no sólo física sino también psíquicamente.

Los cálculos más recientes que se publicaron en la revista médica *Arthritis and Rheumatism* en el 2008 indican que el impresionante número de entre 4 y 10 millones de personas sufren el STC en los Estados Unidos. Esto significa que hasta 1 de cada 30 estadounidenses tiene que habérselas con un mal que en el mejor de los casos afecta su calidad de vida de manera dramática y en el peor resulta totalmente discapacitante.

Los estragos financieros del STC y de otras afecciones semejantes —entre las que figuran la osteoartritis, la artritis reumatoidea, la fibromialgia, la gota y el dolor de espalda— suman la cantidad pasmosa de $128 mil millones al año en salarios caídos y gastos médicos. Se calcula que para el año 2030 el 40 por ciento de los adultos padecerán alguna clase de enfermedad artrítica en los Estados Unidos.

Desafortunadamente es difícil encontrar una manera eficaz de aliviar el dolor. Con frecuencia el STC se trata con fármacos antiinflamatorios no esteroideos vendidos con o sin receta. No obstante, el 50 por ciento de los participantes en una encuesta nacional realizada en el 2005 por la Facultad de Medicina de la Universidad de Stanford señalaron que este tipo de medicamentos son ineficaces contra el dolor.

Si su médico le recomienda una intervención quirúrgica para resolver el síndrome del túnel carpiano, piénselo muy bien. Aunque una operación puede surtir efecto, es invasiva y crea tejidos cicatrizales que a veces empeoran el problema. Si usted tiene sobrepeso, perder unas cuantas libras —lo cual reduce la presión sobre el nervio mediano— puede resultar tan eficaz como la cirugía.

Si yo sufriera el síndrome del túnel carpiano preferiría por mucho ponerme tablillas por la noche que someterme a una cirugía. En un estudio del 2005 que se publicó en la revista médica *Archives of Physical Medicine and Rehabilitation*, un grupo de investigadores de la Universidad de Michigan asignaron de manea aleatoria a 112 trabajadores de la industria automotriz a dos grupos, de los que el primero debía ponerse tablillas por la noche; y el segundo, ver un video informativo. Al cabo de 3 meses, más o menos el 50 por ciento del grupo de las tablillas indicó que el dolor que sentían en la mano, la muñeca, el codo y el antebrazo había disminuido de manera significativa, y un paciente incluso se alivió por completo.

Es posible que otro tratamiento convencional —las inyecciones locales con esteroides— también sea preferible a la cirugía. En un estudio del 2005 que se publicó en la revista médica *Arthritis and Rheumatism*, un grupo de investigadores españoles comparó los resultados obtenidos con 101 pacientes —de los que 93 eran mujeres—, quienes o recibieron inyecciones o se sometieron a una cirugía. Al cabo de tres meses, los síntomas nocturnos se habían reducido de manera significativa en el 94 por ciento del grupo tratado con inyecciones y en un 75 por ciento del grupo tratado por medio de una cirugía. Un año más tarde el resultado era idéntico en ambos grupos, lo cual brinda una razón más por la que es preferible evitar el bisturí, de ser posible.

Alimentos curativos para el síndrome del túnel carpiano

Varios remedios alimenticios pueden servir para ayudar a prevenir el STC o para controlar el dolor persistente o en disminución causados por esta afección. He aquí algunos que puede probar.

★★★**Albahaca** La albahaca que crece en mi huerto de plantas medicinales, además de saber rica, contiene por lo menos ocho inhibidores COX-2 naturales. Si sufriera el STC la utilizaría para preparar un *pesto* (una salsa italiana). Sin embargo, a los ingredientes tradicionales les agregaría orégano, romero y el chile mencionado en la página 406. De hecho, he preparado un *pesto* carpiano que incluye aguacate (palta) para proporcionar un poco de la importantísima vitamina B_6. Para intensificar los efectos acompañe el *pesto* con una taza de té de manzanilla o té verde.

★★★**Cúrcuma** Esta especia amarilla, un ingrediente del *curry* (un condimento hindú), es rica en curcumina, un antoxidante potente que protege contra los daños causados por radicales libres. La curcumina contiene inhibidores COX-2 naturales, unos analgésicos, lo cual la convierte en una alternativa atractiva y libre de efectos secundarios a los inhibidores COX-2 vendidos con receta, como el celecoxib (*Celebrex*). Asimismo reduce las inflamaciones al bajar los niveles de histamina en el cuerpo, y es posible que también por estimular las glándulas adrenales para producir más cortisona, el analgésico natural del organismo. Hace poco dos de mis estudiantes cambiaron el *Celebrex* por curcumina o bien por apio al *curry* (vea mi receta de "Apio Analgésico" en la página 320) y les pareció una buena decisión.

Diversos estudios realizados con seres humanos han observado que la curcumina llega a reducir el dolor y la rigidez ocasionados por la artritis reumatoidea, además de ayudar a aliviar las inflamaciones posquirúrgicas.

Ya que prefiero consumir alimentos naturales (es decir, sin procesar) siempre que sea posible, porque estoy convencido de que su poder curativo es mayor que el de los componentes individuales, muchas veces agrego cantidades abundantes de *curry* al arroz y otros platos; también consideraría comer otros alimentos antiinflamatorios, como la piña (ananá) o la papaya (fruta bomba, lechosa). Asimismo es posible preparar un té de cúrcuma.

Desafortunadamente es difícil obtener dosis medicinales de curcumina tan sólo a través de la alimentación. De acuerdo con los naturópatas, una dosis medicinal equivale a entre 250 y 500 miligramos de curcumina pura al día, tomada entre comidas, lo cual corresponde a entre 5 y 25 cucharaditas de cúrcuma en polvo al día. Recomiendo añadir la mayor cantidad posible de cúrcuma a la dieta para ayudar a prevenir el dolor y tomar suplementos de cúrcuma —estandarizada en un 90 a un 95 por ciento de curcumina— para ayudar a aliviar los accesos agudos de dolor.

Un suplemento herbario llamado *Zyflamend* contiene cúrcuma y otras hierbas comestibles que ofrecen varios fitoquímicos y posiblemente ayuden a aliviar el STC. Se trata de una mezcla de cúrcuma con albahaca morada, jengibre, orégano, romero, té verde y otras hierbas con propiedades antiinflamatorias.

★★**Aguacate** El aguacate (palta) contiene mucha vitamina B_6. Un gran número de estudios indican que una insuficiencia de la vitamina B_6 puede incrementar la susceptibilidad a sufrir el STC o bien empeorar los síntomas. En opinión de muchos expertos, la dieta occidental típica contiene muy poca vitamina B_6. Un *dip* de aguacate sería una forma sabrosa de cubrir la necesidad diaria de este nutriente y tal vez también de aliviar el STC. Puede mejorar el *dip* con condimentos inhibidores COX-2, como el chile, la albahaca, la cúrcuma, el jengibre, el orégano y el romero.

Para asegurar la ingesta diaria de una cantidad suficiente de vitamina B_6 recomiendo consumir más aguacate, arroz integral, batata dulce (camote), berro, cebada, ciruela seca, coliflor, espinaca, garbanzo, mango, plátano amarillo (guineo, banana), quimbombó (guingambó, calalú), salmón, semilla de girasol y sésamo (ajonjolí). Muchos de estos alimentos también contienen antioxidantes y otros compuestos que posiblemente ayuden a reducir la inflamación característica del STC.

Algunas investigaciones indican que hacen falta cantidades mucho más grandes de vitamina B_6 para tratar los casos graves del STC y los naturópatas con frecuencia recomiendan consumir entre 40 y 80 miligramos dos veces al día. En vista de que sería muy difícil cubrir esta dosis a través de la alimentación, los suplementos tal vez sean una opción. El Dr. Andrew Weil, profesor de la Facultad de Medicina de la Universidad de Arizona en Tucson, sugiere tomar 100 miligramos de vitamina B_6 dos veces al día. Sin embargo, asegúrese de obtener primero el permiso de su médico. Esta vitamina puede dañar los nervios cuando se ingieren dosis diarias superiores a los 200 miligramos, lo cual de hecho podría empeorar el STC.

★★**Chile** El chile contiene una sustancia resinosa y acre conocida como capsaicina. Cuando la capsaicina se aplica de manera tópica, agota temporalmente la sustancia P, una sustancia química en los nervios que trasmite la sensación de dolor. Sin ella, las señales de dolor dejan de enviarse. La capsaicina es un inhibidor COX-2 potente; docenas de estudios han demostrado que puede aliviar muchas afecciones dolorosas por algún tiempo, entre ellas el STC.

Es possible comprar una crema comercial tópica que contiene entre un 0,025 y un 0,075 por ciento de capsaicina y aplicarla a las muñecas adoloridas tres o cuatro veces al día. También puede hacer lo que con frecuencia se practica fuera de los Estados Unidos: comprar un chile, aplastarlo y aplicarlo directamente. Otra posibilidad es mezclar un chile machacado con una crema neutra para el cutis. Ambas opciones le permitirán ahorrar dinero. Un chile fresco cuesta unos cuantos centavos, mientras que un producto comercial de capsaicina como el *Zostrix* cuesta hasta $16.

Independientemente de la opción que elija es posible que la capsaicina le provoque ardor las primeras veces que la aplique, pero por lo común la sensación disminuye conforme las aplicaciones se repiten. Sólo asegúrese de lavarse las manos muy bien después de habérsela puesto. Si la capsaicina se le llega a meter en los ojos, la nariz o la boca, el dolor puede ser casi tan fuerte como el de las muñecas afectadas.

Si bien lo mejor es usar la capsaicina de manera tópica, tal vez también le dé buenos resultados agregar más chile y salsas picantes con chile a su alimentación. Otra opción es tomar una tintura de pimienta de Cayena (0,3 a 1 mililitro) tres veces al día. Asimismo puede preparar una infusión mezclando ½ a 1 cucharadita (2,5 a 5 gramos) de pimienta de Cayena en polvo con 1 taza de agua hirviendo, dejarla reposar 10 minutos y tomar 1 cucharadita de este líquido mezclado con agua tres o cuatro veces al día.

★★**Manzanilla** Si bien se le conoce mejor por sus propiedades calmantes, la manzanilla también contiene compuestos antiinflamatorios potentes como la apigenina, la luteolina y la quercetina. Si decide probar mi receta de "Apio Analgésico", tal vez quiera disfrutar luego una taza de té de manzanilla. Los naturópatas recomiendan tomar tres o cuatro tazas diarias para tratar afecciones dolorosas como el STC. Tal vez también quiera probar de 2 a 3 gramos de la hierba en forma de tableta o de cápsula, o bien de 4 a 6 mililitros de tintura tres veces al día entre comidas. Tam-

Si usted padece el síndrome del túnel carpiano (STC) no vaya a consumir el edulcorante artificial aspartame. Un estudio descubrió que las personas que consumen la mayor cantidad de aspartame también enfrentan la mayor probabilidad de desarrollar el STC. La misma investigación observó que los síntomas mejoraron al cabo de 2 semanas en las personas con el STC que dejaron de tomar el edulcorante.

bién puede aplicar una crema o un ungüento tópico de manzanilla a sus muñecas tres a cuatro veces al día.

★★**Piña** Esta fruta exótica es rica en varias sustancias que pueden ayudar a las personas con afecciones como el STC. La más importante es la bromelina, una enzima proteolítica que ayuda a reducir la hinchazón y la inflamación de muchos males dolorosos terminados en "itis" (inflamatorios). Sus efectos antiinflamatorios son tan grandes que el gobierno alemán ha aprobado su uso como remedio para las lesiones y después de las intervenciones quirúrgicas. La piña (ananá) también contiene grandes cantidades de manganeso, una sustancia esencial para que se forme el colágeno, la proteína fibrosa y resistente que integra los tejidos conjuntivos como el hueso, la piel y el cartílago. Es posible cubrir el 100 por ciento del Valor Diario de manganeso (2 miligramos) con una sola taza de piña fresca en trozos o de jugo de piña. Asimismo la piña cs una fuente muy buena de vitamina C, que también hace falta para formar el colágeno; contiene una mayor cantidad de esta vitamina importante que la manzana, el arándano agrio o el jugo de tomate (jitomate). Una taza de piña fresca en trozos contiene 24 miligramos, o sea el 40 por ciento del Valor Diario. Para obtener los mayores beneficios antioxidantes pruebe la piña "Gold" importada de Costa Rica, la cual contiene cuatro veces más vitamina C que otras.

Desafortunadamente algunas investigaciones recientes indican que tanto el nivel de bromelina que se encuentra en la piña como el de papaína —una enzima semejante— en la papaya (fruta bomba, lechosa) tal vez sean muy bajos para aliviar un caso grave del STC. Si bien le recomiendo saborear estas frutas —ya sea enteras o en jugo—, probablemente tenga que recurrir a suplementos para obtener cantidades realmente eficaces. Los naturópatas sugieren ingerir entre 250 y 500 miligramos de bromelaína tres veces al día. En estudios realizados con seres humanos no se ha demostrado que una dosis diaria de hasta 2.000 miligramos haga daño.

★★**Semilla de lino** La semilla de lino (linaza) es rica en ácidos grasos omega-3, sobre todo en el ácido alfa-linolénico, el cual ayuda a reducir los niveles de unas sustancias químicas inflamatorias llamadas prostaglandinas. Asimismo contiene lignanos, los cuales ayudan a neutralizar los radicales libres, unas moléculas inestables de oxígeno que promueven las inflamaciones. Con base en las pruebas que he revisado recomendaría un régimen diario de 25 a 30 gramos (aproximadamente tres cucharadas) de semilla de lino molida o entre 1 y 3 cucharadas de aceite de semilla de lino para combatir los síntomas del STC. Acuérdese de que la semilla de lino que se compra en la tienda suele ser entera, pero no puede digerirse a menos que se muela. Si consume semilla de lino entera puede cosechar un fuerte dolor de estómago en lugar de beneficios antiinflamatorios. Pruebe agregar la semilla de lino molida a cereales calientes o a la harina de productos horneados. Asegúrese de guardarla en el refrigerador para evitar que se eche a perder.

(*Nota*: si encuentra en este capítulo términos que no entiende o que jamás ha visto, favor de remitirse al glosario en la página 455).

Directo del botiquín herbario

La corteza del sauce blanco —la fuente original de la aspirina— es rica en salicilatos, los cuales reducen el dolor y las inflamaciones. Para preparar un té, remoje de 1 a 2 cucharaditas de corteza seca en polvo o 5 cucharaditas de corteza fresca en agua caliente por unos 10 minutos y cuele el líquido. Tal vez quiera agregarle algo dulce, como la miel, para restarle intensidad al sabor amargo. Si yo padeciera el síndrome del túnel carpiano tomaría de dos a tres tazas diarias de este té. No obstante, si usted es alérgico a la aspirina o no tolera sus efectos secundarios, evite la corteza del sauce blanco.

Síndrome premenstrual

PARA LA MAYORÍA DE LAS PERSONAS, EL SÍNDROME PREMENSTRUAL (SPM) son diversos malestares que se dan una o dos semanas antes del período menstrual de la mujer. Independientemente de los chistes eternos sobre esta afección, sólo las mujeres desgarradas por un intenso dolor premenstrual conocen la extensión verdadera de la palabra. Los cálculos varían, pero de acuerdo con la Asociación Estadounidense de Obstetras y Ginecólogos más o menos el 85 por ciento de las mujeres en edad de menstruar sufren por lo menos un síntoma del SPM.

Nadie está del todo seguro de la causa, pero la mayoría de los expertos opinan que el problema probablemente se deba a las alteraciones que se dan en los niveles de las hormonas sexuales estrógeno y progesterona a lo largo del ciclo menstrual de la mujer. Según los científicos, entre más alto el nivel de estrógeno, más aumenta el riesgo de padecer el SPM. La experiencia que cada mujer tiene del SPM es diferente. El Departamento de Servicios para la Salud y Humanos de los Estados Unidos enumera la siguiente lista curiosa de síntomas:

- Acné

- Ansiedad o depresión

- Cambios en el apetito o antojos

- Cansancio

- Dificultades para concentrarse o de memoria

- Dificultades para dormir

- Dolor de cabeza o de espalda

- Dolor en las articulaciones o muscular

- Hinchazón y dolor en los senos

- Malestares o hinchazón estomacal, estreñimiento o diarrea

- Tensión, irritabilidad, cambios bruscos en el estado de ánimo o accesos de llanto

A pesar de que los síntomas pueden empeorar en situaciones de estrés emocional intenso, el estrés no parece causar el problema. Los científicos piensan que la serotonina, una sustancia química presente en el cerebro, tal vez provoque una forma grave y en su mayor parte psicológica del SPM, el trastorno disfórico premenstrual (TDPM). Si usted sufre este trastorno sabe que puede ser atroz. Los síntomas afectan más o menos a entre el tres y el ocho por ciento de las mujeres que menstrúan y puede incluir los siguientes síntomas emocionales:

- Accesos de pánico

- Antojos de comida o episodios de comer sin control

- Cansancio o poca energía

- Fluctuaciones en el estado de ánimo, llanto

- Desinterés en las actividades diarias y las relaciones con otras personas

- Dificultades para dormir

- Dificultades para pensar o concentrarse

- Irritabilidad o ira prolongadas que afectan a otras personas

- Sensación de estar fuera de control

- Sensación de tensión o de ansiedad

- Tristeza o desesperanza, a veces pensamientos suicidas

No se ha identificado un tratamiento único que les sirva a todas las mujeres que padecen el SPM, pero consulte a su médico si padece síntomas graves. Si su caso de SPM es leve, es posible que ciertos cambios en su alimentación le den resultado. A continuación ofrezco algunas estrategias alimenticias para aliviar el malestar.

Alimentos curativos para el SPM

★★★**Verdolaga, habichuelas verdes, frijoles de caritas y espinacas** El calcio no es el único mineral que afecta la composición química del cerebro. Varios estudios indican que las mujeres que padecen el SPM tienden a andar bajas en dopamina, una sustancia química del cerebro que al igual que la serotonina ayuda a regular el estado de ánimo, según indica el Dr. Melvyn Werbach, profesor clínico adjunto de Psiquiatría en la Universidad de California en Los Ángeles. Una insuficiencia de magnesio también puede afectar el metabolismo del estrógeno, otra causa de las fluctuaciones premenstruales en el estado de ánimo, según el Dr. Werbach.

No comer una cantidad suficiente de verduras crea el riesgo de sufrir una insuficiencia de magnesio. Se ha demostrado que muchos estadounidenses en esta situación padecen diversas afecciones, como por ejemplo arritmia, asma, diabetes, dolor de cabeza, migraña, osteoporosis y presión arterial alta.

★★**Semilla de lino, aceite de nabina, nuez, *tofu*** Los ácidos grasos omega-6 dominan en la alimentación occidental típica, lo cual desequilibra la relación con los ácidos grasos omega-3. Las fuentes alimenticias de ácidos grasos omega-3 que acabo de mencionar son capaces de restablecer dicho equilibrio y tal vez incluso de proporcionar un poco de alivio para el SPM. Dentro del marco de una revisión reciente de estudios que examinaban la necesidad de la mujer de consumir ácidos grasos omega-3, los científicos llegaron a la conclusión de que pueden tener efectos positivos de prevención en el caso del SPM (y de los sofocos/bochornos/calentones postmenopáusicos).

Los huevos enriquecidos representan otra fuente muy recomendada de ácidos grasos omega-3. Si come pescado puede optar por la caballa (escombro, macarela), la trucha de agua dulce, el arenque, la sardina, el atún albacora y el salmón, pues todos contienen una gran cantidad de dos tipos de ácidos grasos omega-3, el ácido eicosapentanoico y el ácido docosahexaenoico (*EPA* y *DHA* por sus siglas en inglés). Las investigaciones sugieren que estos ácidos grasos pueden reducir los síntomas del SPM, además de beneficiar el corazón. Si prefiere tomar un suplemento de aceite de pescado, varias pruebas clínicas doble ciego han demostrado que el aceite de krill de la Antártida (un crustáceo planctónico) es eficaz como tratamiento del SPM. En un estudio, el aceite de krill resultó significativamente más eficaz que el aceite de pescado normal para aliviar los síntomas emocionales y el dolor de senos relacionados con el síndrome premenstrual. Este estudio se basó en la cantidad de 2 gramos diarios de aceite de krill durante el primer mes. En el segundo y el tercer meses, las mujeres tomaron 2 gramos diarios empezando desde 8 días antes de su período menstrual hasta 2 días después de este.

Las mujeres vegetarianas pueden obtener beneficios semejantes de ácidos grasos omega-3 como el ácido alfa-linolénico, el cual se encuentra en semillas como las de cáñamo, chía, *chiso* (albahaca japonesa) y lino (linaza), así como en la nuez y la sacha inchi (inca inchi). No obstante, casi siempre los ácidos grasos DHA y EPA del pescado brindan mejores resultados. Son iguales los reportes con respecto a los suplementos de ácido gama linolénico, el cual se encuentra en los aceites de borraja, grosella, prímula (primavera) nocturna y el de semilla de cáñamo.

★★**Soya, cacahuate y otras legumbres** El *tofu* y otros productos de la soya contienen genisteína, un estrógeno botánico (fitoestrógeno) natural pero débil que limita la asimilación del estrógeno producido por el cuerpo. Si bien el cacahuate (maní), el frijol (habichuela) negro y las habas blancas llegan contener más fitoestrógenos y de diferentes tipos, el frijol de soya ha recibido la mayor atención.

De acuerdo con una prueba clínica doble ciego publicada por la revista médica *British Journal of Nutrition*, complementar la alimentación con proteínas de soya (para un total de 68 miligramos de isoflavonas al día) durante dos ciclos menstruales resultó significativamente más eficaz para aliviar la hinchazón y los dolores (cólicos) premenstruales que un placebo proteínico hecho de leche de vaca. En vista de que algunos médicos creen que el contenido de estrógeno de la leche de vaca puede empeorar el SPM, es posible que el efecto benéfico de las proteínas de la soya se haya sobrestimado en este estudio.

Varios estudios recientes realizados con mujeres coreanas que radican en los Estados Unidos también sugieren que el consumo de isoflavonas de soya a través de la alimentación tiene efectos positivos sobre los síntomas del SPM. Sin embargo, los investigadores dicen que hace falta llevar a cabo más estudios y mediciones objetivas más precisas para confirmar los resultados.

★★**Yogur bajo en grasa** Diversos estudios indican que consumir grandes cantidades de calcio y de vitamina D posiblemente no sólo disminuya la intensidad de los síntomas del SPM sino que de hecho puede evitar que se den en primer lugar.

A lo largo de un período de 10 años, un grupo de investigadores de la Universidad de Massachusetts en Amherst comparó a mujeres que tenían síntomas del SPM con otras que no padecían ningún síntoma o sólo muy leves. Llegaron a la conclusión de que el riesgo de desarrollar el SPM se reduce mucho en las mujeres que comen o beben aproximadamente 1.200 miligramos de calcio y 400 unidades internacionales de vitamina D todos los días. Muchos estudios han observado que el calcio y la vitamina D alivian el SPM, pero este en particular fue uno de los primeros en sugerir la posibilidad de que dichos nutrientes de hecho lo prevengan.

El yogur bajo en grasa contiene calcio, el cual tal vez sirva para reducir los síntomas del SPM de varias formas. Es posible que ayude a impedir las contracciones musculares que provocan cólicos, según indica el psicólogo investigador James G. Penland, PhD, quien llevó a cabo estudios sobre la relación entre el calcio y el SPM en el Centro de Investigaciones sobre la Nutrición Humana del Departamento de Agricultura de los Estados Unidos en Grand Forks, Dakota del Norte. El Dr. Penland está convencido de que el contenido en calcio de los alimentos afecta ciertas sustancias químicas y hormonas del cerebro cuya influencia en los estados anímicos está comprobada.

Si usted es sensible a la leche de vaca siempre puede recurrir a otras fuentes excelentes de calcio, como la almendra, las berzas (bretones, posarnos), el *bok choy*, el brócoli, la col rizada, el jugo de naranja (china) enriquecido con calcio y las semillas de sésamo (ajonjolí).

Algunas fuentes no lácteas de vitamina D son el salmón, la sardina, el atún, la caballa, el huevo y los cereales enriquecidos. Además, por supuesto puede obtener mucha vitamina D si todos los días se expone al sol durante 15 minutos.

(*Nota*: si encuentra en este capítulo términos que no entiende o que jamás ha visto, favor de remitirse al glosario en la página 455).

Sinusitis

LOS SENOS NASALES SON UNAS CAVIDADES ubicadas detrás de la frente, las mejillas y los ojos. Cuando están sanos se encuentran despejados y libres de mucosidades. No obstante, al obstruirse a causa de la congestion causada por un resfriado (catarro) o la gripe, se llenan de líquido y pueden infectarse con bacterias u otros organismos. Al suceder esto la presión que resulta sobre los senos nasales puede ser tan dolorosa que se siente como si se hubiera recibido un golpe en la cara.

La sinusitis es sumamente común. Más de 30 millones de adultos y niños la padecen todos los años. La infección puede durar sólo un par de semanas o bien tardar meses en quitarse. La presión sobre los senos nasales probablemente se vea acompañada de nariz tapada —tal vez con secreciones espesas—, secreción postnasal, dolor de garganta, dolor de cabeza, tos, fatiga y posiblemente fiebre.

Por fortuna son pocos los resfriados que desembocan en sinusitis, pero algunas personas son susceptibles y la contraen con más frecuencia. Los médicos suelen tratar la sinusitis con descongestionantes, atomizadores con corticosteroides y analgésicos. También es posible que sugieran un atomizador nasal con una solución salina. Si piensan que hay una infección bacteriana recetan un antibiótico.

Yo prefiero el alivio que me brindan los alimentos capaces de reforzar mi sistema inmunitario y reducir la congestión.

Alimentos curativos para la sinusitis

Los siguientes alimentos sirven de manera específica para combatir la congestión nasal, pero en vista de que los resfriados y las infecciones respiratorias pueden convertirse en sinusitis tal vez quiera observar también las sugerencias del capítulo de Resfriado y gripe (página 382).

★★**Agua con sal** No es para beberse sino para enjuagar los senos nasales como parte de una ducha nasal. El Dr. Andrew Weil, profesor de la Facultad de Medicina de la Universidad de Arizona en Tucson, recomienda disolver ¼ cucharadita de sal

OJO CON ESTOS ALIMENTOS

Se sorprenderá al averiguar que las alergias a los alimentos pueden congestionar los senos nasales, al igual que el hábito de fumar cigarrillos.

Cualquier alimento al que se tenga una alergia —ya sea el cacahuate (maní), el trigo, la leche o el pescado— puede tapar los senos nasales y producir inflamaciones. Las alergias a los alimentos provocan una reacción del sistema inmunitario que puede desencadenar la producción de mucosidad. En vista de que cualquier alimento puede causar una alergia, es importante evitar aquellos a los que sabe que les tiene una alergia.

en una taza de agua tibia para este fin. Asegúrese de que sea sal kósher o de mar en lugar de sal de mesa, ya que esta contiene unas sustancias químicas que pueden ser dañinas si se consumen todos los días.

Póngale el agua con sal a un aspirador nasal o un rinocornio (*neti pot*, una vasija pequeña con forma de tetera que se consigue en muchas farmacias), inclínese sobre un lavabo, ladee la cabeza y vierta el agua en el agujero superior de la nariz. El agua saldrá por el otro agujero de la nariz, lo cual ayudará a suavizar los mocos y le facilitará sonarse la nariz. Realice este lavado nasal cuando padezca sinusitis, un resfriado (catarro) o alguna alergia. Algunas personas incluso lo hacen todos los días para evitar la congestión.

El agua con sal ayuda a soltar las mucosidades de los senos nasales, y al reducirse la cantidad de mocos baja el riesgo de que los senos nasales se infecten. No dudaría en agregar mentas antisépticas también.

★★**Ajo y cebolla** En la casa disfruto algo que llamo "Sinusopa", una receta concebida de manera específica para mantener despejados los senos nasales. Incluye ajo, cebolla y todas las especias picantes que encuentre, como *curry* (un condimento hindú), rábano picante, chile, semilla de mostaza y pimienta negra. El ajo y la cebolla contienen grandes cantidades de quercetina, la cual reduce las inflamaciones y la congestión de la misma forma que un antihistamínico.

★★**Cítricos o su jugo** La vitamina C de los cítricos refuerza el sistema inmunitario y ayuda a defender contra las infecciones virales. Para protegerse, beba jugo de cítricos o limonada o bien coma naranjas (chinas), toronja (pomelo) o nectarinas. Si quiere conocer otras fuentes de vitamina C, pruebe la guayaba, el pimiento (ají, pimiento morrón) rojo picado, la papaya (fruta bomba, lechosa), el brócoli, la fresa, el cantaloup (melón chino), el jugo de tomate (jitomate), el mango, la papa, las verduras de la familia del repollo (col) y la espinaca. No estaría mal tampoco tomar un suplemento de vitamina C.

★★**Crucíferas** Sería bueno enriquecer la "Sinusopa" mencionada anteriormente con crucíferas, es decir, cualquier miembro de las familias del repollo y de la mostaza. Despejan los senos nasales y ofrecen el beneficio adicional de incluir propiedades antisépticas y anticancerígenas. Las berzas (bretones, posarnos), el brócoli, las coles (repollitos) de Bruselas, el colinabo (un repollo con forma de nabo), el mastuerzo, el nabo, el rábano y el repollo pertenecen a esta categoría.

★★**Mentas y mentol** En el verano me gusta tomar tés mentolados e inhalar mentol para despejarme los senos nasales. Incluso he llegado a meterme una ramita de alguna menta aromática en la nariz cuando tengo sinusitis, la cual a veces me da después de un ataque de fiebre del heno. En alguna parte tengo una fotografía de un médico neozelandés que durante una visita al huerto de plantas medicinales se metió una menta rastrera llamada hiedra terrestre en la nariz en medio de la nieve decembrina. Es posible que el mentol, que está presente en muchos tipos de menta, así como la clorofila ubicua, la cual se encuentra en todas las plantas verdes incluyendo las mentas verdes, ayuden a despejar los senos nasales. También puede beneficiarse de tomar té de menta (hierbabuena) y de comer chicle (goma de mascar), golosinas, jalea y salsas de menta. No le sugeriré meterse una ramita de menta en la nariz porque sé que es indecoroso. . . pero funciona.

★★**Orégano** Esta hierba culinaria está repleta de compuestos antihistamínicos, antisépticos y antioxidantes y me gusta recurrir a ella para aliviar la congestión de los senos nasales. Este año, después de la primera luna llena de la primavera, se me empezó a tapar la nariz, así que salí a mi jardín congelado para recoger un poco de orégano seco viejo. Aún estaba aromático y conservaba sus propiedades medicinales. Lo herví con apio y jugo de limón para preparar un brebaje al que le digo "Ayudacelerada". Al combinar tres alimentos potentes en una sola bebida logré sumar 10 compuestos antihistamínicos por parte del orégano, 12 del apio y por lo menos 15 del limón.

No obstante, si sólo tiene orégano a la mano prepare una infusión caliente con esta hierba e inhale el aroma una vez servida. También puede agregar aceite esencial de orégano a una loción o a algún aceite vegetal para darse masajes.

★**Frutas, verduras y frijoles** En el cuerpo humano, los flavonoides, unos fitoquímicos de los que hay muchos en las frutas, las verduras y los tés, impiden la liberación de la histamina, la sustancia química que provoca la congestión de los senos nasales y los síntomas de las alergias. Muchas frutas y verduras también contienen vitamina A, la cual puede proteger contra las infecciones virales. Asegúrese de consumir muchas zarzamoras, arándanos, uvas rojas, frambuesas, fresas, ciruelas, repollo (col) colorado, cebollas moradas, manzanas, albaricoques (chabacanos, damascos), perejil, tomillo, orégano, chile, limones, cebollas, col rizada, puerros (poros), brócoli y frijoles (habichuelas). El vino tinto, los tés verde y negro y el chocolate oscuro también contienen flavonoides.

★**Rábano picante y otros condimentos picantes** Se lo agrego a la "Sinusopa" y se lo recomiendo a cualquiera que quiera combatir la sinusitis. Todos los condimentos picantes, entre ellos el chile en polvo, el jengibre y la pimienta, sirven para destapar los senos nasales.

★**Piña** De acuerdo con algunos naturópatas, la enzima bromelina contenida en la piña (ananá) puede ayudar a aliviar los casos graves de sinusitis. En fechas recientes no se han llevado a cabo muchas investigaciones sobre la bromelina para este fin, pero varios estudios de los años 60 indican que alivia los síntomas. Los estudios utilizaron suplementos de bromelina con capa entérica. Sin embargo, independientemente de que la bromelina sirva o no contra la sinusitis, existe otra razón para consumir piña: una taza de piña en trozos contiene 79 miligramos de vitamina C, un remedio poderoso para ayudar a evitar las infecciones.

★**Té no herbario** Sólo un alimento, la cebolla, supera el té no herbario en cuanto a su contenido de quercetina, un antihistamínico que ayuda a destapar los senos nasales obstruidos. También encontrará quercetina en el girasol, la manzana, el arándano agrio, el ajo, la col rizada, el repollo (col) y la pimienta de Cayena.

(*Nota*: si encuentra en este capítulo términos que no entiende o que jamás ha visto, favor de remitirse al glosario en la página 455).

Directo del botiquín herbario

Las hierbas medicinales sirven para combatir las infecciones y de manera específica para ayudar a reducir la congestión causada por la sinusitis. He aquí mis recomendaciones.

Eucalipto (*Eucalyptus globulus*) El eucalipto sirve como remedio antiinflamatorio, antioxidante y descongestionante para mejorar los problemas de los senos nasales. En el 2004, un grupo de investigadores les dieron unas cápsulas que contenían cineol, el ingrediente principal del aceite de eucalipto, a 76 personas con sinusitis. Otras 76 personas con sinusitis recibieron un placebo. Al cabo de 7 días de ingerir 100 miligramos de cineol tres veces al día, la mayor parte de las personas de este grupo —el 92 por ciento— reportaron una mejoría con respecto a más de la mitad de sus síntomas. En el grupo que tomaba el placebo, sólo el 45 por ciento de las personas reportaron una mejoría semejante. Por medio de exámenes por ultrasonido se confirmó que la hinchazón y los líquidos habían desaparecido de los senos nasales de las personas que tomaban cineol, mientras que sólo el 51 por ciento de las personas en el grupo que tomaba el placebo experimentó una mejoría semejante.

Para inhalar el eucalipto, frótese las sienes con una mezcla de aceite esencial de eucalipto y aceite vegetal o agregue una pequeña cantidad de aceite esencial al agua del baño. Asegúrese de no tragar el aceite, porque puede tener efectos tóxicos.

También puede triturar hojas de eucalipto y de menta (hierbabuena), mojarlas con agua y usarlas para frotarse el pecho o para introducírselas suavemente a la nariz. Asimismo le recomiendo tomar un té de hojas de eucalipto y hojas de cualquier tipo de menta.

Ginsén siberiano (*Eleutherococcus senticosus*) y andrografis (*Andrographis paniculata*) Diversas investigaciones indican que estas dos hierbas pueden sustituir los antibióticos para tratar las infecciones de los senos nasales y la garganta. Dentro del marco de un estudio que reunió a 185 participantes con sinusitis o infecciones de las vías respiratorias superiores, los investigadores les dieron 12 tabletas que contenían 85 miligramos de andrografis y 10 miligramos de ginsén siberiano a la mitad de estas personas diariamente durante 5 días. La otra mitad recibió un placebo. Las personas que tomaron las hierbas experimentaron una mejoría significativa en su dolor de cabeza, dolor de garganta, catarro y fatiga.

Hidraste (sello dorado, acónito americano, *Hydrastis canadensis*) y equinacia (equiseto, *Echinacea* spp.) Estas hierbas se combinan con frecuencia en preparados herbarios para reforzar el sistema inmunitario y ambas se conocen por ser antibióticos poderosos que combaten las infecciones. Puede ingerirlas en forma de cápsulas o de té.

Sobrepeso

EN LOS ESTADOS UNIDOS, EL SOBREPESO ES un gran problema. . . y un gran negocio.

Leí que los habitantes de este país gastan $35 mil millones de dólares al año en productos para bajar de peso. Es mucho dinero para despilfarrarlo en píldoras y en trucos que no funcionan. Así es: son ineficaces. Lo sé porque de acuerdo con las estadísticas el problema está empeorando. A lo largo de las últimas cuatro décadas los casos de sobrepeso y de obesidad han subido a más del doble en los Estados Unidos, ¡por lo que dos de cada tres personas se han vuelto susceptibles de sufrir todos los problemas de salud que el exceso de peso puede acarrear! Es una lástima, porque la clave para bajar de peso es bastante sencilla: hay que consumir menos calorías de las que se gastan en actividades físicas.

Es posible lograrlo fácilmente si se comen porciones razonables de comidas compuestas principalmente por frutas, verduras, legumbres, cereales integrales o frutos secos y se realiza algo de actividad física todos los días, o por lo menos casi todos los días. Los alimentos que siguen pueden acelerar aún más la pérdida de peso.

Alimentos curativos para el sobrepeso

★★★**Frijoles y otros alimentos con mucha fibra** Bajar de peso no siempre es cuestión de comer menos. De hecho, a veces hay que comer más. Consumir frijoles (habichuelas), cereales integrales y otros alimentos derivados de plantas, por ejemplo, puede intensificar los efectos de un programa para bajar de peso.

Aunque el cuerpo no la digiera hay muchas razones por las que la fibra es útil para una dieta centrada en bajar de peso. En primer lugar se encuentra principalmente en alimentos derivados de plantas, los cuales suelen ser bajos en calorías y en grasa a la vez que su consumo requiere de más tiempo y esfuerzo que el de los alimentos procesados bajos en fibra, como las papas a la francesa, así que la tendencia a excederse con ellos es menor. Asimismo, la fibra tiene mucho volumen y permanece en el estómago por más tiempo, por lo que ayuda a crear una sensación de saciedad.

Las mujeres deben consumir entre 21 y 25 gramos de fibra al día y los hombres necesitamos entre 30 y 38 gramos. Diversos estudios han comprobado que las personas que ingieren más fibra tienen un menor índice de obesidad. Además, algunas investigaciones demuestran que al agregar 14 gramos de fibra a sus dietas los participantes consumieron un 10 por ciento menos calorías y bajaron 4 libras (2 kilos) más a lo largo de aproximadamente 4 meses; los resultados fueron aún más impresionantes al tratarse de personas obesas.

Según el muy útil banco de datos sobre nutrientes del Departamento de Agricultura de los Estados Unidos, los siguientes alimentos —entre muchos más— son buenas fuentes de fibra. Las cantidades se indican en gramos.

1 taza de frijoles blancos pequeños—19

1 taza de lentejas—16

1 taza de salvado de avena—15

1 taza de dátiles—14

1 taza de frambuesas—11

★★★**Pimienta de Cayena** Si la comida está lo bastante picante probablemente le haga sudar —y tal vez incluso queme algunas calorías— como si se hubiera hecho ejercicio. Se ha observado en investigaciones científicas que se pueden quemar más calorías y reducirse la sensación de hambre después de comer al agregar entre 6 y 10 gramos de pimienta de Cayena a una comida o bien consumir 28 gramos a lo largo del día (6 gramos equivalen más o menos a una cucharada). Se trata de mucha pimienta picante y es posible que, si consume esa cantidad, termine tan preocupado por el ardor en la boca que no tenga ni oportunidad de pensar en el hambre. Sin embargo, quizá valga la pena intentarlo.

★★★**Té no herbario** Además de la leche descremada, otra bebida buena para bajar de peso parece ser el té no herbario, en particular el verde. Dentro del marco de un estudio pequeño realizado en 1999, un grupo de hombres que tomaron un extracto de té verde gastaron más energía y quemaron más grasa a lo largo del día que quienes no tomaron el extracto. Consumir cafeína no proporcionó estos beneficios. Por lo tanto, los investigadores llegaron a la conclusión de que el té verde estimula el metabolismo y el proceso de quemar grasa independientemente de la cafeína que contiene. De acuerdo con otro estudio, unos hombres que tomaron una taza y media de té *oolong* diariamente a lo largo de 12 semanas redujeron la medida de su cintura y su cantidad de grasa corporal.

Diversas investigaciones han observado que el extracto de té verde es termogénico, es decir, que acelera el metabolismo, lo cual hace que uno pierda más peso. Tal efecto puede deberse a varios componentes, entre ellos la cafeína, el galato de epigalocatequina, la miricetina y la quercetina. De acuerdo con un estudio realizado en el 2008 en Tailandia, el té verde puede reducir el peso corporal en personas con sobrepeso, en parte porque queman más energía y, por lo tanto, calorías.

Sustituir algunos de sus gaseosas diarias —ya sea de dieta u otros— por té pudiera ser una idea buena si está intentando bajar de peso.

★★**Almendra** Bajar de peso exige controlarse mucho a la hora de comer, así que se agradecen opciones sabrosas como la almendra para perder algunas libras (o kilos) de más. Dentro del marco de un estudio realizado en el 2003 y descrito en la revista médica *International Journal of Obesity*, 65 adultos con sobrepeso y obesos siguieron una de dos dietas durante 6 meses. Algunos siguieron una dieta en la que el 39 por ciento de las calorías provenían de las grasas (en su mayoría grasas monoinsaturadas "buenas") y el 32 por ciento de las calorías provenían de los carbohidratos, además de comer 3 onzas (84 g) de almendras al día. El otro grupo obtuvo el 18 por ciento de sus calorías de las grasas y el 53 por ciento de los carbohidratos. Por lo demás, ambos grupos consumieron el mismo número bajo de calorías al día y obtuvieron el mismo porcentaje de calorías de fuentes proteínicas.

El grupo que comió almendras bajó un 62 por ciento más de peso en general, un 50 por ciento más de peso de la cintura y un 56 por ciento más masa de grasa que el otro grupo. Es posible que el fruto seco le haya ayudado a la dieta más alta en grasa a aumentar la sensación de saciedad de estas personas. No obstante, si decide comer almendras no vaya a exagerar, pues una onza (28 g o 23 almendras) contiene 163 calorías.

★★**Brócoli y otros alimentos ricos en cromo** Es posible que haya visto los anuncios que promueven el picolinato de cromo (*chromium picolinate*) como suplemento para bajar de peso. Se trata de una combinación de los oligominerales cromo y ácido picolínico, un derivado del triptofano, y en realidad no sabemos si funciona. No resultaron concluyentes varios estudios del suplemento. ¿Ayudaría consumir cantidades razonables de cromo a través de los alimentos? Tal vez, y no haría daño intentarlo. Algunas fuentes alimenticias buenas y bajas en calorías, empezando desde la mejor, serían el vinto tinto, el brócoli, el jugo de uva, el ajo y la papa (sin mantequilla ni otros aderezos con grasa).

★★**Huevos y otros alimentos proteínicos** Asegúrese de incluir una fuente de proteínas en sus meriendas o comidas. Coma un huevo con su pan tostado por la mañana o un poco de queso bajo en grasa con sus galletas. A manera de alternativa puede comer mucha soya, frijoles y arroz, los cuales son buenas fuentes vegetales de proteínas. Las proteínas crean una sensación de mayor saciedad y ayudan a conservarla durante varias horas después de haber comido, lo cual significa que la tentación de volver a comer en un buen rato disminuye.

★★**Productos lácteos** El calcio no sólo es importante para engrosar los huesos sino que tal vez también adelgace la cintura. Al analizar los datos obtenidos de una encuesta alimenticia nacional, un grupo de investigadores descubrió que el riesgo de padecer sobrepeso baja en un 85 por ciento en las personas que consumen la mayor cantidad de calcio. Otro análisis de estudios previos observó que por cada 300 miligramos que aumenta el consumo diario de calcio, el peso corporal de adultos baja entre 5 y 6 libras (entre 2,25 y 2,75 kilos).

Además, en un estudio realizado en el 2005 los investigadores asignaron una de tres dietas a 32 adultos obesos durante 6 meses: una dieta reducida en calorías que incluía entre 400 y 500 miligramos de calcio dietético, la misma dieta más 800 miligramos de suplementos de calcio o bien una dieta reducida en calorías que incluía entre 1.200 y 1.300 miligramos de calcio a través de tres raciones diarias de productos lácteos. Las personas que seguían la dieta básica perdieron el 6,4 por ciento de su peso corporal, ¡pero las que seguían la dieta alta en calcio perdieron el 8,6 por ciento y las de la dieta con muchos productos lácteos perdieron el 10,9 por ciento! Estas diferencias también se reflejaron en la cantidad total de grasa perdida por las personas, así como en la cantidad de grasa que perdieron en la región de la panza.

Es posible que ingerir más calcio estimule las células en las que se deposita la grasa a guardar menos y descomponer más grasa, lo cual es bueno para el peso corporal. También es posible que el calcio ayude al ligarse a los ácidos grasos en el colon, evitando así que el cuerpo los absorba, de manera que la grasa abandona el cuerpo junto con las heces.

Diversas investigaciones indican que el calcio de los productos lácteos es más útil que el de los suplementos, así que procure incluir muchos alimentos lácteos descremados o bajos en grasa en su dieta todos los días. Las siguientes son algunas fuentes buenas, medidas en miligramos:

8 onzas (225 g) de yogur: 415

3 onzas (84 g) de sardinas con hueso: 324

1,5 onzas (42 g) de queso *Cheddar*: 306

8 onzas (240 ml) de leche descremada: 302

½ taza de *tofu* firme preparado con calcio: 204

Algunos alimentos de origen vegetal que contienen calcio son los frijoles de soya y blanco, las hojas de nabo y el jugo de naranja (china) enriquecido con calcio.

(*Nota*: si encuentra en este capítulo términos que no entiende o que jamás ha visto, favor de remitirse al glosario en la página 455).

Tinnitus

EL TINNITUS O ACÚFENOS, UNA PALABRA SENCILLA que abarca toda una variedad de afecciones y una multitud de causas, afecta a unos 50 millones de personas radicadas en los Estados Unidos, según la Asociación Estadounidense del Tinnitus (o *ATA* por sus siglas en inglés); 12 millones de esos casos son tan graves que los afectados recurren a tratamientos médicos.

Según mi amigo el Dr. Alan Tilotson, padecer tinnitus significa escuchar un sonido —ya sea un zumbido, un siseo, un silbido, un rugido, un piar o una especie de timbrazo— sin que exista una fuente concreta que lo produzca. Si alguna vez ha salido de un concierto de rock o de un evento deportivo con "un zumbido en los oídos", tiene experiencia de primera mano (y espero que temporal) con el tinnitus.

Tenga presente que el sonido identificado como tinnitus varía entre un paciente y otro. Puede aparecer y desaparecer o ser constante; puede tratarse de un ruido sutil de fondo que sólo se percibe en un lugar silencioso o puede resultar tan molesto que no deja pensar. Este último caso corresponde a más o menos dos millones de personas en los Estados Unidos, de acuerdo con la ATA, y el estrépito permanente en su cabeza les dificulta llevar a cabo las actividades de la vida diaria.

El tinnitus puede tener múltiples causas, como la pérdida de la audición inducida por el ruido (por todos esos conciertos), la obstrucción del canal auditivo por cerumen, las infecciones, la inflamación, la enfermedad de Ménière (un trastorno del oído interno), la otosclerosis (la formación de hueso nuevo en el oído interno), la mala alineación de la mandíbula, la presión arterial alta (hipertensión), la arteriosclerosis o ciertos medicamentos. La aspirina, los sedantes y los antibióticos también pueden causar tinnitus.

En algunos casos es posible tratar la causa —quitando el cerumen, por ejemplo, o dándole tratamiento a la infección—, por lo que el tinnitus se reduce o incluso desaparece por completo. Los ruidos fuertes, por el contrario, dañan o destruyen los cilios, una especie de hilitos sensibles en el oído interno, y la pérdida de audición que resulta de ello es permanente, al igual que el tinnitus que la acompaña.

¿Qué se puede hacer para prevenir el tinnitus, que no sea ponerse tapones en los oídos desde que amanece hasta el anochecer? Revisemos el menú para ver qué se ofrece.

Alimentos curativos para el tinnitus

★★**Almeja** El cuerpo no necesita mucha vitamina B_{12} —sólo 6 microgramos, de acuerdo con la Dirección de Alimentación y Fármacos—, pero eso no significa que todos cubramos esta necesidad. La insuficiencia de la vitamina B_{12} puede causar tinnitus crónico, así como pérdida de la audición inducida por el ruido. En un estudio se comprobó que casi la mitad de los participantes que padecían tinnitus o pérdida de la audición inducida por el ruido sufrían una insuficiencia de la vitamina B_{12}. La almeja está repleta de la vitamina B_{12}: 3 onzas (84 g) de almeja contienen 42 microgramos de la vitamina, o sea, siete veces el Valor Diario. La ostra (ostión), otro molusco, también cuenta con una provisión saludable de la vitamina B_{12}: casi 14 microgramos por 3 onzas. Las plantas no fabrican esta vitamina, aunque si consume verduras sin lavar sacadas directamente del huerto recibirá un poco de este nutriente por los insectos que aún residen sobre ellas y su excremento.

★★**Espinacas, verduras de hoja y frijoles** En unas investigaciones que llevaron a cabo en el 2003, un grupo de científicos japoneses descubrió que el tinnitus no causado por pérdida de la audición viene acompañado de un nivel bajo de zinc. Los vegetarianos tendrán que esforzarse más que los amantes de los mariscos para cubrir el Valor Diario de 15 miligramos recomendada por la Dirección de Alimentación y Fármacos.

★★**Nuez de la India, pacana, almendra y otros frutos secos** Además de constituir buenas fuentes de zinc —una taza de pacanas picadas, almendras enteras o cacahuates (maníes) crudos contiene casi 5 miligramos, mientras que una taza de nuez de la India (anacardo, semilla de cajuil, castaña de cajú) cuenta con más de 7,5 miligramos—, los frutos secos y las legumbres también nos proporcionan cantidades impresionantes de magnesio, en cuyo caso el Valor Diario son 400 miligramos. Esa misma taza de nuez de la India brinda 356 miligramos, casi la cantidad correspondiente a todo un día. Las almendras contienen 383 miligramos de magnesio, mientras que el cacahuate tiene 245 miligramos; y la pacana, 132 miligramos.

¿Por qué habría de preocuparse por el magnesio? Se ha demostrado en investigaciones científicas que el consumo de una mayor cantidad de magnesio puede restringir la pérdida de la audición ocasionada por la exposición al ruido, lo cual a su vez puede afectar las posibilidades de desarrollar el tinnitus.

★★**Ostras, carne roja, mariscos** De hecho, yo prefiero las ostras fritas (no logro pasar las limpias [es decir, crudas] aunque sean más saludables). Quisiera saber cuántos ácidos grasos omega-3 contienen. En las investigaciones que llevaron a cabo en el 2003, un grupo de científicos japoneses descubrió que el tinnitus no causado por la pérdida de la audición viene acompañado de un nivel bajo de zinc. El Valor Diario fijado por la Dirección de Alimentación y Fármacos para el zinc son 15 miligramos diarios, una cantidad que se cubre fácilmente si la dieta incluye ostras (32 miligramos por ración de 3 onzas/84 g de ostras crudas).

Si bien otras carnes no ofrecen tanto zinc como la ostra, pueden acercarlo a uno a la meta establecida por el Valor Diario: la hamburguesa, por ejemplo, contiene 4 miligramos de zinc por ración de 3 onzas, mientras que 100 gramos de vieiras (escalopes) o langosta cuentan con 3 miligramos. Los vegetarianos pueden recurrir a los frijoles (habichuelas) refritos, ya que una taza contiene 3,5 miligramos de zinc, pero haría falta consumirlos en grandes cantidades —una libra (450 g)— para cubrir el Valor Diario. Creo que preferiría tomar un suplemento de zinc bien preparado o unas ostras fritas que ingerir una libra de frijoles, ciruela seca o espinacas.

(*Nota*: si encuentra en este capítulo términos que no entiende o que jamás ha visto, favor de remitirse al glosario en la página 455).

Tos

ES DIFÍCIL PASAR EL DÍA cuando se tiene una tos persistente, y la noche puede resultar aún más dura. Para empeorar las cosas, la tos que acompaña un resfriado (catarro) puede prolongarse hasta por 3 semanas. Se trata de la razón más común por la que las personas consultan al médico; de acuerdo con la Asociación Estadounidense de

Médicos del Tórax, aproximadamente 29,5 millones de visitas al consultorio médico corresponden a este motivo cada año en los Estados Unidos.

No sorprende que los estadounidenses gastemos miles de millones de dólares en medicamentos vendidos sin receta para combatir la tos. ¡Cuando se siente uno tan mal hace falta aliviarse! Desafortunadamente les tengo una mala noticia: esos jarabes de colores que se encuentran en los frascos de los estantes de la farmacia no sirven. Se ha demostrado en varios estudios que el dextrometorfano, el ingrediente más común en los supresores de tos vendidos sin receta, no es más eficaz que el placebo.

En el 2006, la Asociación Estadounidense de Médicos del Tórax emitió la recomendación de que se deje de tomar jarabes para la tos vendidos sin receta para tratar la bronquitis y, en vista de que una sobredosis de medicina para la tos puede dañar o incluso causar la muerte en los niños, *nunca* hay que dar un supresor para la tos vendido sin receta a los menores de 15 años.

Es hora de dar a conocer una buena noticia. Existen muchos remedios derivados de plantas que sirven para ayudar a aliviar la tos. Si la tos resulta muy persistente incluso después de haber probado los remedios caseros es buena idea pedir una evaluación médica. Muchas veces la causa es un resfriado, pero la tos crónica puede ser indicio de algo más grave. Un estudio llevado a cabo por un grupo de investigadores de la Clínica Mayo descubrió que la tos crónica era señal de sinusitis en más de la tercera parte de los pacientes a los que estudiaron. De acuerdo con los investigadores, las primeras tres causas de la tos crónica en estas personas eran las alergias, el reflujo ácido y la sinusitis.

Alimentos curativos para la tos

He aquí algunos alimentos que sirven de manera específica para aliviar la tos. No obstante, si en su caso la tos se debe a un resfriado (catarro) o la gripe, la bronquitis o la sinusitis, vea los capítulos correspondientes para encontrar más remedios.

★★★**Ajo** El ajo es un alimento curativo importante que no debe pasarse por alto si se tiene tos. Chris Deatherage, ND, un naturópata que vive en una zona rural de Missouri, recomienda combinarlo con la hidroterapia para tratar la candidiasis, la faringitis bacteriana, la fiebre, la gripe, la neumonía, el resfriado y la tos. Aconseja una terapia de fiebre, la cual consiste en que los pacientes se den un baño caliente durante 25 minutos para provocar una fiebre de 102°F (38,9°C). Mientras estén sumergidos en el agua deben tomar jugo de zanahoria con equinacia (equiseto) y ajo crudo. Si los pacientes están muy enfermos les indica que ingieran tres dientes de ajo mezclados con entre 4 y 6 onzas de jugo de zanahoria cada 2 horas.

El Dr. Deatherage no es el único en recomendar el ajo. Jill Stansbury, ND, del Colegio Nacional de Medicina Naturopática de Portland, Oregon, les indica a sus estudiantes que combinen el ajo con "hierbas pulmonares" como la yerba santa y la fárfara (tusílago) para tratar la tos.

★★★**Caldo de pollo** Si la tos se debe a un resfriado, el caldo de pollo ayuda a mantener hidratado el cuerpo, mejora la respuesta inmunitaria, proporciona los antioxidantes que el cuerpo necesita para luchar contra el virus, ayuda a despejar el organismo de mucosidad y reduce la inflamación. De acuerdo con un estudio llevado a cabo por un grupo de investigadores del Centro Médico de la Universidad de Nebraska, el caldo de pollo reduce el índice de movimiento de los neutrófilos en la sangre, lo cual en su opinión hace que disminuya la actividad que produce la inflamación y los síntomas del resfriado en el tracto respiratorio.

★★★**Clavo** Esta especia es popular en Sri Lanka y al norte de la India y obtiene buenos resultados en la búsqueda de remedios para aliviar la tos que realicé en mi banco de datos. Los habitantes de la India chupan clavos enteros cuando padecen una tos con cosquillas en la garganta. La especia color café rojizo consiste en los capullos secos de una flor y se vende entera o molida.

★★★**Jengibre** El jengibre es un remedio popular tradicional que ayuda a suprimir la tos, reducir el dolor y bajar la fiebre. Además, contiene unas sustancias químicas llamadas sesquiterpenos que combaten los rinovirus, el tipo más común de virus del resfriado (catarro). Yo les agrego jengibre a los caldos —de pollo o de otros— y vierto agua hirviendo sobre ralladuras frescas de jengibre para preparar té.

★★★**Miel** La miel es un remedio curativo poderoso que se utiliza en diversas culturas de todo el mundo. En el caso de la tos y los resfriados, recubre la garganta y ayuda a aliviar las irritaciones. Asimismo tiene propiedades antioxidantes y antimicrobianas que ayudan a combatir las infecciones causadas por los virus, las bacterias y los hongos.

Un grupo de investigadores de la Facultad de Medicina de la Universidad Estatal de Pensilvania les pidió hace poco a los padres de 105 niños que padecían tos por la noche a causa de infecciones del tracto respiratorio superior que antes de acostarse les dieran ya sea miel de alforjón (una miel oscura que contiene muchos antioxidantes), un supresor para la tos con sabor a miel vendido sin receta o nada. De acuerdo con los padres de estos niños, la miel fue el tratamiento más eficaz.

Asegúrese de no darles miel a los niños menores de 1 año de edad, ya que existe el riesgo de producir botulismo infantil, cuya causa es un tipo de espora que puede contaminar la miel en presencia de suciedad y polvo. Esta espora llega a causar problemas graves de respiración e incluso la muerte. Además, tenga presente que la miel puede promover la caries dental, así que sólo utilícela en caso de necesidad. Y si padece diabetes vigile su nivel de glucosa en la sangre al tomar miel, ya que tal vez tienda a elevarse.

★★**Chocolate oscuro** Un ingrediente del chocolate, la teobromina, puede ayudar a parar en seco la tos.

Un grupo de investigadores del Instituto Nacional del Corazón y el Pulmón en Londres llevaron a cabo dos estudios sobre la teobromina, uno con animales y uno con seres humanos. En la investigación que involucró a conejillos de Indias, expusieron los animales a ácido cítrico por 3 minutos para hacerlos toser. Luego los trataron con teobromina o codeína y nuevamente los expusieron a ácido cítrico una hora después. La teobromina resultó eficaz para impedir la tos por un tiempo de hasta 4 horas.

En el estudio con seres humanos, 10 voluntarios recibieron capsaicina para inducir la tos y luego tomaron teobromina, codeína o un placebo tres veces a intervalos. Hizo falta un tercio más de capsaicina para provocar la tos después de que los participantes tomaron teobromina que después de que tomaron el placebo.

De acuerdo con los investigadores, la teobromina suprime la actividad del nervio vago que causa la tos. Es más, no produce efectos secundarios.

El chocolate oscuro o el cacao contienen las cantidades más altas de teobromina, pero tenga presente que el contenido varía según la semilla de cacao que se utilice. Los investigadores les dieron 1.000 miligramos de teobromina a las personas que participaron en su estudio, una cantidad mucho mayor a los 184 miligramos que contiene una barra de chocolate *Special Dark* de Hershey's de 1,45 onzas (40 g). Algunos investigadores han señalado que 1,76 onzas (50 g) de chocolate oscuro llegan a contener hasta 519 miligramos de teobromina.

Otra cosa que debe tenerse presente es que el chocolate contiene mucha grasa y calorías. La barra de Hershey's de 1,45 onzas suma 218 calorías y 13 gramos de grasa.

★★**Fruta fresca y soya** Un grupo de investigadores comparó las dietas de 49.140 hombres y mujeres en China con la incidencia de tos y de flemas y descubrieron que entre más frutas y productos de soya consumían, menos síntomas tenían. De acuerdo con otro estudio, la fibra que se obtiene de la fruta mejora la salud de los pulmones a la vez que reduce las flemas y los accesos de tos.

Además de la fibra, los investigadores piensan que los flavonoides, que se encuentran en los productos de la soya y en frutas como la manzana y la pera, tal vez también mejoren el funcionamiento de los pulmones. Muchas frutas, como la naranja (china) y la fresa, también contienen vitamina C, un antioxidante cuya capacidad para lograr una reducción del 23 por ciento en los síntomas de la tos, en promedio, ha sido comprobada.

Aconsejo incorporar todo tipo de frutas a la dieta diaria, entre ellas la naranja, la toronja (pomelo), la manzana, la pera, la uva, el melón, el kiwi, la piña (ananá), el melocotón (durazno), la ciruela, el albaricoque (chabacano, damasco) y las bayas.

★★**Rábano picante** Si aguanta el picante, coma rábano picante u otros alimentos picantes, como la mostaza picante o el *wasabi* (un condimento japonés), varias veces al día. Volverán líquidas las flemas y ayudarán a aliviar la tos.

★★**Jugo de piña** En su guía sobre la medicina alternativa, Burton Goldberg sugiere tomar jugo de piña (ananá) con miel para controlar la tos. La piña contiene bromelina, una enzima que funciona, según se piensa, como antiinflamatorio y ayuda a aliviar las infecciones de los senos nasales. Agregar miel a la bebida activa la bromelina.

★★**Limón** Christopher Hobbs, un herbolario californiano de la cuarta generación y el autor de varios libros sobre la medicina herbaria, sugiere tomar una fórmula específica —que a mí me parece que vale la pena— dos o tres veces al día para combatir la tos. Agregue 2 cucharaditas de cáscara de limón orgánico, 1 cucharadita de salvia y ½ cucharadita de tomillo a agua hirviendo y déjelos remojando durante 15 minutos. Luego agregue el jugo de medio limón y 1 cucharada de miel. Acuérdese de que la cáscara de limón debe ser de cultivo orgánico, ya que los pesticidas que se utilizan con los cítricos son sumamente difíciles de eliminar al lavar la fruta.

★★**Manzanilla** El té de manzanilla está lleno de compuestos que ayudan a remediar la tos, el resfriado, la gripe o la bronquitis, sobre todo si la manzanilla proviene de Roma o de Hungría. Mientras ponga a hervir el agua inhale el aroma de las flores y dirija el vapor del té hacia usted con cuidado después de haberles vertido el agua hirviendo encima. Tanto inhalar el vapor como beber el té pueden servir.

★★**Menta** Inhalar aceites esenciales como el de menta (hierbabuena) cs un conocido remedio para respirar con mayor facilidad cuando se tiene la nariz tapada por un resfriado (catarro), la gripe o una infección de los senos nasales. No obstante, la menta también puede ayudar contra la tos. Las gárgaras con té de menta, las pastillas de menta y las tabletas de menta que se disuelven en la boca (*troches*) ayudan a calmar el dolor de garganta y a parar la tos.

No obstante, una advertencia: nunca vaya a ingerir el aceite de menta. Si bien no causa daño si se inhala, es tóxico y no debe ingerirse nunca. Además de la menta, el eucalipto, el hinojo, el mentol y el tomillo pueden tomarse de la misma forma para ayudar contra la tos. Otra buena opción son los productos hechos del bálsamo de tolú, el cual proviene de un árbol amazónico. Se consiguen por internet, pero son muy caros.

Según cuál sea la causa específica de la tos, algunos alimentos pueden empeorarla. Téngalos presentes al buscar un remedio.

Los alimentos que provocan el reflujo ácido. El reflujo ácido puede provocar una tos crónica, así que es una buena idea evitar los alimentos que le produzcan acidez (agruras, acedía) si padece una afección conocida como la enfermedad por reflujo gastroesofágico. Es posible que entre ellos figuren el alcohol, el chocolate, los alimentos ácidos y los que contienen mucha grasa.

Los alimentos que contienen grasa y azúcar. Los alimentos con poco valor nutritivo no le ayudarán a evitar las enfermedades que provocan la tos, como el resfriado (catarro), la gripe, la bronquitis y la sinusitis. Asegúrese de retacar su alimentación cotidiana con alimentos saludables que refuercen la inmunidad, en lugar de otras opciones llenas de grasa y de azúcar.

Los productos lácteos. Es posible que los productos lácteos incrementen la acumulación de mucosidad en las vías respiratorias, lo cual empeora la tos. Evitarlos puede servir.

★★**Pasta de ciruela** Cuando se padece una tos seca, Goldberg también sugiere la pasta de ciruela *umeboshi*, un puré que se prepara con la ciruela *ume* del Japón. Sirve para untar, para agregar a los aliños (aderezos) para ensalada o para acompañar el *sushi*.

★★**Pimienta negra y chile** La pimienta negra que se le pone al caldo de pollo es una de las razones por las que alivia la tos y la congestión. Los habitantes de la India hacen gárgaras con una solución de pimienta negra para aliviar el dolor de garganta.

El chile puede ayudar a aliviar la tos al dilatar los vasos sanguíneos, reducir la congestión y contribuir a despejar las mucosidades. El Dr. Irwin Ziment de la Facultad de Medicina de la Universidad de California en Los Ángeles recomienda comer un chile al día.

★★**Salvia** Tal vez ya la utilice para condimentar la carne o el relleno del pavo (chompipe) en el Día de Acción de Gracias, pero la salvia también es una buena manera de combatir la tos. En Hungría esta hierba se utiliza con intenciones medicinales para este fin. El extracto de salvia es antiséptico y contiene flavonoides que inhíben la histamina.

★**Baya de saúco** Los naturópatas destacan esta baya por su eficacia para combatir la tos, el resfriado (catarro), el síndrome de Epstein-Barr, la fiebre y las alergias. Contiene dos ingredientes que combaten el virus de la gripe. Si bien ingerir la mermelada de baya de saúco o tomar el vino de baya de saúco siempre es una opción, la hierba también se encuentra en el *Sambucol*, un remedio vendido sin receta en forma de gotas o de tabletas masticables.

★**Cebolla** La cebolla se aprovecha tradicionalmente en cataplasmas (emplastos, fomentos) para tratar la neumonía, la difteria (garrotillo) y otras enfermedades e incluso para preparar un jarabe casero para la tos. Algunas personas realmente parecen beneficiarse, además, de comerla. En 1995 di una conferencia ante más de 100 médicos en el Hospital Flower de Toledo, y uno de ellos me contó que varias décadas antes había un paciente libanés con tuberculosis en un sanatorio. Cuando el paciente encontró una carga de cebollas desechadas, comió y disfrutó varias al día y se recuperó totalmente en un mes.

Resulta interesante que una hierba con olor a cebolla de Panamá y del Perú, la petiveria, tenga la reputación popular de servir para tratar la neumonía. El difunto Richard Evans Schultes, PhD, famoso a nivel mundial como el padre de la etnobotánica, relató cómo los indígenas de la región del Amazonas toman las hojas de la petiveria machacadas con jugo de limón y una gota de queroseno para tratar la neumonía.

(*Nota*: si encuentra en este capítulo términos que no entiende o que jamás ha visto, favor de remitirse al glosario en la página 455).

Directo del botiquín herbario

Agregar unas cuantas hierbas medicinales a la protección diaria contra la tos puede brindar aún más alivio. Si la tos fue provocada por la bronquitis, un resfriado (catarro) o la gripe o bien por la sinusitis, encontrará más remedios herbarios en los capítulos correspondientes.

Llantén (*plantain, Plantago major*) Esta hierba contiene ácido silícico, el cual ayuda a aumentar la resistencia a las infecciones.

Olmo (*Ulmus rubra*) La Dirección de Alimentación y Fármacos considera el olmo (olmo americano, olmedo) una hierba eficaz e inofensiva para calmar la tos. Contiene mucílago, el cual suprime la tos y desinflama la garganta. Puede preparar un té con la hierba seca o bien comprar pastillas para la garganta que la contengan.

Regaliz (orozuz, amolillo, *Glycyrrhiza glabra*) El regaliz contiene un compuesto llamado glicirricina que le ayuda al cuerpo a luchar contra los virus y las bacterias. Desde hace mucho tiempo se recomienda como tratamiento para la tos, la bronquitis y el asma. En el caso de la tos ayuda a desinflamar las membranas mucosas. El regaliz se consigue como hierba estandarizada que puede agregarse a los tés aromáticos que menciono en este capítulo. Otra opción es preparar un té con 1 cucharadita de raíz seca en 1 taza de agua hirviendo.

Hace falta tomar ciertas precauciones al ingerir el regaliz. Ya que cuando se toma por mucho tiempo puede causar dolores de cabeza, letargo, retención de sodio y de líquidos, pérdida de potasio y presión arterial alta (hipertensión), no lo tome de manera regular por más de 6 semanas ni si está embarazada o amamantando o si padece una enfermedad grave del hígado, el riñón o el corazón o bien presión arterial alta. También debe evitarlo si está tomando un diurético.

Semilla de anís (*Pimpinella anisum*) La Comisión E alemana, una institución gubernamental que evalúa la seguridad y la eficacia de las hierbas medicinales, aprobó la semilla de anís para eliminar las flemas y suprimir la tos. Recomiendo usarla para preparar un té remojando 1 ó 2 cucharaditas de semilla de anís triturada en 1 taza de agua hirviendo durante 10 a 15 minutos; luego cuélelo. Quizá quiera tomar una taza por la mañana y otra por la noche.

Úlceras

EN LOS AÑOS 70 DEL SIGLO PASADO, LAS ÚLCERAS PÉPTICAS se trataban con una dieta a base de alimentos sosos, la cual no servía. En los años 80 los médicos intentaban curarlas recetando fármacos potentes para bloquear los ácidos. No funcionaba tampoco, porque si bien las úlceras se curaban casi siempre regresaban; entre el 50 y el 80 por ciento reaparecían antes de cumplirse el año. Todos estos esfuerzos se debían a la opinión de los científicos de que el estrés y los alimentos condimentados provocaban las dolorosas lesiones estomacales. Ahora sabemos que la verdadera causa muchas veces es una infección por *Helicobacter pylori*, una bacteria con forma de espiral que se anida en la membrana mucosa que protege los tejidos de recubrimiento del estómago y los intestinos. Esta bacteria que causa las úlceras puede tratarse actualmente con antibióticos, que dan buenos resultados.

No obstante, la simple presencia de la *H. pylori* en el cuerpo no significa que se vaya a desarrollar una úlcera. Uno de cada cinco estadounidenses menores de 30 años y la mitad de los mayores de 60 hospedan la *H. pylori*. Se trata de una infección gastrointestinal común en todo el mundo y muchas veces no produce síntomas. Además, no todas las personas con una úlcera también albergan la *H. pylori*.

La ingesta de ciertos medicamentos contra el dolor y los fármacos antiinflamatorios no esteroideos (AINE) como la aspirina, el ibuprofeno (*Advil, Motrin*) y el naproxen (*Aleve*) también pueden dañar el recubrimiento natural de protección del estómago y causar úlceras. Asimismo se ha establecido un vínculo entre el hábito de fumar y el consumo excesivo de alcohol, por una parte, y las úlceras, por otra.

En términos técnicos, una úlcera es una lesión en el recubrimiento del esófago, el estómago o el duodeno (la entrada hacia el intestino delgado, enseguida del estómago). Este tipo de úlcera se llama "péptica" porque se da en las áreas expuestas a la enzima digestiva conocida como pepsina.

Alimentos curativos para las úlceras

El tratamiento de las úlceras causadas por la *H. pylori* por lo general combina los antibióticos y el bismuto (*Pepto-Bismol*) u otros fármacos semejantes para desinflamar el estómago. Quizá quiera probar también varios remedios naturales contra las úlceras, entre ellos los siguientes.

★★★**Chile** A pesar de las creencias populares, los condimentos picantes no producen úlceras. De hecho incluso es posible que protejan el estómago contra ellas. Se ha demostrado que la capsaicina, el ingrediente que le otorga su picante al chile, impide la formación de las úlceras. Además, diversos estudios recientes indican que los carotenoides, los pigmentos naturales que les brindan a muchas frutas y verduras su subido color rojo, anaranjado o amarillo, parecen proteger la membrana mucosa de revestimiento del estómago. Comer mucho chile y pimienta de Cayena puede brindar protección triple contra las úlceras.

El Dr. Andrew Weil, experto en hierbas medicinales y profesor de la Facultad de Medicina de la Universidad de Arizona en Tucson, sugiere el té de pimienta roja para desinflamar una úlcera. Sólo tiene que poner a remojar ¼ cucharadita de pimienta de Cayena en una taza de agua caliente.

★★★**Mirtillo y arándano** Ambos tipos de baya contienen unos compuestos conocidos como antocianosidas, de los que se ha probado que brindan protección

Un chicle antiúlceras

Las hojas del lentisco (*mastic*), un árbol que crece en la región mediterránea, contienen una resina capaz de matar las bacterias *Helicobacter pylori*. Se supone que el chicle (goma de mascar) de lentisco tal vez ayude a reducir el riesgo de desarrollar úlceras. Puede conseguirlo por internet y también en tiendas selectas de productos naturales.

significativa contra las úlceras. Estos compuestos ayudan a estimular la producción de la mucosidad que protege la membrana mucosa de revestimiento del estómago contra los ácidos digestivos. Los investigadores también han descubierto que el arándano contiene un compuesto específico que tal vez reduzca el riesgo de padecer cáncer de colon.

★★★**Plátano** Esta fruta es un antiguo remedio tradicional para muchos problemas gastrointestinales, porque sirve para desinflamar el tracto digestivo. Diversas investigaciones demuestran que tienen efectos antiúlceras. Sobre todo el plátano verde (plátano macho) —un primo del plátano amarillo (guineo, banana)— contiene una enzima que estimula la producción de mucosidad en la membrana mucosa de revestimiento del estómago, lo cual aumenta sus defensas naturales contra las bacterias malas como la *H. pylori*. El mejor es el plátano verde aún no maduro, porque se supone que contiene una mayor cantidad de la enzima curativa.

★★★**Repollo** El repollo (col) es uno de los remedios populares más antiguos contra las úlceras. Contiene glutamina, un aminoácido que incrementa el flujo de la sangre hacia el estómago y ayuda a fortalecer la membrana que lo protege. Michael Murray, ND, un médico naturopático y el autor de libros sobre remedios naturales, recomienda el repollo por ser un tratamiento sumamente eficaz contra las úlceras y señala que suelen curarse en menos de una semana. Los estudios sobre la glutamina han dado por resultado que una dosis diaria de 1.600 miligramos es tan eficaz como los antiácidos convencionales para tratar las úlceras.

El repollo también es una buena fuente de fibra, la cual puede ayudar a aliviar las úlceras e incluso curarlas. Así sucede porque los alimentos que contienen mucha fibra promueven el crecimiento de la membrana protectora del estómago.

La recomendación popular para tratar las úlceras con repollo es que tomar 1 cuarto de galón (950 ml) de jugo de repollo crudo al día. Quizá sea difícil de pasar, así que le sugiero preparar una rica sopa o guiso (estofado) de repollo, agregándole de una vez algunos otros ingredientes mencionados en este capítulo.

★★★**Yogur** Con este remedio se desata la guerra de los microbios, pues a las bacterias vivas del yogur no les da miedo combatir la *H. pylori* con toda su fuerza. . . y tienen fuerza suficiente para ganar. Al terminar la batalla, un azúcar natural del yogur, la lactosa, se descompone durante el proceso de digestión y ayuda a restaurar un equilibrio sano de ácidos en los intestinos. El yogur, en breve, es un aliado al defenderse contra las úlceras.

Si quiere probar esta estrategia para calmar una úlcera asegúrese de comprar un yogur que incluya las palabras *active live cultures* (cultivos activos vivos) en la etiqueta. Puede comer una taza tres o cuatro veces al día para ayudar a componer su estómago nuevamente.

★★**Ajo** Dentro del marco de estudios preliminares, un grupo de científicos consiguió matar la bacteria *H. pylori* con extracto de ajo. Otros estudios han demostrado que el ajo resulta tóxico para muchas cepas "malas" de bacterias, incluso para algunas resistentes a los antibióticos. En la India, un grupo de investigadores descubrió que el ajo tal vez hasta fortalezca las bacterias intestinales "buenas".

Si quiere probar el tratamiento con ajo debe comer nueve dientes diarios. Puede picar cada dosis de ajo junto con una zanahoria y un poco de apio y comérselo

OJO CON ESTOS ALIMENTOS

Algunos alimentos son excelentes para desinflamar las úlceras, pero otros no tanto. A continuación están tres que sería mejor evitar.

Alcohol. El consumo de alcohol incrementa la cantidad de ácido producida por el estómago, lo cual puede irritar y descomponer la membrana mucosa de revestimiento del mismo. Si usted tiene una úlcera (o quiere evitarla), absténgase de las bebidas alcohólicas.

Café. La cafeína del café puede aumentar el riesgo de desarrollar una úlcera y el consumo de esta bebida puede empeorar las úlceras ya existentes.

Leche. Si bien antes se pensaba que ayudaba a prevenir las úlceras, la leche ya no se considera una buena opción. Incrementa la producción de ácidos en el estómago, lo cual puede irritar una úlcera. Además, las alergias a los alimentos pueden causar úlceras, así que las personas alérgicas a la leche corren un mayor riesgo.

crudo, o bien cocinarlo o encurtirlo. Tal vez quiera preparar también un gazpacho antiúlceras con mucho ajo y pimienta roja (otro alimento antiúlceras).

★★**Cúrcuma** Esta hierba culinaria, el ingrediente principal de los platos asiáticos que llevan el condimento hindú llamado *curry*, es un antiinflamatorio poderoso que desde hace miles de años se utiliza como medicina natural. Los médicos ayurvédicos tradicionales de la India lo ocupan para todo tipo de hinchazón y se supone que posee varios beneficios gastrointestinales.

La cúrcuma (azafrán de las Indias) se ha llegado a llamar el "tratamiento antiúlceras para pobres". Un grupo de investigadores médicos de Tailandia observó que al cabo de 6 semanas la cúrcuma sólo había logrado reducir el dolor causado por las úlceras más o menos en la mitad de la reducción conseguida con antiácidos vendidos sin receta. No obstante, los antiácidos cuestan ocho veces más que la cúrcuma, aproximadamente, así que es posible que esta especia sea la indicada para usted si su presupuesto es limitado.

★★**Jengibre** El jengibre se conoce desde hace mucho tiempo por sus propiedades curativas y contiene 11 compuestos con efectos antiúlceras demostrados. Se trata de mucha fuerza química antiúlceras concentrada en una sola especie humilde. Se han demostrado las cualidades antiinflamatorias del jengibre, además de sus propiedades antibacterianas.

El dulce de jengibre es un tratamiento sabroso para las úlceras y la combinación de jengibre con miel (otro alimento antibacteriano) resulta particularmente eficaz, ya que trabaja de manera sinérgica para eliminar la *H. pylori* del estómago.

★★**Manzanilla** El Dr. Rudolf Fritz Weiss, un herbolario médico alemán, indica que la manzanilla es el remedio ideal para las úlceras estomacales. La hierba, que se usa mucho en Europa para promover la digestión, es muy apropiada para tratar los males estomacales, entre ellos las úlceras, porque combina propiedades antiinflamatorias, antisépticas, antiespasmódicas y calmantes para el estómago. Si tuviera una úlcera tomaría té de manzanilla con regaliz (orozuz, amolillo).

★★**Menta** Los herbolarios tienen una opinión muy buena de la capacidad de la menta (hierbabuena) para desinflamar la membrana mucosa de revestimiento del estómago y se utiliza desde hace siglos para tratar una amplia gama de enfermedades digestivas.

Si usted padece una úlcera persistente, le sugiero tomar una mezcla de té de menta y manzanilla, ya que ambas hierbas calman el estómago. También puede agregar hojas de menta frescas, enteras o picadas, a diversas bebidas y platos. La menta fresca se consigue actualmente en muchos supermercados.

★★Miel Se ha demostrado que la miel cruda sin procesar fortalece la membrana mucosa de revestimiento del estómago. Un estudio realizado por la Universidad de Waikato en Nueva Zelanda descubrió que la miel hecha con el néctar de la flor de la manuka detiene por completo el crecimiento de las bacterias que causan las úlceras.

Si quiere probar la miel para prevenir y tratar las úlceras le sugiero consumirla cruda y sin procesar, porque el producto procesado con calor no contiene ninguna sustancia beneficiosa. Tome 1 cucharada con el estómago vacío antes de acostarse. Repetirlo diariamente puede ayudar a curar una úlcera e impedir que recurra.

★★Piña Al igual que el repollo, la piña (ananá) cuenta con una buena cantidad de glutamina, un compuesto que ayuda a proteger la membrana mucosa de revestimiento del estómago. La piña también contiene bromelina, un antiinflamatorio natural que posiblemente ayude a reducir la hinchazón y la inflamación dolorosas causadas por las úlceras.

★★Ruibarbo Se ha demostrado que el consumo de ruibarbo ayuda a reducir los efectos de las úlceras al cabo de pocos días. Sin embargo, sólo coma los tallos, ya que las hojas de ruibarbo contienen una gran cantidad de toxinas, los oxalatos, que pueden irritar el estómago y causar problemas de los riñones. El ruibarbo también desarrolla una poderosa acción laxante natural, así que cuídese de la diarrea. Si tiene problemas reduzca la cantidad o deje de consumirlo.

★Clavo Un grupo de investigadores de la Universidad de Chicago encontró que el clavo es una especia antiúlceras potente. Dentro del marco de otros estudios recientes, el aceite de clavo ha desarrollado actividades considerables contra 25 tipos diferentes de bacterias. A pesar de que se requieren más investigaciones para confirmar los verdaderos efectos antiúlceras del clavo, estos resultados confirman la utilidad de su aplicación tradicional como antiséptico.

(*Nota*: si encuentra en este capítulo términos que no entiende o que jamás ha visto, favor de remitirse al glosario en la página 455).

Directo del botiquín herbario

Además de los alimentos antiúlceras que se mencionan en este capítulo también existen varios remedios herbarios excelentes. Puede probar los siguientes.

Áloe vera (sábila, atimorreal, acíbar, *Aloe vera*) Esta planta contiene unas enzimas que alivian el dolor, reducen las inflamaciones y disminuyen la hinchazón. Asimismo tiene propiedades antibacterianas, las cuales impiden que las lesiones se infecten. El áloe vera también puede ayudar a curar las úlceras, de modo que el Dr. Andrew Weil, un profesor de la Facultad de Medicina de la Universidad de Arizona en Tuscon, recomienda tomar una cucharadita de jugo de áloe vera después de cada comida. Sin embargo, tiene que ser jugo comprado, no lo vaya a preparar usted mismo. El gel sin procesar tomado directamente de la planta tiene propiedades laxantes muy poderosas que pueden dañar los intestinos.

Caléndula (maravilla, *Calendula officinalis*) De acuerdo con los herbolarios, la caléndula es un remedio para las úlceras en la boca (aftas); las inflamaciones de la boca, la garganta y la nariz y los trastornos digestivos como las úlceras pépticas y duodenales. Diversas pruebas clínicas realizadas en Europa sugieren que los extractos de caléndula también pueden ser útiles para las úlceras duodenales.

Olmo (*Ulmus rubra*) La naturaleza demulcente de la corteza interna del olmo (olmo americano, olmedo) recubre el estómago de manera eficaz para ayudar a desinflamar y quizá incluso a prevenir las úlceras. Puede masticar la corteza del olmo o bien molerla para preparar un té gratificante.

Regaliz (orozuz, amolillo, *Glycyrrhiza glabra*) El regaliz contiene varios compuestos antiúlceras que ayudan a proteger la membrana mucosa de revestimiento del estómago y los intestinos. El regaliz deglicirrizinado (o *DGL* por sus siglas en inglés) es una forma procesada de la hierba y el tipo preferido para tratar las úlceras. Agregue ½ cucharadita de DGL en polvo a su té herbario favorito o utilícelo solo para preparar un té dulce de sabor agradable.

Urticaria por plantas

CUANDO PIENSO EN LA HIEDRA VENENOSA me recuerda una de las razonas por las que me dediqué a la botánica. Incluí esta anécdota en *La farmacia natural* también, pero en vista de la impresión tan grande que me causó vale la pena repetirla aquí. Una vez, en uno de los lotes baldíos de la calle Mordecai Drive en Raleigh, Carolina del Norte, donde jugaba de niño, utilicé unas hojas de hiedra venenosa como papel de baño sin saberlo. Sin embargo, no tardé en descubrir lo que había hecho. Fue una mala experiencia. Sufrí prurito anal por una semana, más o menos. Finalmente se curó solo y por fortuna no lo he vuelto a padecer.

La urticaria causada por la hiedra venenosa, el roble venenoso y el zumaque venenoso es una reacción alérgica severa que ocurre cuando los aceites de cualquiera de estas plantas entran en contacto con una persona sensible o son inhalados por ella. Se reportan 350.000 casos de urticaria por hiedra venenosa en los Estados Unidos todos los años y es probable que muchos más no se den a conocer.

Alimentos curativos para la hiedra, el roble y el zumaque venenosos

La mejor manera de evitar la comezón y el ardor de la urticaria por la hiedra, el roble y el zumaque venenosos es evitar estas malas hierbas para empezar. Asegúrese de no tocar las plantas que cuentan con tres hojas brillosas nacidas de un tallo central. Sin embargo, si roza una de estas hojas accitosas sin darse cuenta y tiene la mala suerte de sufrir una reacción, puede probar los siguientes remedios alimenticios. (No obstante, olvide los remedios alimenticios y consulte al médico si la urticaria afecta su cara o genitales, supura o no mejora en una semana).

★★**Avena** La avena es un remedio clásico para aliviar la comezón de la varicela y aparentemente sirve también para la urticaria por la hiedra, el roble y el zumaque venenosos. La nutrióloga Molly Morgan, RD, dueña de Soluciones Creativas de Nutrición en Vestal, Nueva York, sugiere preparar una pasta de avena y untarla sobre el área afectada para aliviar la comezón.

OJO CON ESTOS ALIMENTOS

Mary Jo Bogenschutz-Godwin —o "Mango Mary", según le digo a veces— es la administradora a distancia de mi banco de datos del Departamento de Agricultura de los Estados Unidos y lleva más de una década radicada en Hawal. Al poco tiempo de llegar ahí desde Beltsville, Maryland, le salieron unas pústulas con comezón alrededor de la boca y no tardó en averiguar que se debían a los mangos que se dan tan profusamente en su nuevo estado de residencia.

Mango Mary probablemente tendría el mismo problema si comiera la fruta del anacardo (jocote de marañón), pistachos u otras frutas tropicales que pertenecen a la familia de la hiedra venenosa. Por lo tanto, la Dra. Carolyn Dean, ND, y Jeffrey Yuen, un gurú de la medicina china, acertadamente recomiendan evitar el mango si se le tiene una alergia a la hiedra venenosa.

★★**Menta** El distinguido herbolario Christopher Hobbs de la costa del Pacífico menciona una combinación de ingredientes desconocida para este servidor, originario del este de los Estados Unidos: aceite de menta (hierbabuena) mezclado con barro cosmético y sal. En opinión de Hobbs la sal y el barro sacan las sustancias irritantes de la piel y la secan, mientras que el mentol reduce la inflamación y refresca al estimular los receptores "frescos" de la piel. En el este del país, aquí en mi huerto de plantas medicinales, les recomiendo a mis voluntarios frotarse con menta si la balsamina del monte local (vea "Directo del botiquín herbario" abajo) no los ayuda.

★**Agua** El Dr. Andrew Weil, professor de la Facultad de Medicina de la Universidad de Arizona en Tucson, menciona un remedio nuevo para mí: colocar las áreas afectadas debajo del chorro del agua muy caliente (tenga presente que el calor estimula la comezón, mientras que el frío la reduce) hasta que la comezón se quite. Cuando vuelva a aparecer, repita el tratamiento con agua caliente. De esta manera, según lo explica el Dr. Weil, "toda la reacción se agotará rápidamente y la piel volverá a su estado normal mucho más pronto que de otra forma".

★**Bicarbonato de sodio** Si bien se trata más de un ingrediente catalítico que de un alimento, el bicarbonato de sodio puede ayudar a aliviar la comezón de la hiedra venenosa. Chris Meletis, ND, un educador, autor con publicaciones internacionales, conferencista a nivel internacional, antiguo decano de medicina naturopática y exfuncionario médico en jefe del Colegio Nacional de Medicina Naturopática, sugiere disolver un poco de bicarbonato de sodio con agua, llenar un frasco atomizador con la mezcla y rociar la piel con ella de vez en cuando.

★**Cebolla** Menciono esta verdura como la mejor fuente de quercetina, un compuesto antihistamínico, que conozco. Si bien los antihistamínicos no suelen recomendarse específicamente para los efectos de la hiedra venenosa, la quercetina desarrolla varias actividades que tal vez ayuden a aliviar la comezón. La mejor fuente de quercetina es la piel de la cebolla, con la que puede prepararse un té.

(*Nota*: si encuentra en este capítulo términos que no entiende o que jamás ha visto, favor de remitirse al glosario en la página 455).

Directo del botiquín herbario

He aquí algunas hierbas que posiblemente ayuden a prevenir o a reducir las molestias de la hiedra, el roble y el zumaque venenosos.

Áloe vera (sábila, atimorreal, acíbar, *Aloe vera*) Una semana después de que un compañero de trabajo de los Servicios de Investigación Agrícola me preguntó cómo tratar un caso de hiedra venenosa en el ojo, leí en la revista *EastWest* que Christopher Hobbs, un distinguido herbolario de la costa del Pacífico de los Estados Unidos, sugiere el áloe vera para refrescar y secar la erupción en esta área sensible. Para aplicarlo, parta una hoja fresca de áloe vera con un cuchillo y unte un poco de gel sobre el área afectada.

Balsamina del monte (*Impatiens capensis*) Incluso el difunto farmacognosista Varro Tyler, PhD, que era bastante conservador, señaló que de las "100 plantas o productos de plantas diferentes (...) que en el pasado se utilizaban para tratar la hiedra venenosa (...) la más eficaz probablemente sea la balsamina del monte (...) Para el tratamiento interno es posible utilizar una decocción preparada con cualquier parte de la planta; para el externo, la savia del tallo se aplica al área afectada". El Dr. Tyler citó unas pruebas clínicas en las que la comezón causada por la hiedra venenosa se había aliviado de manera impresionante en un lapso de 2 a 3 días en 108 de 115 personas. La Sociedad Herbolaria de los Estados Unidos sugiere preparar unos cubos de hielo con té de balsamina del monte para ponérselos a la urticaria por hiedra venenosa. Yo también le agregaría un poco de menta (hierbabuena) y poleo de monte (*Pycnantheumum muticum*), por su contenido de mentol.

Contamos con una mata grande de balsamina del monte en el terreno pantanoso debajo de mi huerto de plantas medicinales. Al prepararme para mi ataque anual contra la hiedra venenosa que siempre reaparece alrededor de mi buzón, me froto las partes expuestas del cuerpo con unos jugosos puñados de balsamina del monte antes de salir a arrancar la hiedra.

Saponaria (*Saponaria officionalis*) Si bien destaco la saponaria aquí, opino que cualquiera de las numerosas plantas jaboneras (las cuales contienen saponinas) reduce la probabilidad de desarrollar una urticaria grave por exposición a una planta si se tritura y se utiliza para enjuagar las partes afectadas de la piel. Otras plantas que contienen muchas saponinas son la quillaja (saponaria), las hojas de la rosa, el *gotu kola*, la castaña de la India, el regaliz (orozoz, amolillo) y la polígala de Virginia (*Polygala senega*).

Vaginitis

LA VAGINA NORMALMENTE CONTIENE muchas bacterias benignas que se llaman lactobacilos, además de algunos otros tipos de bacterias, los anaerobios. El exceso de anaerobios puede producir la vaginosis bacteriana (VB), la más común de las tres infecciones vaginales que corresponden a la categoría conocida como "vaginitis". La VB se conocía por diferentes nombres en el pasado, entre ellos "vaginitis no específica" y "vaginitis *Gardnerella vaginalis*". Las otras dos infecciones son la trichomoniasis, una enfermedad de trasmisión sexual, y la candidiasis, una infección fúngica (vea la página 117).

La VB trastorna el ecosistema vaginal. Algunas mujeres infectadas por VB tienen hasta 1.000 veces más bacterias anaerobias (las bacterias que no requieren oxígeno para vivir) que las mujeres sin infección. Una vez dado este desequilibrio le cuesta trabajo al cuerpo volver a la normalidad.

El síntoma más común de la VB es un flujo vaginal de consistencia y aspecto semejantes a la leche descremada. El flujo causado por la infección muchas veces se caracteriza por un fuerte olor a pescado que puede empeorar después del sexo porque el semen modifica el nivel de acidez de las secreciones vaginales. La VB también puede causar comezón e irritación en la vagina. Con frecuencia se confunde con la candidiasis común o con otra infección vaginal porque los síntomas se parecen. Sin embargo, más o menos entre el 50 y el 75 por ciento de las mujeres con VB no padecen ningún síntoma.

Aunque reciba el tratamiento adecuado, la VB recurre dentro de un plazo de 3 meses en el 30 por ciento de las mujeres, aproximadamente. Es posible que una causa de esta recurrencia sea que las bacterias buenas tienen problemas para volver a crecer en la vagina incluso después de reducirse la presencia de las dañinas. Los científicos no están seguros de la razón por la que algunas mujeres son más propensas a sufrir la VB de manera recurrente. No obstante, los factores de riesgo más grandes son una nueva pareja sexual o tener parejas sexuales múltiples. Las duchas vaginales comerciales al parecer también incrementan el riesgo de desarrollar la afección.

Otra razón por la que la VB recurre con tanta frecuencia tal vez sea que los fármacos utilizados para tratarla no son eficaces. Un estudio reciente, publicado por la revista médica *Journal of Infectious Diseases*, llegó a la conclusión de que el tratamiento que se recomienda actualmente (con metronidazol por vía oral) no impide la recurrencia de la VB ni la flora vaginal anormal en la mayoría de las mujeres. Otro estudio reciente llegó a la conclusión de que no es posible confirmar la eficacia del 45 por ciento de los productos vendidos sin receta en la sección para la higiene femenina de las tiendas incluidas en la revisión.

OJO CON ESTOS ALIMENTOS

Hace falta incluir grasas en la dieta para obtener energía, mantener caliente el cuerpo, proteger los órganos, apoyar el crecimiento celular y muchas razones más, pero no vaya a exagerar.

Cuando la dieta incluye un exceso de grasa se incrementa el riesgo de desarrollar la VB, y entre más grasa se consuma más aumenta el peligro de que la VB sea grave, según un estudio llevado a cabo por el Departamento de Nutrición Humana de la Universidad de Alabama para evaluar la relación entre la dieta y la VB en 1.521 mujeres.

El Valor Diario de la grasa —con base en una dieta de 2.000 calorías— es 65 gramos.

La VB es la afección vaginal que menos se comprende y más se pasa por alto o se diagnostica mal. No obstante, está llamando la atención cada vez más conforme un mayor número de investigaciones demuestran que cuando se queda sin tratar puede producir complicaciones significativas para la salud, entre ellas el parto prematuro, las infecciones postparto, la enfermedad pélvica inflamatoria (EPI) clínicamente aparente o subclínica, las complicaciones posquirúrgicas (después del aborto, la histerectomía, la cesárea y otras intervenciones relacionadas con el proceso de reproducción), una mayor vulnerabilidad a la infección por VIH y posiblemente la infertilidad.

En vista del gran número de consecuencias negativas que ahora sabemos puede tener la VB, es importante que las mujeres se sometan a análisis y reciban tratamiento. Además, para ayudar a evitar las infecciones recurrentes tal vez quiera probar algunos de los siguientes remedios alimenticios.

Alimentos curativos para la vaginitis

★★**Espinaca** Las espinacas no sólo obtienen muchos puntos por contener folato (una ración de ½ taza de espinaca cocida proporciona 100 microgramos, el 25 por ciento del Valor Diario o DV por sus siglas en inglés) sino que también proporcionan el 230 por ciento del DV de la vitamina A, otro nutriente que reduce el riesgo de desarrollar un caso grave de VB, según los resultados del estudio de la Universidad de Alabama.

Es posible incluir espinacas frescas picadas en muchísimas recetas comunes, desde la pizza hasta la pasta y la sopa. O simplemente cocine un manojo de espinacas frescas al vapor y remátelas con ajo picado y aceite de oliva.

★★**Frijoles, chícharos y frijoles de caritas** La investigación de la Universidad de Alabama también descubrió que el folato (ácido fólico) puede disminuir el riesgo de desarrollar un caso grave de VB. Los frijoles (habichuelas) y los chícharos (guisantes) son los alimentos ideales para cubrir el DV de folato (400 microgramos diarios para los adultos). Media taza de frijoles de caritas proporciona 105 microgramos (el 25 por ciento del DV); media taza de frijoles *Great Northern* brinda 90 microgramos (el 20 por ciento del DV); y la misma cantidad de chícharos, 50 microgramos (el 15 por ciento del DV).

★★**Yogur bajo en grasa** Algunos estudios tempranos sugieren que el consumo de yogur que contenga cultivos vivos de *Lactobacillus acidophilus* incrementa la can-

Algunas estrategias para cuidarse a sí misma

He aquí varias sugerencias para disminuir el riesgo de contraer la VB o para evitar que recurra:

- Evite las duchas vaginales comerciales.

- Límpiese de adelante hacia atrás después de orinar.

- Evite el contacto sexual con alguien que padezca una enfermedad de trasmisión sexual; use condones si no está segura.

- Use condones para reducir la exposición al semen, el cual puede afectar el equilibrio bacteriano en la vagina.

- Evite los irritantes locales, como los baños de burbujas, los jabones agresivos, los productos en aerosol para la higiene femenina y los tampones con desodorante, que pueden afectar el pH normal de la vagina.

- Pruebe un humectante vaginal después de haber sostenido relaciones sexuales o al terminar la menstruación.

- No fume.

- Después de varias semanas de tratamiento para la VB, pídale a su médico que le vuelva a hacer el análisis de la infección.

tidad de bacterias buenas en la vagina y puede reducir los episodios de VB. No obstante, es posible que los cultivos vivos brinden beneficios también de otra manera, no sólo al ingerir el yogur.

En un estudio reciente, un grupo de científicos de la Universidad de Milán en Italia trataron a 40 pacientes con VB con una ducha vaginal preparada con *Lactobacillus acidophilus*. Hicieron frotis vaginales en el momento del diagnóstico, al finalizar el tratamiento de 6 días y 20 días después del tratamiento. Al terminar el estudio, los investigadores llegaron a la conclusión de que el régimen había ayudado a restaurar la microflora normal de las mujeres.

El alto contenido en calcio del yogur bajo en grasa posiblemente brinde una razón más para agregar este alimento a la lista del supermercado. Después de haber evaluado la relación entre la dieta y la presencia de la VB en un subgrupo de 1.521 mujeres (el 86 por ciento de ascendencia africana) de un estudio más extenso sobre la flora vaginal, un grupo de investigadores del Departamento de Nutrición Humana de la Universidad de Alabama llegó a la conclusión de que el riesgo de desarrollar un caso grave de VB disminuye al incrementarse el consumo de calcio.

Una ración de 8 onzas (225 g) de yogur natural bajo en grasa contiene 415 miligramos de calcio, o sea el 42 por ciento del DV. Cómalo frío, recién sacado del refrigerador, para conservar la mayor cantidad de cultivos vivos.

★**Vinagre de manzana** Un baño con vinagre de manzana es un viejo remedio popular que muchos médicos también recomiendan para varios tipos de vaginitis. Mi amiga Jeanne Rose, una distinguida herbolaria de California y autora prolífica de varios libros sobre hierbas medicinales, indica que los baños y las duchas vaginales con vinagre sirven para restaurar la acidez normal de la vagina. La acidez normal ayuda a eliminar la *Candida*, la *Trichomonas vaginalis* y la *Gardnerella vaginalis*.

Para probar este remedio agregue 3 tazas de vinagre de manzana a un baño caliente y métase al agua por 20 minutos al menos, abriendo las piernas para dejar entrar el agua a la vagina.

(*Nota*: si encuentra en este capítulo términos que no entiende o que jamás ha visto, favor de remitirse al glosario en la página 455).

Directo del botiquín herbario

Jeanne Rose, una distinguida herbolaria de California y autora prolífica de varios libros sobre hierbas medicinales, ha observado que la mayoría de los tipos de infección vaginal, entre ellos la enfermedad pélvica inflamatoria

(EPI), responden a dos clases de tratamiento herbario: las cápsulas herbarias ingeridas por vía oral y los supositorios herbarios que se introducen en la vagina.

En cuanto a las cápsulas sugiere lo que denomina la "fórmula Yegg": 1 onza (28 g) de raíz de lengua de vaca para depurar la sangre; 2 onzas (56 g) de raíz de equinacia (equiseto) para reforzar el sistema inmunitario en la lucha contra las infecciones; 1 onza de raíz de hidraste (sello dorado, acónito americano) para enfrentar las bacterias y los virus y 1 onza de raíz de ginsén para mejorar la salud del sistema linfático.

Para el supositorio agrega lo siguiente a las hierbas de la mezcla Yegg: raíz de consuelda, raíz de malvavisco (altea) y corteza de olmo (olmo americano, olmedo), así como a veces hierba del pollito (pajarera, pamplina, hierba riquera) y fruta de perdiz (michela). Luego mezcla las hierbas con manteca de cacao derretida para facilitar la inserción lo más alto posible dentro de la vagina. El menjunje puede detenerse en su lugar con un tampón durante 36 horas. Luego se enjuaga con una mezcla de agua, consuelda, hidraste y lengua de vaca.

Venas varicosas

PROBABLEMENTE NO LE SIRVA DE MUCHO CONSUELO, pero si la molestan unas venas grandes y feas, sobre todo en las piernas, definitivamente no es la única. De acuerdo con la Asociación Estadounidense de Flebología (el campo de la medicina que estudia las enfermedades de las venas), más de 80 millones de personas tienen venas varicosas (várices) o su versión en miniatura, las arañas vasculares, en los Estados Unidos. El riesgo de sufrirlas es cuatro veces más grande en el caso de las mujeres que en el de los hombres y es probable que afecten hasta a la mitad de las mujeres en el país. El factor desencadenante suelen ser las hormonas: la pubertad, el embarazo, la menopausia y las píldoras anticonceptivas pueden activar la enfermedad. Pasar muchas horas de pie o sentada con las piernas cruzadas también aumenta el riesgo.

No obstante, si quiere encontrar una causa fundamental tendría razón, por una vez, en señalar a su mamá. El factor hereditario es el riesgo número uno para esta afección; probablemente se trate de una debilidad hereditaria en las paredes o las válvulas de las venas.

Al juntar la predisposición genética con un factor desencadenante la cosa ya está: venas varicosas. Se desarrollan de la siguiente manera. Las arterias funcionan como un sistema de plomería que conduce la sangre rica en oxígeno bombeada por el corazón hasta las extremidades. Desde ahí la sangre tiene que emprender el camino de regreso para ser limpiada y reiniciar la circulación, pero ya no cuenta con una bomba para impulsarla. Por lo tanto, las venas que llevan la sangre privada de oxígeno de regreso al corazón cuentan con válvulas de un solo sentido para asegurar que fluya en la dirección correcta. Si las válvulas no funcionan como debe ser, la sangre no fluye de manera eficiente. Las venas se congestionan y luego se agrandan. Finalmente pueden adoptar un aspecto azuloso, hinchado, estirado, doblado o torcido. También es posible que dejen escurrir sangre y líquidos hacia los tejidos circundantes, lo cual produce hinchazón.

Todo eso sucede con más frecuencia en las piernas, pero también puede ocurrir en otras partes del cuerpo. Cuando las venas varicosas se dan dentro del ano y alrededor de él, se llaman hemorroides (almorranas); en el escroto se trata de varicoceles. Ambas afecciones suelen ser inofensivas. No obstante, en el esófago se conocen como várices esofágicas y si se quedan sin tratar pueden reventar y sangrar de manera incontrolable.

Además de ser feas, las venas varicosas de las piernas pueden causar dolor, desde un dolor pulsante sordo hasta un ardor intenso. A veces producen una sensación de presión o de pesadez en las piernas y causan hinchazón en los pies y los tobillos o bien comezón en la piel a su alrededor.

La medicina moderna puede tratarlas por medio de la terapia con láser, la escleroterapia (la inyección de una solución especial) o la cirugía. Prepárese para escuchar las noticias malas: las compañías de seguros no siempre pagan los costos del tratamiento y, aunque así sea, es posible que este no dé el resultado deseado. La escleroterapia no siempre es permanente y la cirugía deja cicatrices (y no impide que se formen venas varicosas nuevas).

Y ahora las noticias buenas: los cambios en la alimentación pueden ayudar. Es posible aumentar el consumo de fibra, por ejemplo. Al promover evacuaciones regulares disminuye la presión sobre las venas en las piernas. Algunas de las mejores fuentes de fibra se encuentran en el pasillo de los frijoles (habichuelas) del supermercado: los frijoles blancos, los chícharos (guisantes) partidos, las lentejas y los frijoles pintos, para mencionar unos cuantos. Prepare una "VaricoSopa" de frijoles mixtos y agréguele algunos de los mejores condimentos antivenas varicosas, como el ajo, la albahaca, la cebolla, el chile en polvo, la cúrcuma (azafrán de las Indias), el jengibre, el laurel, el orégano, el romero y la salvia. De pasada le brindará más de una docena de compuestos inhibidores COX-2 (que ayudan contra el dolor).

Alimentos curativos para las venas varicosas

Además de la fibra es posible que otros remedios alimenticios, como los que enumero a continuación, sirvan para prevenir o tratar las arañas vasculares y las venas varicosas (várices).

★★★**Alforjón y otras fuentes de rutina** La asesora certificada de lactancia Sheila Humphrey, RN, señala que el alforjón (trigo sarraceno) destaca por fortalecer los vasos capilares. Los datos científicos lo comprueban: el alforjón contiene un compuesto llamado rutina. Un grupo de investigadores en Alemania descubrió que las venas varicosas de unas mujeres embarazadas mejoraron al ingerir hidroxietilrutosido, un tipo de flavonoide derivado de la rutina.

En un artículo del 2003 sobre la herbolaria médica, el Dr. A.M. Dattner menciona los flavonoides del alforjón como una de las defensas más importantes contra las venas varicosas. Asimismo, señala que los preparados terapéuticos basados en las plantas sirven como "alternativa terapéutica, opción más inofensiva o bien, en algunos casos, como único tratamiento eficaz".

De acuerdo con los textos médicos, entre 20 y 100 miligramos diarios de rutina sirven para fortalecer los vasos capilares de manera significativa. Media taza de alforjón contiene mucha rutina, más de la que hace falta para proteger los vasos capilares. Pruebe los panqueques de alforjón o la sémola, un producto parecido al cereal que se hace con alforjón descascarado y medio molido y que se consigue en muchos supermercados.

Algunas personas son alérgicas al alforjón. Si desarrolla síntomas parecidos a la urticaria o la fiebre del heno será mejor que pruebe otro remedio.

¿El alforjón no le gusta tanto? En mi banco de datos, el perejil ocupa el segundo lugar entre las fuentes de rutina y se consigue fácilmente. En los restaurantes la mayoría de las personas dejan el perejil en sus platos, sin darse cuenta de que esta hierba nutritiva de color verde oscuro puede ayudar a prevenir las arañas moradas. ¡No tire el perejil! Una sola onza (28 g) llega a contener hasta 180 miligramos de rutina.

★★**Arándano, mirtillo y uva** Estas bayas ácidas, agrias y dulces contienen un poder alimenticio impresionante. Cuentan con unos fitonutrientes antioxidantes, las antocianidinas, que fortalecen los vasos capilares y posiblemente también reduzcan la hinchazón de las venas varicosas. Por la gran cantidad de fibra que ofrecen, estas bayas también ayudan a prevenir el estreñimiento, que muchas veces deriva en hemorroides.

Un pequeño estudio preliminar que se llevó a cabo en los años 80 observó que el funionamiento de las venas de las piernas mejoraba al ingerirse diariamente suplementos con 150 miligramos de proantocianidinas, y lo hacía tras una sola dosis. Se requieren más estudios, pero mientras tanto no hará daño comer más arándanos y otros alimentos semejantes. De acuerdo con algunos científicos, los arándanos congelados son tan buenos desde el punto de vista medicinal como los frescos. También existen varias cápsulas de arándano que contienen compuestos activos concentrados. Otras fuentes de antocianidinas son la cereza, los frijoles (habichuelas) negros, la grosella negra, el té no herbario, la uva y la zarzamora.

★★**Uvas y chocolate** Estos dos alimentos contienen una gran cantidad de los compuestos llamados flavonoides, a los que se deben muchos de los colores brillantes de las plantas. Entre los muchos beneficios que brindan los alimentos ricos en flavonoides está la protección contra las venas varicosas, por reducir la permeabilidad de los vasos sanguíneos, sobre todo los capilares.

Por cierto, antes de abrir la envoltura de una barra de confitura rellena de crema de cacahuate, rematada con malvavisco y recubierta de caramelo, tenga presente que entre más se procesa el chocolate más se pierden sus flavonoides. Elija el chocolate oscuro por encima del chocolate con leche y, de ser posible, compre marcas que indiquen el contenido en cacao en la etiqueta.

★**Hojas de laurel y aceite de oliva** Puede probar este remedio popular antiguo: caliente tres hojas de laurel con 4 cucharaditas de aceite de oliva a fuego lento en un sartén. Deje enfriar la mezcla, cuélela y aplíquela a sus venas varicosas con un lienzo suave y limpio.

(*Nota*: si encuentra en este capítulo términos que no entiende o que jamás ha visto, favor de remitirse al glosario en la página 455).

Directo del botiquín herbario

La castaña de la India nativa de Grecia y Bulgaria se llama *horse chestnut* o "castaña del caballo" en inglés a causa de las marcas con forma de herradura que aparecen en sus ramas y que en realidad son las cicatrices que señalan los lugares donde antes había hojas.

De acuerdo con la Dra. Linda White, coautora de una guía herbaria, la semilla de la castaña de la India es el tratamiento más popular para las venas varicosas en Alemania. Los herbolarios estadounidenses también suelen recomendarla.

En Suiza, un grupo de investigadores revisó hace poco cinco estudios que se hicieron en torno a los efectos de la castaña de la India sobre las venas varicosas. Todos utilizaron un producto llamado *Aesculaforce*, un extracto de la semilla de la castaña de la India (se consigue por internet). Los investigadores llegaron a la conclusión de que el producto reduce de manera eficaz la hinchazón en la parte baja de las piernas y alivia el dolor, la pesadez y la comezón en las piernas de las personas con venas varicosas y una afección afín, la insuficiencia venosa crónica.

Las pruebas preliminares indican que la castaña de la India puede ser tan eficaz como las pantimedias con compresión, que según algunas personas que las han usado resultan caras y molestas.

La medicina herbaria tradicional utiliza la castaña de la India desde hace mucho tiempo contra las venas varicosas y las hemorroides. Los botánicos han aislado su compuesto más activo, la escina, y averiguado que ayuda a fortalecer las células de los vasos capilares y a reducir la salida de fluidos.

Si piensa tomar la castaña de la India tiene que comprar un extracto estandarizado y seguir con cuidado las indicaciones que lo acompañan. Si padece diabetes tenga muchísimo cuidado al probar este remedio, porque aumenta el riesgo de que baje el nivel de glucosa en la sangre.

La Comisión E alemana, una institución oficial encargada de evaluar los medicamentos herbarios, aprueba la hamamelis (hamamélide de Virginia) para tratar las afecciones de las venas. La hamamelis se conoce principalmente como tratamiento para las hemorroides y se trata, de hecho, del ingrediente que contienen algunos remedios vendidos sin receta, como los parches medicinales de la marca *Tucks*. Sin embargo, también puede servir para tratar las venas varicosas.

Moje una bola de algodón con extracto de hamamelis y póngaselo a sus venas varicosas un mínimo de tres veces al día. Deberá ejercer paciencia con este remedio, pues tendrá que aplicarlo durante 2 semanas o más antes de obtener algún resultado.

Verrugas

LAS VERRUGAS TAL VEZ PAREZCAN POCA COSA. . . excepto para quienes las padecen. En Australia, un grupo de investigadores encontró que la gran mayoría de las personas con verrugas se sienten entre medio y muy avergonzadas por ello, y más de la mitad indicó que sus verrugas les causan algún tipo de molestia.

Las verrugas comunes atormentan a entre el 7 y el 10 por ciento de las personas, de las que la mayoría, irónicamente, corresponden a la edad preadolescente, cuando la imagen suele ser una causa de preocupación extrema. Por alguna razón desconocida, ciertas personas tienden a ser más propensas a sufrir verrugas que otras, de modo que si las ha tenido enfrenta una mayor probabilidad de volverlas a padecer.

Aunque la leyenda dice que la causa de las verrugas son los sapos, en realidad se deben a un virus, el virus del papiloma humano (o *HPV* por sus siglas en inglés). Aparecen de manera más frecuente en las manos (las llamadas verrugas comunes), los pies (las verrugas plantares) y la zona genital (las verrugas genitales). Si bien los sapos no trasmiten la enfermedad es posible contagiarse de otra persona, ya sea por medio del contacto directo o a través de superficias sucias, por ejemplo en los baños o las piscinas (albercas). Una vez dicho esto, el riesgo de que se le pegue una verruga de otra persona en realidad es muy pequeña, a menos que tenga el sistema inmunitario débil.

La mayoría de los productos que mi farmacia alimenticia ofrece para las verrugas no se ingieren sino que se aplican de manera tópica, con la esperanza de hacerlas desaparecer, pero es posible que los alimentos que mejoran la inmunidad sirvan para evitarlas desde un inicio.

Para mí, el número uno entre los alimentos, las especias y las hierbas medicinales que estimulan la inmunidad es el ajo, pero también me vienen a la cabeza la avena, la azufaifa (jínjol), la bardana (cadillo), la batata dulce (camote), la caléndula (maravilla), el camu-camu, la canela, el cantaloup (melón chino), la cúrcuma (azafrán de las Indias), el diente de león (amargón), la espinaca, el fenogreco (alholva, rica), el garbanzo, el ginsén, el hongo *shiitake*, el jengibre, el malvavisco, la manzanilla, el mirtillo, la pimienta, el tomillo y la uva. Las plantas que contienen inulina —entre ellas la achicoria, la alcachofa, la bardana, el diente de león, la enula campana (ala, hierba del moro, astabaca), la raíz de girasol y el salsifí— actúan como prebióticos y también refuerzan el sistema inmunitario. El hecho de que el estrés debilite el sistema inmunitario me hace pensar en algunas hierbas medicinales que sirven para combatirlo, como el corazoncillo (hipérico, campasuchil, yerbaniz), la escutolaria, la kava, el lúpulo y la valeriana, pero no son alimentos precisamente. Algunos alimentos que reducen el estrés son la amapola, desde luego, el apio, la lavanda (espliego, alhucema), la manzanilla, la pasionaria (pasiflora, pasiflorina, hierba de la paloma, hierba de la parchita), el regaliz (orozuz, amolillo) y el toronjil (melisa).

Los médicos disponen de varios tratamientos para las verrugas, entre ellos el láser, las inyecciones y la crioterapia (el congelamiento). En el extremo opuesto del espectro abundan los remedios populares. La buena noticia es que entre los dos extremos se encuentran los siguientes remedios alimenticios, que vale la pena probar. ¡La *mejor* noticia es que algunas verrugas simplemente desaparecen solas!

Alimentos curativos para las verrugas

★★★**Ajo** El ajo combate las verrugas de dos formas. En primer lugar, mata los virus. En segundo, evita que las células con infección viral se multipliquen. Las pruebas fitoquímicas de la eficacia del ajo son mayores que las de cualquier otro alimento que busqué en mis menús de efectos múltiples, pero unos datos que nos llegaron desde Irán son mejores. Allá, un grupo de investigadores sometió a 23 personas que tenían entre 2 y 96 verrugas cada una a un tratamiento con extracto de ajo. Todas y cada una de sus verrugas tardaron entre 1 y 2 semanas en desaparecer.

Si quiere probar este remedio, machaque o rebane unos dientes frescos de ajo y póngaselo directamente a la verruga, evitando la piel de alrededor. Cubra el ajo con una venda, déjelo toda la noche y lave la parte afectada por la mañana. Es posible que se formen ampollas (a mí no me salieron cuando me traté una infección del oído

OJO CON ESTOS ALIMENTOS

Es posible que no le salgan verrugas por besar un sapo, pero sí puede pasarle al meter otras cosas en su boca. A continuación indico algunos alimentos y bebidas que es mejor evitar.

Alcohol. Algunos investigadores piensan que existe una relación entre el consumo de alcohol y las verrugas genitales, causadas por el mismo virus que la verruga común. Un grupo de investigadores de Seattle descubrió que el riesgo de tener verrugas genitales aumenta casi al doble al consumir entre dos y cuatro bebidas alcohólicas a la semana. Tomar cinco bebidas alcohólicas o más a la semana incrementa el riesgo aún más. Los investigadores no saben con exactitud por qué, pero sospechan que se debe al efecto del alcohol sobre la inmunidad.

Carne de cerdo. En un estudio que se realizó en Alemania Occidental, unos investigadores observaron una regresión en las verrugas genitales de un hombre joven cuando dejó de comer carne de cerdo frita mientras recibía al mismo tiempo un tratamiento con interferón gamma, un fármaco antiviral. De acuerdo con los investigadores, es posible que el consumo de carne de cerdo intervenga en el desarrollo de las enfermedades relacionadas con el virus del papiloma humano.

con un diente de ajo partido), pero repita el tratamiento varias veces hasta que la verruga desaparezca.

Nunca le ponga ajo crudo a la piel delicada de un bebé o un niño, porque puede provocar quemaduras graves.

★★**Aceite de sésamo** Este aceite aromático —que desde luego proviene de la semilla de sésamo (ajonjolí)— goza de gran popularidad en la India y el Oriente. Mi banco de datos y calificación sinérgica le adjudicaron al sésamo un buen lugar en cuanto a su eficacia contra las verrugas.

En los años 80, un grupo de investigadores presenció un giro interesante al estudio que llevaron a cabo para probar la eficacia de un medicamento llamado bleomicina que debía inyectarse directamente a las verrugas. Utilizaron el aceite de sésamo a manera de placebo (tratamiento falso) y punto de comparación. Irónicamente, el 46 por ciento de las personas tratadas con aceite de sésamo experimentaron una mejoría en el número de verrugas curadas, en comparación con sólo el 18 por ciento de las personas tratadas con el fármaco.

★★**Cúrcuma** La curcumina, que es el principal compuesto activo de la especia conocida como cúrcuma (azafrán de las Indias), ha demostrado combatir el virus del papiloma humano, además de que la cúrcuma contiene por lo menos 10 compuestos antivirales más. Se trata de un remedio casero popular contra las verrugas.

No recuerdo haber tenido verrugas desde la infancia. No obstante, si de repente apareciera una tal vez le pondría un poco de la cúrcuma que crece en mi huerto de plantas medicinales, aunque el tratamiento es un engorro y puede manchar la ropa.

★★**Higo** Si el único contexto en el que conoce el higo incluye la palabra *Newtons* se ha perdido de algo maravilloso. El sabor y la textura únicos del higo fresco no tienen igual. Sin embargo, para deshacerse de una verruga no se lo va a comer.

En las zonas rurales del Irán las verrugas se tratan tradicionalmente con el látex de la higuera, que se aplica de manera tópica. Unos investigadores de aquel país quisieron comprobar su eficacia, así que reclutaron a 25 personas infectadas por el HPV y les pidieron que se pusieran el látex de la higuera a las verrugas de un lado del cuerpo. Las del otro lado del cuerpo fueron tratadas con crioterapia. El tratamiento con el látex sólo fue ligeramente menos eficaz que la crioterapia. Los investigadores no están seguros de por qué el higo funciona, pero piensan que tal vez se deba al hecho de que las enzimas del látex digieren las proteínas.

Si le gustaría probar este tratamiento, aplique la leche del higo fresco a sus verrugas una vez al día durante 5 a 7 días.

★**Cáscara de plátano amarillo** Frotar una verruga con la parte interior de una cáscara de plátano amarillo (guineo, banana) es otro remedio alimenticio popular. Quizá quiera probarlo de dos a cuatro veces al día durante 5 a 7 días. Un estudio publicado por la revista médica *Journal of Reconstructive Surgery* en los años 80 sugirió que podía funcionar.

★**Espinaca y otros alimentos con mucho zinc** Sabemos lo siguiente: las personas con un sistema inmunitario débil son más propensas a sufrir verrugas y el zinc llega a afectar al sistema inmunitario de manera profunda. Se utiliza para tratar muchísimos trastornos de la piel.

Podemos agregar datos científicos duros: en Irak, un grupo de investigadores llevó a cabo un estudio en el que 9 de 10 personas que tomaban zinc diariamente (10 miligramos por kilogramo de peso corporal) indicaron que sus verrugas desaparecieron por completo al cabo de 2 meses.

Si yo tuviera una verruga pertinaz agregaría más espinaca, perejil, berzas (bretones, posarnos), coles (repollitos) de Bruselas y pepino a mi dieta, ya que todas estas verduras contienen mucho zinc.

★**Jugo de limón** No existen muchas pruebas científicas en cuanto a la eficacia del jugo de limón, pero tengo la suerte de contar con la compilación de las 11 partes de un libro sobre plantas utilizadas contra el cáncer, el cual fue escrito por Jonathan Hartwell. El libro ofrece una recopilación de más de 3.000 plantas utilizadas tradicionalmente como remedio. Apuesto a que contiene cientos de referencias a plantas que se han usado contra las verrugas. El jugo de limón hace acto de presencia, por ejemplo, en la medicina popular tradicional de Australia, así como en la de Illinois y Kentucky en los Estados Unidos.

De acuerdo con el lema "no hace daño, así que por qué no probarlo", tal vez quiera ensayar el siguiente remedio casero: póngales jugo de limón a las verrugas, repitiendo el tratamiento durante varios días hasta que los ácidos del jugo las disuelvan. No es ni por mucho tan engorroso como la cúrcuma.

(*Nota*: si encuentra en este capítulo términos que no entiende o que jamás ha visto, favor de remitirse al glosario en la página 455).

Directo del botiquín herbario

Las pequeñas flores amarillas y las hojas de la celidonia mayor forman parte de varios remedios herbarios. Esta planta se da principalmente en Europa y en Asia, pero también se ha introducido a Norteamérica. Si bien aún no se confirman los resultados por medio de pruebas clínicas doble ciego, algunos reportes preliminares de Rusia y de China indican que la aplicación tópica de una tintura de celidonia mayor sirvió para eliminar verrugas.

Para probar esta opción prepare un té fuerte con la hierba seca y aplíquelo a sus verrugas. Si tiene acceso a la planta fresca exprima el tallo y aplique un poco de su jugo una o dos veces al día durante 5 a 7 días.

Directo del botiquín herbario

Me sorprendió leer (en el *Vademécum de medicinas herbarias*, 2ª edición) que la Comisión E alemana, una institución gubernamental que evalúa la seguridad y la eficacia de las hierbas medicinales, aprobó la paja de avena para las verrugas, sobre todo porque no indica ni cómo se utiliza ni las bases para su uso. Por lo general considero que las opiniones de la Comisión E son valiosas, aunque carezcan de referencias. Mis menús de actividades múltiples, que sí están documentados, indican que la paja de avena contiene siete compuestos antivirales, lo cual indudablemente sugiere que debería de ser capaz de combatir el virus del papiloma humano.

Glosario

Algunos de los términos usados en este libro no son muy comunes o se conocen bajo distintos nombres en diferentes países de América Latina. Por lo tanto, hemos preparado este glosario para ayudarle. Por razones de espacio, no hemos definido las hierbas medicinales, sino que indicamos sus sinónimos en español y su nombre en inglés. Esperamos que le sea útil.

Aceite de alazor. Sinónimo: aceite de cártamo. En inglés: *safflower oil*.

Aceite de borraja. Un tipo de aceite rico en ácido gama-linolénico (AGL), una sustancia que parece ayudar con afecciones inflamatorias como la artritis. Se consigue en las tiendas de productos naturales. En inglés: *borrage oil*.

Aceite de canola. Este aceite proviene de la semilla de la colza, la cual es baja en grasa saturada. Sinónimo: aceite de colza. En inglés: *canola oil*.

Aceite de grosella negra. Un tipo de aceite rico en ácidos grasos como el ácido gama-linolénico (AGL), una sustancia que parece ayudar con afecciones inflamatorias como la artritis. Se consigue en las tiendas de productos naturales. En inglés: *black currant seed oil*.

Aceite de melaleuca. Un tipo de aceite esencial de color claro que se extrae de una planta oriunda de Australia. Cuenta con propiedades antifúngicas y antibacterianas y se cree que puede aportar beneficios cosméticos. En inglés: *tea tree oil*.

Aceite de prímula nocturna. Un aceite derivado de una planta que también se conoce como primavera nocturna. Es rico en ácidos grasos como el ácido gama-linolénico (AGL), una sustancia que parece ayudar con afecciones inflamatorias como la artritis. Se consigue en las tiendas de productos naturales. En inglés: *evening primrose oil*.

Aceite de ricino. Un aceite extraído de la semilla del ricino que típicamente se usa para problemas digestivos. En inglés: *castor oil*.

Ácido gama-linolénico. Vea AGL.

AGL. Siglas de una sustancia llamada aceite gama-linolénico, la cual ayuda a reducir la inflamación en las articulaciones. Se encuentra en ciertos tipos de aceites, entre ellos aceite de borraja (*borage oil*), aceite de prímula nocturna (*evening primrose oil*) y aceite de grosella negra (*black currant seed oil*), todos los cuales se venden en tiendas de productos naturales. En inglés, se conoce como *gamma-linolenic acid* o *GLA* y es probable que aparezca su nombre o siglas en inglés en las etiquetas de los productos que la contienen.

Agnoscasto. Sinónimo: sauzgatillo. En inglés: *chasteberry*.

Ajenjo. Sinónimo: estafiate. En inglés: *wormwood*.

Albaricoque. Sinónimos: chabacano, damasco. En inglés: *apricot*.

Alforjón. Realmente no es un tipo de trigo, sino es una planta de la familia de las poligonáceas, como de un metro de altura, con tallos nudosos, hojas grandes y acorazonadas, flores blancas sonrosadas, en racimo, y fruto negruzco y triangular, del que se hacen productos panificados, entre ellos el pan común, panqueques y ciertos postres. Normalmente se consigue en los supermercados (colmados) en forma natural en granos o en harina en la sección de los cereales. Sinónimo: trigo sarraceno. En inglés: *buckwheat*.

Aliño. Un tipo de salsa, muchas veces hecha a base de vinagre y de algún tipo de aceite, que se les echa a las ensaladas para darles más sabor. Sinónimo: aderezo. En inglés: *salad dressing*.

Anacardo. Sinónimo: jocote de marañón. En inglés: *cashew apple*.

Angélica. Sinónimos: ajonjera, *dong quai*. En inglés: *angelica*.

Apio de monte. En inglés: *lovage*.

Arándano. Una baya azul pariente del arándano agrio con un sabor dulce, no agrio. En inglés: *blueberry*.

Arándano agrio. Una baya roja de sabor agrio usada para elaborar postres y bebidas. Sinónimo: arándano rojo. En inglés: *cranberry*.

Arándano negro. Una baya rica en antocianinas, unas sustancias antioxidantes. En inglés: *bog whortleberry*.

Azufaifa. Sinónimo: jínjol. En inglés: *jujube*.

Barbasco. Una hierba medicinal que se utiliza para males menopáusicos. Se consiguen extractos de esta hierba en las tiendas de productos naturales. En inglés: *wild yam*.

Bardana. Sinónimo: cadillo. En inglés: *burdock*.

Batatas dulces. Tubérculos cuyas cáscaras y pulpas tienen el mismo color amarillo-naranja. No se deben confundir con las batatas de Puerto Rico (llamadas "boniatos" en Cuba), que son tubérculos redondeados con una cáscara rosada y una pulpa blanca. Sinónimos de batata dulce: boniato, camote, moniato. En inglés: *sweet potatoes*.

Baya de boysen. Un tipo de baya híbrida creada al cruzar la frambuesa con la zarzamora del Pacífico. Originalmente fue cultiva en los EE.UU. por un hombre de apellido Boysen; de ahí su nombre. Es alta en fibra, vitamina C y antioxidantes. En inglés: *boysenberry*.

Baya de saúco. En inglés: *elderberry*.

Baya del aronia. Una baya que crece en un arbusto norteamericano que se encuentra principalmente en los pantanos. Las bayas del aronia son ricas en antioxidantes. En inglés: *chokeberry*.

Berza. Un tipo de repollo que no tiene forma de cabeza, con hojas largas y rectas. Sinónimos: bretón, posarno. En inglés: *collard greens*.

Bistorta de Japón. Una planta con la apariencia de bambú sin realmente pertenecer a esa familia. Contiene reservetrol, un antioxidante que puede ayudar contra la gripe. En inglés: *Mexican bamboo.*

Bok choy. Un tipo de repollo chino que se consigue en algunos supermercados (colmados) y en tiendas que venden productos asiáticos.

Butternut squash. *Véase Squash.*

Caballa. Un tipo de pescado proveniente del Mar Atlántico con un cuerpo delgado y de forma cilíndrica. Su carne es blanca y aceitosa. Sinónimo: escombro, macarela. En inglés: *mackerel.*

Cacahuate. Sus sinónimos son cacahuete y maní. En inglés: *peanut.*

Calabacín. Un tipo de calabaza con forma de cilindro un poco curvo y que es un poco más chico en la parte de abajo que en la parte de arriba. Su color varía entre un verde claro y un verde oscuro, y a veces tiene marcas amarillas. Su pulpa es color hueso y su sabor es ligero y delicado. Sinónimos: calabacita, hoco, zambo, zapallo italiano. En inglés: *zucchini.*

Calabaza de culebra. Sinónimo: calabaza anguina. En inglés: *snake gourd.*

Camarina negra. Una baya oriunda de los Andes que se recomienda para problemas digestivos. En inglés: *crowberry.*

Cannellini. *Véase Frijoles cannellini.*

Cardo de leche. Sinónimos: cardo de María. En inglés: *milk thistle.*

Centolla. Un tipo de cangrejo (jaiba) pescado en el norte del Mar Pacífico cerca de las costas de Alaska y de Japón. Se caracteriza por su tamaño, ya que puede llegar a pesar unas 10 a 15 libras (4,5 kg a 7 kg) y medir unos 10 pies (3 m), y también por su carne blanca de sabor delicado. En inglés: *Alaskan king crab.*

Cereza Bing. Un tipo de cereza cuyo color oscila entre un granate oscuro a casi negro. Su piel es lisa y brillosa y su pulpa es firme pero dulce. En inglés: *Bing cherry.*

Chalote. Una hierba que es pariente de la cebolla y de los puerros (poros). Sus bulbos están agrupados y sus tallos son huecos y de un color verde vívido. De sabor suave, se recomienda agregarlo al final del proceso de cocción. Es muy utilizado en la cocina francesa. En inglés: *shallots.*

Chícharos. Semillas verdes de una planta leguminosa euroasiática. Sinónimos: alverjas, arvejas, guisantes, *petit pois.* En inglés: *peas.*

Chile. *Véase Pimiento.*

Chili. Un tipo de guiso (estofado) oriundo del suroeste de los Estados unidos que consiste en carne de res molida, chiles picantes, frijoles (habichuelas) y otros condimentos.

Cola de caballo. Sinónimo: equiseto. En inglés: *horsetail.*

Colesterol. Una sustancia cerosa que se encuentra en el torrente sanguíneo. Se utiliza para producir membranas (paredes) de células, así como algunas hormonas, y también ayuda en otras funciones corporales. El cuerpo fabrica cierta cantidad de colesterol y el resto lo obtiene de los alimentos. Tener demasiado colesterol en el torrente sanguíneo puede ser dañino, ya que impide la circulación y puede conducir a enfermedades cardíacas o a un derrame cerebral. El colesterol como tal es transportado por el torrente sanguíneo por dos sustancias: las lipoproteínas de baja densidad y las lipoproteínas de alta densidad. Comúnmente se conocen las lipoproteínas de baja densidad por el nombre de colesterol LBD; también se le dice "colesterol malo", porque puede obstruir las arterias e incrementar el riesgo de sufrir un ataque al corazón. Por su parte, las lipoproteínas de alta densidad o colesterol LAD se conocen como "colesterol bueno", porque niveles elevados de estos se relacionan con menores posibilidades de sufrir un ataque al corazón o un derrame cerebral. En inglés, el colesterol LBD se llama *"LDL cholesterol"* y el colesterol LAD se llama *"HDL cholesterol"*.

Comelotodos. Legumbres con vainas delgadas de color verde brillante que contienen semillas pequeñas que son tiernas y dulces. Sinónimo: arveja china. En inglés: *snow peas*.

Coptis. En inglés: *goldthread*.

Coquito del Brasil. Un tipo de fruto seco (vea la página siguiente) que ofrece ciertos beneficios para la salud. Sinónimo: castaña de Pará. En inglés: *Brazil nut*.

Cúrcuma. Una especia hindú de color amarillo fuerte. Sinónimo: azafrán de las indias. En inglés: *turmeric*.

Curries. *Véase Curry*.

Curry. Un condimento muy picante utilizado para sazonar varios platos típicos de la india. *Curry* o *curries* también puede referirse a un plato preparado con este condimento.

Dip. Una salsa o mezcla blanda (como el guacamole, por ejemplo), en que se mojan los alimentos para picar, como por ejemplo frituras de maíz, papitas fritas, totopos (tostaditas, nachos), zanahorias o apio.

Donut. Un pastelito con forma de rosca que se prepara con levadura o polvo de hornear. Se puede hornear pero normalmente se fríe.

Ejotes. *Véase* habichuelas verdes.

Enula campana. Sinónimos: ala, hierba del moro, astabaca. En inglés: *elecampane*.

Epazote. En inglés: *wormseed*.

Espinaca de Malabar. Sinónimo: espinaca china. En inglés: *vine spinach*.

Fárfara. Sinónimo: tusilago. En inglés: *coltsfoot*.

Fenogreco. Sinónimos: alholva, rica. En inglés: *fenugreek*.

Frijoles. Una de las variedades de plantas con frutos en vaina del género *Phaselous*. Vienen en muchos colores: rojos, negros, blancos, etcétera. Sinónimos: alubia, arvejas, caraotas, fasoles, fríjoles, habas, habichuelas, judías, porotos, trijoles. En inglés: *beans*.

Frijoles *cannellini*. Frijoles de origen italiano de color blanco que típicamente se utilizan en ensaladas y en sopas. Se consiguen en la mayoría de los supermercados y en las tiendas de productos *gourmet*.

Frutos secos. Alimentos comunes que consisten en una semilla comestible encerrada en una cáscara. Entre los ejemplos más comunes de este alimento están las almendras, las avellanas, los cacahuates (maníes), los pistachos y las nueces. Aunque muchas personas utilizan el término "nueces" para referirse a los frutos secos en general, en realidad "nuez" significa un tipo común de fruto seco en particular.

Gado. Un tipo de pescado de los generos *Pollachius* o *Theragra* conocido por su sabor suave y su alto contenido de ácidos grasos omega 3, aparte de ser bajo en grasa y en calorías. En inglés: *pollock*.

Galletas y galletitas. Tanto "galletas" como "galletitas" se usan en Latinoamérica para referirse a dos tipos de comidas. El primer tipo es un barquillo delgado no dulce (en muchos casos es salado) hecho de trigo que se come como merienda (refrigerio, tentempié) o que acompaña una sopa. El segundo es un tipo de pastel (véase la página 461) plano y dulce que normalmente se come como postre o merienda. En este libro, usamos "galleta" para describir los barquillos salados y "galletita" para los pastelitos pequeños y dulces. En inglés, una galleta se llama "*cracker*" y una galletita se llama "*cookie*".

Gayuba. Sinónimos: uvaduz, aguavilla. En inglés: *uva ursi, bearberry*.

Germen de trigo. El embrión del meollo de trigo que se separa antes de moler. Es una especie de cereal muy valorado por ser rico en nutrientes. Se consigue en las tiendas de productos naturales. En inglés: *wheat germ*. Su aceite, el cual se llama wheat germ oil en inglés, también se encuentra en las tiendas de productos naturales.

Glutamato monosódico. Una aditivo alimenticio que se usa para realzar el sabor de las comidas. Se emplea con frecuencia en la comida china. Sin embargo, también ha sido relacionado con las migrañas, así que se recomienda evitar alimentos que llevan esta sustancia si uno padece migrañas. En inglés: *monosodium glutamate* o *MSG*.

Granola. Una mezcla de copos de avena y otros ingredientes como azúcar morena, pasas, cocos y frutos secos. Se prepara al horno y se sirve en pedazos o en barras.

Habas. Frijoles (véase la página 457) planos de color oscuro y de origen mediterráneo que se consiguen en las tiendas de productos naturales. En inglés: *fava beans*.

Habas blancas. Frijoles planos de color verde pálido, originalmente cultivados en la ciudad de Lima, en Perú. Sinónimos: alubias, ejotes verdes chinos, frijoles de Lima, judías blancas, porotos blancos. En inglés: *lima beans*.

Habichuelas amarillas. Unos parientes amarillos de las habichuelas verdes (vea abajo) con una forma y sabor muy parecidos. En inglés: *wax beans* o *butter beans*.

Habichuelas verdes. Frijoles verdes, largos y delgados. Sinónimos: habichuelas tiernas, ejotes. En inglés: *green beans* o *string beans*.

Hamamelis. Sinónimo: hamamélide de Virginia. En inglés: *witch hazel*.

Hidraste. Sinónimos: sello dorado, acónito americano. En inglés: *goldenseal.*

Hierba limonera. En inglés: *lemongrass.*

Hongo. Una planta talofita que no tiene clorofila. Su tamaño es muy variado y su reproducción es preferentemente asexual. Existe una gran variedad de hongos, desde los pequeños blancos (conocidos como champiñones o setas) hasta los grandes como los *portobello.*

Hummus. Una pasta hecha de garbanzos aplastados mezclados con jugo de limón, aceite de oliva, ajo y aceite de sésamo (ajonjolí). Es muy común en la cocina del Medio Oriente, donde se come con pan árabe (véase la página 462).

Integral. Este término se refiere a la preparación de los cereales (granos) como arroz, maíz, avena, pan, etcétera. En su estado natural, los cereales tienen una capa exterior muy nutritiva que aporta fibra dietética, carbohidratos complejos, vitaminas del complejo B, vitamina E, hierro, zinc y otros minerales. No obstante, para que tengan una presentación más atractiva, muchos fabricantes les quitan las capas exteriores a los cereales. La mayoría de los nutriólogos y médicos recomiendan que comamos los cereales integrales (excepto en el caso del alforjón o trigo sarraceno) para aprovechar los nutrientes que nos aportan. Estos productos se consiguen en algunos supermercados y en las tiendas de productos naturales. Entre los productos integrales más comunes están el arroz integral (*brown rice*), pan integral (*whole-wheat bread* o *whole-grain bread*), cebada integral (*whole-grain barley*) y avena integral (*whole oats*).

LAD. *Véase* Colesterol.

Lavanda. Sinónimos: alhucema, espliego. En inglés: *lavender.*

LBD. *Véase* Colesterol.

Llantén. En inglés: *plantain.*

Mahonia. En inglés: *Oregon grape.*

Mantequilla de maní. Sinónimo: crema de cacahuate. En inglés: *peanut butter.*

Marrubio. En inglés: *horehound.*

Mastranzo. Sinónimo: mentastro. En inglés: *corn mint.*

Matricaria. Sinónimo: margaza. En inglés: *feverfew.*

Melocotón. Fruta originaria de la china que tiene un color amarillo rojizo y cuya piel es velluda. Sinónimo: durazno. En inglés: *peach.*

Melón amargo. En inglés: *bitter melon.*

Menta. Una hierba conocida por su refrescante sabor y ciertas propiedades medicinales. Sinónimo: hierbabuena. En inglés: *peppermint.* No se debe confundir con la menta verde, la cual se llama *spearmint* en inglés.

Mermelada de espino. Una mermelada hecha de las bayas del espino, el cual de recomienda para problemas cardiacos. Se consigue en algunas tiendas de productos naturales. En inglés: *hawthorn jelly* o *haw jelly.*

Miel de alforjón. Un tipo de miel derivado del néctar producido por las abejas en las flores del alforjón (trigo sarraceno). Es rico en antioxidantes y ciertos estudios sugieren que puede ayudar con los resfriados (catarros). Se consigue en algunos supermercados (colmados) y en las tiendas de productos naturales. En inglés: *buckwheat honey.*

Milenrama. Sinónimos: real de oro, alcaína, alcanforina. En inglés: *yarrow.*

Mirobálano. Sinónimo: avellana de la India. En inglés: *emblic.*

Mirtillo. Una baya azul —pariente de los arándanos— que algunos naturópatas y herbolarios recomiendan para los problemas de la vista. Fuera de Europa es difícil de conseguir mirtillos frescos, por lo que se recomienda tomar extractos de esta fruta cuando se trata de fines medicinales. Por lo general estos extractos se consiguen en las tiendas de productos naturales. En inglés: *bilberry.*

Miso. Una pasta que se prepara al moler arroz al vapor (o cebada), frijoles de soya cocidos y sal. Se fermenta la mezcla molida en salmuera. *Miso* es de origen asiático y se usa para preparar sopas y otros alimentos. Se consigue en la sección de productos asiáticos en el supermercado (colmado) y en tiendas que venden alimentos asiáticos.

Monarda escarlatina. Sinónimo: té de Osweogo. En inglés: *bee balm.*

Mora. Un tipo de baya muy rica en antocianinas, unas sustancias antioxidantes. En inglés: *mulberry.*

Muffin. Un tipo de panecillo que se puede preparar con una variedad de harinas y que muchas veces contiene frutas y frutos secos. La mayoría de los *muffins* norteamericanos se hacen con polvo de hornear en vez de levadura. El *muffin* es una comida de desayuno muy común en los EE. UU.

Naranja. Su sinónimo es china. En inglés: *orange.*

Nébeda. Sinónimos: yerba de los gatos, hierba gatera, calamento. En inglés: *catnip.*

Nuez. *Véase* Frutos secos.

Ojo de buey. Una planta cuyas semillas aparentemente tienen propiedades antidepresivas. En inglés: *velvet bean.*

Omelette. Un plato a base de huevos con relleno. Para prepararlo se baten huevos hasta que tengan una consistencia cremosa y después se cocinan en un sartén, sin revolverlos, hasta que se cuajen. El *omelette* se sirven doblado a la mitad con un relleno (como jamón, queso o espinacas) colocado en el medio. Algunos hispanohablantes usan el término "tortilla" para referirse al *omelette.*

Ortiga. Una planta perenne con cilios diminutos. Cuando se tocan, dichos cilios se convierten en agujas que inyectan la piel con varias sustancias químicas que provocan ardor y urticaria. La ortiga común se llama *nettle* en inglés, mientras que la ortiga mayor se llama *stinging nettle.* A veces se vende liofilizada en forma de cápsulas; en tal caso dirá *"freeze-dried nettle"* en la etiqueta.

Palmera enana. Sinónimos: palmita de juncia. En inglés: *saw palmetto.*

Pan árabe. Pan plano originario del Medio Oriente que se prepara sin levadura. Sinónimo: pan de *pita.* En inglés: *pita bread.*

Panqueque. Un tipo de pastel (véase la definición de este en la página siguiente) plano generalmente hecho de alforjón (trigo sarraceno) que se dora por ambos lados en una plancha o en un sartén engrasado.

Papas a la francesa. Tiras largas de papas que se fríen en cantidades abundantes de aceite. En muchos países se conocen como papitas fritas y por lo general se sirven como acompañantes para las hamburguesas. En inglés: *French fries.*

Papitas fritas. Rodajas redondas u ovaladas de papas que se fríen en cantidades abundantes de aceite y que se venden en bolsas en las tiendas de comestibles. En inglés: *potato chips.*

Pasionaria. Sinónimos: pasiflora, pasiflorina, hierba de la paloma, hierba de la parchita. En inglés: *passion flower.*

Pastel. El significado de esta palabra varía según el país. En Puerto Rico, un pastel es un tipo de empanada que se sirve durante las fiestas navideñas. En otros países, un pastel es una masa de hojaldre horneada rellena de frutas en conserva. En este libro, por lo general usamos "pastel" para referirnos a un postre horneado generalmente preparado con harina, mantequilla, edulcorante y huevos. Sinónimos: bizcocho, torta, *cake.* En inglés: *cake.*

Pay. Una masa de hojaldre horneada que está rellena de frutas en conserva. Sinónimos: pie, pastel, tarta. En inglés: *pie.*

Pesto. Una salsa italiana hecha de albahaca machacada, ajo, piñones y queso parmesano en aceite de oliva. Se puede preparar en casa o bien conseguirse ya preparado en la mayoría de los supermercados (colmados). El Dr. Duke tiene su propia versión del *pesto* al que le agrega ciertos ingredientes diferentes para combatir el síndrome del túnel carpiano; vea la página 404.

Pimiento. Fruto de las plantas *Capsicum.* Hay muchísimas variedades de esta hortaliza. Los que son picantes se conocen en México como chiles picantes, y en otros países como pimientos o ajíes picantes. Por lo general, en este libro nos referimos a los chiles picantes o a los pimientos rojos o verdes que tienen forma de campana, los cuales no son nada picantes. En muchas partes de México, estos se llaman pimientos morrones. En el Caribe, se conocen como ajíes rojos o verdes. En inglés, estos se llaman *bell peppers.*

Plátano. Fruta cuya cáscara es amarilla y que tiene un sabor dulce. Sinónimos: banana, banano, cambur y guineo. No lo confunda con el plátano verde, que si bien es su pariente, es una fruta distinta.

Poleo de monte de Virginia. En inglés: *Virginia mountain mint.*

Poleo de monte muticoso. En inglés: *muticous mountain mint.*

Poleo europeo. En inglés: *European pennyroyal*.

Polígala de Virginia. En inglés: *Seneca snakeroot*.

Poligono japonés. En inglés: *Japanese knotweed*.

Psilio. Un producto derivado de las semillas de una planta euroasiática llamada pulguera, también conocida como coniza, zaragozana y llantén de perro. Cuando se ingiere, el psilio se vuelve gelatinoso y pegajoso al entrar en contacto con el agua que se encuentra en los intestinos. Durante el proceso de digestión, el psilio es descompuesto en el intestino grueso por las bacterias saludables que viven en el colon. A su vez estas bacterias, al descomponer el psilio, les dan volumen a las heces, creando heces más grandes y blandas que son más fáciles de excretar, lo cual ayuda a las personas que experimentan estreñimiento. Debido a esto, el psilio se incluye en productos con fines laxantes aunque realmente el psilio de por sí no es un laxante.

Quiche. Un tipo de pay de origen francés que consiste en una concha rellena de una mezcla de huevos, flan, carne picada, verduras o queso.

Quillaja saponaria. En inglés: *soapbark*.

Rábano picante. Una hierba de origen europeo cuyas raíces se utilizan para condimentar los alimentos. Se vende fresco o bien embotellado en un conservante como vinagre o jugo de remolacha (betabel). Sinónimo: raíz fuerte. En inglés: *horseradish*.

Raíz de girasol. Un tipo de girasol cuyos tubérculos tienen propiedades medicinales. En inglés: *Jerusalem artichoke*.

Repollo. Planta verde cuyas hojas se agrupan en forma compacta y que varía en cuanto a su color. Puede ser casi blanco, verde o rojo. Sinónimo: col. En inglés: *cabbage*.

Rusco. Sinónimo: jusbarba. En inglés: *butcher's broom*.

Sacha inchi. Semillas de una planta oriunda del Amazonas. Las semillas son ricas en proteínas y ácidos grasos omega-3. Sinónimos: sacha maní, inca inchi, maní del inca. En inglés: *Inca peanut*.

Saponarla. En inglés: *soapwort*.

Semilla de cáñamo. En inglés: *hempseed*.

Semillas de lino. Durante años, sus usos eran más bien industriales. Se extraía aceite de estas semillas para elaborar pintura y tintes. Sin embargo, hoy en día se reconoce que cuentan con mucho valor nutritivo. Las semillas de lino son una fuente de minerales como calcio, hierro y vitamina E, así como de ácidos grasos omega-3, los cuales promueven la salud cardíaca. Se consiguen en las tiendas de productos naturales. Sinónimo: linazas. En inglés: *flaxseed*.

Sirope de maíz. Un edulcorante común que se agrega a muchos de los alimentos preempaquetados vendidos en los EE. UU. Muchas veces se le agrega fructosa, por lo que muchos productos contienen el sirope de maíz alto en fructosa o *high-fructose corn syrup*. Se recomienda evitar ambos tipos debido a su impacto posible en la salud. El sirope de maíz también es un remedio; vea la página 116.

Squash. Nombre genérico de varios tipos de calabaza oriundos de américa. Los *squash* se dividen en dos categorías: el veraniego (llamado *summer squash* en inglés) y el invernal (*winter squash*). Los veraniegos tienen cáscaras finas y comestibles, una pulpa blanda, un sabor suave y requieren poca cocción. Entre los ejemplos de estos está el calabacín (calabacita, zambo). Los invernales tienen cáscaras dulces y gruesas, su pulpa es de color entre amarillo y naranja y más dura que la de los veraniegos. por lo tanto, requieren más tiempo de cocción. Entre las variedades comunes de los *squash* invernales están el cidrayote, el *acorn squash*, el *spaghetti squash* y el *butternut squash*. Aunque la mayoría de los *squash* se consiguen todo el año en los EE.UU., los invernales comprados en el otoño y en el invierno tienen mejor sabor. Los *squash* se preparan al picarlos, quitarles las semillas y hervirlos. También se pueden picar a la mitad y hornearse o bien cocinarse al vapor.

Sweet Annie. Sinónimo: *qing hao*.

Tabbouleh. Un plato árabe que consiste en perejil, trigo *bulgur* (vea abajo), menta (hierbabuena), cebollín, aceite de oliva, jugo de limón, pimienta negra y pimienta de Jamaica. Es popular no sólo en el Medio Oriente sino también en los EE.UU. y en la República Dominicana, donde se conoce como tipili.

Tanaceto. Sinónimo: hierba lombriguera. En inglés: *tansy*.

Tintura. Un líquido concentrado elaborado al mezclar una hierba con un líquido como alcohol o glicerina, el cual extrae las propiedades medicinales de la hierba. Las tinturas se consiguen en las tiendas de productos naturales en botellitas de 1 onzas/30 ml. En inglés: *tincture*.

Tirabeque. Una variedad de chícharos (véase la definición de estos en la página 457) en vaina que se come completo, es decir, tanto la vaina como las semillas (los chícharos). Es parecido al comelotodo (véase la página 458), pero su vaina es más gorda que la del comelotodo y su sabor es más dulce. Sinónimo: arveja mollar. En inglés: *sugar snap peas*.

Tofu. Un alimento un poco parecido al queso que se hace de la leche de soya cuajada. Es insípido, pero cuando se cocina junto con otros alimentos adquiere el sabor de estos.

Toronja. Esta fruta tropical es de color amarillo y muy popular en los EE.UU. como una comida en el desayuno. Sinónimos: pamplemusa, pomelo. En inglés: *grapefruit*.

Toronjil. Sinónimo: melisa. En inglés: *lemon balm*.

Trigo *bulgur*. Un tipo de trigo del Medio Oriente cuyos granos han sido cocidos a vapor, secados y molidos. Tiene una textura correosa. Se consigue en las tiendas de productos naturales. En inglés: *bulgur wheat*.

Tuna. Sinónimo: higo chumbo. En inglés: *prickly pear*.

Valor Diario. Es la cantidad general recomendada de consumo diario para los nutrientes, sean estos vitaminas, minerales u otro elemento dietético. Los Valores Diarios, conocidos en inglés como *Daily Values* o por las siglas inglesas *DV*, fueron establecidos por el Departamento de Agricultura de los Estados Unidos y La Dirección de Alimentación y Fármacos de los Estados Unidos. Hay referencias a los Valores Diarios en las etiquetas de la mayoría de los productos alimenticios preempaquetados en los Estados Unidos. Por lo general se indica de la siguiente forma: cada etiqueta contiene una tabla con un análisis nutricional de una ración del alimento, indicando las cantidades de diferentes nutrientes encontradas en cada ración. También se indica el porcentaje del Valor Diario que representa esa cantidad bajo el encabezado que dice "% *DV*". De tal modo uno puede determinar si la ración ofrece las cantidades de nutrientes que están cerca de lo recomendado. Entonces, si nota que en una etiqueta de una bolsa de arroz dice que cada ración aporta 40 mg de potasio y bajo DV (Valor Diario) dice "2%", sabrá que esa ración de arroz sólo le aporta el 2% de la cantidad que necesita para mantener la buena salud. Por lo tanto, el arroz no es una buena fuente de potasio. De tal modo, el Valor Diario sirve como una guía para ayudarnos a comer mejor, seleccionando los alimentos más nutritivos y evitando los que aportan poco a nivel nutricional. Ahora bien, cabe señalar que los Valores Diarios corresponden a las necesidades nutritivas de adultos que consumen unas 2.000 calorías al día. Si usted desea averiguar sobre las necesidades específicas de niños, consulte a su médico o a un nutriólogo.

Vara de oro. Sinónimos: solidago, vara de San José, plumero amarillo. En inglés: *goldenrod.*

Verdolaga. En inglés: *purslane.*

Vincapervinca. En inglés: *periwinkle.*

Wasabi. Un tipo de rábano picante (vea la página 462) japonés. Esta pasta verde típicamente se usa para condimentar *sashimi* (mariscos crudos) o *sushi* pero también se usa para muchos otros platos y se consigue en la sección de productos asiáticos en los supermercados (colmados).

Zanahorias cambray. Zanahorias pequeñas, delgadas y tiernas que son más o menos 1½ pulgadas (4 cm) de largo. En inglés: *baby carrots.*

Zarzamora. Una baya cultivada principalmente en los EE.UU. que cuenta con muchos antioxidantes. En inglés: *blackberry.*

Índice de términos

Las referencias de páginas <u>subrayadas</u> indican que el tema indicado se encuentra en un recuadro.

A

AAL. *Véase* Ácido alfa-linolénico
Abeja, cera de
    para la dermatitis, 358
    para la psoriasis, 365
Ablandador de carne, 343
Aceite de alazor, 455
Aceite de borraja, 455
Aceite de *canola*, 455
Aceite de cártamo. *Véase* Aceite de alazor
Aceite de clavo
    para el dolor de espalda, <u>182</u>
    para el herpes labial, 258
    para las picaduras de insectos, <u>346–47</u>
Aceite de colza. *Véase* Aceite de *canola*
Aceite de germen de trigo
    para las cataratas, 126
    para el glaucoma, 237
Aceite de girasol
    y el asma, <u>85</u>
    para las quemaduras solares, 368
Aceite de grosella negra, 455
Aceite de hueso de albaricoque, 364
Aceite de melaleuca, 455
    para las infecciones de la piel, <u>278</u>
    para las molestias de la piel, <u>125</u>
    para el pie de atleta, <u>350</u>
Aceite de nabina, 410–11
Aceite de oliva
    para la artritis reumatoidea, 75–76
    y los cálculos biliares, <u>112</u>
    para la caspa, 123–24
    para el colesterol alto, 133
    para la dermatitis, 358
    para el dolor de garganta y la laringitis, 190

    para las enfermedades cardíacas, 196–97
    para los problemas de la, 357
    para la psoriasis, 365
    para las quemaduras solares, 368
    para las venas varicosas, 447
Aceite de pescado
    para la depresión, 146
    para los dolores menstruales, 192–93
Aceite de prímula nocturna, 455
Aceite de ricino, 116, 455
Aceite de semilla de lino (linaza)
    para los problemas de la piel, 359–60
    para las quemaduras solares, 370
Aceite de sésamo (ajonjolí)
    para las quemaduras solares, 368–69
    para las verrugas, 451
Aceites, 43
    y la caspa, <u>123</u>
    y el estreñimiento, <u>207</u>
    y las hemorroides, <u>248</u>
Aceites vegetales
    para la pérdida de la memoria, 335–36
    para la psoriasis, 362–63
Aceituna, <u>48</u>
Achicoria
    para la acidez, <u>48</u>
    para la diabetes, 155
Acíbar. *Véase* Áloe vera
Acidez, 46–50, <u>47</u>, <u>48</u>
Ácido alfa-linolénico (AAL), 9
    para el estreñimiento, 399
    para los problemas de la piel, 359
    para el síndrome del túnel carpiano (STC), 408
    para el síndrome premenstrual (SPM), 410–11

Almejas
  para el glaucoma, 238
  para el tinnitus, 422
Almendra, 56
  para la acidez, 48
  para las cataratas, 126–27
  para el colesterol alto, 133
  para la diabetes, 158
  para las enfermedades cardíacas, 200
  para el glaucoma, 237
  para el sobrepeso, 419
  para el tinnitus, 422–23
Áloe vera (sábila, atimorreal, acíbar)
  para las arrugas, 72
  para las hemorroides, 255–56
  para la hiedra, el roble y el zumaque
    venenosos, 439
  para las quemaduras solares, 372
  para las úlceras, 435–36
Alopurinol (*Lopurin, Zyloprim*), 239
Alternativa amazónica, 14
Alturas, mal de, 287–91
Alubia. *Véase* Frijoles
Alverjas. *Véase* Chícharos
Alzheimer, enfermedad de, 335. *Véase
  también* Pérdida de la memoria
Amapola, 171
Amargón. *Véase* Diente de león
Ambrosía, 228–29
Amlodipine (*Norvasc*), 65–66
Amolillo. *Véase* Regaliz
Anacardo (jocote de marañón), 437, 456
Ananá. *Véase* Piña
Andrografis, 417
Anfotéricos, 208
Angélica (ajonjera), 456
  para la acidez, 50
  para la angina de pecho, 65–66
Angina de pecho, 63–66, 64
Anís. *Véase también* Semilla de anís
  para la bronquitis, 99
  para la menopausia, 298–99
  para el resfriado y la gripe, 392
  "Te para Viajes", 306
Antígenos específicos de la próstata (AEP),
  55–56
Antiinflamatorios no esteroideos (AINE),
  316, 431
Antioxidantes, 6, 370–71

Antisépticos
  de amplio espectro, 94
  para las infecciones fúngicas, 278
  para el pie de atleta, 350
  "Té Anticistitis", 268
Apalaches, 230
Apio, 23–24
  para la angina de pecho, 65–66
  "Apio Analgésico", 320, 406–7
  para la bursitis, 102–3
  para los cálculos biliares y renales, 114
  datos nutricionales básicos, 23
  para la fiebre del heno, 227
  para la gota, 239
  para las hemorroides, 253
  para la indigestión, 263
  para las infecciones de la vejiga, 268–69
  para las infecciones fúngicas, 276
  para el mal aliento, 284
  para la menopausia, 298–99
  de monte, 114
  muestras que contenían pesticidas, 40
  para la neumonía, 313
  para la osteoartritis, 320
  para la pérdida de la memoria, 340
  para la presión arterial alta, 352, 352–53
  para el síndrome del túnel carpiano
    (STC), 404, 406–7
  sugerencias para comerlo, 24
Arachis hypogaea, 9
Arándano, 456
  para la angina de pecho, 65
  para los cálculos renales, 114
  para la claudicación intermitente, 130
  para la diabetes, 158
  para la diarrea, 164, 400
  para las hemorroides, 248, 251
  para las infecciones de la vejiga, 270–71
  para los moretones, 301
  para la pérdida de la memoria, 340–41
  para el síndrome del intestino irritable
    (SII), 400–401
  para las úlceras, 431–32
  para las venas varicosas, 446–47
Arándano agrio, 456
  para los cálculos renales, 113
  para la candidiasis, 121
  para las cataratas, 128
  para el colesterol alto, 136

para las cortadas y los raspones, 140
para la gingivitis, 234
para las hemorroides, 253, 254
para las infecciones de la vejiga, 269
para el mal aliento, 284
Arándano negro, 455
Arándano rojo. *Véase* Arándano agrio
Arbutina, 272
Argenina
para la claudicación intermitente, 130–31
para el colesterol alto, 134
Aromas
mal aliento, 281–86
mal olor corporal, 291–94
Arroz, 162
Arroz blanco enriquecido, 327
Arrugas, 66–72, 68, 72
Artritis reumatoidea, 72–80, 78
Arveja china. *Véase* Comelotodos
Arveja mollar. *Véase* Tirabeque
Arvejas. *Véase* Chícharos; Frijoles
Asa fétida, 210
Asma, 80–89, 84–85, 89
Aspartame, 407
Aspirina, 431
Astabaca. *Véase* Enula campana
Astrágalo, 392
Atorvastatina (*Lipitor*), 133
Atún, 144–45
Atún albacora, 359–60
Ave, 283
Avellana
para las cataratas, 128
para el glaucoma, 238
Avellana de la India. *Véase* Mirobálano
Avena
para el colesterol alto, 134
para la diabetes, 154
para el estreñimiento, 205
para la fatiga, 215
para las hemorroides, 251
para el herpes zóster, 261
para la hiedra, el roble y el zumaque venenosos, 437
para las picaduras de insectos, 344–45
para los problemas de la piel, 357–58
para la psoriasis, 364
para las quemaduras solares, 370
para las quemaduras, 375

para las ronchas, 394
para las verrugas, 453
"Ayudacelerada", 415
Azafrán
para la depresión, 147
para la presión arterial alta, 352, 355
Azafrán de las indias. *Véase* Cúrcuma
Azúcar, 68
y bronquitis, 93
y la bursitis, 102
y los cálculos biliares, 110
para los callos, 116
y la candidiasis, 119
y la caspa, 123
y los dolores menstruales, 193
y fibromialgia, 221
y la neumonía, 313
y las picaduras de insectos, 343
y los problemas de la piel, 358
y la psoriasis, 363
para las quemaduras, 376
y la tos, 428
Azufaifa, 456

B

Bacalao, 63–64, 131
Balsamina del monte, 439
Banana. *Véase* Plátano amarillo
Banano. *Véase* Plátano
Baño de avena, 364
Barba de maíz, 116
Barbasco, 174, 456
Bardana, 456
Batatas dulces (camotes), 456
para las cataratas, 127
para las hemorroides, 254
Baya de boysen, 248, 456
Baya de saúco, 456
para la bronquitis, 94–95
para las cataratas, 128
para la fiebre del heno, 225
para las hemorroides, 248
para la neumonía, 311–12
para las quemaduras, 376
para el resfriado y la gripe, 385
para la tos, 429
Baya del aronia, 456

Bayas, _30_. _Véase también las bayas específicas_
  para el estreñimiento, 206, 396–97
  para las hemorroides, 248, _251_, 253, 254
  y las ronchas, _394_
  para el síndrome del intestino irritable (SII), 396–97
Bayas oscuras, 130
Bebidas
  para la boca reseca, 91
  para la fiebre, _388–89_
  gaseosas, _244_, _386_
  y la gota, _244_
  y la menopausia, _297_
  resaca, 379–82
Bebidas alcohólicas
  y dolor de cabeza, _177_
  y los resfriados o la gripe, _386_
Bebidas con cafeína
  y dolor de garganta o laringitis, _189_
  y la fatiga, _215_
  y las infecciones de la vejiga, _270_
  y los resfriados o la gripe, _386_
Berberastina, _389_
Berberina, _389_
Berenjena, 369, _370_
Berro
  para la acidez, _48_
  para la bronquitis, 96
Berzas (bretones, posarnos), 456
  para las cataratas, 127–28
  para la degeneración macular, 144
  para los dolores menstruales, 193
  para la fiebre del heno, 225
Beta criptoxantina, 77
Betabel, 143
Betacaroteno, 5, 6, 71
Bicarbonato de sodio
  para la hiedra, el roble y el zumaque venenosos, 438
  para las picaduras de insectos, 345
  para el pie de atleta, 349
  para la psoriasis, 365
  para las ronchas, 394
Big Red, 283–84
Bioflavonoides, 301
Bistorta de Japón, 457
Boca
  gingivitis, 233–36
  herpes labial, 256–59

  mal aliento, 281–86
Boca reseca, _90_, 90–92
Bocadillo. _Véase_ Meriendas
Bocadito. _Véase_ Meriendas
Bok choy, 193, 457
Bolonia, _177_
Boniato. _Véase_ Batatas dulces
Bonnet, Charles, síndrome de, 143
Borraja, _99_
Boswelia, _80_
Botana. _Véase_ Meriendas
Bretón. _Véase_ Berzas
Brócoli
  para el agrandamiento de la próstata, 56–57
  para el asma, 82–83
  para las cataratas, 127
  para la degeneración macular, 143
  para los dolores menstruales, 193
  para la fiebre del heno, 225
  para la gingivitis, 234–35
  para las hemorroides, 253, 254
  para el herpes zóster, 262
  muestras que contenían pesticidas, _40_
  para la presión arterial alta, _352_
  para el sobrepeso, 419–20
Bromelina
  para la fibromialgia, 222
  para la gota, 246
  para el síndrome del túnel carpiano (STC), 407
Bronquios
  neumonía, 310–15
  "Pasta para los Bronquios", _311_
Bronquitis, 92–100, _93_, _99–100_
Bufé, 16–17
Bulbos, 19–21
Bursitis, 101–7, _102_, _107_
Butternut squash. _Véase_ Squash

C

Caballa, 457
  para la degeneración macular, 144–45
  para los problemas de la piel, 359–60
Cabeza, dolor de, 174–80, _177_, _179–80_.
  Véase también Migrañas
Cacahuate (maní), 56, 457
  y el asma, _85_

Dermatitis margarita, _358–59_
Dermatitis seborreica, _123_
Derrame cerebral isquémico, _337_
Diabetes, 32, 151–60, _160_
Diarrea, 160–64, _162_, _163_, _164_, 400–401
Diente de león (amargón)
    para la acidez, _48_
    para los cálculos biliares, 110
    para los cálculos renales, 113
    para la diabetes, 154
    para la flatulencia, 231
    para la neumonía, _315_
Dieta amazónica, _14_
"Dieta Duke de la Diversidad", 17
Dieta mediterránea
    para la artritis reumatoidea, 75
    para el asma, 88
Dieta paleolítica, 15
Dieta vegetariana, 13
    para la angina de pecho, _65_
    y el mal olor corporal, _292_
Dietas baja en carbohidratos, 13
Dietas baja en grasas, 13
Digestión
    alimentos curativos para, 263–67
    alimentos que hacen estragos con, _163_
    alimentos suaves e insípidos que no
      intensifican la irritación del colon, _162_
    especias que ayudan, _210_
    hierbas para, _264_, _267_
    síndrome del intestino irritable (SII),
      395–402
Dilacor XR (diltiazem), 65–66
Diltiazem (_Cardizem_, _Dilacor_ XR), 65–66
Dip, 458
Dip de aguacate, 405–6
"_Dip_ Derrotacolesterol", _134_
Disfunción eréctil, 164–68, _168–69_
Dispepsia sin úlcera, 46
Diverticulitis, 169–74, _171_, _172_, _174_
Docena de las buenas, xi, 18–35, _30_
Dolor
    "Apio Analgésico", _320_
    bolsas llenas de dolor con diverticulitis,
      170
    de cabeza, 174–80, _179–80_
    dolores de cabeza suicidas, 175
    de espalda, 180–86, _182_, _183_, _186_
    de garganta, _189_, _191_
    de garganta y la laringitis, 187–91

    gota, 238–46
    hemorroides, 246–56
    de oído, 273–74
    osteoartritis, 315–23
    picaduras de insectos, 341–47
    puntos de dolor de fibromialgia, 217
    de las resacas, 379–80
    síndrome del intestino irritable (SII),
      395–402
    síndrome del túnel carpiano (STC), 402–8
    síndrome premenstrual (SPM), 408–12
    trastorno disfórico premenstrual
      (TDPM), 409–10
Dolores menstruales, 192–95, _193_, _194–95_
Dong quai. Véase Angélica
Donut, 458
Dormir
    insomnio, 278–81
    sugerencias para dormir mejor, 279
Dramamine, _6_, 26
Duke, Dr., el filtro solar herbario del, _370_
Dulces
    y la flatulencia, _232_
    y el síndrome del intestino irritable (SII),
      398
Durazno. _Véase_ Melocotón

E

Eczema, 357, _358–59_
Eczema atópico, 357
Edamame. Véase Frijoles de soya
Edulcorantes artificiales, _163_
Ejercicios, _183_
Ejotes. _Véase_ Habichuelas verdes
El filtro solar herbario del Dr. Duke, _370_
Elevación alta
    mal de alturas, 287–88
    Té para acostumbrarse a las alturas, 289
Enebro (nebrina, tascate), 154
Eneldo
    para la acidez, 49
    para la flatulencia, 233
    para el insomnio, 279
    para la menopausia, 298–99
    para el síndrome del intestino irritable
      (SII), 401
Enfermedad de Alzheimer, 335. _Véase_
    también Pérdida de la memoria

Enfermedad pélvica inflamatoria (EPI), 443–44

Enfermedad por el reflujo gastroesofágico (ERGE), 46, 85

Enfermedades artríticas
"Apio Analgésico" para, 320
gota, 238–46
osteoartritis, 315–23

Enfermedades cardíacas, 195–203, 201

"Enjuague Antihalitosis", 286

Ensaladas, 48

Enula campana (ala, hierba del moro, astabaca), 100, 458

Equinacia (equiseto)
para las arrugas, 72
para la candidiasis, 122
la fórmula de Robert, 172
para la neumonía, 315
para el resfriado y la gripe, 392–93
para la sinusitis, 417

Equiseto. *Véase* Cola de caballo; Equinacia

Erecciones, 164–68

Eritritol, 163

Ermiao wan, 246

Escombro. *Véase* Caballa

Espalda, dolor de, 180–86, 182, 183, 186

Espárrago
para las hemorroides, 254
muestras que contenían pesticidas, 40

Especias. *Véase también las especias específicas*
para la bronquitis, 97–98
para la claudicación intermitente, 131
para el estreñimiento, 210
para la flatulencia, 233
para los gases y cólicos, 401
para el resfriado y la gripe, 391–93

Especias picantes, 97–98

Espinaca
para el asma, 87
para las cataratas, 127
para las cortadas y los raspones, 140–41
para la degeneración macular, 143
para el dolor de cabeza y las migrañas, 176
para la fibromialgia, 219
para el mal olor corporal, 293
para la presión arterial alta, 354
para el síndrome premenstrual (SPM), 410

para el tinnitus, 422
para la vaginitis, 441–42
para las verrugas, 452

Espinaca china. *Véase* Espinaca de Malabar

Espinaca de Malabar, 458

Espino, 356

Espliego. *Véase* Lavanda

"Estallido de Mostaza", 98

Estómago. *Véase* Indigestión

Estragón
enjuague bucal herbario, 286
"Te Anticistitis", 268

Estreñimiento, 203–13, 207, 210, 211, 212–13, 396–400

Etiquetas, 61

Eucalipto
enjuague bucal herbario, 286
para la sinusitis, 416–17
"Te Anticistitis", 268

Eugenol, 289

F

Familias alimenticias, 22

Fárfara, 458

Fármacos, 6

Fasoles. *Véase* Frijoles

Fatiga, 213–16, 215

Fenogreco (alholva, rica)
para el colesterol alto, 137–38
para la diabetes, 156–57
para la diarrea, 164
para la presión arterial alta, 354

Fibra
alimentos suaves e insípidos que no intensifican la irritación del colon, 162
para los cálculos biliares, 110–11
para los cálculos renales, 113
para la diabetes, 154–55
para el estreñimiento, 204, 205–6
para las hemorroides, 247–48
para la psoriasis, 363
para el síndrome del intestino irritable (SII), 396
para el sobrepeso, 418
para las venas varicosas, 445

Fibra indisoluble, 204

G

H

Habas, 459. *Véase también* Frijoles
    para la disfunción eréctil, 166
    para la presión arterial alta, 356
Habas blancas, 208, 459
Habichuelas. *Véase* Frijoles
Habichuelas amarillas, 459
Habichuelas verdes (ejotes), 459
    para la diabetes, 157
    para las hemorroides, 253
    para el síndrome premenstrual (SPM), 410
Halitosis. *Véase* Mal aliento
Hamamélide de Virginia. *Véase* Hamamelis
Hamamelis, 459
Harina, 68
Harina blanca, 363
Harina de maíz, 329–30
Helado
    para la boca reseca, 92
    para el dolor de garganta y la laringitis, 190
Hemorroides, 246–56, 248–49, 255–56
Heno, fiebre del, 223–29
Heridas
    cortadas y raspones, 138–42
    moretones, 300–302
    picaduras de insectos, 341–47
Herpes labial, 256–59
Herpes zóster, 260–62
Hidraste (sello dorado, acónito americano), 460
    para la fiebre, 389
    la fórmula de Robert, 172
    para la neumonía, 315
    para la sinusitis, 417
Hidrogenación, 12
Hiedra venenosa, 436–39, 437, 438–39
Hielo
    para el dolor de garganta y la laringitis, 190
    para las picaduras de insectos, 345
Hierba del moro. *Véase* Enula campana
Hierba dulce de Paraguay, 25
    para la diabetes, 154
    para el dolor de garganta, 191
    y fibromialgia, 221
Hierba gatera. *Véase* Nébeda
Hierba limonera, 460

Hierba pizzera, 321
Hierbabuena. *Véase* Menta
Hierbas medicinales. *Véase también las hierbas específicas*
    para la acidez, 50
    para las aftas, 53–54
    alternativa al *Celebrex*, 317–18
    para las arrugas, 72
    para la artritis reumatoidea, 80
    para la bronquitis, 99–100
    para los cálculos biliares y renales, 114
    para la candidiasis, 122
    para la claudicación intermitente, 132
    para el colesterol alto, 137–38
    para los corticosteroides, 107
    para la depresión, 151
    para la disfunción eréctil, 168–69
    para el dolor de espalda, 186
    para el dolor de garganta, 191
    para los dolores menstruales, 194–95
    enjuague bucal herbario, 286
    para el estreñimiento, 210, 212–13
    para la fiebre del heno, 228–29
    el filtro solar herbario del Dr. Duke, 370
    para la flatulencia, 233
    la fórmula de Robert (*Robert's Formula*), 172
    la fórmula Yegg, 444
    para los gases y los cólicos, 401
    para las hemorroides, 255–56
    para la hiedra, el roble y el zumaque venenosos, 438–39
    para la indigestión, 264, 267
    para las infecciones de la vejiga, 272
    para las infecciones vaginales, 443–44
    para la irritación gastrointestinal, 172
    para el mal aliento, 286
    para el mal de alturas, 290–91
    para el mal olor corporal, 294
    malas hierbas amargas, 354
    para la menopausia, 298–99, 299–300
    para las molestias de la piel, 125
    para los moretones, 303
    para las náuseas, 309
    para la neumonía, 315
    para la osteoartritis, 322–23
    para la pérdida de la memoria, 341
    para las picaduras de insectos, 346–47

Marrubio, <u>191</u>

Mastranzo (mentastro), 228, 460

MAT. *Véase* Medicina Ayurvédica Tradicional

Matricaria (margaza), <u>179–80</u>

Medicina Ayurvédica Tradicional (MAT), 3, 4

Medicina occidental, 4

Medicina Tradicional China (MTC), 3, 4
    para la fiebre del heno, <u>228</u>
    para la gota, <u>246</u>

Medicina Tradicional de la India, 3, 4

Mejorana, <u>264</u>

Melaleuca, <u>367</u>. *Véase también* Aceite de melaleuca

Melatonina, 279

Melisa. *Véase* Toronjil

Melocotón (durazno), 460
    para la diabetes, 154
    muestras que contenían pesticidas, <u>40</u>

Melón amargo, 460

Memoria, pérdida de, 334–41, <u>337</u>

Menopausia, 294–300, <u>297</u>, <u>299–300</u>

Menta (hierbabuena), 28, 460
    para la acidez, 48
    para la bronquitis, 98–99
    para la bursitis, 104–5
    para la diverticulitis, 172
    para el dolor de cabeza y las migrañas, 178
    para el dolor de espalda, 184
    enjuague bucal herbario, <u>286</u>
    para la fiebre del heno, 228
    para la flatulencia, 233
    para los gases y cólicos, 401
    para la gota, 242
    para la hiedra, el roble y el zumaque venenosos, 438
    para la indigestión, 263
    infusión curativa preventiva para los cálculos biliares y renales, <u>114</u>
    para las náuseas, 306
    para las picaduras de insectos, 344
    para el síndrome del intestino irritable (SII), 401
    "Te Anticistitis", <u>268</u>
    "Te para Viajes", <u>306</u>
    para la tos, 427
    para las úlceras, 434

Menta acuática, 228

Menta china, 242

Menta verde, 28
    enjuague bucal herbario, <u>286</u>
    para la gota, 242
    "Te Anticistitis", <u>268</u>

Mentas, 28–29, 414–15

Mentastro. *Véase* Mastranzo

Mentol
    para la fiebre del heno, 228
    para la sinusitis, 414–15

Menús de Efectos Múltiples (*MAM*), x, 374

Meriendas, <u>389</u>, 459

Mermelada de espino (marzoleto), <u>356</u>, 460

"Mezcla de Magnesio", 176

Micronutrientes, 6

Miel
    para las arrugas, 71–72
    para el asma, 87–88
    para la caspa, 123
    para las cortadas y los raspones, 141
    para la dermatitis, 358
    y la diarrea, <u>163</u>
    para el estreñimiento, 210
    para las hemorroides, 255
    para las náuseas, 308
    para la psoriasis, 365
    para las quemaduras, 376–77
    para el resfriado y la gripe, 388–89
    para la tos, 425–26
    para las úlceras, 435

Miel de alforjón, 461

Miel y jugo de limón, 190

Migrañas, 174–80, <u>177</u>, <u>179–80</u>

Milenrama (real de oro, alcaína, alcanforina), <u>286</u>, 461

Mirobálano, 461

Mirra, <u>53</u>

Mirtillo, 461
    para la angina de pecho, 65
    para los cálculos renales, 114
    para la claudicación intermitente, 130
    para la diabetes, 158
    para la diarrea, 164, 400
    para el síndrome del intestino irritable (SII), 400
    para las úlceras, 431–32
    para las venas varicosas, 446–47

Miso, 461

Monarda escarlatina (té de Osweogo), <u>286</u>, 461

Pasta para los bronquios, <u>311</u>
Pastar, 16, 17
Pastel, 462
Pay, 462
Pega-pega, <u>114</u>
Pensamiento, 301–2
Pepino
    el filtro solar herbario del Dr. Duke, <u>370</u>
    para los problemas de la piel, 360
    para las quemaduras solares, 369, <u>370</u>
    para las quemaduras, 377
Pera, 258–59
Pérdida de la memoria, 334–41, <u>337</u>, <u>341</u>
Perejil
    para la angina de pecho, 65–66
    para el asma, 88
    para el estreñimiento, <u>210</u>
    para la fiebre del heno, 227
    infusión curativa preventiva para los cálculos biliares y renales, <u>114</u>
    para el mal aliento, 284
    para el mal olor corporal, 293
    para los moretones, 302–3
    para las picaduras de insectos, 345
Peristalsis, 397
Perritos calientes, <u>177</u>
Pescado, 9. *Véase también* Aceite de pescado; los pescados específicos
    para la angina de pecho, 63–64
    para las arrugas, 69
    para la artritis reumatoidea, 74–75
    para el asma, 86–87
    y el asma, <u>85</u>
    para los cálculos biliares, 113
    para la fatiga, 214–15
    para la presión arterial alta, 353
    y los problemas de la piel, <u>358</u>
    para el síndrome premenstrual (SPM), 410–11
Pescado de aguas fría, <u>30</u>
    para la artritis reumatoidea, 74–75
    para los problemas de la piel, 359–60
    para la psoriasis, 365
Pescados grasos, 86–87
Peste a boca. *Véase* Mal aliento
Pesticidas, <u>40</u>
Pesto, 462
Petasina, <u>180</u>

Petasita
    para el dolor de cabeza y las migrañas, <u>179–80</u>
    para la fiebre del heno, <u>228–29</u>
Petit pois. Véase Chícharos
Petits pois congelados, <u>40</u>
Picaduras de insectos, 341–47, <u>343</u>, <u>346–47</u>
Picnogenol, <u>323</u>
Picolinato de cromo, 419–20
Pie de atleta, 347–50, <u>350</u>
Piedras, 107–14
Piel
    alimentos curativos para, 357–60
    antisépticos para las infecciones de la piel, <u>278</u>
    callos, 115–17
    caspa, 122–25
    hierbas para, <u>361</u>
    infecciones fúngicas, 275–78
    inflamación de, 357
    moretones, 300–302
    ojo con estos alimentos, <u>358–59</u>
    problemas de la, 357–61
    psoriasis, 361–67
    quemadura solar, 367–73
    remedios para las molestias de la, <u>125</u>
    ronchas, 393–95
Pimienta, 42–43, 334
Pimienta de Cayena
    para la artritis reumatoidea, 76
    para la bronquitis, 97–98
    para la bursitis, 103
    para la fiebre del heno, 227–28
    para la gota, 243
    para los moretones, <u>303</u>
    para las náuseas, 308
    para el síndrome del túnel carpiano (STC), 406
    para el sobrepeso, 418
Pimienta de Jamaica
    para la flatulencia, 233
    para el síndrome del intestino irritable (SII), 401
Pimienta negra
    para el resfriado y la gripe, 391
    para la tos, 428
Pimienta roja molida, <u>210</u>
Pimiento morrón (ají), 254
Pimiento rojo
    para las arrugas, 69

Resfriado (catarro), 382–93, <u>386</u>, <u>391–93</u>.
    Véase también Bronquitis
Resveratrol, 6, 9, 339–40
Retinol, 333–34
Robert's Formula, <u>172</u>
Roble venenosa, 436–39, <u>438–39</u>
Romero
    para las enfermedades cardíacas, 201
    enjuague bucal herbario, <u>286</u>
    para la indigestión, 263–64
    para las náuseas, 308
    para la neumonía, 314
    "Te Anticistitis", <u>268</u>
    "Te para Viajes", <u>306</u>
Ronchas, 393–95, <u>394</u>, <u>395</u>
Rooibos
    para las hemorroides, <u>256</u>
    para la indigestión, <u>267</u>
Rosela, 154
Ruibarbo
    para el estreñimiento, 210–11, 397–98
    para las hemorroides, 252, 254
    para el síndrome del intestino irritable
        (SII), 397–98
    para las úlceras, 435
Rusco (jusbarba), <u>256</u>, 463
Rutina, 446

S

S-adenosilmetionina (SAMe), <u>222</u>
Sábila. *Véase* Áloe vera
Sacha inchi (inca inchi), 399, 463
Sal. *Véase también* Agua con sal o con
    limón
    y la acidez, <u>47</u>
    y el asma, <u>84–85</u>
    y la bursitis, <u>102</u>
    y los cálculos renales, <u>111</u>
    para los callos, 116
    para la caspa, 124
    y los dolores menstruales, <u>193</u>
    y la presión arterial alta, <u>355</u>
Salchicha de Bolonia, <u>177</u>
Salmeterol (*Serevent, Advair*), 82
Salmón
    para el asma, 86–87
    para la caspa, 124
    para la claudicación intermitente, 131–32

para la degeneración macular, 144–45
para la gingivitis, 235
para los problemas de la piel, 359–60
Salsas
    para la boca reseca, 92
    de frutas, 92
    para el pie de atleta, 349–50
    de tomate, 349–50
Salsas tipo *gravy*, 92
Salud cognitiva, 334–41, <u>337</u>
Salvado
    para la bronquitis, 96–97
    para la diverticulitis, 172–73
    para el estreñimiento, <u>211</u>
Salvia
    para las aftas, 52
    para el dolor de garganta y la laringitis,
        189
    para la flatulencia, 233
    para el mal aliento, 285
    para el mal olor corporal, <u>294</u>
    para las náuseas, 309
    para la pérdida de la memoria, 339
    para el síndrome del intestino irritable
        (SII), 401
    "Te para Viajes", <u>306</u>
    para la tos, 428–29
Sambucol
    para la bronquitis, 94–95
    para el resfriado y la gripe, 385
Saponaria, <u>439</u>, 462
Saponinas, <u>439</u>
Sardinas
    para la degeneración macular, 144–45
    para las enfermedades cardíacas,
        198–99
    para la gingivitis, 235
    para los problemas de la piel, 359–60
Sauzgatillo. *Véase* Agnoscasto
Selenio, 8, 390
Sello dorado. *Véase* Hidraste
Semilla de alcaravea, 391
Semilla de anís
    para el dolor de garganta y la laringitis,
        191
    para la tos, <u>430</u>
Semilla de calabaza (pepita)
    para el agrandamiento de la próstata, 56
    para la fiebre, <u>389</u>
    para el insomnio, 280

Tofu, 464
  para las cortadas y los raspones, 141–42
  para la gingivitis, 235
  para las náuseas, 309
  para las quemaduras, 377
  para el síndrome premenstrual (SPM),
    410–11
Tolerancia reducida a la glucosa, 151
Tomates (jitomates), 25
  para el agrandamiento de la próstata,
    57–59
  para las arrugas, 70–71
  y la diverticulitis, 171
  para las enfermedades cardíacas, 202
  el filtro solar herbario del Dr. Duke, 370
  para las hemorroides, 253, 254
  para la osteoporosis, 330–31
  para el pie de atleta, 349–50
  para la presión arterial alta, 352, 355
  y los problemas de la piel, 358
  para la psoriasis, 362–63, 363
  para las quemaduras solares, 371–72
  y las ronchas, 394
Tomillo
  para la bronquitis, 95–96
  para las cortadas y los raspones, 139
  para la diverticulitis, 174
  para el dolor de garganta y la laringitis,
    189–90
  para los dolores menstruales, 194
  para la flatulencia, 233
  para el mal de alturas, 289
  para el síndrome del intestino irritable
    (SII), 401
  "Te Anticistitis", 268
Tónico para la Vejiga, 272
Toronja (pomelo), 25, 464
  para la fiebre del heno, 226–27
  para las hemorroides, 253, 254
  para el herpes labial, 259
  para el herpes zóster, 261
  para la osteoartritis, 322
  y la psoriasis, 363
  sugerencias para comerlos, 26
Toronja rosada, 25
Toronjil (melisa), 464
  enjuague bucal herbario, 286
  para el insomnio, 281
Tos, 423–30
  bronquitis, 92–100

  ojo con estos alimentos, 428
  sopa de crucíferas para, 97
Trastorno disfórico premenstrual (TDPM),
    409–10
Trébol rojo (*Trifolium pratense*), 194
Triglicéridos, 159
Trigo. *Véase también* Aceite de germen de
    trigo
  y el asma, 85
  y la fiebre del heno, 226
  germen de, 200–201
  y los problemas de la piel, 358
  salvado de, 172–73
Trigo *bulgur*, 205, 464
Trigo integral, 332
Trigo sarraceno. *Véase* Alforjón
Trijoles. *Véase* Frijoles
Triptófano, 279, 280
Tuna (higo chumbo), 381, 464
Tusilago. *Véase* Fárfara

U

Úlceras, 430–36, 432, 433, 435–36
Úlceras pépticas, 430–31
Uña del diablo, 186
Urticaria (ronchas), 393–95
  ojo con estos alimentos, 394
  por plantas, 436–39, 437
Uva
  para las hemorroides, 253
  para la pérdida de la memoria, 339–40
  para las venas varicosas, 446–47
Uvaduz. *Véase* Gayuba

V

Vaginitis, 440–44, 441
Vaginosis bacteriana (VB), 440–44, 441,
    442
Valor Diario, 464–65
Vara de oro (solidago, vara de San José,
    plumero amarillo), 114, 465
"Varicosopa", 445
Vegetales de hoja. *Véase también las
    vegetales específicas*
  para el asma, 88–89
  para la bursitis, 105

Vegetarianismo, 13
    para la angina de pecho, <u>65</u>
    y el mal olor corporal, <u>292</u>
Vegetarianismo jeffersoniano, 15
Vejiga, infecciones de la, 267–72
Venas varicosas, 444–48, <u>447–48</u>
Verdolaga, 332, 465
    para la candidiasis, 121
    para las enfermedades cardíacas, 203
    para la psoriasis, 365
    para el síndrome premenstrual (SPM),
        410
Verduras. *Véase también las verduras
    específicas*
    para el agrandamiento de la próstata,
        56–57
    para la artritis reumatoidea, 76–77
    para los cálculos biliares, 112
    para el estreñimiento, 204
    para el herpes zóster, 262
    para las infecciones de la vejiga, 272
    con más pesticidas, <u>40</u>
    "Mezcla de Magnesio", 176
    mezcla de primavera, 399–400
    para la psoriasis, 362–63
    para la sinusitis, 415
    para el tinnitus, 422
Verduras de hoja, 422
Verduras dc hoja verde
    para los moretones, 302
    para la osteoporosis, 332–33
    para la presión arterial alta, 354
    para la resaca, 382
Verduras de hoja verde oscuro
    para las enfermedades cardíacas, 202
    para el estreñimiento, 211–12, 399–400
    para las hemorroides, 252
    para el síndrome del intestino irritable
        (SII), 399–400
Verrugas, 448–53, <u>450</u>, <u>452–53</u>
Viburno, <u>194–95</u>
Vida sexual, 164–68
Vinagre
    para los callos, 117
    para la diabetes, 158
    para el mal olor corporal, 294
    para el pie de atleta, 350
Vinagre de manzana
    para la caspa, 124
    para las picaduras de insectos, 345–46

para la psoriasis, 366
    para la vaginitis, 443
Vincapervinca, 465
Vino
    para la artritis reumatoidea, 79
    y la boca reseca, <u>90</u>
    para las enfermedades cardíacas,
        199–200
Vino tinto
    y la menopausia, <u>297</u>
    para el resfriado y la gripe, 390–91
Vioxx, <u>6</u>
Vitamina A, 6, 7
    Asignación Diaria Recomendada, 334
    como un clásico muy conocido, 7–8
    para la osteoporosis, 333–34
    suplementos de, 5
Vitamina A preformada, 333–34
Vitamina B_5 (ácido pantoténico), <u>223</u>
Vitamina B_6
    para el asma, 87
    para la fibromialgia, <u>223</u>
    para la pérdida de la memoria, 336–37
    para los problemas de la piel, 360
    para el síndrome del túnel carpiano
        (STC), 405–6
Vitamina B_9. *Véase* Folato
Vitamina B_{12}
    para la depresión, 149
    para la fibromialgia, <u>223</u>
    para el glaucoma, 238
    para la pérdida de la memoria, 336–37
    para el tinnitus, 422
Vitamina C, 6, 7
    para las arrugas, 69
    Asignación Diaria Recomendada, 338
    para el asma, 82–83
    y los cálculos renales, <u>111</u>
    como un clásico muy conocido, 7–8
    y la diarrea, <u>163</u>
    para la fiebre del heno, 226–27
    fuentes de, 186, 245, 407
    para la gingivitis, 234
    para el glaucoma, 238
    para la gota, 240
    para las hemorroides, 254
    para el herpes labial, 259
    para los moretones, 301
    para la osteoartritis, 322
    para la pérdida de la memoria, 338